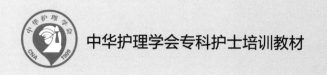

中华护理学会专科护士培训教材

消化内科专科护理

总主编　吴欣娟

主　编　张　素　蒋　蓉

副主编　胡雪慧　韦　键　丁霞芬

人民卫生出版社
·北京·

版权所有，侵权必究！

图书在版编目（CIP）数据

消化内科专科护理 / 张素, 蒋蓉主编 . -- 北京 ：
人民卫生出版社, 2024. 11. -- （中华护理学会专科护士
培训教材）. -- ISBN 978-7-117-37186-5

Ⅰ. R473.57

中国国家版本馆 CIP 数据核字第 2024D56B03 号

| 人卫智网 | www.ipmph.com | 医学教育、学术、考试、健康，购书智慧智能综合服务平台 |
| 人卫官网 | www.pmph.com | 人卫官方资讯发布平台 |

中华护理学会专科护士培训教材
消化内科专科护理
Zhonghua Huli Xuehui Zhuanke Hushi Peixun Jiaocai
Xiaohua Neike Zhuanke Huli

主　　编：张　素　蒋　蓉
出版发行：人民卫生出版社（中继线 010-59780011）
地　　址：北京市朝阳区潘家园南里 19 号
邮　　编：100021
E - mail：pmph @ pmph.com
购书热线：010-59787592　010-59787584　010-65264830
印　　刷：三河市国英印务有限公司
经　　销：新华书店
开　　本：787 × 1092　1/16　　印张：20
字　　数：487 千字
版　　次：2024 年 11 月第 1 版
印　　次：2024 年 12 月第 1 次印刷
标准书号：ISBN 978-7-117-37186-5
定　　价：72.00 元

打击盗版举报电话：010-59787491　E-mail：WQ @ pmph.com
质量问题联系电话：010-59787234　E-mail：zhiliang @ pmph.com
数字融合服务电话：4001118166　E-mail：zengzhi @ pmph.com

编 者

（以姓氏笔画为序）

丁霞芬　江苏省人民医院

王　利　首都医科大学附属北京友谊医院

王海英　空军军医大学第一附属医院

韦　键　首都医科大学附属北京友谊医院

丛　雪　首都医科大学附属北京友谊医院

冯向英　空军军医大学第一附属医院

朱秀琴　华中科技大学同济医学院附属同济医院

刘　俊　空军军医大学第一附属医院

刘文非　武汉大学中南医院

关玉霞　中国医学科学院北京协和医院

杜建枕　首都医科大学附属北京友谊医院

杨　艳　空军军医大学第一附属医院

何文英　河北医科大学第二医院

宋汉歌　空军军医大学第一附属医院

张　素　北京大学人民医院

张春华　武汉大学中南医院

陈　琨　首都医科大学附属北京友谊医院

陈志琼　四川省医学科学院·四川省人民医院

陈佳云　海军军医大学第一附属医院

周冠宇　四川省医学科学院·四川省人民医院

胡雪慧　空军军医大学第一附属医院

聂　燕　空军军医大学第一附属医院

高　玲　武汉大学中南医院

席惠君　海军军医大学第一附属医院

陶　花　江苏省人民医院

陶金冉　首都医科大学附属北京友谊医院

黄　婵　北京大学人民医院

黄美娟　中山大学附属第一院

蒋　蓉　四川省医学科学院·四川省人民医院

惠　娜　空军军医大学第一附属医院

靳　雁　空军军医大学第一附属医院

路　伟　空军军医大学第一附属医院

序 言

　　健康是促进人类全面发展的必然要求，是社会经济发展的基础条件。中共中央、国务院印发的《"健康中国2030"规划纲要》中指出，要把健康融入所有政策，全方位、全周期保障人民健康，大幅提高健康水平。近年来，我国健康领域成就显著，人民健康水平不断提高，在"共建共享、全民健康"的背景下，护理学科发展面临着前所未有的机遇与挑战。

　　护理工作是医疗卫生事业的重要组成部分。护士作为呵护人民群众全生命周期健康的主力军，在协助诊疗、救治生命、减轻痛苦、促进康复等方面，发挥着不可替代的作用。随着医药卫生体制改革的不断深化和人民群众对健康服务需求的日益提高，护理专科化已成为临床护理实践发展的必然方向，专科护士在适应医学发展、满足人类健康需求等方面起到举足轻重的作用。《全国护理事业发展规划（2016—2020年）》中明确指出，要加强护士队伍建设，建立护士培训机制，发展专科护士队伍，提高专科护理水平，提升专业素质能力。2022年，国家卫生健康委员会印发了《全国护理事业发展规划（2021—2025年）》，进一步明确要结合群众护理需求和护理学科发展，有针对性地开展老年、儿科、传染病等紧缺护理专业护士的培训。国家层面一系列护理政策的颁布，为我国专科护士的培训与发展提供了有力的政策支持。

　　中华护理学会在国家卫生健康委员会的领导下，始终致力于推进中国护理领域专科知识的传播与实践，加强和推动护理学科高质量发展，为国家和人民群众培养高素质的专科护理人才，提升护理人员专业水平和服务能力。专科护士培训教材体系建设，是专科护理人才同质化培养的重要保证。本套教材由我国护理专业领域多位知名专家共同编写，内容紧密结合护理专业发展的需要，涵盖了各专科护理领域新理念、新知识、新技能，突出实用性、系统性和可操作性。教材编写过程中得到了各级领导和专家的高度重视和鼎力支持，在此表示诚挚的感谢！

　　功以才成，业由才广。我们衷心期望本套教材能为我国专科护士培养提供有力的指导，为切实加强护理人才队伍建设和提升专科护理质量作出积极的贡献。

中华护理学会理事长　吴欣娟

2024年7月

前 言

《中华护理学会专科护士培训教材——消化内科专科护理》培训教材是基于《全国护理事业发展规划（2021—2025 年）》中提出的要进一步加强护士队伍的建设，加强护士培训，分类施策，促进护士能力提升的背景编写而成。旨在为消化内科专科护理人才培养提供切实可行的培训教材。编写团队由中华护理学会内科护理专业委员会成员、相关领域专家及授课老师组成，本书不仅可作为消化内科专科护士培训的主要参考图书，还可供医疗机构或相关从业人员学习使用。本书参考了内科学、内科护理学、相关诊疗指南及研究进展，力求体现教材的实用性、新颖性，传播消化内科护理领域新知识、新技术。

近年来，随着消化内科相关领域的迅猛发展，消化系统疾病的诊治在国际上的学术地位不断提升，以消化系统疾病的诊断治疗为基础，以移植、微创和急危重症患者救治为主要发展方向，形成了以内镜介入治疗、血管介入治疗、腹腔热灌注治疗、人工肝治疗、肿瘤化疗免疫治疗为优势的诸多临床特色。如消化道出血、胆道出血的选择性动脉栓塞止血治疗；门静脉高压的介入治疗，经颈静脉肝内门腔内支架分流术等；消化系统血管疾病的介入治疗，如胃肠道缺血性疾病、布-加综合征等；B 超引导下的肝组织活检，腹腔囊性病变穿刺置管引流以及经皮肝穿刺胆道引流术等技术。目前我国消化介入诊疗技术发展迅速，对消化系统疾病的治疗产生了革命性的影响，各种新技术及新器械的开展和应用，对护士的专业水平和诊疗配合能力提出了更高的要求，高水平的护理工作已成为规范化操作不可忽视的一部分。系统的消化内科专科护士培训是提高其专业素养、提升专业服务能力和水平的有效途径之一，本书为培训提供了指引和方向。

本书编写过程中得到了中华护理学会各级领导和编者所在单位及相关领域专家的无私帮助和鼎力支持，在此表示诚挚感谢！然而，由于我们的能力和水平有限，书中难免有遗憾和疏漏之处，真诚希望读者批评指正，提出宝贵意见，我们定将努力改进，以更优、更高的编写质量，服务于消化内科专科护士培训及护理临床实践。

张 素 蒋 蓉

2024 年 7 月

目 录

第一篇 绪 论

第二篇 专科理论与实践

第三篇　疑难病例综合分析

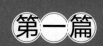

第一篇

绪　论

现代临床医学的发展,对护理人员的知识结构和临床技能提出了更高的要求,更加注重护理人员的专业性、先进性与科学性。消化系统疾病作为内科最为常见的疾病种类之一,为促进消化内科专科护士在临床工作中更好地认识和了解相关疾病,普及和更新消化系统临床和护理相关知识,从而使得消化内科专科护士培训持续走向标准化、规范化,并促进全国消化内科专科护士培训质量的同质化,中华护理学会内科护理专业委员会组织撰写了本书。本书不仅对消化系统疾病患者的发病机制、临床特点、临床表现、治疗和护理方法以及疑难疾病的认识等进行了系统阐述,还增加了专科性较强的技能与操作内容,链接了最新的指南与共识,呈现了拓展知识的新思路,为消化内科专科护士理解进而掌握专业知识与技能,对先进理念转化为临床实践起到了指导作用。

一、消化内科专科护理的内容与结构

本书分为绪论、专科理论与实践、疑难病例综合分析三篇。第一篇介绍了消化内科专科领域的概述,包括消化内科专科护理的内容与结构、素质要求、学习方法等。第二篇主要是对消化系统疑难危重症患者护理、消化系统疾病规范化管理、消化系统疾病内镜/介入治疗与护理、消化系统疾病专科技术操作和新技术在消化系统疾病中的应用等方面进行了阐述,涵盖了消化道出血、重症急性胰腺炎等消化系统疑难、危重患者的治疗与护理,幽门螺杆菌感染、胃食管反流病等常见消化系统疾病的规范化护理管理方案,超声内镜及介入治疗的护理现状与发展趋势,以及粪菌移植、基因组学、生物芯片等新技术在消化系统疾患中的应用等内容。第三篇则是消化系统的各类疑难病例介绍,内容包含"一例肠结核合并结核性腹膜炎患者的护理""一例肺曲霉菌感染误诊为肺结核致亚急性肝衰竭患者的护理"等 13 个典型疑难病例的综合分析与梳理。本书层次清晰、文字简洁、精练,且书中每一章节均采用统一格式、图文并茂,易于学习与掌握,有利于开拓消化内科专科护士的知识领域,突出国内消化内科专科护理的特色,符合现阶段消化内科专科护理的发展和创新思路,适用于初到消化内科的护士、持续在消化内科工作的专科护士。

二、消化内科专科护士的素质要求

消化系统疾病患者病情变化快、治疗方法复杂且具有较高的潜在危险,因而对消化内科专科护士提出了较高的素质要求。在临床护理工作中,消化内科专科护士必须具备良好的职业素养、娴熟地应用专业知识与技能、关心关爱患者,才能做到及时救治患者,减轻患者痛苦、恢复其健康。

1. **道德素养** 消化内科专科护士应具有高尚的职业道德;具有自尊、自重、自强的敬业精神;具有关爱患者、敬畏生命的职业情感和保障人类健康的社会责任感;具备良好的法律意识。

2. **文化素养** 消化内科专科护士应具备较高的文化素养和自然科学、社会科学、人文科学等综合学科知识;具有一定的互联网应用能力和外语水平;同时具备不断地更新、扩充已有知识的能力。

3. **专业素养** 消化内科专科护士应掌握专业理论、专业知识和专业技能;具有敏锐的观察能力、迅速的判断能力和恰当的应急处理能力；具有较强的人际沟通能力和团队协作能力。

4. **身心素养**　消化内科专科护士应具有健康的体格、开朗的性格、稳定的情绪、温和的态度；具有吃苦耐劳、甘于奉献的精神；具有从容应对工作中的各种压力，冷静处理工作中遇到的各种问题，维护融洽的医护、护护、护患关系和调控不良情绪的能力。

三、学习消化内科专科护理的方法

现有消化内科医学模式即"生物 - 心理 - 社会医学模式"，强调消化系统疾病的发生是多种因素相互作用的结果，要从生理、心理、社会、文化等多方面综合地考虑人体与疾病、护理与健康，这给消化内科专科护士带来新的机遇和挑战。

1. **具备现代护理观念**　学习消化内科专科护理必须树立"以人为本"的护理观念，把患者作为一个生物的和社会的人，学习过程中不仅需要掌握专业相关理论知识和操作技能，同时应注重培养人际沟通学、教育学、管理学、法学等人文学科知识的学习，构建综合知识体系，有效地为患者提供系统化、专业化的护理服务。

2. **培养专业兴趣**　兴趣是学习的强大动力，只有认可了消化内科专科护士的职责与责任后，才会产生学习消化内科专科护理知识的浓厚兴趣，从而具备专研、深入专业的持续动力。

3. **注重理论联系实践**　消化内科专科护理是一门实践性很强的应用学科，既要注重专业理论的学习，也要重视实践操作的锻炼。

4. **善于思考与总结**　消化内科专科护理是一门综合学科，与医学各基础学科及其他临床学科联系密切，要学会将所具备的知识进行必要的归纳整理、消化吸收，要善于发现问题、提出问题，在不断归纳总结与思考的过程中使所学知识得到强化，从而能够牢固掌握并能熟练应用。

（张　素　蒋　蓉）

第二篇
专科理论与实践

第一章 消化系统疑难危重症患者护理

第一节 消化系统疾病重症监护技术发展与应用

学习目标

完成本节内容学习后,学员将能:
1. 复述消化系统重症监护技术的临床应用。
2. 描述监护技术的发展。
3. 应用消化系统疾病常用的重症监护技术。

重症监护技术是适应临床医学发展需要,在现代科学技术强力支持下产生的,除观察与监护重症患者外,还为其提供生命支持。其研究范围包括常规技术原理、操作方法及各专业病种特点、监测要点等诸多问题。消化专科重症医学是医学领域逐步形成的一门新兴学科,近几年发展迅速,我国部分省市的医院已成立了消化专科重症监护病房(gastroenterology intensive care unit, GICU)。而消化专科护士(digestive specialist nurses)作为高级实践护士之一,既是现代化监护设备的使用者,又是消化系统重症患者最直接的救护者,需要具备为消化系统重症患者提供高质量、专业化监护的技能,能与其他医务人员紧密合作,确保患者得到最佳的护理,提高其生存质量。本章节将系统介绍消化系统急危重症患者常用监护技术的发展及其应用方法,以提升消化内科专科护士对本专业重症专科疾病的护理与监护能力。重症监护能监测到病情短暂的动态改变以及早期的瞬间变化,对疾病诊治和预后判断具有重要意义。

一、重症监护技术的发展历史与现状

(一)监护技术的起源

1952年北欧发生脊髓灰质炎,大量患者出现肌无力和严重的呼吸衰竭,病死率达85%~90%。借鉴二战时期的救护形式,将患者集中于同一病区进行救治,采用气囊面罩对气管切开患者进行手动辅助通气,患者病死率下降至40%。"铁肺"是早期重症监护技术的雏形,让医务人员意识到为重症患者提供适宜监护技术的重要性。至1959年,Max博士在南加州大学医学中心开设了美国第一个重症监护病房(intensive care unit, ICU)。随后,这种针对危重症患者救治的有效组织形式被引入欧美,各地医院纷纷开设ICU以监护危重患者。1990年以后,我国大型综合性医院相继设立ICU,而随着重症专业领域的不断细化与深入,各类专科ICU相继成立,带动了相关重症疾病监护技术的发展。

（二）监护技术的发展

2009 年，临床医学增加一级诊疗科目"重症医学科"，标志着我国重症监护正式步入发展的快车道。重症监护技术种类繁多，主要涵盖心血管功能监护、呼吸功能监护、脑功能监护、肾脏功能监护等方面。心血管功能监护技术从有创血压监测、肺动脉导管（pulmonary artery catheter）监测，逐渐发展到持续无创血压监测、脉搏指示连续心输出量监测（pulse indicator continuous cardiac output, PiCCO）、床旁心脏超声等，可全方位评价心功能、心脏前后负荷和血容量变化等相关指标，为各类消化系统重症疾病所致的循环功能障碍患者提供了有效的监护手段。呼吸功能监护则从血氧饱和度监测、呼气末二氧化碳监测逐步发展为呼吸机监测，通过监测呼吸波形来评估患者肺顺应性和气道阻力。而随着现代技术的不断发展，呼吸机变得更加轻便、更加符合患者生理及病理需求，人机适应性得以提升。近年来，已发展出多种呼吸功能监护技术，如高频振荡通气、俯卧位通气、体外膜氧合技术等，广泛应用于消化系统重症疾病所致的呼吸功能障碍患者。脑功能监护已从简单的腰椎穿刺监测颅内压，发展为脑室内监测、脑实质内监测、蛛网膜下腔监测、有创脑电阻抗监测、经颅多普勒超声无创颅内压监测等，对促进患者预后、指导临床治疗等方面具有重要意义。肾脏功能监护技术也从腹膜透析和血液透析发展到血液滤过、血液净化等技术，可有效清除血液和组织中有害的炎症介质、调节酸碱平衡，适用于重症急性胰腺炎、肝衰竭等消化系统重症疾病所致的全身炎症反应综合征或多器官功能衰竭等患者的救治和监护过程中。综上所述，随着监护技术的不断创新与发展，能从中获取各项临床重要指标，有利于评估病情变化状况，为消化系统重症患者的管理与治疗提供及时、准确的参考与指导。

二、消化系统常用监护技术

消化内科专科护士不仅需要掌握人体机能学、临床治疗学，还需要掌握先进监护设备的使用、具备准确分析、判断监测结果并处理的能力。其所需基本重症监护能力包括：心肺复苏、呼吸支持、持续心电监测及异常心电图的识别和处理、血流动力学监护、多器官功能支持等。以下内容将重点介绍消化系统重症疾病常用的监护技术。

（一）心电监测技术

1. 定义　心电监测技术是通过显示屏连续观察并监测心脏电生理活动情况的一种无创监测方法，可为临床提供可靠的、有价值的心脏电生理活动指标。其在形式上分为 3 种：第一种是床旁监护仪系统，床旁监护仪只能监视对应患者的生理参数，医务人员需要到床旁观察患者的病情；第二种是中央监护仪系统，可在中心监护站对多个患者进行集中监测；第三种即床旁监护仪和中央监护仪相组合的系统。

2. 在消化系统重症疾病中的应用　心电监测技术是临床常见的护理监护技术之一，能够及时发现和识别各种心律失常及异常心电图，目前已广泛应用于各类消化系统重症患者的病情观察与处理过程中。

3. 应用方法

（1）评估和观察要点：①评估患者病情、意识状态、合作程度及胸部皮肤情况。②观察并记录心率和心律变化。③观察心电图波形变化，及时处理异常情况。

（2）操作要点：①根据患者病情，取仰卧位或半坐卧位，将电极片贴于患者胸部正确位置。②选择恰当导联，调节波幅，设置监测指标的报警界限。

（3）指导要点：①告知患者心电监测的目的、配合事项，取得合作。②指导患者不要自行移动或者摘除电极片，皮肤出现瘙痒、疼痛等情况，应及时向医护人员说明。

（4）注意事项：①放置电极片时应避开伤口、瘢痕、中心静脉导管、起搏器及电除颤时电极板的位置。②密切监测患者异常心电波形，排除各种干扰和电极脱落等原因后及时通知医生处理，带有起搏器的患者要区别正常心律与起搏心律。③定期更换电极片及其粘贴位置。④心电监测不具有诊断意义，如需更详细了解心电图变化，需做常规导联心电图。

（二）血氧饱和度监测技术

1. 定义 血氧饱和度是指人体氧合血红蛋白（HbO_2）占血液中血红蛋白总量的百分比，用于描述人体动脉血液中氧的含量。无创血氧饱和度监测技术作为一种新型光学测量方法，可通过患者手指、脚趾、前额或耳郭等部位皮肤测得血氧饱和度，其测量值记为脉搏血氧饱和度（pulse oxygen saturation，SpO_2），正常值为95%~100%。

2. 消化系统疾病中的应用 SpO_2 监测技术作为一种无创、连续、实时地监测动脉血氧饱和度的方法，是临床常用于监测各类消化系统重症患者病情变化的一项早期预警技术。目前，国内外临床应用的主要是透射式传感器，其中，用于患者手指的传感器一般称指甲或指套式传感器，用于耳郭的传感器一般称耳夹式传感器，临床上尤以指甲式传感器多见。

3. 应用方法

（1）评估和观察要点：①评估患者目前意识状态、吸氧浓度、自理能力以及合作程度。②评估患者指/趾端循环、皮肤完整性以及肢体活动情况。③评估周围环境光照条件。

（2）操作要点：①准备脉搏血氧饱和度监测仪。②协助患者取舒适体位，清洁患者局部皮肤及指/趾甲。③正确安放传感器于患者手指、足趾或耳郭处，接触良好，松紧度适宜。④设置适当的报警界限。

（3）指导要点：①告知患者监测目的、方法及注意事项。②告知患者及家属影响监测效果的因素。

（4）注意事项：①SpO_2 监测报警低限设置为90%，发现异常及时通知医生。②注意休克、体温过低、低血压或使用血管收缩药、贫血、偏瘫、指甲过长、同侧手臂测量血压、周围环境光照太强、电磁干扰、涂抹指甲油等对监测结果的影响。③注意更换传感器的位置，以免皮肤受损或血液循环受阻。④疑为一氧化碳中毒的患者不宜选用脉搏血氧饱和度监测仪。

（三）有创血压监测技术

1. 定义 有创血压监测技术是指将动脉导管置入动脉内，利用监测仪进行连续测量血压的一种方法，可反映每一心动周期的收缩压、舒张压和平均动脉压，使动脉血压监测更为准确，可持续监测并获得压力波形。

2. 在消化系统疾病中的应用 有创血压监测技术能准确、直观、连续地监测血压动态变化，是临床常用的血压监测方法之一，对危重患者的抢救、治疗具有重要意义，目前广泛应用于消化道大出血、重症急性胰腺炎、肝衰竭等消化系统重症患者中，可根据动脉血压波形变化判断患者心肌收缩能力以尽早发现患者动脉压的突然变化。此外，还可通过监测通路采集动脉血气标本，减少因反复穿刺给患者带来的痛苦。有创血压监测技术具备较高的准确性与可靠性，但监测过程中易发生感染、局部血肿等并发症，且对穿刺技术要求较高,应严格掌握使用指征。

3. 应用方法

(1)评估和观察要点:①评估患者病情、体位、自理能力及合作程度。②评估动脉搏动情况及侧支循环情况。

(2)操作要点:①患者取舒适卧位,备齐用物,将配好的肝素盐水置于加压袋中,连接一次性压力套装,加压袋充气加压至 300mmHg,排气备用。②动脉置管成功后须妥善固定,肝素盐水冲洗管路,调整监测仪模式至动脉血压监测。③患者取仰卧位,将传感器置于腋中线第四肋间(右心房同一水平)位置,调整测压零点后开始持续监测。④动态观察患者血压、压力波形并准确记录。

(3)指导要点:①告知患者监测有创血压的目的及注意事项,取得患者的配合。②指导患者保护动脉穿刺部位,防止导管移动或脱出。

(4)注意事项:①患者体位改变时,应重新调试零点,传感器的高度应平左心室水平。②避免测压管路导管受压或扭曲,保持管路连接紧密、通畅。③经测压管抽取动脉血后,应立即用肝素盐水进行快速冲洗,保持加压袋压力在 300mmHg。

(四)中心静脉压监测技术

1. 定义 中心静脉压(central venous pressure,CVP)指右心房和胸腔内大静脉的血压,是评估血管容量和右心功能的重要指标。

2. 在消化系统重症疾病中的应用 CVP 可反映心脏射血能力和静脉回心血量之间的相互关系。若心脏射血能力强,能将回到心脏的血液及时泵入动脉内,CVP 则低;反之由于心力衰竭等原因造成心脏射血能力下降,则会导致 CVP 升高。CVP 动态监测适用于各类消化道大手术的术中监测、各类消化系统重症患者的容量监测等。

3. 应用方法

(1)评估和观察要点:①评估患者的病情,合作程度,体位及凝血状况。②评估患者中心静脉是否通畅、置管深度、穿刺部位的皮肤情况。

(2)操作要点:①备齐用物,配置肝素盐水,加压袋充气加压至 300mmHg 左右,注意排尽管道内气体。②操作前先连接测压系统,将压力导线连接压力套装与监测仪,设定CVP 监测的数据与波形的参数。③连接压力套装与中心静脉导管,与置入最远端的一腔(标有"distal")相连接。④患者取仰卧位,将传感器置于腋中线第四肋间(右心房水平),校正零点,测压,记录。

(3)指导要点:告知患者监测中心静脉压的目的、方法和注意事项,取得患者配合。

(4)注意事项:①避免打折扭曲,保持测压管道的通畅。②每日检查穿刺部位皮肤有无红肿、脓性分泌物,定期更换敷料、管路、压力套装和冲洗液。③选择标准的测压零点,传感器置于腋中线第四肋间与右心房同一水平,每次测压前均应校正压力传感器零点。④中心静脉测压通路应避免输注血管活性药物,以防引起血压波动。⑤注意影响中心静脉压测量结果的因素,如患者的体位、机械通气、腹内压等。⑥观察有无心律失常、出血和血肿、气胸、血管损伤等并发症的发生;股静脉插管时,注意观察置管侧下肢有无肿胀、静脉回流受阻等下肢静脉血栓形成的表现。

(五)肺动脉导管监测技术

1. 定义 肺动脉导管(pulmonary artery catheter)是由美国心内科医师 Jeremy Swan 和

William Ganz 于 1970 年研制的热稀释气囊导向导管,因此又称 Swan-Ganz 导管。将 Swan-Ganz 导管经静脉置入静脉系统,经右心房到达肺动脉,可持续测量肺动脉压、肺动脉楔压、心排血量,并可结合患者身高、体重、动脉压等参数计算出心脏指数(CI)、体循环阻力(SVR)、体循环阻力指数(SVRI)等。

2. 消化系统重症疾病中的应用 Swan-Ganz 导管可获取中心静脉压、肺动脉楔压、心排血量等多项血流动力学指标,必要时还可通过导管采取混合静脉血标本、测定动脉血氧分压(PaO$_2$)等指标,以精准观察、判断病情,指导治疗,目前广泛用于重症急性胰腺炎、消化道大出血、肝脓肿所致脓毒症休克等疾病中。因其存在有创、置管技术要求高、并发症多、操作复杂、费用昂贵等情况,在临床运用时应慎重。

3. 应用方法

(1)评估和观察要点:①评估患者病情,体位及合作程度。②观察穿刺处有无渗血,穿刺处周围皮肤有无皮下气肿。

(2)操作要点:①每班记录导管插入长度,观察导管有无移位、打折,妥善固定。②连接测压装置,加压袋压力在 300mmHg。③每次测压前需调整零点,压力换能器需与患者右心房保持同一水平。④测量肺动脉楔压时,应将气囊缓慢充气(充气量 <1.5ml),待出现楔压图形后,记录数字并放掉气囊内气体;如气囊充气后不出现楔图形,多因导管退出肺动脉或气囊破裂,若为导管退出肺动脉,则应重新定位,胸部 X 线检查导管位置;疑气囊破裂,可将气囊充气后放松注射器,如无弹性回缩说明气囊已破裂,不可再将气囊充气。⑤非测量肺动脉楔压时,需抽尽气囊内气体并锁住气囊注射器。⑥保持管道通畅,每小时用肝素生理盐水 3~5ml 冲洗测压导管及 Swan-Ganz 导管。⑦记录测量数据,发现波形有变化,及时查找原因并通知医生。⑧拔除导管时,应在监测心率和心律的条件下进行,拔管后,穿刺局部应压迫止血。

(3)指导要点:①告知患者 Swan-Ganz 导管的作用、操作步骤和配合方法。②指导患者保护导管的方法,改变体位时动作轻柔。

(4)注意事项:①每次测量各项指标之前需调定零点。②穿刺伤口定期换药,若渗出液较多应及时更换敷料。③保证测压装置密闭畅通。④及时了解影响压力测定的因素,观察有无相关并发症的发生。

(六)脉搏指示连续心输出量监测技术

1. 定义 脉搏指示连续心输出量监测(PiCCO)是一项全新的脉搏轮廓连续心排血量与经肺温度稀释心排血量联合应用技术,其创伤及危险性小,仅用中心静脉导管和动脉导管就能简便、精确、连续监测心排血量、外周血管阻力、每搏输出量等变化,进一步提高了危重患者的血流动力学监测与处理能力,具有微创性、并发症少、操作简单、数据可靠等优势。

2. 消化系统疾病中的应用 PiCCO 广泛应用于重症急性胰腺炎、胃肠道穿孔所致的感染性休克、消化道大出血等患者的治疗和监护,能够更加精准、安全地监测患者各项血流动力学指标参数,临床上可有效指导消化系统重症患者的容量复苏、用药及评估病情,有效改善组织灌注,纠正酸中毒,改善氧合,稳定血压,对于提高其存活率与改善日后生活质量具有重要作用。

3. 应用方法

(1)评估和观察要点:①评估患者病情、意识状态及合作程度。②置管操作过程中密切观察患者面色、神志、生命体征的变化。③注意监测过程中出现的异常情况,及时通知医生处理。

(2)操作要点:①选择大而粗的动脉置管,首选股动脉穿刺。②置管成功后,将患者置于仰卧位,校正零点,即可开始测量动脉压力。③测量心输出量之前,暂停中心静脉输液30s以上。④正确连接压力测量导线于中心静脉上,从中心静脉内注入冰盐水(<8℃),重复进行3次热稀释测量以定标;在测量界面基线稳定状态下匀速注入冰盐水,注入量根据患者的体重和胸腔内液体量进行选择。⑤注射完毕,关闭连接旋阀,显示测量结果后方可触摸或移动患者导管。⑥监测重症患者其他血流动力学参数,如全心舒张末期容积、外周血管阻力及血管外肺水等。

(3)指导要点:①告知患者PiCCO的监测目的和配合方法。②指导患者正确保护穿刺部位,避免牵拉导管、导线。

(4)注意事项:①测压、取血、校正零点等操作过程中防止空气进入测压系统。②使用PiCCO专用动脉导管和配套的压力套装。③病情稳定后每8h用热稀释法校正零点1次,病情变化或测量参数变异较大时需重新进行校正测量。④更换敷料时避免导管意外脱出。⑤观察留置导管穿刺处有无出血、血肿等并发症。

(七)腹内压监测技术

1. 定义　腹内压监测技术是指由专业监测人员通过直接或间接测量的手段对腹腔内压力进行检查,以早期发现腹腔高压(intra-abdominal hypertension,IAH),使患者得到及时诊治,以降低或减轻腹腔间室综合征(abdominal compartment syndrome,ACS)的患病率和病死率的监测技术。

2. 消化系统疾病中的应用　腹内压监测常用于各类消化系统疾患所致的腹腔高压,如重症急性胰腺炎、肠梗阻、腹部手术、消化道出血、腹膜炎等,是临床诊断和治疗的可靠依据。腹内压监测技术分为直接监测法与间接监测法两种。直接监测法通过腹腔引流管或穿刺针连接传感器进行测压,测量值准确,但为有创操作,且大多数患者腹腔内情况复杂,临床上少用。间接监测法即通过测量腹腔内脏器(如胃、膀胱、直肠、空肠、子宫等)内的压力,间接反映腹内压。其中膀胱压(urinary bladder pressure,UBP)监测的相关性与重复性较好,且操作简单,临床上最为常用,以下重点介绍消化内科专科护士应掌握的UBP监测操作方法。

3. 应用方法

(1)评估和观察要点:①评估患者病情、体位及合作程度。②监测过程中观察患者意识状态及生命体征情况。

(2)操作要点:①经尿道插入福莱导尿管(Foley catheter),测压前保证尿液引流通畅。②将一次性引流袋的前端与导尿管相连,中间用无菌剪刀剪断,并连接2个三通接头,末端再连接引流袋,分别在三通接头上放置50ml注射器和盐水压力套装,将压力传感器的前端与监测仪的压力模块相连接。③患者取仰卧位,将压力传感器放在耻骨联合水平处,传感器通大气压,调节传感器为零点。④膀胱排空后,经导尿管注入生理盐水50ml,关闭注射器连接阀,打开与压力传感器相通的连接阀,监测仪上UBP显示的数值即为腹内压。⑤测压完毕,调节三通接头开关,关闭测压管,使尿管与引流袋相连接,引出尿液。⑥整理用物,洗手,记录。

（3）指导要点：告知患者监测腹内压的目的、方法和注意事项，取得患者配合。

（4）注意事项：①患者取仰卧位，去除棉被压迫。烦躁患者给予适当镇静药物。全程注意无菌操作。②向膀胱内注入生理盐水50ml，因50ml生理盐水灌注量所产生的膀胱压与腹内压大致相等，注入速度宜缓慢，生理盐水温度以37~40℃为宜，防止温度低引起膀胱痉挛。③压力传感器的位置应固定在耻骨联合水平，高于耻骨联合水平可使测量值偏小，低于耻骨联合水平可使测量值偏高。④应用机械通气及呼气末正压通气（PEEP）的患者，测压读数时在病情允许的情况下脱离呼吸机片刻或暂停使用PEEP，因病情无法脱呼吸机的患者UBP值应减去PEEP值，以排除正压通气对腹内压的影响。⑤专人动态测量，测量至少2次/d，以减少人为误差。

三、展望

未来消化系统重症临床监护技术会将以患者需求为基础，以减少患者创伤，实现精准监护、动态监护为目标。采用无创、动态监护技术将日益增多，现有的传感器、监护系统和设备也将朝着微型化、无线化、综合化、一体化、绿色化方向发展，使监护设备轻而小，便于携带、搬运且灵敏度高，能准确反映病情变化。无创床旁超声、床旁微循环监测等技术将作为消化系统重症患者血流动力学监测手段；无创监测氧分压、二氧化碳分压，如经皮、微血管、红外光谱等监测技术将运用于消化系统重症患者的呼吸功能监护。在未来，呼吸机可按照患者血气分析结果及血流动力学参数进行目标导向自我适应的通气模式，且兼备远距离报告及调整呼吸机参数的功能。脑功能监护方面，各类消化系统重症疾病并发颅脑功能障碍患者的颅内压监测技术将从创伤性、间断性、单一模态的监测模式向无创性、持续性、多模态的监测模式发展。目前，虽没有可用于临床的高精准度、无创简单、持续性的颅内压监测方法，但无创多模态监测技术是未来医学监护技术发展的大趋势。将来，应用无创监测结合脑灌注压监测、脑血流监测等多参数监测方法来评估脑组织氧供应及能量代谢将成为可能。

消化内科专科护士属于知识型技能人才，扎实的专业理论知识、娴熟的操作技术水平、精准的专科疾病病情观察和护理、强烈的风险防范意识是每位消化内科专科护士必备的能力，其综合能力的高低，是决定着护理质量优劣和危重患者救治成败的因素之一。作为一名合格的消化内科专科护士，应不断提升自己的知识储备、提高自身专科护理质量和服务水平，使消化系统危重症患者能得到高效救护。

四、知识拓展

随着护理内涵的不断深化，消化内科专科护士必须在短时间内作出危重患者的病情评估和判断，为后续的治疗与病情预后判断提供依据。疾病严重程度的评估不仅可以对患者病情变化的监测和发展趋势作出客观评价，更能指导消化内科专科护士对不同病情程度的患者采取应对措施，增强护理工作的独立性，克服盲目执行分级护理的弊端。目前，临床常用的消化系统危重患者的评估工具主要包括以下几类：①改良早期预警评分表（Modified Early Warning Score，MEWS）（附录1）具有评分方法简单、获取临床信息快捷、不受硬件设备条件限制、对预后判断准确率高等优点，已应用于各类消化系统重症患者中。该评分将患者生命指标数值化，能客观、快速、准确反映患者的病情危重程度，为护士提供采取护理措施的依据，有利于及时发现潜在的安全隐患、提高抢救成功率。②急性生理学和慢性健康状况评价Ⅱ（Acute Physiology and Chronic Health Evaluation Ⅱ，APACHE Ⅱ）（附录2）是衡量危重症患者病情严重程度的标尺，也是预测危重症患者临床结局的重要工具。APACHE Ⅱ在护理工作中应用较为广泛，如急性腹膜炎、重型肝炎等消化系统重症患者治疗前后应用 APACHE Ⅱ评分进行效果评价，可作为及时有效地采取护理措施的依据，继而减少并发症、平均住院日、病死率及人均治疗费用。③临床 Rockall 评分系统（Rockall Risk Scoring Score，RS）（附录3）、格拉斯哥 - 布拉奇福德评分（Glasgow Blatchford Score，GBS）（附录4）、AIMS65 评分系统（附录5）广泛用于预测急性上消化道出血患者再次发生消化道出血以及死亡的风险，其无须在紧急内窥镜下进行评估，可直接使用简单明了的量表评估上消化道出血患者的预后。消化内科专科护士使用 RS、GBS 和 AIMS65 评分系统对急性上消化道出血高危患者进行筛查，可准确判断患者病情、加快治疗速度，以减轻上消化道出血引起的疾病负担。④终末期肝病模型（model for end-stage liver diease，MELD）（附录6）、肝功能 Child-Pugh 分级（附录7）、序贯器官衰竭评分（Sequential Organ Failure Estimation，SOFA）（附录8）三种评分是评估急性肝衰竭患者预后的常用评估模型，有助于帮助临床护士判断肝衰竭患者病情变化与选择针对性的护理措施，从而降低病死率、缓解社会和经济压力。其中，MELD 被认为是预测肝衰竭患者预后的良好模型，而肝功能 Child-Pugh 分级因其指标简单，易于计算，在肝病的临床治疗和研究中得到广泛的应用。SOFA 则可从患者呼吸、心血管、中枢神经系统和凝血、肝功能、肾脏功能等方面进行评价，更准确地反映患者的病情变化，使预测结果更为准确。

（张　素　蒋　蓉）

第二节　消化道出血患者治疗与护理进展

学习目标

完成本节内容学习后，学员将能：
1. 列出消化道出血的临床表现及护理措施。
2. 描述消化道出血的治疗要点。
3. 描述消化道出血的病因、实验室检查。

【概述】

消化道出血（gastrointestinal hemorrhage）根据出血部位分为上消化道出血和下消化道出血。上消化道出血是指 Treitz 韧带以上的食管、胃、十二指肠和胰胆等病变，包括胃空肠吻合术后,吻合口附近疾病引起的出血。Treitz 韧带以下的肠道出血称为下消化道出血。消化道出血可分为慢性隐性出血、慢性显性出血和急性出血。短时间内消化道大量出血称急性大出血,常伴有急性周围循环障碍,死亡率约占 10%。80% 的上消化道出血具有自限性,下消化道出血死亡率一般不超过 5%。小肠出血是相对少见的疾病,占消化道出血的5%~10%,一般指 Treitz 韧带以下的空肠和回肠出血,可分为显性和隐性出血。不明原因消化道出血是指经常规消化内镜(包括上消化道内镜和结肠镜)、胶囊内镜、小肠镜和影像学检查后仍未明确病因的持续或反复发作的消化道出血(含消化道所有部位)。

全身性疾病不具特异性地累及部分消化道,也可弥散于全消化道。常见的有①血管性疾病:过敏性紫癜、动脉粥样硬化、结节性多动脉炎、系统性红斑狼疮等。②血液病:血友病、原发性血小板减少性紫癜、白血病、弥散性血管内凝血(DIC)及其他凝血机制障碍性疾病。③其他:尿毒症、流行性出血热或钩端螺旋体病等。

消化道出血轻症可无症状,临床表现多为呕血、黑便或血便等,伴有贫血及血容量减少,甚至休克。病情危重者,可危及生命。是消化系统最常见的急症之一。

【病因与发病机制】

（一）上消化道出血

上消化道出血的病因很多,大多是上消化道本身病变(溃疡、炎症、肿瘤)所致,少数是全身疾病的局部表现(如各类紫癜、白血病、再生障碍性贫血等)。其中以消化性溃疡、急性糜烂出血性胃炎(急性胃黏膜病变)、上消化道肿瘤、急慢性上消化道黏膜炎症最为常见。近年来服用非甾体抗炎药(NSAID)如阿司匹林,或其他抗血小板聚集药物也逐渐成为上消化道出血的重要病因。其他病因有①食管疾病:如食管贲门黏膜撕裂综合征、食管癌、食管损伤(器械检查、异物或放射性损伤,强酸、强碱等化学剂所致损伤)、食管炎、食管裂孔疝、主动脉瘤破入食管等。②胃十二指肠疾病:如十二指肠球炎、息肉、胃恒径动脉病(Dieulafoy病)、胃间质瘤、门静脉高压性胃病、胃黏膜脱垂、血管瘤、吻合口溃疡、异物或放射性损伤、十二指肠憩室、胃泌素瘤等。③胆道出血:如胆管或胆囊结石、胆道蛔虫病、胆道术后损伤、肝癌、肝脓肿或肝血管瘤破入胆道等。④胰腺疾病累及十二指肠:如胰腺癌或急性胰腺炎并发脓肿溃破等。⑤某些全身性疾病:如感染、肝肾功能障碍、凝血机制障碍、结缔组织病等也可引起本病。国内一项对 15 733 例上消化道出血患者临床流行病学资料的分析显示,我国上消化道出血的主要病因是消化性溃疡、急性糜烂出血性胃炎(急性胃黏膜病变)、上消化道恶性肿瘤和食管胃底静脉曲张。其中,老年人上消化道出血的主要病因依次为胃溃疡、恶性肿瘤、急性胃黏膜病变、十二指肠球部溃疡、食管静脉曲张,小儿上消化道出血的主要病因依次为十二指肠球部溃疡、胃溃疡、急性胃黏膜病变。

常见上消化道出血的病因及其发生机制介绍如下:

1. 消化性溃疡　消化性溃疡(peptic ulcer, PU)主要指发生在胃和十二指肠的慢性溃疡,即胃溃疡(gastric ulcer, GU)和十二指肠溃疡(duodenal ulcer, DU),因溃疡形成与胃酸/胃蛋白酶的消化作用有关而得名。胃、十二指肠溃疡出血是消化性溃疡最常见的并发症,也是上消化道出血最常见的病因,占 40%~50%,其中尤其以十二指肠球部溃疡居多(十二指肠溃疡占 30%~40%,胃溃疡占 10%~15%)。出血是消化性溃疡活动的表现,可因溃疡周围小血管充血、破裂,或因溃疡基底肉芽组织的血管壁被侵蚀而导致破裂出血,大多数为动脉出血。在瘢痕组织形成中的血管硬化,失去了弹性,如发生破裂则不易止血。致命性大出血多属十二指肠球后溃疡或胃小弯穿透性溃疡侵蚀较大血管所致。胃溃疡出血多发部位是胃小弯附近,出血来源常是胃左、胃右动脉及其分支;十二指肠溃疡出血多发部位是十二指肠球部后壁与球后溃疡,出血多来源于胃十二指肠或胰十二指肠上动脉及其分支。十二指肠前壁附近无大血管,故此处的溃疡常无大出血。部分病例可有典型的周期性、节律性上腹疼痛,出血前数日可出现溃疡疼痛加重及疼痛规律的改变;出血后疼痛减轻或缓解,这是血液中和胃酸或血凝块覆盖在溃疡面上减少了胃酸、胃蛋白酶的侵蚀作用,使疼痛缓解。有 10%~15% 的患者可无溃疡病史,但以上消化道出血为首发症状。胃镜检查是确诊消化性溃疡的首选检查方法。

2. 食管胃底静脉曲张破裂　食管胃底静脉曲张是门静脉高压的特征性表现。食管胃底静脉曲张破裂是上消化道出血的常见原因(占 20%~30%),也是肝硬化最常见最凶险的并发症。食管胃底静脉曲张破裂出血可因粗糙食物、化学性刺激及腹内压增高等因素诱发,表现为呕血与黑便。大量出血则致休克,并诱发腹水和肝性脑病,甚至死亡。食管胃底静脉曲张破裂出血是失代偿期肝硬化的严重表现。

3. 急性糜烂出血性胃炎　急性糜烂出血性胃炎(acute erosive hemorrhagic gastritis)又称急性糜烂出血性胃病(acute erosive-hemorrhagic gastropathy)是由各种病因引起的、以胃黏膜多发性糜烂为特征的急性胃黏膜病变(acute gastric mucosal lesion, AGML),常伴有胃黏膜出血,可伴有一过性浅溃疡形成,是上消化道出血的常见原因(占 10%~25%)。既往因观察对象与研究方法不同,本病命名甚多,如急性胃黏膜出血、出血性胃炎、急性糜烂性胃炎、应激性溃疡、急性胃黏膜病变等。引起急性糜烂出血性胃炎的常见原因有:

(1)药物:非甾体抗炎药(nonsteroidal anti-inflammatory drug, NSAID)如阿司匹林、吲哚美辛等,某些抗肿瘤药、口服氯化钾或铁剂等。这些药物直接损伤胃黏膜上皮层。其中,NSAID 还通过抑制环加氧酶的作用而抑制胃黏膜生理性前列腺素的产生,削弱胃黏膜的屏障功能;某些抗肿瘤药如氟尿嘧啶对快速分裂的细胞如胃肠道黏膜细胞产生明显的细胞毒作用。

(2)应激:严重创伤、大面积烧伤、大手术、严重感染、颅内病变及休克等,均可引起胃黏膜糜烂、出血,严重者发生急性溃疡并大量出血,如烧伤所致者称柯林溃疡(Curling 溃疡)、中枢神经病变所致者称库欣溃疡(Cushing 溃疡)。发病机制认为是应激状态下胃黏膜微循环不能正常运行而造成黏膜缺血、缺氧是发病的重要环节,由此可导致胃黏膜黏液和碳酸氢盐分泌不足、局部前列腺素合成不足、上皮再生能力减弱等改变,胃黏膜屏障因而受损。

(3)乙醇:乙醇具亲酯性和溶脂能力,高浓度乙醇可直接破坏胃黏膜屏障,上述因素破坏胃黏膜功能,则胃腔内氢离子便会反弥散进入胃黏膜内,从而进一步加重胃黏膜的损害,最终导致胃黏膜糜烂出血。

上述各种因素亦可能导致十二指肠液反流入胃腔,其中的胆汁和各种胰酶,参与了胃黏膜屏障的破坏。

4. 胃癌　胃癌(gastric cancer)是消化道最常见的恶性肿瘤。胃癌的发生是一个多步骤、多因素进行性发展的过程,其发病与环境和饮食因素、幽门螺杆菌感染、遗传因素等有关。发病年龄以中老年居多,35 岁以下较低,55~75 岁为高发年龄段。男性多见。早期胃癌可引起出血,典型的呕吐物为咖啡渣样。出血原因是组织缺血性坏死,表面发生糜烂或溃疡,可侵蚀血管而出血。一般为持续小量出血,大量出血者占 20%~25%。出血前常有食欲缺乏与消瘦,出血后上腹痛不减轻有时反而加重。胃癌出血的治疗与非静脉曲张上消化道出血(NVUGIB)治疗原则相同。

5. 胆道出血 由于外伤、炎症、肿瘤或动脉瘤造成肝内或肝外动脉、静脉与胆管或胆囊相通,引起上消化道出血者均属于胆道出血。国外多由肝外伤所致,国内则以肝内外胆道感染为主要病因。临床上常有右上腹阵发性绞痛、出血、黄疸,即所谓胆道出血三联征。其特点是:①出血常与右上腹痛密切相关,呕血或便血前往往右上腹痛加重;出血后疼痛常明显减轻。②出血后血凝块可阻塞胆道,使出血暂停,待胆汁自溶作用,逐渐增加胆道内压,把血凝块排出胆道,致再度出血,故胆道出血有间歇发作倾向。间歇时间为1~2周。感染性胆道出血时常有高热和寒战,部分患者可触到肿大的肝脏和胆囊。选择性肝动脉造影对该病诊断有价值,除明确出血来源外,还可显示出血部位血管的病理改变影像;同时显示肝脓肿、肝肿瘤与肝外伤等引起胆道出血的一些原发病灶。

6. 食管-贲门黏膜撕裂综合征 食管-贲门黏膜撕裂综合征,即 Mallory-Weiss 综合征。是食管下端和胃连接处的黏膜和黏膜下层呈纵行裂伤,并发上消化道出血,一般出血有自限性,但若撕裂累及小动脉则引起严重出血。发病主要是腹内压力或胃内压骤然升高,促使黏膜撕裂。本症主要病理为食管远端黏膜和黏膜下层呈纵行撕裂,裂伤多为单发,亦可多发,裂伤长度一般 0.3~4cm。食管黏膜下层含有丛状薄壁血管,一旦撕裂,可致出血。出血可轻微,但若撕裂累及小动脉则引起严重出血。

7. 食管裂孔疝 多属滑动型食管裂孔疝,病变部位胃经横膈上的食管裂孔进入胸腔。由于食管下段、贲门部抗反流的保护机制丧失,易发生食管黏膜水肿、充血、糜烂甚至形成溃疡,食管炎以及疝囊的胃出现炎症可出血,以慢性渗血多见,有时大量出血。本病 50 岁以上的人好发生,患者常有胸骨后或剑突下烧灼痛的症状,向左肩、颈、前胸放射,伴反酸、嗳气。在饮食后、负重、弯腰或平卧时易发作,站立走动后缓解。X 线检查可确诊。

8. 胰腺疾病 如急性胰腺炎腐蚀胃、十二指肠所致溃疡,胰腺假性囊肿、假性动脉瘤形成,胰腺脓肿破入十二指肠,慢性胰腺炎脾静脉受压或脾静脉血栓形成所致区域性门静脉高压,胰管结石腐蚀邻近血管导致胰管血管瘘可致上消化道出血。

9. 合并凝血功能障碍的出血 合并凝血功能障碍的出血是急性上消化道出血死亡的独立危险因素。

(1)药物:抗凝药物、抗血小板药物、非甾体抗炎药等。

(2)血液病:血友病、白血病、恶性组织细胞增生症、再生障碍性贫血、血小板减少性紫癜、弥散性血管内凝血(DIC)。

(3)其他:肝功能障碍、肾功能障碍、败血症、流行性出血热等。

(二)下消化道出血

下消化道范围广,出血病因繁多,分类各异。

(1)常见病因:结肠肿瘤、缺血性结肠炎、结肠憩室病、急性感染性肠炎、结肠溃疡性病变、结肠病变外科或内镜治疗术后出血等。近年来服用非甾体抗炎药或抗血小板药物、抗凝药物也逐渐成为结直肠出血的重要病因。

(2)少见病因:结肠血管畸形、Dieulafoy 病、放射性肠炎、孤立性直肠溃疡综合征、直肠静脉曲张及物理化学损伤等。某些全身疾病,如肝肾功能障碍、凝血机制障碍、血液系统恶性肿瘤、结缔组织病等也可引起结直肠出血。

（三）小肠出血

（1）常见病因：①小于 40 岁：炎症性肠病（如克罗恩病）、肿瘤、梅克尔憩室（Meckel 憩室）、Dieulafoy 病等。②大于 40 岁：血管畸形、Dieulafoy 病、非甾体抗炎药相关性溃疡、应激性溃疡、肿瘤、小肠憩室以及缺血性肠病等。

（2）少见病因：过敏性紫癜、小肠血管畸形和 / 或合并门静脉高压、肠道寄生虫感染、淀粉样变性、蓝色橡皮疱痣综合征和卡波西肉瘤等。

【临床表现、诊断与治疗原则】

上消化道出血

（一）临床表现

1. **症状** 上消化道出血的临床表现主要取决于出血量、出血速度、出血部位及性质，同时与患者出血当时的全身情况（包括年龄、有无贫血、心肾功能状况等）有关。

（1）呕血与黑便：是上消化道出血的特征性表现。上消化道出血后均有黑便，但不一定呕血。呕血和黑便的性状，主要决定于出血的部位、出血量及在胃或肠道内停留的时间。若在胃停留的时间长，血液经胃酸作用后形成酸性血红蛋白而呈咖啡色或赤豆色；若出血量大，在胃内停留的时间短，未经胃酸充分混合即呕吐，则为鲜红或暗红色或伴有血块。若在肠道内停留时间长，血中血红蛋白的铁与肠内硫化物结合生成硫化铁而呈柏油样黑色；相反，出血量大，速度快而急，刺激肠蠕动加快则呈鲜红色或暗红色血便，易误诊为下消化道出血。有时低位小肠或回盲部出血量少，在肠道停留时间较长，粪便亦可呈黑色，但一般不呈柏油状，易误以为上消化道出血。

（2）失血性周围循环衰竭：其程度决定于出血量大小、出血速度以及机体代偿功能是否完好等因素。少量出血或缓慢中量出血，可无明显症状或仅有头晕。急性大量出血时，有效循环血量下降，出现头晕、心悸、恶心、乏力、口渴、晕厥、四肢湿冷、皮肤苍白、烦躁，甚至意识模糊。

（3）发热：大量出血后，多数患者在 24h 内常出现低热，一般不超过 38.5℃，可持续 3~5d，随后恢复正常。发热的确切原因不明，可能由于血容量减少、贫血、周围循环衰竭、血分解蛋白的吸收等因素导致体温调节中枢的功能障碍所致。

（4）氮质血症：根据发生机制，可分为三种。

①肠源性氮质血症：是在大量出血后，血液蛋白的分解产物在肠道被吸收，以致血中氮质升高。一般在出血数小时后血尿素氮（BUN）开始上升，24~48h 可达高峰，多数不超过 14.3mmol/L，若无继续出血，1~2d 后可降至正常。②肾前性氮质血症：是由于失血性周围循环衰竭造成肾血流暂时性减少，肾小球滤过率和肾排泄功能降低，以致氮潴留。在纠正低血压、休克后，BUN 可迅速降至正常。③肾性氮质血症：由于严重而持久的休克造成肾小管坏死（急性肾损伤），或失血加重了原有肾病的肾脏损害所致。在出血停止的情况下，氮质血症常持续 4d 以上，经过补足血容量，纠正休克而 BUN 不能降至正常者，应考虑肾性氮质血症的存在。

（5）贫血和血常规变化：①大量出血后均有急性失血性贫血，但在出血早期（10h 内）由于血管及脾脏代偿性收缩，血细胞比容（HCT）与血红蛋白（Hb）可无明显改变。此后，组织液渗入血管内，使血液稀释，一般需经 3~4h 以上出现贫血，出血后 24~72h 血液稀释到最大限度。贫血程度除取决于失血量外,还和出血前有无贫血、出血后液体平衡状况等因素有关。②因失血后的应激反应,白细胞可迅速增多,2~5h 后可达（10~20）×10⁹/L,出血停止后2~3d 恢复正常。

2. 体征

（1）失血量的判断与临床分级:上消化道出血病情严重程度与失血量呈正相关。粪便隐血试验阳性提示每日失血量在 5ml 以上;出现黑便者,每日出血量在 50~70ml 以上;如短期内出血量在 250~300ml,多可导致呕血。一次出血量 <400ml 时,多不引起全身症状;出血量 >400ml 时,可出现头晕、心悸、乏力等症状;短时间内出血量 >1 000ml,可出现休克表现。因呕血与黑便混有胃内容物与粪便,而部分血液贮留在胃肠道内未排出,故难以根据呕血或黑便量精确判断出血量。常根据临床综合指标判断失血量的多少,对出血量判断通常分为:大量出血（急性循环衰竭,需输血纠正者,一般出血量在 1 000ml 以上或血容量减少 20% 以上）、显性出血（呕血或黑便,不伴循环衰竭）和隐性出血（粪便隐血试验阳性）。临床可以根据血容量减少导致周围循环的改变（伴随症状、脉搏和血压、实验室检查）来判断失血量,并根据患者年龄、有无伴发病、失血量等指标将上消化道出血严重程度分为轻、中、重度三级（附录 9）。体格检查中可以通过皮肤黏膜色泽、颈静脉充盈程度、神志和尿量等情况来判断血容量减少程度,客观指标包括中心静脉压和血乳酸水平。

（2）休克指数:为脉率（次 /min）与收缩压（mmHg）的比值（P/SBP）,指数正常值约为0.58。休克指数是判断失血量的重要指标:指数为 1.0,失血 800~1 200ml（占血容量 20%~30%）;指数 >1.0,失血量 1 200~2 000ml（占血容量 30%~50%）。

（3）Hb、红细胞（RBC）和 HCT 的测定:是估计失血量及决定输血量的重要参考指标。但在急性失血早期,由于血液浓缩及血液重新分布等代偿机制,上述指标可暂时无变化。Hb每下降 10g/L 提示失血容量约 400ml。值得注意的是,急性大出血严重程度的估计最有价值的指标是血容量减少所导致周围循环衰竭的临床表现,而周围循环衰竭又是急性大出血导致死亡的直接原因。因此,对急性消化道大出血患者,应将对周围循环状态的相关检查放在首位,并据此作出相应的紧急处理。血压和心率是关键指标,须进行动态观察,结合其他相关指标综合判断。

（4）出血是否停止的判断:临床上不能仅凭 Hb 的下降或大便柏油样来判断出血是否停止或持续。下述症状与实验室检查结果均提示有活动性出血或再出血:①反复呕血或柏油样便次数及量增多,质稀薄,甚至排出暗红或鲜红色血便,伴肠鸣音活跃。②周围循环衰竭的表现经积极补充血容量仍未见明显改善,或曾一度好转又很快恶化,中心静脉压仍有波动,稍稳定又再下降。③在补液量和排尿量足够的情况下,原无肾脏病变患者的 BUN 持续或再次升高。④Hb、RBC 和 HCT 持续下降,网织红细胞计数持续增高。⑤胃管抽出有较多新鲜血。此外,内镜检查时如发现溃疡出血,可根据溃疡基底特征判断患者发生再出血的风险,凡基底有血凝块、血管暴露者易于再出血。

《肝硬化门静脉高压食管胃底静脉曲张破裂出血的防治指南（2022）》关于食管胃底静脉曲张破裂出血（EGVB）继续出血或再出血的评估:①提示 EGVB 出血未控制的征象:药物或内镜治疗 2h 后出现呕吐新鲜血液或鼻胃管引流出超过 100ml 新鲜血液;发生失血性休克;未输血情况下,任意 24h 期间 Hb 下降 30g/L（HCT 降低约 9%）。②提示 EGVB 再出血的征象:出血控制后再次有活动性出血的表现（呕血或便血;收缩压降低 20mmHg 以上或心

率增加 >20 次 /min；在没有输血的情况下，Hb 含量下降 30g/L 以上）。早期再出血：出血控制后 120h~6 周内出现 AEVB。迟发性再出血：出血控制 6 周后出现 AEVB；不包括非 EVB 患者。

（二）诊断

上消化道大出血的患者，首先纠正休克，然后尽快查找出血的部位与病因，以决定进一步的治疗措施和判断预后。一般通过询问病史、体检和相关的辅助检查，可明确出血的病因。

1. **病史与体格检查**　详细询问病史和系统体格检查，是查找出血病因与部位诊断的基础。约 50% 的患者可据此作出病因诊断。慢性、周期性、节律性上腹痛多提示出血来自消化性溃疡，特别是在出血前疼痛加剧，出血后减轻或缓解，更有助于消化性溃疡的诊断。有服用非甾体抗炎药等损伤胃黏膜的药物或应激状态者，可能为急性糜烂出血性胃炎。对中年以上的患者近期出现上腹痛，伴有厌食、消瘦者，应警惕胃癌的可能性。既往有病毒性肝炎、血吸虫病或酗酒病史，并有肝病与门静脉高压的临床表现，可能是食管胃底静脉曲张破裂出血。尚应注意既往有无类似出血史、诊治情况等。

2. **内镜检查**　内镜检查是诊断消化道出血病因、部位和出血情况的首选检查方法，它不仅能直视病变、取活检，对于出血病灶可进行及时、准确的止血治疗。多主张在出血后 24~48h 内进行检查，称急诊内镜检查，诊断正确率达 80%~94%。危重患者内镜检查时应进行血氧饱和度和心电、血压监护。

3. **X 线钡餐造影**　上消化道 X 线钡餐造影目前已多为胃镜检查所替代。但对经胃镜检查出血原因未明、疑病变在十二指肠降段以下小肠段，则有特殊诊断价值。对某些解剖部位的改变，如胃黏膜脱垂 / 食管裂孔疝的诊断优于普通胃镜检查。一般在出血停止 3d 后谨慎进行。

4. **血管造影**　对内镜检查无阳性发现或不适宜进行内镜检查者如有严重的心、肺合并症，且仍有活动性出血的患者可做选择性血管造影，对肠血管畸形、小肠平滑肌瘤等有很高的诊断价值，并可同时进行介入治疗。但忌用于严重动脉硬化、对碘剂过敏和老年患者。

5. **手术探查**　各种检查不能明确出血灶、持续大出血危及患者生命必须手术探查。可在术中结合内镜检查，明确出血部位。

（三）治疗原则

及早补充血容量、防止继续出血和再出血及病因治疗。其中，抗休克、迅速补充血容量应放在首位。高危上消化道出血的救治应由多学科协作实施。

1. **一般急救措施**　患者应取侧卧位休息，保持呼吸道通畅，避免呕血时引起窒息。立即建立快速静脉通道并保持通畅，选择较粗静脉以备输血，最好能留置中心静脉导管，给予吸氧。烦躁不安者可给予镇静剂，如地西泮 10mg 肌内注射，对肝病患者忌用巴比妥类药物。意识障碍和排尿困难者需留置尿管。《急性上消化道出血急诊诊治专家共识》（2020 版）提出：根据危险程度对急性上消化道出血患者进行分层救治，综合临床表现可将患者危险程度分为 5 层，分别为极高危、高危、中危、低危和极低危（附录 10）。

2. **迅速补充血容量（液体复苏）**　迅速补充血容量是处理上消化道大出血的首要措施。立即查血型和配血。在配血过程中，可先输平衡液或葡萄糖盐水。失血量较大（血容量减少 20% 以上）时，可输入血浆等胶体扩容剂。改善急性失血性周围循环衰竭的关键是输血,下列情况为紧急输血指征:①收缩压 <90mmHg(EGVB 时 <80mmHg),或较基础收缩压降低幅度 >30mmHg。② Hb<50~70g/L(EGVB 时 Hb<50g/L),HCT<25%。③心率增快(>120 次 /min)。输血量依失血量而定,以使 Hb>70~90g/L 为宜。

3. 非静脉曲张性上消化道出血(nonvariceal UGIB,NVUGIB)的止血措施　NVUGIB 是指除食管胃底静脉曲张破裂出血以外的其他病因引起的上消化道出血。包括消化性溃疡、急性糜烂出血性胃炎、胃泌素瘤、食管裂孔疝等所致的出血。止血措施主要有:

（1）内镜下止血:起效迅速、疗效确切,应作为首选。常用的内镜止血方法包括药物局部注射、热凝止血［包括高频电凝、氩等离子体凝固术(APC)、热探头、微波等方法］和机械止血(主要采用各种止血夹)3 种,可根据医院的设备情况和病变的性质选用。

（2）药物治疗

①抑酸药物的应用:胃酸在上消化道出血中起重要作用,抑制胃酸分泌及中和胃酸可达到止血的效果。常用制剂有:质子泵抑制剂(PPI)、H_2 受体拮抗剂(H_2RA)、中和胃酸药等。②止血:是酸性止血剂,含有凝血激酶和凝血酶样物质,可直接作用于内、外源性凝血系统形成凝血活酶,促进凝血酶的形成而起到凝血作用。③凝血酶:其特点是局部止血迅速,疗效显著,无明显不良反应,但出现过敏反应时,应立即停用。本品切忌血管内或肌内注射。④去甲肾上腺素:可使胃肠黏膜出血区域的小动脉强烈收缩,减少局部血流量,并能减少胃酸分泌,有类似迷走神经切断的作用;同时因其降低门静脉压,故亦用于食管静脉曲张破裂出血。

（3）选择性血管造影及栓塞治疗:选择性胃左动脉、胃十二指肠动脉、脾动脉或胰十二指肠动脉血管造影,针对对比剂外溢或病变部位经血管导管滴注血管升压素或去甲肾上腺素,导致小动脉和毛细血管收缩,使出血停止。无效者可用吸收性明胶海绵栓塞。

（4）手术治疗:诊断明确但药物和介入治疗无效者;诊断不明确但无禁忌证者,可考虑手术,结合术中内镜止血治疗。

（5）原发病治疗:对出血病因明确者,为提高疗效、防止复发,应采取针对原发病的病因治疗。

4. 食管胃底静脉曲张性上消化道出血的止血治疗　主要以上述治疗措施为基础。本病往往出血量大、出血速度快、再出血率和死亡率高,治疗措施有其特殊性。

（1）药物止血

①血管升压素及其类似物:血管升压素为常用药物,其作用机制是使内脏血管收缩从而减少门静脉血流量,降低门静脉及其侧支循环的压力,以控制食管胃底曲张静脉的出血。②生长抑素及其类似物:止血效果肯定,为近年治疗食管胃底静脉曲张破裂出血的最常用药物。此类药能明显减少内脏血流量。

（2）三腔二囊管压迫止血:用气囊压迫食管胃底曲张静脉,其止血效果肯定,但患者痛苦、并发症多、早期再出血率高,故不推荐作为首选止血措施,目前只在药物治疗不能控制出血时暂时使用,以争取时间准备内镜止血等治疗措施。

（3）内镜直视下止血:在用药物治疗和气囊压迫基本控制出血,病情基本稳定后,行急诊内镜检查和止血治疗,可有效防止再出血,是目前治疗本病的重要止血手段;亦可作为预防性治疗。本治疗方法的并发症主要有局部溃疡、出血、穿孔、瘢痕狭窄、术后感染等。

（4）介入或手术治疗:食管胃底静脉曲张破裂大出血内科治疗无效时,应考虑经颈静脉肝内门体静脉分流术或外科手术。

下消化道出血

下消化道出血首先要排除口腔、鼻咽、喉、气管、支气管、肺等部位的出血,还要与下列情况区别:①口服某些中草药、铁剂、铋剂等时,大便可呈暗褐色或黑色,但粪便隐血试验阴性。②食用过多的肉类、猪肝、动物血后大便可变暗褐色,粪便隐血试验呈阳性,但素食后即转呈阴性。③口服酚酞制剂,大便有时呈鲜红色,易误诊为大量便血。排除了上述因素大便呈鲜红色或暗红色者,即可确诊。但如为暗红色大量血便或仅表现为黑便或粪便隐血试验阳性时,则应与上消化道出血鉴别。应常规行胃十二指肠镜检查,以排除上消化道出血。

下消化道出血最常见的部位是乙状结肠,占50%左右。

(一)临床表现

典型临床表现为突然发作的便血,即暗红色或鲜红色血液通过直肠排出,出血量较大时可以伴有头晕、面色苍白、心率增快、血压下降等周围循环衰竭征象。在少数情况下,来自右半结肠出血的患者可表现为黑便。此外,便血也可能在急性上消化道出血患者中发现,约15%的急性下消化道出血的患者最终发现出血来源于上消化道。痔疮、肛裂等肛门疾病引起的出血在临床上也常见,诊断急性下消化道出血(结直肠)时需除外肛门疾病引起的出血。结肠恶性肿瘤患者常有乏力、消瘦、大便习惯改变等表现,药物相关的结直肠出血患者有明确的用药史,缺血性结肠炎患者在便血前多有突发的痉挛性腹痛。

(二)诊断

1. 体格检查 皮肤黏膜检查是否有皮疹、紫癜、毛细血管扩张,是否存在浅表淋巴结肿大;腹部体格检查是否存在腹部压痛及腹部包块,仔细进行肛门指检。

2. 辅助检查

(1)影像学检查:影像学检查是结直肠出血病因诊断和定位诊断的重要手段。常用的影像学检查手段是腹部增强CT或腹部CT血管重建。CT检查有助于发现结肠占位性病变以及肠壁增厚水肿等炎症性改变,并能提示可能的出血部位。行增强CT时需采取措施预防对比剂肾病等不良反应。

(2)内镜检查:结肠镜检查是明确结直肠出血原因和部位的最重要手段,并且可在内镜直视下进行止血治疗。结肠镜检查中除了完成结肠的检查,需要尽可能探及回肠末端,以除外来自小肠的出血。目前关于结肠镜检查时机的研究相对较少。

(三)治疗原则

下消化道出血的基本处理原则为:快速评估、稳定血流动力学、定位及定性诊断、按需治疗。治疗措施包括支持治疗、药物治疗、内镜下治疗、血管栓塞治疗及外科治疗等。

1. 支持治疗 下消化道出血患者,尤其急性大出血者,应先液体复苏再治疗病因。首先应根据患者的生命体征、循环血容量缺失程度、出血速率、年龄和并发症等情况建立有效的静脉通道(深静脉置管),给予适当的止血、补液、输血等治疗,以维持生命体征稳定,防止并发症出现。同时建议尽快启动包括消化、内镜、重症医学、影像及外科在内的多学科协作诊治。

2. 药物治疗 临床上常用的止血药物有生长抑素。

3. 联合方法　研究证实,对于一些高危的下消化道出血患者,尤其是憩室出血和息肉切除后出血的患者,两种或多种内镜下止血方法联合应用,能够显著降低再出血、手术及死亡的风险。

4. 血管栓塞治疗　适用于下消化道活动性出血,尤其是常规内科止血治疗无效者。

小 肠 出 血

根据出血类型可对出血部位作出初步判断:仅粪便隐血试验阳性者,若排除了上消化道出血,则多为右侧结肠和小肠出血;少量显性出血,则主要是结肠、直肠出血;鲜红或暗红色血便,以左半结肠和直肠为主;果酱色或咖啡色血便则多为右半结肠出血。虽右半结肠和小肠出血的发生率较低,但较易发生急性大出血。上位结肠出血时,血与大便常混杂;乙状结肠和直肠出血时,可见新鲜血液附着于成形大便的表面。血在大便后滴下,与粪便不相混杂者,多见于内痔、肛裂,但也可见于直肠息肉和直肠癌。

（一）临床表现

根据出血的部位、速度、出血量及相关病因,可表现为缺铁性贫血、粪便隐血试验阳性、黑便、血便、呕血或全身循环衰竭表现。肿瘤及小肠钩虫病引起的出血多表现为缺铁性贫血、粪便隐血试验阳性或黑便,恶性肿瘤可同时伴有消瘦、腹部包块及肠梗阻;血管病变引起的出血多以无痛性血便及黑便为主;炎性病变多为间歇性大出血或慢性少量出血,常伴有发热、腹痛或腹泻,其中克罗恩病可同时伴有腹部包块及瘘管形成;息肉、肠套叠及憩室则常表现为腹痛及血便。

（二）诊断

1. 体格检查　怀疑小肠出血者,须进行详细的体格检查,包括生命体征及全身体格检查。

2. 辅助检查

（1）全消化道 X 线钡餐造影:其对小肠出血的总体检出率为 10%~25%,此检查对肿瘤、憩室、炎性病变、肠腔狭窄及扩张等诊断价值较高,且价格低廉、并发症少、技术要求相对简单。小肠气钡双重造影更加准确,随着内镜技术及 CT 重建的应用,此方法在检查小肠疾病中应用减少。

（2）小肠造影:包括小肠 CT 造影（computed tomography enterography, CTE）、计算机体层血管成像（computed tomography angiography, CTA）、磁共振小肠成像（magnetic resonance enterography, MRE）。

（3）选择性肠系膜动脉数字减影血管造影（digital subtraction angiography, DSA）:DSA 为有创性检查,对小肠出血有定性及定位作用,对比剂外溢是出血部位的直接征象,异常血管是小肠出血的间接征象,对于消化道出血的定位诊断率既往研究报道为 44%~68%。其缺点在于为有创性操作,因存在并发症的可能（包括肾衰竭及缺血性肠病等）,对于对比剂过敏、严重凝血功能障碍、严重高血压病及心功能不全者应慎用,同时有辐射暴露风险。

（4）放射计算机断层显像（emission computed tomography, ECT）:ECT 主要用于出血病变的初筛和大致定位,常运用 ^{99m}Tc 标记的红细胞进行扫描,对微量慢性出血有其他方法不可替代的作用,不适于大出血患者。

（5）内镜检查：①胃镜和结肠镜检查。②胶囊内镜检查：为小肠疾病的常用及主要检查技术，特别是小肠出血的主要诊断方法之一。诊断率和出血状况密切相关，显性出血和持续性出血的诊断率较高，但急性出血期因视野不佳会影响观察，建议择期胶囊内镜的最佳时机为出血停止后3d，最长不应超过2周。③小肠镜检查：包括双气囊小肠镜（DBE）和单气囊小肠镜（SBE），是小肠疾病的主要检查手段，可经口和/或经肛途径检查，能直接观察小肠腔内的病变，可进行组织活检和内镜下治疗。DBE和SBE对可疑小肠出血的诊断率分别为60%~80%和65%~74%，且对显性小肠出血的诊断阳性率高于隐性出血。

（三）治疗原则

1. 支持治疗，及早病因治疗。

2. **药物治疗** 病变部位不明或病变弥漫，不适用于内镜治疗、手术治疗、血管造影栓塞治疗或治疗无效者，可考虑药物治疗。相关研究有限，生长抑素及其类似物和沙利度胺有一定疗效。生长抑素及其类似物通过抑制血管生成和减少内脏血流，对胃肠道毛细血管扩张和蓝色橡皮泡痣综合征引起的小肠出血有一定的治疗作用。沙利度胺抗血管生成作用，对血管扩张引起的小肠出血有效，但可能有周围神经病变、深静脉血栓等不良反应。

3. **内镜下治疗** 对小肠镜检查发现病变者，可同时治疗小肠血管损害病变且维持缓解时间较长。

4. **血管造影下栓塞等治疗** 主要用于急性大量小肠出血。方法主要包括选择性动脉内血管升压素治疗、超选择性微线圈栓塞或合用吸收性明胶海绵、聚乙烯醇栓塞等。

5. **外科治疗** 随着内镜技术的不断发展，外科手术已不再是治疗小肠出血的重要手段。但小肠肿瘤、经保守治疗无效的大出血、小肠穿孔、小肠梗阻和不明原因的小肠反复出血等仍是手术治疗的指征。手术探查的困难在于难以发现小肠腔内微小的病灶，尤其是血管扩张性病变，因而可能发生术后再出血。术中内镜检查有助于明确病因，提高小肠出血的疗效。腹腔镜探查在小肠出血诊治中是一种较为高效、安全的方法，若辅以术中内镜检查，则可进一步提高小肠出血的确诊率，缩短手术时间，并减少小肠切除的长度。

【护理问题】

血容量不足 与消化道大出血有关。

有受伤的危险：创伤、窒息、误吸 与呕血、气囊压迫使食管胃底黏膜长时间受压、气囊阻塞气道、血液或分泌物反流入气管有关。

活动无耐力 与失血性周围循环衰竭有关。

有感染的危险 与肠道内积血有关。

自理缺陷 与出血及置入三腔二囊管体位限制有关。

恐惧 与生命或健康受到威胁有关。

潜在并发症：肝性脑病 与消化道出血后氨中毒有关。

知识缺乏：缺乏有关引起消化道出血疾病及其防治的知识。

有皮肤完整性受损的危险 与频繁便血及限制翻身有关。

【护理措施】

1. **病情观察要点**

（1）症状和实验室检查：记录呕血、黑便和便血的频度、颜色、性质、次数和总量；定期复查红细胞计数、血红蛋白、血细胞比容与血尿素氮等,需要注意血细胞比容在24~72h后才能真实反映出血程度。

（2）生命体征和循环状况:监测意识状态、心率和血压、肢体温度、皮肤和甲床色泽、周围静脉特别是颈静脉充盈情况、尿量等。

2. 专科护理

（1）三腔二囊管的护理:①详细记录患者置管时间,充气时间、充气量及牵引重量。②严密观察并记录引流液的颜色、性质、量及排便情况。③做好气囊压力监测:置管后每隔1h测压1次,连续测压4次后,每隔4~6h测压1次,每次测压后应补充空气5ml。④患者出现胸骨后不适、心律失常等症状时,须观察三腔二囊管的固定标志是否移位、食管气囊内的压力是否过高,此时可将食管气囊气体释放,如果症状未改善,则放松牵引,将食管气囊与胃气囊气体释放后,重新充气压迫。若胃气囊破损导致食管气囊上移至咽喉部引起呼吸困难、窒息,应立即抽出食管气囊内气体并拔出。⑤定期放气:每隔8~12h放气1次,每次30min,防止食管胃底黏膜受压过久糜烂、缺血坏死或穿孔,放气后注意导管的固定,防止脱管。⑥皮肤护理:给予患者鼻腔置管处泡沫敷料或其他保护措施防止鼻黏膜损伤。⑦心理护理:给予患者疏导安慰、消除恐惧,使患者积极配合。⑧出血停止后24h,先释放食管气囊气体,放松牵引,再释放胃气囊气体,继续观察有无出血,观察24h后无出血者,可考虑拔除三腔二囊管。拔管前30min口服液体石蜡20~30ml,抽尽食管气囊及胃气囊气体,然后拔除三腔二囊管。

（2）休息与活动:安静休息有利于减少出血。少量出血者应卧床休息。大出血者绝对卧床休息,协助患者取舒适体位并定时变换体位,注意保暖,治疗和护理工作应有计划地集中进行,以保证患者的休息和睡眠。病情稳定后,逐渐增加活动量。

（3）安全的护理:①防跌倒坠床:轻症患者可床旁活动,但应注意有活动性出血时,指导患者坐起、站起时动作缓慢;出现头晕、心慌、出汗时立即卧床休息并告知护士;必要时由护士陪同如厕或暂时在床上大小便。重症患者应加强巡视,用床挡予以保护。②防窒息:当胃气囊充气不足或破裂时,食管气囊和胃气囊可向上移动,阻塞于喉部而引起窒息,一旦发生应立即抽出囊内气体,紧急情况下,直接剪断三腔二囊管后拔出。尤其昏迷患者须密切观察有无突然发生的呼吸困难或窒息表现。必要时约束患者双手,以防烦躁或神志不清的患者拔管而发生窒息等意外。③防误吸:当患者呕血时,应立即将患者头偏一侧;床旁备盆、纸巾,供患者及时清除鼻腔、口腔分泌物,防止患者咽下唾液等分泌物。④预防管道滑脱:对所有管道进行二次固定并贴标识;对患者及家属做好宣教,患者床头贴"防止管道滑脱"醒目标识,对于昏迷患者必要时给予保护性约束。

（4）生活护理:限制活动期间,协助患者完成日常生活,如进食、口腔清洁、皮肤清洁、排泄。卧床者特别是老年人和重症患者注意预防压力性损伤。呕吐后及时漱口。排便次数多者注意肛周皮肤清洁和保护。在清洁时,要避免用力过度。患者发生失禁性皮炎时,配合使用皮肤保护粉、皮肤保护膜,利于促进肛周皮肤溃烂创面尽快愈合。

3. 药物护理 遵医嘱用药,血管升压素可引起腹痛、血压升高、心律失常、心肌缺血,甚至发生心肌梗死,故滴注速度应缓慢,并严密观察不良反应。冠心病患者忌用血管升压素。

4. 饮食护理 活动性出血时应禁食。出血停止后1~2d逐渐给予高热量、高维生素流质饮食,且应细嚼慢咽,防止损伤曲张静脉而再次出血。注意饮食卫生和饮食的规律,避免过饥或暴饮暴食;避免粗糙、刺激性食物,或过冷、过热、产气多的食物、饮料;应戒烟、戒酒。

5. **并发症护理** 如患者出现神志改变、脉搏细速、血压下降、皮肤湿冷等低血容量性休克表现,立即配合医生急救及护理。如患者出现烦躁不安,性格行为改变等表现,要评估患者是否出现肝性脑病。

6. **心理护理** 生活起居有规律,劳逸结合,保持乐观情绪,保证身心休息。避免长期精神紧张,过度劳累。

7. **健康指导** 患者及家属应学会早期识别出血征象及应急措施:出现头晕、心悸等不适,或呕血、黑便时,立即卧床休息,保持安静,减少活动;呕吐时取侧卧位以免误吸;出现病情变化送医院治疗。慢性病者定期门诊随访。

【知识拓展】

为能够有针对性地预防及降低消化道出血意外的发生,目前已经研制出多种评分系统来预测上消化道出血患者可能面临的风险。风险评分量表大体上可分为两类,一类是在内镜检查前使用,根据早期临床表现进行评估临床是否需要干预或不干预时死亡风险的高低;另一类主要用来判断预后,其中有些包括内镜检查结果。部分评分量表可以通用。因为内镜检查前评分量表可以帮助后续临床决策,所以更为常用。按照量表研制时间顺序分别为:Forrest 分级及对应的再出血概率(1974 年)(附录 11);The Baylor 出血积分(BBS)评分表(1993 年)(附录 12);Rockall 再出血和死亡危险性评分(1996 年),简称 Rockall 评分系统(附录 3);GBS(2000 年)(附录 4);AIMS65 评分系统(2011 年)(附录 5)。

(路 伟)

第三节 炎症性肠病患者治疗与护理进展

学习目标

完成本节内容学习后,学员将能:

1. 复述炎症性肠病的定义及分类。
2. 描述炎症性肠病的临床表现。
3. 列举炎症性肠病的并发症。
4. 应用炎症性肠病的护理措施。

【概述】

炎症性肠病(inflammatory bowel disease,IBD)是一种缓解与复发交替发生的、累及胃肠道的慢性非特异性炎症性疾病,由溃疡性结肠炎(ulcerative colitis, UC)和克罗恩病(Crohn disease, CD)组成。近年来 IBD 在我国的发病率逐渐上升。UC 多见于结直肠,为连续性的局限于肠黏膜的非肉芽肿性炎症;而 CD 可累及全消化道,多见于末端回肠和右半结肠,为节段性的累及肠壁全层的肉芽肿性炎症。根据我国资料统计,UC 最常发生于青壮年期,发病高峰年龄为 20~49 岁,男女性别差异不明显;CD 最常发生于青年期,发病高峰年龄为 18~35 岁,男性略多于女性(男:女约为 1.5:1)。

【病因与发病机制】

(一)病因

尚不明确。近 20 年来,虽然全球对 IBD 的发生机制和临床诊疗开展了较多研究,但是,IBD 的具体病因和确切的发生机制目前仍然不清楚。

(二)发病机制

现多认为 IBD 是以患者遗传易感性为基础,环境、饮食、肠道菌群改变、病原体等因素参与,诱导患者产生先天/适应性免疫应答而造成肠道损伤。研究认为,IBD 多见于西欧和北美地区,与西方的高脂肪、高蛋白和高糖饮食等生活方式密切相关。IBD 既往在中国罕见,但近 20 年来,由于饮食习惯、生活节奏以及环境等明显改变,中国 IBD 的发病率快速增长,以珠江三角洲地区和长江三角洲地区增长最快,目前已经成为我国消化系统常见疑难疾病之一,是消化系统疾病基础研究和临床诊疗的重点、热点和难点。

【临床表现与诊断】

(一)临床表现

1. 症状

(1)UC:黏液脓血便是 UC 最常见的症状。临床表现为持续或反复发作的腹泻、黏液脓血便,伴腹痛、里急后重和不同程度的全身症状。可伴有皮肤黏膜、关节、眼、肝胆等肠外表现,皮肤黏膜表现(如口腔溃疡、结节性红斑和坏疽性脓皮病)、关节损伤(如外周关节炎、脊柱关节炎等)、眼部病变(如虹膜炎、巩膜炎、葡萄膜炎等)、肝胆疾病(如脂肪肝、原发性硬化性胆管炎、胆石症等)、血栓栓塞性疾病等。

(2)CD:腹痛、腹泻、体重减轻是 CD 常见症状。临床表现呈多样化,包括消化道表现、全身性表现、肠外表现和并发症。消化道表现主要有腹泻和腹痛,可有脓血便,但少见;全身性表现主要有体重减轻、发热、食欲缺乏、疲劳、贫血等,青少年患者可见生长发育迟缓;肠外表现与 UC 相似。

2. 体征

(1)UC:轻、中型患者仅有左下腹轻压痛;有的伴有口腔、皮肤、关节、眼等肠外表现。

(2)CD:腹痛位置常与病变位置一致,多为右下腹或脐周隐痛、钝痛、痉挛性阵痛,排便后可缓解。患者营养不良常见,注意监测患者的体重和体重指数(BMI)。

3. 并发症

(1)UC:中毒性巨结肠、肠穿孔、下消化道大出血、上皮内瘤变以及癌变。

(2)CD:常见的有瘘管、腹腔脓肿、肠腔狭窄和肠梗阻、肛周病变(肛周脓肿、肛周瘘管、皮赘、肛裂等),较少见的有消化道大出血、肠穿孔,病程长者可发生癌变。

(3)深静脉血栓评估:IBD 相关的并发症中,静脉血栓栓塞(venous thromboembolism, VTE)是一类相对不常见,但可显著增加 IBD 病死率的疾病,中、重度活动期发生 VTE 风险提高。VTE 由深静脉血栓（deep venous thrombosis，DVT）和肺栓塞（pulmonary embolism，PE）两大类组成。DVT 是一类深静脉系统中血液异常凝集的疾病，以下肢 DVT 最为常见，还包括上肢深静脉、颅脑静脉窦等，另外腹腔内脏静脉血栓也是 IBD 合并 DVT 中值得关注的一类。DVT 形成后栓子游走至肺动脉可引发 PE。

1）由于下肢 DVT 和 PE 在 VTE 中发生率较高且预后不良，故 VTE 的风险评估应首先针对下肢 DVT 和 PE 开展，推荐使用预测深静脉血栓的临床模型（Wells 评分）（附录 13）对 IBD 患者中上述两类血栓的发生风险进行评估。

2）根据 2018 版《医院内静脉血栓栓塞症防治与管理建议》，IBD 为 VTE 高危人群，应积极关注 VTE 的防治，建议使用 Padua 评分（附录 14）对内科住院的 IBD 患者进行血栓风险评估。疾病重度活动期 IBD 患者，其手术、制动、激素使用概率增加，根据 Padua 评分，患 VTE 风险为高危，故建议在充分沟通和知情同意下采取 VTE 预防措施。

3）对于住院 IBD 患者，无论是否处于疾病活动期，如将接受腹腔、盆腔等外科手术，在不违背围手术期处置原则的前提下，应开展围手术期预防性抗凝治疗，并密切观察。推荐使用血栓风险因素 Caprini 评分（附录 15）指导围手术期预防性抗凝治疗的策略。

（二）诊断

1. **诊断要点**　IBD 缺乏诊断的重要标准，尤其是早期诊断，主要结合流行病学资料、临床表现以及实验室检查、消化内镜检查、影像学检查和病理学检查等在内的系统性检查，进行综合分析，在排除感染性和其他非感染性结肠炎的基础上作出诊断。若诊断存疑，应在一定时间（一般是 6 个月）后进行内镜及病理组织学复查，以及后期随访来明确诊断。

（1）实验室检查：评估患者的炎症程度和营养状况等。强调大便常规检查和培养应不少于 3 次。根据流行病学特点，进行排除阿米巴痢疾、血吸虫病等的相关检查。常规检查包括血常规、血清白蛋白、电解质、红细胞沉降率（erythrocyte sedimentation rate，ESR；简称血沉）、C 反应蛋白（CRP）等。有条件的医院可行粪便钙卫蛋白和血清乳铁蛋白等检查作为辅助指标。

（2）消化内镜检查

①结肠镜检查并黏膜活组织检查（以下简称活检）：结肠镜检查及病理活检是 IBD 诊断的重要手段。同时内镜检查对于治疗评估、后期随访也有重要意义，一般建议诱导期第 3~4 月内行内镜复查；长期稳定期每半年至 1 年行内镜复查。采用生物制剂治疗者，一般 6~9 个月复查内镜判断疗效，并决定后续内镜复查时间。②小肠检查：目前我国常用的是气囊辅助式小肠镜，该检查可在直视下观察病变、取活检和进行内镜下治疗，但为侵入性检查，有一定并发症的风险。主要适用于发现小肠病变或高度怀疑小肠病变需进行确认及鉴别者，或已确诊 CD 需要小肠镜检查以指导或进行治疗者。③小肠胶囊内镜检查：对发现小肠黏膜异常相当敏感，但对一些轻微病变的诊断缺乏特异性，且有发生滞留的危险。主要适用于疑诊 CD 但结肠镜及小肠放射影像学检查阴性者。④胃镜检查：少部分 CD 病变可累及食管、胃和十二指肠，但一般很少单独累及。原则上胃镜检查应列为 CD 的常规检查，尤其是有上消化道症状、儿童和 IBD 类型待确诊患者。⑤内镜新技术：包括色素内镜、各种电子染色内镜、共聚焦内镜等。采用内镜新技术可更清晰观察黏膜内上皮细胞超微结构及血管形态变化，初步判断病变性质，提高靶向活检准确性。目前部分医院已在常规监测和科研工作中应用

以上新技术。

（3）影像学检查

①CTE 和 MRE：是 CD 肠道检查的有效方法。该检查可反映肠壁的炎症改变、病变分布的部位和范围、狭窄的存在及其可能的性质（炎症活动性或纤维性狭窄）、肠腔外并发症，如瘘管形成、腹腔脓肿或蜂窝织炎等，并且 CTE 或 MRE 可更好地扩张小肠，尤其是近段小肠，可能更有利于高位 CD 病变的诊断。MRE 由于具有无辐射性、优良的软组织对比，推荐用于监测累及小肠患者的疾病活动度，以及年轻 CD 患者随诊复查时的首选方法。②增强 CT 或 MRI：是迄今评估小肠炎性病变的标准影像学检查，有条件的单位应将此检查列为 CD 诊断的常规检查。肛瘘行直肠 MRI 检查有助于确定肛周病变的位置和范围，了解瘘管类型及其与周围组织的解剖关系。③经腹肠道超声检查：可显示肠壁病变的部位和范围、肠腔狭窄、肠瘘及脓肿等。超声检查方便、无创，患者接纳度好，对于经腹超声判断狭窄部位的炎症活动度有一定价值。④钡剂灌肠及钡餐造影检查：虽然已被结肠镜检查所代替，但遇到肠腔狭窄无法继续进镜者仍有诊断价值。小肠钡餐造影敏感性低，已被 CTE 或 MRE 代替，但对无条件行 CTE 检查的情况下仍是小肠病变检查的重要技术。

（4）病理学检查：对微溃疡（直径小于 5mm）进行活检的诊断率最高，其次是在较大溃疡的边缘取材活检。此外，外观异常的组织、息肉和肿块也应取样活检，以排除合并的肿瘤性改变；如果怀疑感染性病因，则应取刷片和粪便样本送检。建议在多个水平取样活检，并在活检标本应当标明取材肠段，因为炎症的不连续性有助于鉴别 CD 和 UC。此外，末端回肠活检可进一步提高诊断准确度。

2. 鉴别诊断

（1）急性感染性肠炎：多见于各种细菌感染，如志贺菌、空肠弯曲杆菌、沙门菌、大肠埃希菌、耶尔森菌等。常有流行病学特点（如不洁食物史或疫区接触史），急性起病常伴发热和腹痛，具有自限性（病程一般为数日至 1 周，不超过 6 周）；抗菌药物治疗有效；粪便检出病原体可确诊。

（2）阿米巴痢疾：有流行病学特征，果酱样粪便，结肠镜下见溃疡较深、边缘潜行，间以外观正常的黏膜，确诊有赖于从粪便或组织中找到病原体，非流行区患者血清阿米巴抗体阳性有助于诊断。高度疑诊病例采用抗阿米巴治疗有效。

（3）肠道血吸虫病：有疫水接触史，常有肝脾大。确诊有赖于粪便检查见血吸虫卵或孵化毛蚴阳性。急性期结肠镜下可见直肠、乙状结肠黏膜有黄褐色颗粒，活检黏膜压片或组织病理学检查见血吸虫卵。免疫学检查有助于鉴别。

（4）肠结核：回结肠型 CD 与肠结核最难鉴别。下列表现倾向肠结核诊断：伴活动性肺结核，结核菌素试验（tuberculin test）强阳性；结肠镜下见典型的环形溃疡，回盲瓣口固定开放；活检见肉芽肿分布在黏膜固有层且数目多、直径大（长径 >400μm），常伴有融合，抗酸染色阳性。

（5）其他：肠型贝赫切特综合征、UC 合并艰难梭菌（*Clostridium difficile*，*C. diff*）或巨细胞病毒（cytomegalovirus，CMV）感染、真菌性肠炎、抗菌药物相关性肠炎（包括假膜性肠炎）、缺血性结肠炎、放射性肠炎、嗜酸粒细胞性肠炎、过敏性紫癜、胶原性结肠炎、结肠息肉病、结肠憩室炎和人类免疫缺陷病毒（human immunodeficiency virus，HIV）感染合并的结肠病变等。

【治疗原则】

根据患者情况制订个体化治疗方案,IBD 治疗目标为诱导并维持临床缓解以及黏膜愈合,防治并发症,提高患者生命质量,加强对患者的长期管理。患者长期管理包括:治疗药物和药物副作用的管理;对患者疾病教育和心理支持的管理;教育患者做好自我管理。患者的自我管理包括:药物依从性、定期规律复诊等。

【护理问题】

（一）溃疡性结肠炎

1. 疼痛 与肠黏膜炎症有关。

2. 腹泻 与肠黏膜炎症有关。

3. 营养失调:低于机体需要量 与腹泻和吸收不良有关。

4. 体液不足 与腹泻有关。

5. 皮肤完整受损 与大便刺激皮肤、瘘口、肛裂有关。

6. 潜在并发症:出血、穿孔、癌变。

7. 有发生静脉血栓栓塞的风险 与疾病活动度、应用激素、卧床等相关。

8. 贫血 与排黏液脓血便有关。

（二）克罗恩病

1. 腹泻 与肠内炎性变化、肠道功能紊乱和吸收不良有关。

2. 营养失调:低于机体需要量 与腹泻和吸收不良有关。

3. 潜在并发症:肠梗阻、肛瘘、肛周脓肿等。

4. 有感染的危险 与长期大量使用激素有关。

5. 活动无耐力 与腹痛、腹泻及营养不良有关。

6. 焦虑 与病情反复迁延不愈有关。

7. 有发生静脉血栓栓塞的风险 与疾病活动度、应用激素、卧床等相关。

【护理措施】

1. 监测

（1）UC

1）疾病活动性的严重程度:UC 病情分为活动期和缓解期,根据腹泻的严重程度、频率、全身症状和实验室检查结果,活动期可分为轻、中、重度。UC 患者的严重程度对于指导临床治疗方案制订有重要意义,并且可预测远期结局。疾病活动期的严重程度可采用临床疾病活动性指标进行客观评估。目前临床常用的标准是改良 Truelove 和 Witts 疾病严重程度分型标准（附录16）。治疗期间,还可使用改良 Mayo 评分（附录17）来评估疾病严重程度和监测患者情况,其分值范围为 0~12 分,分值越高提示疾病越严重。

2）癌变风险:UC 患者发生结直肠癌（colorectal cancer,CRC）的风险升高。UC 病变范围和疾病持续时间是 CRC 的 2 个最重要危险因素,应注意评估监测。

3）随访:起病 8~10 年的所有 UC 患者均应行 1 次结肠镜检查,以确定当前病变的范围。如为蒙特利尔分型 E3 型,则此后隔年结肠镜复查,达 20 年后每年结肠镜复查;如为 E2 型,则从起病 15 年开始隔年结肠镜复查;如为 E1 型,无须结肠镜监测。合并原发性硬化性胆管炎者,从该诊断确立开始每年结肠镜复查。

（2）CD

1）疾病活动性的严重程度：临床上用克罗恩病活动指数（Crohn disease activity index, CDAI）评估疾病活动性的严重程度并进行疗效评价。Harvey 和 Bradshow 的简化克罗恩病活动指数计算法较为简便，Best 克罗恩病活动指数计算法被广泛应用于临床和科研（附录18）。

2）癌变风险：CD 患者的癌症风险大小仍不确定。据研究报道，CD 患者的肛门和皮肤鳞状细胞癌、小肠腺癌、十二指肠肿瘤、睾丸癌和白血病发病率均有升高，但尚不明确这些关联的强度。

3）随访：小肠 CD 炎症部位可能并发癌肿，应重点监测小肠；结肠 CD 癌变危险性与 UC 相近，监测方法相同。

2. **专科护理** 重度 UC 病情重、发展快，处理不当可危及生命。

（1）一般治疗与护理：①活动期禁食者，遵医嘱补液、补充电解质，防止水电解质、酸碱平衡紊乱，注意补钾。便血多、血红蛋白过低者适当补充蔗糖铁、输红细胞。②粪便和外周血检查是否合并艰难梭菌（C. diff）感染或巨细胞病毒（CMV）感染，粪便培养排除肠道细菌感染，有合并感染者，采取相应隔离措施进行床旁/单间隔离，做好消毒处理。③忌用止泻剂、抗胆碱能药物、阿片类制剂、NSAID 等，以避免诱发结肠扩张。对中毒症状明显者可根据病情静脉使用广谱抗菌药物。

（2）手术治疗：对中毒性巨结肠患者一般宜早期实施手术。

（3）疼痛的护理：观察腹痛的部位、性质、时间，注意腹部体征的变化，以便及时发现肠梗阻、肠穿孔、中毒性巨结肠等并发症。

（4）腹泻的护理：做好皮肤护理，记录大便次数及性状。血便量多时，密切观察患者生命体征，遵医嘱对症处理；注意臀部及肛周皮肤护理，保持肛周皮肤干燥，及时更换潮湿的被服。每次大便后用柔软的纸巾擦净肛周皮肤，并用温水洗净，避免使用碱性皮肤清洁品，局部涂油保护，出现失禁性皮炎采取相应护理措施，并密切监护。

（5）血栓预防和护理：IBD 患者因使用激素、疾病活动期、手术及卧床等，发生静脉血栓栓塞的风险较高，尤其是下肢深静脉血栓，所以早期下床活动是预防 VTE 最简单有效的预防措施。对于高度疑诊 VTE 的患者，如果没有绝对药物禁忌，建议先给予药物（预防性抗凝治疗包括低分子量肝素、低剂量普通肝素等）治疗，机械预防可推荐间歇性充气加压、人工被动活动、过膝加压弹力袜、协助患者床上踝泵运动等。

（6）肛瘘的护理：肠瘘后排出的肠液中含有大量消化酶，极易造成肠瘘周围组织糜烂、感染和出血，需观察肛门疼痛、瘙痒，流出脓液的色、量、性质等，除上述措施外遵医嘱应每晚用 1:5 000（浓度 0.02%）高锰酸钾溶液坐浴。肠穿孔可致腹腔内脓肿、脓毒败血症，由于患者抵抗力低，容易使感染扩散，危及生命。吸引疗法可使肠液不外溢，避免周围组织糜烂、防止感染。一般用双腔管做负压吸引。要准确记录24h 引流量及其性质，保持瘘口周围皮肤清洁干燥，及时更换潮湿敷料。瘘口周围的皮肤可涂一薄层氧化锌软膏，其附着力强，并有收敛和抗消化液腐蚀的作用。

（7）造口的护理：密切观察造口排泄物的量、性状、有无活动性出血，并及时倾倒造口排泄物。观察造口周围皮肤及肠管有无水肿、缺血、皮肤黏膜分离、造口回缩、造口脱垂等相关并发症，定期做好造口维护，每 3~5d 更换造口袋，并采取造口粉、皮肤保护剂、防漏环等皮肤保护措施。根据造瘘量及造口周围皮肤情况，改变更换频次。一旦出现造口相关并发症，及时对症处理。

3. 药物护理

（1）氨基水杨酸制剂：包括传统的柳氮磺吡啶（sulfasalazine，SASP）和5-氨基水杨酸（5-aminosalicylic acid，5-ASA），是治疗轻、中度UC的主要药物。其副作用为恶心、呕吐、皮疹、白细胞降低等。该类药物会增加硫嘌呤类药物骨髓抑制的毒性；维持期应补充叶酸。

SASP口服不易吸收，在肠道微生物作用下分解成5-ASA和磺胺吡啶，有抗炎和抗菌的双重作用。这类药的有效成分是被分解所释放出的5-ASA，它与肠黏膜接触发挥抗炎作用，第一代5-ASA制剂SASP是在结肠依赖肠菌分解的，所以SASP释放的位置是从结肠才开始的，不会在小肠起作用，而由于它还没释放出5-ASA时，在小肠会被吸收一部分入血，所以这就导致了SASP的副作用比较大且常见，20%~25%的患者因SASP副作用而停药。当患者出现皮疹、肝炎、胰腺炎、肺炎、粒细胞缺乏立即停药；当出现厌食、头痛、恶心、呕吐、消化不良、白细胞减少时，可先减少药物。

5-ASA作用于炎症黏膜，抑制引起炎症的前列腺素合成和炎症介质白三烯的形成，对肠壁炎症有显著消炎作用，对出现炎症的肠壁结缔组织效果尤佳，5-ASA副作用多，但症状轻且可逆转，因此患者耐受性常优于SASP。其剂型分为口服、栓剂、灌肠剂。根据病变位置遵医嘱选择不同剂型。

（2）激素：对氨基水杨酸制剂治疗无效者，特别是病变较广泛者，可改用口服全身作用激素。症状缓解后逐渐缓慢减量至停药，注意快速减量会导致早期复发，关注患者服药依从性，遵医嘱调整剂量。注意药物相关不良反应，如感染的可能性，并做相应处理，宜同时补充钙剂和维生素D。

（3）硫嘌呤类药物：包括硫唑嘌呤（azathioprine）和6-巯基嘌呤（6-mercaptopurine，6-MP），适用于激素无效或依赖者。硫唑嘌呤和6-巯基嘌呤是IBD维持缓解最常用的药物，也用于维持撤离激素缓解。但该药不良反应常见，最多见、对患者危害最大的不良反应为骨髓抑制，药物浓度过高可增加药物不良反应风险，用药期间应全程监测患者血常规，嘱患者定期随访。

（4）环孢素-A（cyclosporine，CsA）：起效快，适用于IBD重度期患者，对于IBD维持缓解无作用，待症状缓解逐渐过渡到硫唑嘌呤类药物，5~7d无效者及时转换治疗。用药期间需定期监测血药浓度，严密监测不良反应。

（5）沙利度胺：适用于难治性UC治疗，但由于国内外均为小样本临床研究，故不作为首选治疗药物。该药疗效及毒副不良反应作用与剂量呈正相关。

（6）甲氨蝶呤（MTX）：该药常见不良反应为骨髓移植、黏膜损伤，可有溃疡性口腔炎及其他胃肠道反应，应常规同时使用叶酸，可减轻MTX相关的胃肠道不适症状及转氨酶升高。定期检查全血细胞和肝功能。妊娠为甲氨蝶呤使用禁忌证，用药期间和停药后至少3个月（最好6个月）内应避免妊娠。使用MTX的母亲禁止进行母乳喂养。指导患者用药期间避免饮酒，且定期复查血常规、肝肾功能等。

（7）生物制剂

1）英夫利西单克隆抗体（infliximab，IFX）：抗TNF-α人鼠嵌合体免疫球蛋白G1单克隆抗体，由75%人源性结构和25%鼠源性结构构成，可结合可溶性和跨膜性的TNF-α，将其中和,从而发挥阻断炎症、改善 IBD 病情的作用。我国批准的使用适应证包括成人 CD、瘘管型 CD、儿童和青少年 CD、成人 UC 的诱导和维持缓解。第 0、2、6 周 IFX 5mg/kg 静脉滴注作为诱导缓解,以后每隔 8 周 1 次以相同剂量作为维持缓解,根据疗效和药物浓度监测调整使用间期和剂量。

用药护理:遵医嘱静脉给药;药物配置用 21 号(0.8mm)或更小的针头,溶媒选择灭菌注射用水溶解后,加至 250ml 0.9% 氯化钠注射液中,为保证药液浓度,提前抽出等量(10ml)0.9% 氯化钠注射液并弃去;输注时间不少于 2h,使用内置无菌、无致热原、低蛋白结合率滤膜(孔径≤1.2μm)的输液装置;在使用前、后,必须严密监测患者是否出现感染,监测患者生命体征,复查血常规、肝肾功等实验室指标;活动性结核禁用,潜伏性结核感染病史,经专业医生评估抗结核治疗后遵医嘱使用,关注患者症状,如有咳嗽、发热、体重下降等,立即告知医生;输注前遵医嘱予抗过敏治疗,密切监测患者生命体征、观察输液反应(呼吸困难、面色潮红、头痛、皮疹等)。一旦发生不良反应,立即停药,遵医嘱采取相应措施。

2)阿达木单克隆抗体:是全人源化抗 TNF-α 单克隆抗体,与 IFX 作用机制相似,通过阻断 TNF-α 炎症通路治疗 IBD。我国批准使用的适应证为足量皮质类固醇和 / 或免疫抑制剂应答不充分、不耐受或禁忌的中至重度活动性成人 CD 患者的诱导和维持方案。首次治疗剂量为 160mg 皮下注射,2 周后改为 80mg 皮下注射,之后每 2 周 1 次 40mg 皮下注射,诱导缓解后每 2 周 1 次 40mg 皮下注射作为维持方案。

用药护理:遵医嘱皮下注射。在使用前、中、后,必须严密监测患者是否出现感染,监测患者生命体征,复查血常规、肝肾功等实验室指标。使用前结核病史评估同英夫利西单克隆抗体(同上),由于阿达木单克隆抗体的清除可长达 4 个月,因此在此期间应持续进行随访、监测。

3)维得利珠单克隆抗体:是重组人源化 IgG1 单克隆抗体,特异性拮抗 α4β7 整合素,阻断 α4β7 整合素与肠道血管内皮细胞表达的黏膜地址素细胞黏附分子 1 的结合,从而阻止 T 淋巴细胞从血管中迁移至肠黏膜,继而减轻肠道局部炎症反应。具有肠道高选择性,适用于对传统治疗或 TNF-α 抑制剂应答不充分、失应答或不耐受的中至重度活动性成人 CD 和 UC 患者。建议剂量为 300mg 静脉滴注,在第 0、2、6 周以及随后每 8 周给药 1 次,若第 14 周仍未观察到治疗获益,则应停止治疗。

用药护理:遵医嘱静脉注射,药物使用灭菌注射用水溶解后加至 250ml 0.9% 氯化钠中,输注时间 >30min,输注过程中监测患者生命体征、有无过敏反应。在使用前后,必须严密监测患者是否出现感染,监测患者生命体征、是否发生过敏反应等。

4)乌司奴单克隆抗体:是抗 IL-12/23 全人源化 IgG1 单克隆抗体,可结合 IL-12 和 IL-23 的共同亚基 p40,阻断下游的 Th1 和 Th17 等效应通路,从而达到抑制炎症通路治疗 IBD 的作用。适用于对传统治疗药物(皮质类固醇或免疫抑制剂)治疗失败或抗 TNF- 单克隆抗体应答不足、失应答或无法耐受的成人、中至重度活动性 CD 患者。首次治疗需根据体重计算静脉滴注剂量。体重≤55kg 者 260mg;体重 >55~85kg 者 390mg;体重 >85kg 者 520mg;首次给药后第 8 周 90mg 皮下注射作为诱导缓解方案,之后每 12 周 90mg 皮下注射作为维持缓解方案。

用药护理:首次静脉滴注,之后遵医嘱皮下注射,使用前需室内复温半小时。在使用前、中、后,必须严密监测患者有无头痛、惊厥、意识模糊、喉头水肿等过敏反应的症状、体征。首次静脉滴注时,将乌司奴单克隆抗体注射液溶于 250ml 0.9% 氯化钠溶液,为保证药物浓度,提前抽出与溶媒等量的氯化钠溶液并弃去,配制好溶液应为透明的无色至黄色液体,配制后 8h 内完成输注,输注时间一般 1h,选择装有管线内置式、无菌、无致热原、低蛋白结合性过滤器(孔径 0.2μm)的输液器,不得与其他药物共用同一条静脉通道。

(8)选择性白细胞吸附疗法:其主要机制是减少活化或升高的粒细胞和单核细胞。我国多中心初步研究显示其治疗轻、中度 UC 有一定疗效。对于轻、中度 UC 患者,特别是合并机会感染者可考虑应用。

(9)局部用药:UC 病变局限在直肠者,选用栓剂,局限在直肠、乙状结肠用灌肠剂;局部用药有美沙拉秦栓剂、美沙拉秦灌肠剂等。灌肠前需先排便,取左侧卧位,选择细肛管,药液温度控制在 37℃左右,防止温度过高或过低刺激肠道,肛管插入要深(达乙状结肠的中段,25~30cm),药液压力要低(液面距肛门小于 30cm)应缓慢滴入,剂量一般不超过 200ml。灌肠后嘱患者膝胸卧位或俯卧位,可用枕头垫高臀部 15~30min,以保证药液充分流入肠内,灌肠液在肠内保留的时间越长越好,至少 15min。

4. **营养护理** 使用营养风险筛查 2022(NRS2002)(附录 23)对患者进行营养筛查,评分≥3 分提示有营养风险,需进一步进行营养评估,推荐以患者整体营养状况评估表(PG-SGA)(附录 25)作为营养状况主观评定工具,根据评分结果制订营养治疗方案。按照患者的临床分期,计算患者所需的总能量和蛋白质供给量,方法为:缓解期能量供给为 25~30kcal/(kg·d),蛋白质需要量为 1.0g/(kg·d);活动期能量供给需增加 8%~10%,蛋白质需要量为 1.2~1.5g/(kg·d);生长发育期应为正常推荐量的 110%~120%。肠内营养(EN)为首选治疗方式,肠外营养(PN)应作为 EN 辅助手段,对于存在营养风险和营养不良的患者,或 EN 无法补充 60% 的能量需求时,与 PN 联合使用;EN 通过口服及管饲进入胃肠道补充营养;管饲方法有鼻胃/肠管、内镜下胃/空肠造口等。①EN 支持时,注意管路维护、营养制剂选择、肠内营养相关并发症监测。②PN 支持时,密切监测患者血生化、血糖,避免代谢障碍,动态监测营养支持情况。做好静脉导管护理,避免导管相关性血流感染等相关并发症发生。③过渡至经口进食时,以清淡易消化食物为主,酌情选择高热量、富含优质蛋白质、富含维生素、适量脂肪、少渣、少刺激性的食物,烹调方法以炖、煮、蒸为主,避免油炸和爆炒,少量多餐;适量补充维生素 D、钙剂以及其他微量元素和益生菌,避免刺激性食物或牛奶、乳制品,避免饮用含有咖啡因的饮料,减少对胃肠道的刺激。活动期应予流质饮食,病情好转后改为营养丰富、少渣饮食。

5. **心理护理** 慢性病患者由于病情迁延不愈,易出现紧张、焦虑的情绪,护士在对患者病情有全面了解的基础上要怀有同理心,鼓励患者沟通,为其消除顾虑,减轻其心理负担,使患者保持愉悦。

6. **健康指导** 可采取多样化的教育形式,例如以团体、个人、家庭为中心,通过电话、书面信息、视听材料和特定的患者支持小组等形式进行教育。指导内容包括 IBD 的病因、常见症状和并发症、药物及其不良反应相关知识、健康促进(吸烟、饮酒、饮食、运动、睡眠、心理等日常生活方式)、健康维护(癌变监测、疫苗接种、骨质疏松监测)等,从而提高患者自我管理能力和生活质量。

【知识拓展】

硫嘌呤甲基转移酶(thiopurines methyltransferase, TPMT)是不良反应相关指标之一,基因型预测骨髓抑制特异性高,但在汉族人群其灵敏性很低,但不常规推荐检测,有条件的医疗机构可以检测此指标,但应充分认识此局限性。

IBD 患者的病因不明确,已报道有 200 多个易感基因参与西方人 IBD 疾病,但这些易感基因在我国患者中未到证实,说明东西方 IBD 患者的易感基因具有差异;我国 IBD 患者易感基因有待研究;易感基因检测能否指导我国 IBD 患者的临床诊断、治疗和预后转归的预测,环境、地域差异是否参与我国 IBD 患者的发生仍需探讨;饮食因素、药物(抗生素、非甾体抗炎药等)、环境因素(吸烟、噪声、空气污染)、身心因素等在 CD 和 UC 发生过程中的作用已被证实;IBD 患者疾病复发的相关因素尚在研究中。

纵观国际进展,各类新型药物不断涌现,为治疗 IBD 带来新前景。相信将来也有更多符合成本-效益的临床治疗方案和更适合中国疾病人群的治疗手段供临床应用。另外对于该慢性疾病,定期随访、对患者的长期管理和患者自我管理也不容忽视,将会越来越规范。

(关玉霞)

第四节　重症急性胰腺炎患者治疗与护理进展

学习目标

完成本节内容学习后,学员将能:
1. 复述重症急性胰腺炎的定义及危险因素。
2. 描述重症急性胰腺炎的临床表现。
3. 列举重症急性胰腺炎的治疗原则。
4. 应用重症急性胰腺炎的护理措施。

【概述】

重症急性胰腺炎(severe acute pancreatitis,SAP)是急性胰腺炎伴有脏器功能障碍,或出现坏死、脓肿或假性囊肿等局部并发症者,或两者兼有,具有持续性(>48h)器官衰竭的特点。常见腹部体征有上腹部明显的压痛、反跳痛、肌紧张、腹胀、肠鸣音减弱或消失等。

分级:重症急性胰腺炎无脏器功能障碍者为 Ⅰ 级,伴有脏器功能障碍者为 Ⅱ 级,其中 72h 内经充分的液体复苏,仍出现脏器功能障碍的 Ⅱ 级重症急性胰腺炎患者属于暴发性急性胰腺炎。

病程可分为早期和后期,两个阶段相互重叠,分别对应急性胰腺炎病程中的两个死亡高峰。早期指发病至发病后 2 周,其特点为出现全身炎症反应综合征(systemic inflammatory response syndrome,SIRS)及器官功能障碍。虽然急性胰腺炎早期阶段可出现局部并发症,但此时的局部并发症不是疾病严重程度的主要决定因素。后期指发病2周后，其特点为有可能持续存在的SIRS、器官功能障碍和局部并发症。在病程的后期，持续存在的SIRS和器官功能障碍是病情严重程度的重要决定因素。此外，局部并发症，特别是感染性并发症亦会影响患者预后。

5%~10%的急性胰腺炎为重症急性胰腺炎，其为致死性疾病，发病初期出现持续器官功能衰竭的患者死亡风险可达36%~50%，持续器官功能衰竭并且胰腺感染坏死扩大与高病死率密切相关。在对6 970例患者的系统回顾和荟萃分析中，感染性坏死合并器官衰竭患者的病死率为35.2%，无菌性坏死合并器官衰竭患者的病死率为19.8%，如果患者仅有感染性坏死而无器官衰竭，病死率则为1.4%。

【病因与发病机制】

重症急性胰腺炎的病因与发病机制可参考急性胰腺炎，是一种以腹痛和血清胰酶水平升高为临床特征的胰腺炎症性疾病。已知有多种情况都可引发，虽然致病可能性各不相同。但该病的发病机制尚不完全明确。

（一）危险因素

1. **胆石症及胆道疾病** 最常见的原因，占比为40%~70%。然而，仅3%~7%的胆石症患者会发生胰腺炎。

2. **乙醇** 大约10%的长期酗酒者会出现临床急性胰腺炎发作，与其他形式的急性胰腺炎难以区分。

3. **高甘油三酯血症** 血清甘油三酯（TAG）浓度超过11.3mmol/L（1 000mg/dl）或血清TAG水平介于5.65~11.3mmol/L（500~1 000mg/dl）但血清呈乳糜状可诱发急性胰腺炎发作，即使较低浓度也可能加重病情。1%~14%的急性胰腺炎病例可能由高甘油三酯血症引起。近年来，急性高甘油三酯血症性胰腺炎（acute hypertriglyceridemic pancreatitis）发病率呈上升趋势，并往往导致更为严重的临床过程。

4. **内镜逆行胰胆管造影术（ERCP）后** 大约3%接受诊断性内镜逆行胰胆管造影术（endoscopic retrograde cholangiopancreatography，ERCP）的患者、5%接受治疗性ERCP的患者，以及高达25%接受Oddi括约肌测压检查的患者会发生急性胰腺炎。重要的危险因素包括：缺乏ERCP经验、Oddi括约肌功能障碍、插管困难、实施治疗性而非诊断性ERCP。

5. **遗传风险** 有胰腺炎遗传风险的患者可能表现为复发性急性胰腺炎或原因不明的儿童期胰腺炎，最终可进展为慢性胰腺炎。

6. **其他原因** 药物、胰管损伤、胆泥、胆道梗阻、高钙血症、感染、血管疾病、胰腺解剖或生理异常也可导致急性胰腺炎的发生。

（二）发病机制

1. **急性胆源性胰腺炎** 胆石引起十二指肠壶腹部的暂时性梗阻，引起胆汁反流入胰管；或者由于结石或结石通过所致水肿，引起壶腹部梗阻。

2. **急性酒精性胰腺炎** 乙醇增加胰腺腺泡细胞的酶类合成，从而促进合成可能导致急性胰腺炎的消化酶和溶酶体酶；或使胰腺腺泡细胞对胆囊收缩素过度敏感。

3. **急性高甘油三酯血症性胰腺炎** 由于胰腺毛细血管内胰脂肪酶的作用，血清甘油三酯释放出达到毒性水平的游离脂肪酸。

4. 遗传性胰腺炎患者的基因突变　有人提出,导致胰腺中胰酶酶原过早激活的基因突变是遗传性胰腺炎患者中胰腺炎急性发作的机制。这可能涉及多种基因突变。

5. 囊性纤维化跨膜传导调节蛋白的基因突变　囊性纤维化跨膜传导调节蛋白(cystic fibrosis transmembrane conductance regulator, CFTR)突变引发急性胰腺炎的机制尚不清楚。一种可能的原因是,该突变可能会导致患者产生浓度更高的酸性胰液,从而引起胰管梗阻或腺泡细胞功能改变(例如,腺泡细胞内 pH 值下降和腺泡细胞内膜再循环或运输异常)。

【**临床表现与诊断**】

(一)临床表现

1. 症状　患者大多有急性发作的持续性剧烈上腹痛。疼痛多位于右上腹,极少数情况下会局限于左侧。在急性胆源性胰腺炎患者中,疼痛定位清楚,发作迅速,10~20min 内达到最大强度。相比之下,在遗传性病因、代谢性病因或乙醇导致胰腺炎的患者中,疼痛发作可能不突然,疼痛定位可能不清。在大约 50% 的患者中,疼痛会放射至背部。疼痛持续数小时至数日不等,可通过端坐或身体前倾而部分缓解。大约 90% 的患者伴有恶心和呕吐。重症急性胰腺炎患者可因继发膈肌炎症、胸腔积液或急性呼吸窘迫综合征而出现呼吸困难。5%~10% 的重症急性胰腺炎患者可无腹痛表现,可有不明原因的低血压(如术后、危重、透析、有机磷中毒和军团病等患者)。

2. 体征　重症急性胰腺炎患者在触诊时有上腹正中或腹部弥漫性的显著压痛。由于炎症继发肠梗阻,患者常存在腹部膨隆和肠鸣音减弱。由于胆总管结石或胰头水肿引起梗阻性黄疸,患者可出现巩膜黄染。重症急性胰腺炎患者甚至伴有发热、呼吸过速、低氧血症和低血压。少数患者可见脐周瘀斑(Cullen 征)或侧腰部瘀斑(Grey Turner 征)。Cullen 征和 Grey Turner 征多见于急性出血坏死性胰腺炎,提示腹膜后出血,但并非后者特异性体征。极少数情况下,患者可能会出现皮下结节性脂肪坏死或脂膜炎。有的患者有其他潜在病因的表现,例如,酒精性胰腺炎患者有肝肿大,急性高甘油三酯血症性胰腺炎患者有黄瘤,腮腺炎患者有腮腺肿胀。

3. 并发症

(1)局部并发症:包括急性胰周液体积聚、胰腺假性囊肿、急性坏死物积聚和包裹性坏死。

(2)全身性并发症:根据修订版《急性胰腺炎亚特兰大分类标准》,急性胰腺炎的全身性并发症定义为基础共存疾病(如冠状动脉疾病或慢性肺疾病)恶化,包括全身炎症反应综合征、器官功能衰竭、脓毒症、腹腔高压/腹腔间室综合征和胰性脑病。

(3)器官功能衰竭:胰腺炎症会激活细胞因子级联反应,临床上表现为全身炎症反应综合征(systemic inflammatory response syndrome, SIRS)。持续性 SIRS 患者有发生 1 个或多个器官功能衰竭的风险。器官功能衰竭(急性呼吸衰竭、肾衰竭等)可能是短暂的,重症急性胰腺炎患者则持续 48h 以上。

急性胰腺炎严重程度床边指数(bed side index of severity of acute pancreatitis, BISAP)是临床日常实践中最准确、最适用的评分系统之一。在几个常用的重症急性胰腺炎的评分系统中,急性胰腺炎 Ranson 评分(附录 19)≥3 分、BISAP(附录 20)≥2 分、APACHE Ⅱ(附录 2)≥8 分、急性胰腺炎 CT 严重度指数(CTSI)(附录 21)≥3 分、发病 1d 时

CRP≥210mg/L等,均提示病情危重。

（二）诊断

重症急性胰腺炎的诊断要点:①腹痛符合急性胰腺炎(急性起病的持续,严重,胃痛常放射到背部)。②血清脂肪酶的活性(或淀粉酶)至少大于正常上限3倍。③增强计算机断层扫描(CE-CT)和MRI或经腹部超声检查发现急性胰腺炎。如果腹痛剧烈,血淀粉酶、脂肪酶的活性小于3倍正常上限的,明确诊断应依靠影像学检查。④持续性(>48h)器官功能衰竭。

【治疗原则】

1. 液体复苏 可采用等张晶体液(如,生理盐水或乳酸林格液)以5~10ml/(kg·h)的速度补液,患者有妨碍积极补液的心血管、肾脏或其他相关合并因素除外。避免使用含羟乙基淀粉的液体,有引起多器官功能衰竭的潜在风险。将液体复苏主要限制在发病后24~48h很重要。48h后继续进行积极液体复苏并不可取,因为过度液体复苏可能增加深静脉置管的需求,并增加发生腹腔间室综合征的风险。

2. 抑制胰液分泌 ①禁食及胃肠减压。②抑制胃酸分泌:可用H_2受体阻断药、质子泵抑制剂,通过减少胃酸抑制胰液分泌。③生长抑素及其类似物:奥曲肽可通过直接抑制胰腺外分泌而发挥作用,对于预防ERCP术后胰腺炎也有积极作用。④蛋白酶抑制剂:乌司他丁、加贝酯能够广泛抑制与胰腺炎进展有关的胰蛋白酶、弹性蛋白酶、磷脂酶A等的释放和活性,还可稳定溶酶体膜,改善胰腺微循环,减少并发症,主张早期足量应用。

3. 疼痛控制 腹痛常是患者的主要症状,应使用镇痛药治疗。充分的疼痛控制需要静脉用阿片类药物,通常采用患者自控镇痛泵给药。就胰腺炎镇痛而言,哌替啶临床使用更普遍,因为研究表明吗啡可引起Oddi括约肌压力升高,胆碱能拮抗剂(如阿托品、消旋山莨菪碱)可能加重肠麻痹。

4. 营养支持 重症急性胰腺炎患者往往需要营养支持,应避免全肠外营养(TPN),但如果肠内营养不能达到热量和蛋白质的需求时,则应给予部分肠外营养。肠内营养可采用鼻胃管或鼻空肠管喂养(采用要素或半要素营养配方)进行连续输注,但临床上依据胰腺休息理论,减少胰液分泌,多采用鼻空肠管,需在放射影像学或内镜引导下放置空肠营养管,将其送至屈氏韧带以下。

5. 抗生素 重症急性胰腺炎患者可能会出现胰腺外感染,如血流感染、肺炎和泌尿道感染。胰腺外感染与病死率增加有关。可疑感染时,应在寻找感染源的同时使抗生素,但不是所有患者常规预防性使用抗生素,若细菌培养阴性且未发现感染源,应停用抗生素。

6. 并发症治疗

（1）急性肺损伤:给予鼻导管或面罩吸氧,维持氧饱和度在95%以上,动态监测患者血气分析结果。当发生急性呼吸窘迫综合征(acute respiratory distress syndrome,ARDS)时,需进行机械通气,应用大剂量、短程糖皮质激素,有条件时行气管镜下支气管肺泡灌洗术。

（2）急性肾损伤或肾衰竭:主要是支持治疗,稳定血流动力学参数,必要时透析。

（3）其他脏器功能:肝功能异常时予保肝药物,弥散性血管内凝血时使用肝素,上消化道出血时应用质子泵抑制剂。

7. **内镜逆行胰胆管造影术（ERCP）**　急性胆源性胰腺炎不须常规行 ERCP,当急性胆源性胰腺炎合并胆管炎或合并胆总管梗阻应根据患者情况进行 ERCP。

8. **经皮／内镜引流**　临床症状恶化或高度怀疑感染性胰腺坏死是进行经皮或内镜引流的指征。发病 4 周后,虽无感染迹象,但持续性的器官功能衰竭、由于坏死物聚集导致胃出口、胆道或肠梗阻、胰管离断综合征、有症状的或持续增大的假性囊肿也是经皮或内镜引流的指征。

9. **手术**　当患者出现腹腔间室综合征、急性持续性出血、介入治疗无效、肠缺血或急性坏死性胆囊炎、肠瘘延伸至胰周积液时应进行手术治疗。

【护理问题】

1. **体温过高**　与急性胰腺炎组织坏死或感染有关。

2. **疼痛**　与胰腺及其周围组织炎症、水肿或出血有关。

3. **营养失调:低于机体需要量**　与禁食、炎症渗出、机体消耗量大有关。

4. **潜在并发症:**水、电解质紊乱,休克,低血糖、高血糖。

5. **自理能力缺陷**　与患者禁食水、发热或腹痛导致的体质虚弱有关。

【护理措施】

1. **病情观察要点**

（1）生命体征:尤其是血氧饱和度,需进行辅助供氧以维持动脉血氧饱和度在 95% 以上。如果血氧饱和度低于 90% 或临床情况需要,则应进行血气分析。

（2）尿量:调整补液速度以维持尿量大于 0.5~1ml/（kg·h）。

（3）电解质:最初 48~72h 应频繁监测,尤其是对采取积极液体复苏的患者。

（4）血糖:重症急性胰腺炎患者应每小时监测 1 次血糖水平,若有高血糖（血糖 >180~200mg/dl）应予以治疗,因为高血糖可增加继发性胰腺感染的风险。

（5）膀胱压测定:ICU 患者应接受连续的膀胱压测定,以监测是否发生腹腔间室综合征。

2. **一般护理**　保持环境安静,卧床休息,协助患者选择舒适体位,如弯腰、屈膝仰卧,鼓励自行翻身。因剧痛在床上辗转不安者,须防止坠床。严密监测患者生命体征变化、尿量变化,观察神志变化,体温过高时可遵医嘱给予物理降温及药物退热治疗。

3. **胃肠减压护理**　胃肠减压可引流出胃内容物,减少胰腺分泌,缓解患者恶心、腹胀症状。胃肠减压期间,保持有效的负压吸引,各连接部位确保无漏气;妥善固定,防止管路脱出;保持管路通畅,避免扭曲、折叠,可用生理盐水或温开水进行冲洗;观察胃液颜色、性质和量,并准确记录,如胃液呈红色或咖啡色,提示可能发生应激性溃疡;如每日引出的胃液量少于 100ml,且患者呕吐、腹痛、腹胀症状不缓解,应检查管路是否堵塞、位置过浅等,如胃液量过多,注意关注患者电解质变化,警惕代谢性碱中毒。每日对患者进行口腔护理,保持口腔卫生,预防感染。

4. **药物护理**

（1）解痉镇痛药:腹痛剧烈者,可遵医嘱给予盐酸哌替啶等镇痛,禁用吗啡,以防 Oddi 括约肌痉挛,加重病情。注意监测用药前后疼痛有无减轻,疼痛的特点和性质有无改变。若疼痛伴有持续高热,则应排除有无胰腺周围脓肿,如腹痛剧烈、腹肌紧张、压痛和反跳痛明显,提示腹膜炎,应报告医生及时处理。

（2）减少胰液外分泌药物：生长抑素的半衰期短，一般为 1~3min，故首次冲击量 250μg（3mg 生长抑素 +48ml 0.9% 氯化钠），再以每小时 250μg 静脉泵入，当速度 >50μg/min，患者会出现恶心呕吐，应注意观察输液滴速，且保持呼吸道通畅，避免误吸和窒息。如中途停药，需重新静脉注射 250μg。24h 静脉维持输液过程中随时检查输液泵性能，记录入量，确保用药准确有效。

（3）抗感染药物：临床实践中发现，80% 重症急性胰腺炎的死亡原因是感染，应及时使用抗生素，现用现配，定时给药，严格执行无菌操作。护士要注意观察药物疗效，观察口腔黏膜、会阴部有无真菌感染，观察粪便、尿液的性状，必要时留取标本送培养。

（4）中药：大黄有促进胃肠蠕动和内毒素排泄、缓解中毒性肠麻痹、促进胃肠营养吸收、抑制多种胰酶分泌和活性、减少促炎性细胞因子和自由基释放、维护肠黏膜屏障和预防细菌移位等作用。给药途径有口服、鼻饲、灌肠。中药治疗主要观察大便的次数、性状、量；腹部症状体征缓解的情况；口服或鼻饲中药后有无呕吐以及呕吐物、胃肠减压抽出物的颜色，警惕消化道出血，可疑时应及时送检并停药，若粪便隐血试验为阳性，立即给予止血药并停用中药。

5. **营养护理**

（1）肠外营养护理：全肠外营养（total parenteral nutrition，TPN）营养液应在空气层流净化室内配制，注意输注速度不宜过快，一般 40~60 滴 /min。勤巡视，保持输液速度恒定。配制后的营养液必须 24h 内用完。超过 24h 应弃去并重新配制。输注营养液应使用单独的静脉通道，不宜与其他药物共用静脉通道，避免药物与营养液发生反应，影响其疗效。输注时间长、血管条件差的患者应尽早建立中心静脉通道，减少血管损伤。使用期间严密监测电解质、血糖、肝功能，防止合并症的发生。

（2）肠内营养护理：医生根据患者情况，选择营养途径及营养液种类，护士在进行肠内营养时应注意输入营养液前后需用温水脉冲式冲洗营养管，以保持管道通畅。营养液温度适宜，遵循量由少到多，浓度由低到高，速度由慢到快的原则，逐渐达到患者所需要的量及浓度，同时注意观察有无胰腺炎加重及腹泻、腹胀、胃内潴留或恶心、呕吐等不良反应。

（3）饮食护理：重症急性胰腺炎发作期间须禁食以减少胰酶分泌。当症状消退，可进食无脂低蛋白流质食物（如果汁、藕粉、米汤、面汤等），病情进一步好转，逐步过渡到进低脂流质饮食（如鸡汤、豆浆、蛋汤等）、低脂半流质饮食、普食；痊愈后，严禁暴饮暴食，禁烟酒，忌辛辣食物，脂肪不超过 50g/d，以免复发。

6. **心理指导** 重症急性胰腺炎发病急，病死率高，患者无足够的心理准备，容易产生焦虑和恐惧心理；胰腺炎恢复慢，尤其是重症患者，需要较长的治疗时间，患者易出现烦躁不安的情绪，甚至不配合治疗。因此，对重症急性胰腺炎患者在治疗疾病同时，应多与其沟通，了解需求，及时帮助；向患者介绍治疗方案及意义，增加患者战胜疾病的信心，从而积极配合治疗；加强与患者家属的沟通，解答疑问，消除不良情绪。

7. **健康指导**

（1）健康教育：向患者及其家属讲解本病的诱发因素，指导患者养成良好的行为和饮食习惯，如避免酗酒、暴饮暴食，多食用低脂、无刺激的食物等；少量多餐，尤其在出院后的 6 个月内，应严格控制饮食，让胰腺充分休息，以防复发。合并有胆道疾病、十二指肠疾病者，应积极治疗,祛除诱因。

（2）生活指导:保持心情愉悦,避免情绪波动和过度疲劳,注意休息,生活规律。

（3）用药指导:指导患者按时服药,当需要服用其他药物时,要告知医生,遵医嘱服用,尽量避免使用磺胺类药物和利尿剂,以免诱发胰腺炎。

【知识拓展】

膀胱压（urinary bladder pressure,UBP）测定是判断腹内压（intra-abdominal pressure,IAP）的间接指标。

1. **方法** 患者平卧,在无菌操作的情况下,经尿道插入三腔导尿管,排空膀胱之后夹闭尿管;将一次性引流袋的前端剪下,连接三通接头,按照选择的测压方式连接好测压装置,排尽空气;将导尿管与压力管道连接之后向膀胱内注入 37~40℃生理盐水 50~100ml,待30~60s 后膀胱肌肉松弛;以耻骨联合为参照点,拔下测压装置的输液管道,使测压管与大气相通,调节三通接头使尿管和测压管路相通,当测压管的液面至有轻微波动而不再下降时,患者呼气末测压管内液面凹面所对的刻度数字为膀胱压。

2. **观察指标** IAP 持续或反复 >12mmHg（16cmH$_2$O）定义为腹腔高压（intra-abdominal hypertension,IAH）,IAH 分为四级（附录 22）。

3. **结果分析** 当出现持续性 UBP>20mmHg（27cmH$_2$O）,并伴有新发的器官功能不全或衰竭时,就可以诊断腹腔间室综合征（abdominal compartment syndrome,ACS）。

（关玉霞）

第五节 肝硬化患者治疗与护理进展

学习目标

完成本节内容学习后,学员将能:

1. 复述肝硬化的定义及病因。
2. 描述肝硬化的临床表现。
3. 列举肝硬化的并发症。
4. 应用肝硬化的护理措施。

【概述】

肝硬化（hepatic cirrhosis）是各种慢性肝病进展至以肝脏慢性炎症、弥漫性肝纤维化、假小叶、再生结节和肝内外血管增殖为特征病理阶段。代偿期无明显临床症状,失代偿期以门静脉高压和肝功能损害为特征,最终可有多系统受累,出现严重并发症。患者常因并发腹水、消化道出血、脓毒症、肝性脑病、肝肾综合征和癌变等导致多器官功能障碍综合征而死亡。

【病因与发病机制】

（一）危险因素

1. **病毒性肝炎**　在我国占60%~80%,乙型、丙型和丁型肝炎病毒感染,经过慢性肝炎阶段发展为肝硬化,甲型和戊型病毒性肝炎一般不发展为肝硬化。

2. **乙醇**　欧美国家占50%~90%。慢性酒精中毒引起的肝硬化在我国约占15%,女性较男性更易发生酒精性肝病。

3. **营养障碍**　长时间营养不良或吸收不足、肥胖或糖尿病等致非酒精性脂肪性肝病,也可发展为肝硬化。

4. **药物或化学毒物**　2019年《肝硬化诊治指南》指出对乙酰氨基酚、抗结核药物（异烟肼、利福平、吡嗪酰胺等）、抗肿瘤化疗药物、部分中草药（雷公藤、何首乌、土三七等）、抗风湿病药物等或毒蕈、四氯化碳、磷、砷等化学毒物,长期接触可引起肝损伤甚至发展为肝硬化。

5. **胆汁淤积**　持续存在肝外胆管阻塞或肝内胆汁淤积时,高浓度的胆酸和胆红素的毒性作用可损伤肝细胞,导致胆汁性肝硬化。

6. **遗传和代谢性疾病**　由于遗传性酶缺乏,导致代谢产物沉积于肝,造成肝损害,如铜代谢紊乱、血色病等。

7. **循环障碍**　慢性充血性心力衰竭、缩窄性心包炎等使肝细胞长期淤血、缺氧,肝细胞纤维化终致肝硬化。

8. **免疫疾病**　自身免疫性肝炎及多种累积肝脏的自身免疫疾病可发展为肝硬化。

9. **寄生虫感染**　长期感染血吸虫病者,虫卵及其毒性产物在肝脏门管区沉积,刺激血吸虫病性肝纤维化。华支睾吸虫寄生于肝内、外胆管内,引起胆道梗阻及炎症（肝吸虫病）,可进展为肝硬化。

10. **隐源性肝硬化**　目前的原因无法解释肝硬化的发生。

（二）发病机制

各种致病因素作用下使肝脏受损伤,肝星状细胞激活,在多种因子参与下转化成纤维细胞,合成过多胶原,细胞外基质过度沉积,发展为肝纤维化,最终达到不可逆转形成肝硬化。

【临床表现与诊断】

（一）临床表现

肝硬化是人类常见疾病,各国的年发病率在（25~400）/10万,35~50岁为发病高峰年龄,男女比例（3.6~8）：1,患者以青壮年男性多见,城市男性50~60岁肝硬化患者的病死率高达112/10万。出现并发症时死亡率高。

1. **症状**　肝硬化起病常隐匿,病程缓慢,早期可无特异性症状、体征。根据是否出现腹水将肝硬化分为代偿期、失代偿期。

（1）代偿期肝硬化:10%~20%代偿期肝硬化患者可无症状。早期多表现为乏力、食欲减退、低热等,可出现腹胀、恶心、厌油腻等。症状多呈间歇性,常因劳累、精神紧张等出现,经休息或治疗可缓解。营养状况无明显改变,肝功能多在正常范围或轻度异常。

（2）失代偿期肝硬化:出现腹水是肝硬化患者进入失代偿期的标志。①食欲减退:为最常见症状,有时伴恶心、呕吐。②乏力:为早期症状之一,其程度自轻度疲倦感到严重乏力,与肝病活动程度一致。③腹胀:为常见症状,可由低钾血症、胃肠胀气、腹水和肝脾肿大所致。④腹痛：为肝区隐痛，与肝大累及包膜有关，可有左上腹痛，多因伴发溃疡病、胆道、肠道感染或腹水有关。⑤腹泻：常与肠壁水肿、吸收不良和肠腔菌群失调有关。⑥体重减轻：为多见症状，晚期伴腹水及水肿时，体重减轻不明显。⑦出血倾向：凝血功能障碍可出现牙龈、鼻腔出血、皮肤黏膜瘀斑或出血点，女性常有月经过多。⑧内分泌系统失调：男性有性功能减退、乳房发育，女性常有闭经及不孕。肝硬化患者的糖尿病发病率增加，表现为高血糖、糖耐量试验异常、高胰岛素血症和外周性胰岛素抵抗。

2. **体征** 患者常呈慢性面容，面色黝黑，面部毛细血管扩张，口角炎等。皮肤表现常见蜘蛛痣、肝掌，可出现胸、腹壁皮下静脉显露或曲张，甚至在脐静脉突起形成水母头征，曲张静脉可听到静脉杂音。黄疸则提示病程已达中期，随病变进展而加重。1/3 的患者常有不规则发热，与病情活动及感染有关。腹部移动性浊音阳性。肝性胸腔积液常见右侧（占85%），也可有双侧或仅为左侧。肝脏在早期肿大，晚期坚硬缩小、肋下常不易触及。胆汁淤积和静脉回流障碍引起晚期肝硬化仍有肝大。35%~50% 患者有脾大，常为中度，少数重度。

3. **并发症**

（1）食管胃底静脉曲张破裂出血：急性出血患者突发呕血或黑便，严重者失血性休克。病死率平均为 32%。是肝硬化较为常见和严重的并发症。

（2）自发性细菌性腹膜炎：患者抵抗力降低、门腔静脉侧支循环开放等原因，增加感染机会。在住院的腹水患者中发生率为 10%~30%，表现为短期内腹水迅速增加，对利尿剂无反应，伴腹泻、腹痛、腹胀、发热，腹壁压痛和反跳痛。少数患者伴血压下降、肝功能恶化或门体脑病加重。

（3）肝性脑病：患者表现为性格、行为改变、扑翼样震颤、谵妄进而昏迷。是晚期肝硬化的最严重并发症，也是最常见死亡原因。

（4）原发性肝癌：短期内患者病情迅速恶化，肝脏进行性肿大，原因不明肝脏持续性疼痛或发热，腹水增多且血性，考虑并发原发性肝癌。

（5）肝肾综合征：主要原因是由于门静脉压力升高，内脏血管扩张导致循环功能障碍（即内脏血管舒张和心输出量减少）引起的肾血流灌注不足，近年来认为循环中炎症介质水平增加也起重要作用。患者表现为少尿、无尿、氮质血症、稀释性氮质血症和低钠血症。

（6）肝肺综合征：表现为顽固性低氧血症和呼吸困难，与肺内血管扩张和动脉血氧合功能障碍有关，预后极差。

（7）电解质和酸碱平衡紊乱：多表现为低钠血症、低钾低氯血症与代谢性碱中毒。

（8）门静脉血栓：与门静脉梗阻时门静脉内血流缓慢等因素有关。发生率为 10%~25%，大多在筛查时发现。43% 为慢性型，血栓形成缓慢，无明显临床症状。38% 出现食管胃底静脉或门静脉高压性胃病出血。18% 可出现剧烈腹痛，其中 70% 小肠梗死。

（9）肝硬化心肌病：可发生心功能不全。

（10）肝性骨病：在慢性肝病进展过程中，骨转换出现失衡，进而引起肝性骨病，主要表现为骨软化、骨质疏松。肝硬化患者通过腹部 CT 检查时才发现腰椎椎体压缩性骨折等。

（二）诊断

肝硬化诊断主要依据病史、症状和体征、肝功能试验、影像学检查。

1. **病史** 了解肝硬化病因，询问患者肝炎史、饮酒史、药物史、输血史、社交史及家族遗传性疾病史。

2. 症状和体征 根据上述临床表现对患者进行检查,确定是否存在门静脉高压和肝功能障碍的表现。

3. 辅助检查

(1)实验室检查

①血常规:有无红细胞减少或全血细胞减少。失代偿期常有贫血。②血生化、凝血系列检查:有无肝功能异常,失代偿期谷丙转氨酶(ALT)增高,血清白蛋白降低,球蛋白增高,白蛋白/球蛋白比值降低或倒置;有无电解质和酸碱平衡紊乱,血氨是否增高;凝血酶原时间有不同程度延长,凝血酶原活动度是否异常。③免疫功能检查:血清免疫球蛋白 G(IgG)显著增高,免疫球蛋白 A(IgA)、免疫球蛋白 M(IgM)也可升高。④尿液检查:失代偿期可见蛋白尿、血尿、管型尿,有黄疸时尿中可出现胆红素、尿胆素原增加。⑤腹水检查:腹水性质一般为漏出液。注意有无病原菌或肿瘤细胞。

(2)影像学检查

①CT:可以用于肝纤维化及肝硬化的评估,但对肝纤维化诊断敏感性低,对肝硬化诊断有较高的敏感性与特异性。三维血管重建清楚显示门静脉系统血管及血栓情况,并可计算肝脏、脾脏体积。②MRI 及磁共振弹性成像(MRE):可用于肝纤维化及肝硬化的评估。肝硬化 MRI 影像学特征与 CT 检查所见相似。MRE 是近年来发展的一种无创肝纤维化分期诊断方法,可用于腹水和肥胖患者或代谢综合征患者,可检测全部肝脏。③超声检查:显示肝脾大小,有无门静脉高压、腹水。④X 线钡餐造影:有食管静脉曲张者钡剂在黏膜上分布不均,显示虫蚀样或蚯蚓状充盈缺损,纵行黏膜皱襞增宽。

(3)内镜检查:胃、肠镜仍然是筛查消化道静脉曲张及评估出血风险的重要标准,胃镜检查可直接观察食管及胃底有无静脉曲张,了解其曲张程度和范围,并可确定有无门静脉高压性胃病。

(4)肝活组织检查:肝组织活检是诊断与评价不同病因致早期肝硬化及肝硬化炎症活动程度的重要标准。

(5)肝硬度值(LSM)测定或瞬时弹性成像(TE):是无创诊断肝纤维化及早期肝硬化最简便的方法。

(6)肝静脉压力梯度(HVPG)测定:HVPG 在肝硬化分期、并发症发生和治疗目标评估中具有较重要价值。HVPG 为有创检测,对设备及操作者的技术水平有一定要求,且成本较高,在临床难以常规应用。目前,应用无创指标(包括血清生物标志物、LSM 测定、CT 及MRI)和人工智能大数据评估 HVPG 的研究成为热点。

(7)营养风险筛查与营养不良评估:NRS2002(附录 23)包括营养状态受损评分、疾病严重程度评分及年龄评分 3 部分,总分≥3 分认为有营养风险,建议进行营养支持以改善临床结局。营养不良是肝硬化的常见并发症,也是肝硬化患者预后不良的独立预测因素,与肝衰竭、感染、肝性脑病、腹水的发生有关。营养不良的评估方法(附录 26)主要包含人体成分评定(附录 24)、能量代谢检测、综合评分工具及膳食摄入评定等。

【治疗原则】

尽早开始综合治疗。首先针对病因治疗,如酒精性肝硬化患者必须戒酒,乙型肝炎复制病毒活跃者须抗病毒治疗,忌用对肝脏损害的药物。抗炎抗纤维化治疗,以缓解病情,延长代偿期和保持劳动力。如可参加轻工作,必要时卧床休息,加强营养,可给予丰富维生素、易消化食物。失代偿期主要是对症治疗、改善肝功能和针对并发症进行治疗。

【护理问题】

1. 体液过多　与肝功能减退、门静脉高压引起水钠潴留有关。

2. 营养失调:低于机体需要量　与肝功能减退、门静脉高压引起食欲减退、消化和吸收障碍有关。

3. 有皮肤完整性受损的危险　与营养不良、水肿、皮肤干燥、瘙痒、长期卧床有关。

4. 有焦虑、抑郁的危险　与病情重、预后差有关。

5. 潜在并发症:上消化道出血、肝性脑病、感染等。

【护理措施】

1. **病情观察要点**　监测患者生命体征变化及意识状态;观察腹水和尿量;观察出血倾向;观察有无行为、性格的改变、情绪及睡眠变化;观察黄疸有无加重等。

2. **专科护理**

（1）一般护理:患者多卧床休息,仰卧位有利于增加肝、肾血流量,改善肝细胞营养,提高肾小球滤过率。大量腹水者取半坐卧位,膈肌下降利于呼吸运动。避免腹压突然剧增,如剧烈咳嗽、打喷嚏、用力排便等。抬高下肢可减轻水肿,阴囊水肿者可用托带托起阴囊,以利于水肿消退。

（2）腹腔穿刺放腹水的护理:①腹腔穿刺放腹水术前向患者说明注意事项,测量体重、腹围、生命体征,排空膀胱以免误伤。②穿刺术中注意观察患者有无恶心、头晕、心悸、面色苍白、出冷汗等,并协助医师积极处置。③术后监测患者生命体征,观察有无不适,穿刺部位无菌敷料覆盖,局部按压,观察有无渗血、渗液,如有渗液可用明胶海绵止漏液,术毕缚紧腹带,以免腹内压骤然下降。记录抽出腹水的颜色、性质和量,腹水培养床旁进行,每个培养瓶至少注入腹水 10ml,标本及时送检。观察腹水和下肢水肿消长情况,教会患者正确测量和记录腹围、体重、出入量的方法。监测电解质、酸碱度变化,出现异常及时纠正。观察有无精神、性格、行为改变。

（3）并发症护理

1）上消化道出血:患者有呕血、便血等出血病史,表现为面色苍白、表情淡漠、出冷汗、脉搏细速、肠鸣音亢进等症状。①首先保持患者呼吸道通畅,取仰卧位,头偏向一侧,清除血块,做好口腔护理,防止误吸。②密切监测生命体征,如血压、心率、呼吸、血氧饱和度等。观察皮肤和甲床色泽及肢体温度。③迅速建立两条以上静脉通道,必要时建立中心静脉置管,保证血制品和静脉用药的有效输注。根据病情调整输液速度和输液量,使血压维持在 90/60mmHg 左右。④记录出入量,每小时尿量不应 <30ml。⑤准确评估出血量,粪便隐血试验阳性,提示出血量 >5ml/d;出现黑便,提示出血量 >50ml/d;胃内储血量 >300ml,出现呕血。出血量的估计根据患者临床表现,特别是血压、脉搏的动态观察,并考虑患者的红细胞计数、血红蛋白、血细胞比容和中心静脉压测定等综合因素。⑥三腔二囊管护理时应注意胃气囊与食管气囊压力,观察引流液的颜色和量,判断止血的效果。止血后仍需观察有无再出血。

2）感染:①如自发性细菌性腹膜炎、胆道感染、肺炎等,立即经验性抗感染治疗,应遵循广谱、足量、肝肾毒性小的原则,选择抗生素,一旦培养出致病菌,则应根据药敏试验选择窄谱抗生素。②根据注射途径、药物剂量、性质等选择合适的输液器及输液针头。③合理安排输注次序。④严格执行给药频次。⑤选择合理滴注速度,防止药物外渗。⑥严格无菌操作,减少探视,避免交叉感染。

3. 药物护理

（1）利尿剂:肝硬化腹水患者使用利尿剂,口服药要做到送药到口,静脉用药需严格掌握剂量。协同使用保钾及排钾利尿剂,即螺内酯联合呋塞米,剂量比例约为 100mg∶40mg,防止电解质紊乱,如低钾、低钠。利尿速度不宜过快,体重减轻不超过 0.5kg/d,有下肢水肿者不超过 1kg/d。

（2）治疗肝性脑病药物:应用精氨酸、门冬氨酸鸟氨酸等药物时,输注速度不宜过快,不良反应有流涎、呕吐、面色潮红等。乳果糖在肠内产气较多,可引起腹胀、腹痛、恶心、呕吐及电解质紊乱等,应从小剂量开始。

（3）预防食管胃底曲张静脉出血药物:常用药物为普萘洛尔,通过其 β 受体阻断作用,收缩内脏血管,降低门静脉血流量而降低门静脉压力。指导患者从 10mg/d 开始,逐日加10mg,直至静息心率下降到基础心率的 75%,作为维持剂量,长期服用,并根据心率调整剂量。有心动过缓、支气管哮喘、慢性阻塞性肺部疾病、心力衰竭、低血压、房室传导阻滞、胰岛素依赖型糖尿病患者禁忌服用。

4. 营养护理

（1）饮食原则:给予高热量、优质蛋白、丰富维生素、易消化饮食,并根据病情变化进行调整。患者能量摄入 30~35kcal/（kg·d）。失代偿期肝硬化或有营养风险者可补充维生素和微量元素。避免长时间饥饿状态,建议少量多餐,每日 4~6 餐。肝豆状核变性所致肝硬化患者应避免食用含铜的食物,如贝类、坚果、蘑菇和动物内脏等。

（2）蛋白质:摄入 1.2~1.5g/（kg·d）。蛋白质是肝细胞修复和维持血浆白蛋白正常水平的重要物质基础。蛋白质来源以豆制品、鸡蛋、牛奶、鱼、鸡肉、瘦猪肉为主。血氨升高时,发生肝性脑病患者可酌情减少或短时限制蛋白质摄入,待病情好转后再逐渐增加摄入量,首选植物蛋白,如豆制品,因其含甲硫氨酸、芳香族氨基酸和产氨氨基酸较少。

（3）维生素:新鲜蔬菜和水果含有丰富维生素,如西红柿、柑橘等。

（4）限制水、钠:有腹水患者给予低盐或无盐饮食,钠盐限制摄入 500~800mg/d（氯化钠1.2~2.0g/d）,进水量限制在 1 000ml/d 以内,如有低钠血症,应限制在 500ml/d 左右。给患者讲解高钠饮食包括有咸肉、酱菜、罐头食品、含钠味精等,尽量少食用;含钠较少的食物有谷类、瓜茄类、水果等。限制钠盐饮食会使患者感到淡而无味,影响食欲,可适量添加柠檬汁、食醋等,改善食物的调味。合并乳糜样腹水,调整饮食,除低盐饮食外,给予低脂、中链甘油三酯、高蛋白饮食,减少乳糜的产生。

（5）避免损伤曲张静脉:有食管胃底静脉曲张的患者,避免粗糙、坚硬食物的摄入;可食用菜泥、肉末、软食,进餐时细嚼慢咽,咽下的食团避免混入鱼刺、甲壳、坚果等,以防损伤曲张的静脉导致出血。

5. 心理护理

（1）心理疏导:肝硬化患者常有情绪低落、焦虑、抑郁、恐惧等表现,给予针对性的心理护理干预,缓解负性情绪,提高治疗依从性,改善病情,提高生存质量。

（2）建立良好关系取得患者信任:做好知识宣教,向患者讲解疾病的原因及治疗过程,提高对疾病认识,树立与疾病作斗争的信心。

6. 健康指导

(1)疾病知识指导:肝硬化为慢性过程,帮助患者和家属掌握相关知识,分析和消除不利于治疗的各种因素,把治疗计划落实到日常生活中。

(2)活动与休息指导:不宜进行重体力活动,代偿期患者可从事轻体力劳动,失代偿期患者应多卧床休息,适量活动应不引起疲劳感,指导患者生活起居有规律。

(3)药物指导:按照医嘱或处方用药,避免服用不必要且疗效不明确的药物;介绍药物的相关知识,熟悉不良反应表现,定期门诊随访。

(4)皮肤护理指导:患者因皮肤干燥、水肿、黄疸,出现皮肤瘙痒,长期卧床易导致皮肤破损或继发感染,修剪指甲,皮肤瘙痒者,用手轻拍皮肤,勿用手抓挠,给予止痒处理,避免皮肤损伤。指导患者着宽松、柔软、棉质的衣服,沐浴时应避免水温过高和使用刺激性皂类和沐浴液,沐浴后使用柔和润肤品。

(5)照顾者指导:指导家属理解和关心患者,给予精神支持和生活照顾。注意观察和识别患者病情变化,若出现性格、行为改变等肝性脑病的前驱症状,或消化道出血等其他并发症时,应及时就诊。

【知识拓展】

肝硬化是多种慢性肝病的终末阶段,其疾病负担仍然较重。近年来抗乙型肝炎病毒和抗丙型肝炎病毒药物有效性和可及性明显提高,为肝硬化有效的病因治疗提供了基础,乙型肝炎病毒所致肝硬化比例呈下降趋势,但非酒精性脂肪性肝病(代谢相关性脂肪性肝病)所致肝硬化比例在上升。多个预测模型和肝脏瞬时弹性成像等技术已用于早期无创性评估肝硬化。有效病因治疗和并发症管理是肝硬化治疗的关键,管理并发症时除了重视常见并发症,也要管理"少见"并发症。在此基础上肝硬化肝功能逆转和再代偿成为可能。但是非酒精性脂肪性肝病的病因治疗措施仍然缺乏。临床上亟待解决针对中医抗纤维化肝硬化临床疗效和机制的研究,顽固性腹水利尿药物、人血白蛋白与血管活性药物应用剂量、疗程及安全性评估,脓毒症及严重感染抗感染药物应用,肝硬化上消化道出血一、二级预防的特效药研发等。

随着生物细胞学及再生医学的发展,干细胞移植的出现为肝病的治疗提供了新的思路。其具有操作方法简单、可重复进行、创伤小、费用低、无免疫排斥反应等特点,已被动物模型与临床研究证实治疗有效。有研究表明,肝细胞具有骨髓源性,并且骨髓干细胞可以定向分化为肝细胞。骨髓干细胞可以在受损的肝脏中增殖,并分化为具有肝细胞功能的成熟肝细胞,可有效改善肝脏功能及肝脏组织学。骨髓干细胞移植至肝脏的途径较多,包括经肝动脉系统移植、经肝内门静脉移植、经脾内移植、腹腔内移植、外周静脉途径移植等。临床上采用较多的是经肝动脉系统移植,该移植技术操作简单,不良反应小,技术成熟。目前,自体骨髓干细胞移植的研究已取得了较大的突破,其治疗效果也已得到肯定,虽然在临床应用中仍然有许多问题需要解决,但随着研究的深入,临床应用技术的不断成熟及经验的不断积累,自体骨髓干细胞移植将为终末期肝病的治疗带来更广阔的前景。

(胡雪慧)

第六节 急性肝衰竭患者治疗与护理进展

学习目标

完成本节内容学习后,学员将能:
1. 复述急性肝衰竭的定义及病因。
2. 描述急性肝衰竭的临床表现。
3. 列举急性肝衰竭的并发症。
4. 应用急性肝衰竭的护理措施。

【概述】

　　肝衰竭(liver failure)是多种因素引起的严重肝脏损害,导致合成、解毒、代谢和生物转化功能严重障碍或失代偿,出现以黄疸、凝血功能障碍、肝肾综合征、肝性脑病、腹水等为主要表现的一组临床综合征。肝衰竭可被分为四类:急性肝衰竭(acute liver failure, ALF)、亚急性肝衰竭(subacute liver failure, SALF)、慢加急性(亚急性)肝衰竭[acute(subacute)-on-chronic liver failure, ACLF 或 SACLF]和慢性肝衰竭(chronic liver failure, CLF)(表 2-1-1)。

　　其中急性肝衰竭是指起病急,发病 2 周内出现以 Ⅱ 度以上肝性脑病为特征的肝衰竭综合征。慢加急性肝衰竭是指在慢性肝病(先前诊断或未诊断)基础上,因急性诱因作用,出现黄疸和凝血障碍,4 周内并发腹水和 / 或肝性脑病等急性肝功能失代偿表现。

表 2-1-1　肝衰竭的分类和定义

分类	定义
急性肝衰竭	急性起病,无基础肝病史,2 周内出现以 Ⅱ 度以上肝性脑病为特征的肝衰竭
亚急性肝衰竭	起病较急,无基础肝病史,2~26 周出现肝衰竭的临床表现
慢加急性(亚急性)肝衰竭	在慢性肝病基础上,短期内出现急性肝功能失代偿和肝衰竭的临床表现
慢性肝衰竭	在肝硬化基础上,缓慢出现肝功能进行性减退导致的以反复腹水和 / 或肝性脑病等为主要表现的慢性肝功能失代偿

【病因与发病机制】

(一)危险因素

　　引起肝衰竭的主要病因是病毒性肝炎(我国主要乙型肝炎病毒)、药物过量、特异体质的药物反应、毒素摄入及代谢紊乱,或少见原因如肝豆状核变性、布 - 加综合征(Budd-Chiari综合征)等及恶性肿瘤(表 2-1-2)。在欧美国家,酒精性肝损害常导致慢性肝衰竭。儿童肝衰竭还可见于遗传代谢性疾病。

表 2-1-2　急性肝衰竭病因相关肝损害的分类

病理状态	原因
融合性坏死（＋非实质细胞活化）	药物（如对乙酰氨基酚） 毒素 病毒 缺血
微泡脂肪变性	妊娠急性脂肪肝 线粒体毒素 药物（如丙戊酸、四环素类）
恶性浸润	淋巴瘤 白血病 转移癌

（二）发病机制

1. 病毒的致病作用　各型肝炎病毒均可引起肝衰竭，病毒的致病性与其数量、毒力及变异有关。

2. 机体免疫功能紊乱介导免疫损伤

（1）内毒素可降低肝脏腺苷酸和腺苷三磷酸/腺苷二磷酸（ATP/ADP）值，使肝脏能量代谢发生障碍；内毒素作用于肝窦内皮细胞及微血管激活内凝系统（内源性凝血系统，包括凝血因子、生理性抗凝蛋白和纤溶系统），引起肝微循环障碍，导致缺血、缺氧性肝损伤；内毒素和脂多糖结合蛋白（LBP）形成复合物与巨噬细胞表面的受体（CD14）结合，激活吞噬细胞释放各类肝损伤因子和细胞因子，并诱导中性粒细胞向肝内聚集，激活中性粒细胞，促使其黏附于血管内皮细胞，加重肝脏炎症反应。

（2）细胞因子是参与肝衰竭、肝细胞坏死发生过程的主要分子；又是构成抑制肝细胞再生细胞外环境的重要分子。

（3）细胞凋亡在肝衰竭病理形成过程中起重要作用。

（4）多器官功能衰竭加速肝衰竭患者的死亡。

【临床表现与诊断】

在我国以慢加急性（亚急性）肝衰竭和慢性肝衰竭为主，其中乙型病毒（HBV）相关肝衰竭病情严重、并发症多、治疗难度大。不同的治疗方法其预后也不同，内科综合治疗肝衰竭患者病死率高达 60%~80%。人工肝治疗早、中期肝衰竭可将病死率下降至 40% 以下。肝衰竭发病人群男性居多，以青壮年为主。

（一）临床表现

1. 急性肝衰竭

（1）症状：急性起病，2 周内出现Ⅱ度及以上肝性脑病。表现为极度乏力、发热、肝臭（肝臭是由于含硫氨基酸在肠道经细菌分解生成硫醇，当肝衰竭时不能经肝脏代谢而从呼气中呼出产生的气味），并伴有明显厌食、腹胀（腹水或内毒素所致肠麻痹）、恶心、呕吐等严重消化道症状；并有低氧血症，电解质与酸碱平衡紊乱，有低钾、低钠、低氯、低钙等。因肝糖原储备耗竭、残存肝糖原分解及糖异生功能衰竭，患者可发生空腹低血糖，甚至低血糖昏迷等。

（2）体征及实验室检查：①短期内黄疸进行性加深，皮肤巩膜黄染；有出血倾向，口腔牙龈出血、鼻衄、皮肤瘀斑甚至消化道出血、颅内出血等；肝脏进行性缩小。②血清总胆红素（TBil）≥10×正常值上限（ULN）或每日上升≥17.1μmol/L。凝血酶原活动度（PTA）≤40%，或国际标准化比值（INR）≥1.5。胆酶分离。

2. 亚急性肝衰竭

（1）症状：起病较急，2~26周出现极度乏力，有明显的消化道症状；伴或不伴肝性脑病。

（2）体征及实验室检查：黄疸迅速加深，有出血表现。血清TBil≥10×ULN或每日上升≥17.1μmol/L；PTA≤40%（或INR≥1.5）。

3. 慢加急性（亚急性）肝衰竭

（1）症状：在慢性肝病基础上，由各种诱因引起以急性黄疸加深、凝血功能障碍为肝衰竭表现的综合征，可合并包括肝性脑病、腹水、电解质紊乱、感染、肝肾综合征、肝肺综合征等并发症，以及肝外器官功能衰竭。

（2）体征及实验室检查：患者黄疸迅速加深，血清TBil≥10×ULN或每日上升≥17.1μmol/L；有出血表现，PTA≤40%（或INR≥1.5）。

4. 慢性肝衰竭

（1）症状：在肝硬化基础上，缓慢出现肝功能进行性减退和失代偿；有顽固性腹水或门静脉高压等表现；有肝性脑病。

（2）体征及实验室检查：血清TBil升高，常<10×ULN；白蛋白（Alb）明显降低；血小板明显下降，PTA≤40%（或INR≥1.5）。

（二）临床分期

根据临床表现的严重程度，亚急性肝衰竭和慢加急性（亚急性）肝衰竭可分为早期、中期和晚期。在未达到标准时的前期须警惕病情发展。

1. 前期 ①极度乏力，有明显厌食、呕吐和腹胀等严重消化道症状。②ALT和/或谷草转氨酶（AST）大幅升高；黄疸进行性加深（85.5μmol/L≤TBil<171μmol/L）或每日上升≥17.1μmol/L。③有出血倾向，40%<PTA≤50%（INR<1.5）。

2. 早期 ①极度乏力，并有明显厌食、呕吐和腹胀等严重消化道症状。②ALT和/或AST继续大幅升高，黄疸进行性加深（TBil≥171μmol/L或每日上升≥17.1μmol/L）。③有出血倾向，30%<PTA≤40%。④未出现肝性脑病或明显腹水及其他肝外器官衰竭。

3. 中期 在肝衰竭早期表现基础上，病情进一步发展，出现以下两条之一者：①ALT和/或AST快速下降，血清TBil持续上升。出现Ⅱ度以下肝性脑病和/或明显腹水。②出血倾向明显（出血点或瘀斑），且20%<PTA≤30%。伴有1项并发症和/或1个肝外器官功能衰竭。

4. 晚期 在肝衰竭中期表现基础上，病情进一步加重，出现以下三条之一者：①有难治性并发症，例如肝肾综合征、上消化道大出血、严重感染和难以纠正的电解质紊乱等。出现2个以上并发症和/或2个以上肝外器官功能衰竭。②出现Ⅲ度以上肝性脑病。③有严重出血倾向（注射部位瘀斑等），PTA≤20%。

（三）并发症

①脑水肿。②肝性脑病：因肝衰竭，可引起不同程度的神经系统失调综合征，表现为意识障碍、行为失常、昏迷。③感染：因患者机体免疫功能低下、肠道微生态失衡、肠黏膜屏障作用降低，可合并感染，加重病情，包括各种真菌和细菌等。④低钠血症及顽固性腹水是常

见并发症。而低钠血症、顽固性腹水与急性肾损伤（AKI）等并发症相互关联。水钠潴留所致稀释性低钠血症是其常见原因。⑤AKI及肝肾综合征：由于有效循环血容量不足、内毒素作用，造成功能性肾功能不全。⑥出血：因凝血功能障碍，可出现鼻衄、牙龈出血、皮肤瘀斑、消化道出血等。⑦肝肺综合征。

（四）诊断

肝衰竭的临床诊断需要依据病史、临床表现和辅助检查等综合分析而确定。

1. 实验室检查　①肝功能、肾功能、凝血功能检查，血氨变化。肝功能异常表现为血浆白蛋白水平明显降低；ALT和/或AST大幅度升高；血清胆红素水平升高；胆碱酯酶水平下降。肾功能异常表现为血尿素氮（BUN）和/或血肌酐（Cr）升高。凝血功能异常表现为凝血酶原时间（PT）延长，PTA≤40%，或INR≥1.5。血氨则会升高。②病毒标志物检测甲、乙、丙、丁、戊型肝炎病毒血清学标志物、免疫学检测、代谢性疾病蛋白检测等。

2. 组织病理学检查　在肝衰竭诊断、分类及预后判定上具有重要价值，但肝衰竭患者凝血功能严重降低，实施肝穿刺具有较高的风险，在临床中应特别注意。肝衰竭发生时，肝脏组织学可观察到广泛的肝细胞坏死，坏死的部位和范围因病因和病程的不同而有异。按照坏死的范围程度，可分为大块坏死（坏死范围超过肝实质的2/3），亚大块坏死（占肝实质的1/2~2/3），融合性坏死（相邻成片的肝细胞坏死）及桥接坏死（较广泛的融合性坏死并破坏肝实质结构）。在不同病程肝衰竭肝组织中，可观察到一次性或多次性的新旧不一肝细胞坏死病变。

【治疗原则】

目前内科综合治疗尚缺乏特效药物和手段。原则上强调早诊断、早治疗，针对不同病因采取相应的综合治疗措施，并积极防治各种并发症。

1. 一般支持治疗　①卧床休息，减少体力消耗，减轻肝脏负担。②加强病情监护。③高碳水化合物、低脂、适量蛋白饮食；进食不足者，每日静脉补给足够的液体和维生素，保证6 272kJ（1 500kcal）/d的总热量。④积极纠正低蛋白血症，补充白蛋白或新鲜血浆，并酌情补充凝血因子。⑤注意纠正水、电解质及酸碱平衡紊乱，特别要注意纠正低钠、低氯、低钾血症和碱中毒。⑥注意消毒隔离，加强口腔护理，预防医院内感染发生。

2. 针对病因治疗或特异性治疗　①对HBV DNA阳性的肝衰竭患者，在知情同意的基础上可尽早酌情使用核苷类似物如拉米夫定、阿德福韦酯、恩替卡韦等，但应注意后续治疗中病毒变异和停药后病情加重的可能。②对于药物性肝衰竭，应首先停用可能导致肝损害的药物；对乙酰氨基酚中毒所致者，给予N乙酰半胱氨酸（NAC）治疗，最好在肝衰竭出现前即口服活性炭加NAC静脉滴注。③毒蕈中毒根据欧美的临床经验可应用水飞蓟素或青霉素G。

3. 免疫调节治疗　目前对于肾上腺皮质激素在肝衰竭治疗中的应用尚存在不同意见。非病毒感染性肝衰竭，如自身免疫性肝病及急性酒精中毒（严重酒精性肝炎）等是其适应证。其他原因所致的肝衰竭早期，若病情发展迅速且无严重感染、出血等并发症者，可酌情使用。为调节肝衰竭患者机体的免疫功能、减少感染等并发症，可酌情使用胸腺素α1（Tα1）等免疫调节剂。

4. 促肝细胞生长治疗　为减少肝细胞坏死，促进肝细胞再生，可酌情使用促肝细胞生长素和前列腺素E_1（PEG$_1$）脂质体等药物，但疗效尚需进一步确认。

5. 其他治疗 可应用肠道微生态调节剂、乳果糖或拉克替醇,以减少肠道细菌或内毒素血症;酌情选用改善微循环药物及抗氧化剂,如 NAC 和还原型谷胱甘肽等治疗。

6. 人工肝支持治疗 如血浆置换、血浆吸附、血液灌流等。

7. 手术治疗 肝移植是治疗各种原因所致的中晚期肝衰竭的最有效方法之一,适用于经积极内科综合治疗和 / 或人工肝治疗疗效欠佳的患者。

【护理问题】

1. 活动无耐力 与肝衰竭、发热等有关。

2. 营养失调:低于机体需要量 与肝脏合成代谢障碍、摄入不足有关。

3. 体液不足 / 过多 与凝血功能障碍、出血、腹水增多有关。

4. 感染 与肝细胞吞噬功能减退有关。

5. 意识障碍 与肝脏解毒功能下降有关。

6. 皮肤完整性受损 与黄疸进行性加重有关。

7. 焦虑 与病情危重、负担重有关。

8. 潜在并发症:肝性脑病、脑水肿、肝肾综合征、感染、出血等。

【护理措施】

1. 病情观察要点 生命体征监测及病情监护:监测患者循环、呼吸情况,监测中心静脉压、动脉血气分析;监测肝功能、凝血功能、肾功能、电解质、血氨等;监测血糖变化;观察患者意识状态、血压、脉搏、心率、呼吸频率、血氧饱和度;记录体重、腹围变化;记录 24h 尿量,排便次数、性状等。了解腹部 B 超、胸部 X 线、心电图、CT 等检查的结果。

2. 专科护理

(1)一般护理:绝对卧床,减少活动,增加肝脏血流量,有利于肝脏修复。黄疸重的患者因胆汁淤积,引起皮肤瘙痒,可用温水洗浴或用炉甘石洗剂涂擦。嘱患者修剪指甲不可搔抓,以防引起感染。应保持皮肤清洁、完整、及时更换卧位,消瘦者可使用棉垫。肝衰竭患者抵抗力差,易继发感染,观察口腔黏膜变化,口腔护理 2 次 /d,可用 2% 碳酸氢钠漱口防止细菌和真菌感染,协助患者床上洗头擦浴 1~2 次 / 周。

(2)并发症护理

①肝性脑病:观察患者精神状况及意识瞳孔变化,肝性脑病是重症肝炎极危重的并发症,威胁着患者生命,精神萎靡、嗜睡、行为语言失常或定向力、计算力下降是肝性脑病的前驱症状。发生肝昏迷患者,按昏迷常规护理。通便用弱酸溶液灌肠,可减少氨的吸收,有预防和治疗肝性脑病的作用。②脑水肿:观察患者生命体征、神志、瞳孔及尿量情况。③肝肾综合征:记录 24h 出入量,尤其是尿量,观察肾功情况,少尿时使用利尿剂。④感染:严格无菌操作,防止感冒,防止口腔、皮肤、呼吸、泌尿系统及肠道感染,观察体温变化。⑤出血:严密观察患者有无瘀点、瘀斑、牙龈鼻腔出血、便血、呕血等出血倾向,如有消化道出血,应迅速建立静脉通道,配血,准备急救药品及器材,严密观察血压、呕吐物及大便,应用止血剂,补充血容量,保持仰卧位,制动,呕血时头偏向一侧,保持呼吸道通畅,注意保暖并安慰患者,减轻紧张情绪。

3. 药物护理

(1)肝衰竭患者使用保肝药,主要通过抑制炎症反应、解毒、免疫调节、清除活性氧、调节能量代谢、改善肝细胞膜稳定性、完整性及流动性等途径,达到减轻肝脏组织损害,促进肝细胞修复和再生,减轻肝内胆汁淤积,改善肝功能。严格按医嘱给药,观察药物不良反应,及时报告。

（2）肠道微生态调节剂、乳果糖或拉克替醇,以减少肠道细菌易位或内毒素血症。非病毒感染性肝衰竭,如自身免疫性肝炎及急性酒精中毒（重症酒精性肝炎）等,可考虑肾上腺皮质激素治疗（甲泼尼龙）,需密切监测疗效及有无并发症。

（3）对 HBV DNA 阳性的肝衰竭患者,不论检测出载量高或低,需选择快速、强效的核苷（酸）类药物,如恩替卡韦、替诺福韦等。指导患者服用抗病毒药物不得随意停药、减量,观察有无产生耐药。

4. 营养护理　给予营养丰富,易消化的清淡流质或半流质饮食,以碳水化合物为主,限制蛋白质摄入,以控制肠道内氨的来源。对于有水肿或腹水患者应注意饮食中的低钠、低盐原则。避免进食坚硬、油炸、辛辣食物,以免损伤食管诱发出血。应控制每次进食量,根据病情采取少食多餐。补充维生素 A、维生素 B、维生素 D、维生素 K,多吃富含维生素的新鲜蔬菜及水果,病情好转或恢复后可适当增加蛋白质类食物,可选用瘦肉、动物肝、鸡蛋、鱼肉、禽肉等对恢复血浆蛋白、保护肝功能、修复肝细胞十分有益,但食物必须柔软。

5. 心理护理　肝衰竭患者情绪低落,缺乏治疗信心,对疾病恢复不利,故医护人员应告知患者积极乐观的心态是疾病恢复的关键,给予心理安慰,体贴关心患者,使患者配合治疗。有效的心理支持及争取社会支持系统的配合,对疾病的治疗和康复有一定积极作用。医护人员除给予安慰鼓励外,介绍以往治愈病例情况以激发患者主观能动性,转移不良情绪,使其树立战胜疾病勇气和信心。

6. 健康指导

（1）疾病知识指导:让患者了解引起肝衰竭的基本医学知识,避免诱因。出现性格行为异常、嗜睡等昏迷表现或呕血、黑便时,立即到医院就诊。

（2）活动与休息指导:保持心情舒畅,正确对待疾病,卧床休息,生活规律,劳逸结合。注意预防感冒及其他部位的感染。保持每日排便通畅,家属协助患者记录大小便情况。

（3）药物指导:坚持按医嘱服用药物,勿服用对肝脏有损害的药物。

（4）照顾者指导:指导家属如何观察病情变化,特别是思维过程的变化、性格改变、睡眠改变等有关精神神经的异常,以便及早发现,及时就诊治疗。

【知识拓展】

人工肝是治疗肝衰竭的有效方法之一,其治疗机制是基于肝细胞的强大再生能力,通过一个体外的机械、理化和生物装置,清除各种有害物质,补充必需物质,改善内环境,暂时替代衰竭肝脏的部分功能,为肝细胞再生及肝功能恢复创造条件或等待机会进行肝移植。

微生态调节治疗,肝衰竭患者存在肠道微生态失衡,益生菌减少,肠道有害菌增加,而应用肠道微生态制剂可改善肝衰竭患者预后。应用肠道微生态调节剂、乳果糖或拉克替醇,可减少肠道细菌易位或内毒素血症。有研究报道粪菌移植（fecal microbiota transplantation, FMT）作为一种治疗肝衰竭尤其是肝性脑病的新思路,可能优于单用益生菌,可进一步加强研究。

（胡雪慧）

第七节 自身免疫性肝病患者治疗与护理进展

学习目标

完成本节内容学习后,学员将能:
1. 复述自身免疫性肝病的定义及分类。
2. 描述自身免疫性肝病的发病机制和诊断。
3. 列举自身免疫性肝病的临床表现和主要治疗。
4. 应用自身免疫性肝病的监测护理措施和监测。

【概述】

自身免疫性肝病(autoimmune liver disease,AILD)是一类病因不是十分明确,但有一定自身免疫基础的非化脓性炎症性肝病,依据受损的主要肝细胞类型不同分为肝细胞受损的自身免疫性肝炎(autoimmune hepatitis,AIH)和胆管细胞受损的自身免疫性胆管炎,其中胆管炎包括原发性胆汁性胆管炎(primary biliary cholangitis,PBC)、原发性硬化性胆管炎和免疫球蛋白 G4 相关硬化性胆管炎,以失去对自身肝脏组织的耐受性为共同特点,肝脏出现病理性损伤的同时血清中出现相关抗体。

自身免疫性肝病呈全球性分布,欧美患病率较高。AIH 患者中女性易患,男女比例约为1∶4,可发生于任何年龄段,但大部分患者年龄大于 40 岁。PBC 主要发生在 40~60 岁,平均年龄 50 岁,男女比例约为 1∶9,有家族因素,在患者的一级亲属中患病率远远高于普通人群。

【病因与发病机制】

(一)危险因素

病因不是十分明确,遗传易感性、环境促发因素、抗原交叉反应和免疫功能异常为发病相关因素。

(二)发病机制

AIH 是机体对自身组织蛋白失去耐受导致自身抗体及自身致敏淋巴细胞的产生,攻击自身靶抗原细胞和组织,从而产生细胞损伤和功能障碍。PBC 主要以选择性肝内胆管上皮细胞破坏和肉芽肿形成为特点。

【临床表现与诊断】

(一)临床表现

1. 症状

(1)AIH 临床表现:极度疲乏、嗜睡,并伴有恶心、纳差等,其他症状还有体重减轻、右上腹不适或疼痛、皮肤瘙痒、关节肌肉疼痛、皮疹、发热等,常伴有肝外免疫性疾病,如类风湿关节炎、自身免疫性血小板减少症、溶血性贫血和系统性硬化、白癜风、自身免疫性甲状腺疾病等。

（2）PBC临床表现：早期患者大多数无明显临床症状，常见的症状有乏力、瘙痒、门静脉高压（如腹水、食管胃底静脉曲张破裂出血）、骨病（如骨质疏松、骨软化症）、脂溶性维生素缺乏症状（如夜盲症、骨量减少、神经系统损害和凝血酶原活力降低等）和肝外免疫性疾病。

2. 体征　出现肝大、脾大、腹水等体征，偶见周围性水肿。

3. 并发症　门静脉高压、骨病、高脂血症、肝性脑病、脂溶性维生素缺乏、肝外自身免疫性疾病。

（二）诊断

诊断主要结合临床特征、实验室检查、影像学检查、病理学表现进行综合分析。PBC患者符合以下三个标准中的两项即可诊断：①反映胆汁淤积的生化指标如ALP升高。②血清抗线粒体抗体（AMA）或AMA-M2阳性。③肝脏组织病理学符合PBC。

1. 血清生化学　AIH的典型血清生化异常主要为血清AST和ALT活性升高，而血清碱性磷酸酶（ALP）和γ-谷氨酰转移酶（GGT）水平正常或轻微升高。PBC患者ALT和AST通常正常或轻至中度升高，血清GGT亦可升高，但易受乙醇、药物及肥胖等因素的影响。

2. 免疫学检查　AIH患者IgG和/或γ-球蛋白升高，血清IgM水平一般正常，血清IgA水平偶见升高。AIH血清中有高滴度自身抗体，70%~80%的AIH患者抗核抗体（ANA）阳性，20%~30%抗平滑肌抗体（anti-SMA）阳性。PBC患者IgM升高，血清AMA是诊断PBC的特异性指标，尤其是AMA-M2亚型的阳性率为90%~95%。

3. 影像学检查　胆汁淤积超声检查，排除肝外胆道梗阻。也可行磁共振胰胆管成像，查看胆管病变，瞬时弹性成像评估PBC患者肝纤维化程度。

4. 肝组织学检查　AIH肝组织学表现包括界面性肝炎、淋巴浆细胞浸润、肝细胞玫瑰花环样改变、淋巴细胞穿入现象和小叶中央坏死等。PBC患者胆管周围淋巴细胞浸润且形成肉芽肿是特征性病变。

【治疗原则】

1. 基础治疗　总体治疗原则主要为保护肝细胞、防止肝纤维化发展和肝功能恶化、促进胆汁分泌、免疫抑制和其他对症治疗。AIH患者对激素和免疫抑制药物治疗敏感，而PBC患者目前唯一被国际指南推荐治疗的药物为熊去氧胆酸（UDCA），主要作用机制为促进胆汁分泌、抑制疏水性胆酸的细胞毒作用及其所诱导的细胞凋亡，从而保护胆管细胞和肝细胞。

2. 辅助治疗　肝功能受损患者根据情况可进行干细胞移植、人工肝等治疗，硬化性胆管炎患者采用机械性扩张或手术胆管重建。

3. 肝移植　对于发展为终末期患者，肝移植治疗为有效方法。

【护理问题】

1. 营养失调：低于机体需要量　与恶心、食欲减退、纳差有关。

2. 活动无耐力　与嗜睡、营养摄入不足有关。

3. 知识缺乏：缺乏有关疾病的相关知识。

4. 焦虑　与疾病不愈和长期用药有关。

【护理措施】

1. 监测

（1）家庭成员筛查：PBC患者家庭成员发病风险增加，患病率为4%~6%，主要累及一级女性亲属,最常见的为姐妹和母女。

（2）血清生化学:每 3~6 个月监测肝脏生化指标和甲胎蛋白,评估免疫应答情况及筛查原发性肝细胞癌。

（3）影像学检查:肝硬化以及老年男性患者,每 6 个月行肝脏超声检查。

（4）内镜检查:肝硬化患者胃镜检查有食管胃底静脉曲张,每 1~3 年行胃镜检查。

（5）骨密度监测:根据患者基线骨密度及胆汁淤积的严重程度,每 2~4 年评估骨密度。

（6）心理评估:在 AIH 的整个治疗过程中,采用抑郁自评量表（SDS）（附录 30）和健康调查量表 36（SF-36）（附录 31）监测抑郁症的表现和生活质量的变化。

2. 专科护理 发病初期或肝功能代偿期,患者临床症状较轻,做好病情变化的观察和对症处理,保持生活作息规律,劳逸结合,避免过度劳累。但在肝功能失代偿期,须做好并发症的护理。

（1）食管胃底静脉曲张破裂出血:止血抑酸、补充血容量;密切观察呕血便血情况;监测生命体征和出入量变化;做好三腔二囊管压迫止血的护理。

（2）肝性脑病:密切观察患者意识变化;避免和祛除诱发因素;落实安全护理,避免意外事件发生;做好气道、皮肤和肢体被动运动的护理。

（3）电解质和酸碱平衡紊乱:监测血清电解质浓度和酸碱值;遵医嘱准确输入纠正电解质紊乱药物,准确记录 24h 出入量;观察电解质紊乱引发的相关症状,如腹胀、四肢无力、心悸等。

3. 药物护理

（1）糖皮质激素:根据治疗方案服用,尽量每日固定服药时间段,不可随意减量或停药,避免药物撤退后症状反复或加重,长期使用可出现 Cushing 综合征（满月脸、痤疮、水牛背、向心性肥胖等）,还可加重骨质疏松,并与 2 型糖尿病、白内障、高血压病、感染、精神疾病的发生有关。尽量采用联合治疗方案,减少糖皮质激素副作用,坚持规律锻炼、补充维生素和钙质。

（2）免疫抑制药物:不良反应以 1 个月内最常见,定期监测血常规变化,观察骨髓造血情况;避免去人员密集场所,避免感染。

（3）熊去氧胆酸:应长期服用,停药或大幅度减量可导致生化指标反弹和临床疾病进展;不良反应主要包括腹泻、胃肠道不适、皮疹和瘙痒加重等。

4. 饮食护理 饮食原则为高热量、优质蛋白、低脂低盐和富含维生素,忌烟酒。适量的碳水化合物供应可增加肝糖原储备,减少组织蛋白质分解;蛋白质是肝细胞修复和维持血浆蛋白水平的重要物质,在食物选择方面以精瘦肉和植物蛋白为主。肝功能失代偿期患者,出现消化道出血时禁食水;如存在食管胃底静脉曲张,应避免坚硬、刺激性大和温度过高食物,进食不宜过饱,以免引发出血;腹水或水肿患者应限制钠和水的摄入;肝性脑病患者饮食重点不在于限制蛋白质摄入,在于保持正氮平衡,急性期禁蛋白饮食,慢性期患者无禁食蛋白质的必要,蛋白质摄入 1~1.5g/（kg·d）,植物和奶制品蛋白优于动物蛋白。

5. 心理护理 不同疾病发展时期患者的心理需求和心理变化不同。

（1）肝功能代偿期:自身免疫性肝病为近十几年提出的疾病,患者对该病的了解甚少,详细讲解疾病知识,消除患者的知识盲区和误解,督促患者规范用药,指导病情观察,提高患者战胜疾病的信心。

（2）肝功能失代偿期：患者身体较多不适，甚至出现焦虑恐惧。多安慰和鼓励患者，耐心倾听，引导患者以合理的途径讲述和发泄心理上的不快，减轻患者心理压力。

6. **健康指导** 指导患者合理地休息和活动；科学选择饮食；指导规范用药和药物不良反应的观察；告知病情变化观察要点和方法。

【知识拓展】

自身免疫性肝病预后情况无论对于患者还是医务人员都是非常值得关注的，AIH 患者在获得生化缓解后一般预后较好、生存期接近正常人群，预后不佳的主要危险因素包括已有肝硬化和治疗后未获得生化缓解。PBC 患者在临床前期（AMA 阳性，但生化指标无明显异常）和无症状期（生化指标异常，但没有明显临床症状）一般预后也较好，生存期接近正常人群。但当症状期患者出现乏力、皮肤瘙痒等症状时，从出现起，平均生存时间为 5~8 年；当出现食管胃底静脉曲张，3 年的生存率仅为 59%；第一次出血后 3 年生存率约 46%；失代偿期时，当胆红素达到 34.2mol/L，平均生存时间为 4 年，达到 102.6mol/L 时，则标志患者进入终末阶段，平均生存时间仅为 2 年。

通过以上数据显示，自身免疫性肝病早发现、规范诊治非常重要，但目前自身免疫性肝病的病因和发病机制尚未完全阐明，我国仍缺乏系统的流行病学资料。在诊断方面，2008年国际自身免疫性肝炎小组（IAIHG）提出了 AIH 简化诊断积分系统，简化诊断积分系统分为自身抗体、血清 IgG 水平、肝组织学改变和排除病毒性肝炎等四个部分，每个组分最高计2 分，共计 8 分；积分 6 分者为"可能"的 AIH；积分≥7 分者可确诊 AIH。对于疑似患者而简化诊断积分不能确诊的患者，建议再以综合诊断积分系统进行综合评估。

（刘 俊）

第二章　消化系统疾病规范化管理

第一节　胃食管反流病患者规范化管理

学习目标

完成本节内容学习后,学员将能:
1. 复述胃食管反流病的定义及分类。
2. 描述胃食管反流病的临床表现。
3. 列举胃食管反流病的并发症。
4. 应用胃食管反流病的护理措施。

【概述】

　　胃食管反流病(gastroesophageal reflux disease,GERD)是指胃、十二指肠内容物反流入食管引起的以胃灼热、反酸为主要特征的临床综合征。根据内镜检查结果可分为两种类型:黏膜无明显病变者称非糜烂性胃食管反流病(NERD),即所谓的"病症性反流";有明显糜烂、溃疡等炎症病变者,则称反流性食管炎(RE),即所谓的"病理性反流"。

【病因与发病机制】

（一）危险因素

　　危险因素包括吸烟、肥胖、年龄、饮酒、非甾体抗炎药(NSAID)、社会因素、心身疾病和遗传因素等。

（二）发病机制

　　GERD 的病理生理机制包括胃食管交界处功能与结构障碍,食管清除功能障碍和上皮防御功能减弱,肥胖和饮食等生活相关因素削弱食管抗反流功能,以及食管敏感性增高等。免疫因素介导所致食管黏膜损伤和食管功能的改变也可能与 GERD 发病有关。

【临床表现与诊断】

（一）临床表现

　　胃食管反流病(GERD)是临床常见病,患病率在不同国家或地区差异较大。全球基于人群的研究结果显示,每周至少发作 1 次 GERD 症状的患病率为 13%,西方国家发病率较高,亚太地区有上升趋势。我国基于人群的流行病学调查显示,每周至少发作 1 次烧心症状的患病率为 1.9%~7%。

1. 症状

（1）典型症状:烧心和反流是 GERD 最常见的典型症状。根据我国《2020 年中国胃食管反流病专家共识》，烧心定义为胸骨后烧灼感，反流指胃内容物向咽部或口腔方向流动的感觉。多出现于饭后1~2h，进食某些食物如酒、甜食、冷水、咖啡、浓茶等可诱发症状，抽烟可加重症状；某些体位也可引发烧心，如仰卧、侧卧（特别是右侧卧）、向前屈身弯腰、剧烈运动、腹压增高（举重、用力排便）等。

（2）不典型症状：部分GERD患者并无烧心及反流的症状，可表现为胸痛、上腹痛、上腹烧灼感、嗳气等不典型症状。2006年蒙特利尔共识意见提出，胃食管反流可引起类似于缺血性胸痛的表现并不伴典型的烧心和反流症状，因此在进行胃食管反流的评估包括食管反流监测和PPI试验前需先排除心脏因素。

（3）吞咽困难：国外大型调查发现，GERD患者中的不典型症状还包括吞咽困难、消化不良、嗳气和癔球症。情绪波动可加重症状。

（4）伴随症状：GERD可伴随食管外症状，包括咳嗽、咽喉症状、哮喘和酸蚀症等。

2. 体征评估 本病无特异性体征。

3. 并发症 食管狭窄出血、溃疡，食管癌，支气管哮喘，贫血。

（二）诊断

根据典型的烧心和反流症状可拟诊GERD，相关反流问卷胃食管反流病自测量表（GERD-Q量表）（附录33）可作为GERD诊断的辅助工具，PPI试验性治疗可作为具有典型反流症状患者简便易行的初步诊断方法，建议具有反流症状的初诊患者行内镜检查，可排除上消化道恶性肿瘤，诊断RE、反流性食管狭窄和巴雷特食管。食管反流监测可提供反流的客观证据，作为GERD诊断的重要标准，为内镜下抗反流治疗的必须检查。高分辨率食管测压可检测GERD患者的食管动力状态，并作为抗反流内镜下治疗和外科术前的常规评估手段。

【治疗原则】

调整生活方式是GERD患者的基础治疗手段，包括减肥、戒烟、抬高床头等。PPI或钾离子竞争性酸阻滞剂（P-CAB）是治疗GERD的首选药物，单剂量治疗无效可改用双倍剂量，一种抑酸剂无效可尝试换用另一种。疗程为4~8周。维持治疗方法包括按需治疗和长期治疗。促胃肠动力药联合抑酸药物对缓解GERD患者的症状可能有效。药物治疗失败的难治性GERD，经全面、细致的检查除外其他病因，确实存在反流证据的，可权衡利弊后行内镜或手术治疗，包括内镜射频消融术、经口无切口胃底折叠术（transoral incisionless fundoplication，TIF）、抗反流黏膜切除术（anti-reflux mucosectomy，ARMS），外科手术以腹腔镜下胃底折叠术为主。对于存在异型增生的巴雷特食管患者，应积极进行随访、内镜或手术治疗。

【护理问题】

1. 疼痛 与食管反流有关。

2. 营养失调：低于机体需要量 与吞咽困难和消化不良有关。

3. 潜在并发症：食管狭窄出血、溃疡，食管癌，支气管哮喘，贫血。

【护理措施】

RE尤其是重度食管炎（洛杉矶分级为C级和D级）患者，治疗后应定期随访，治疗后

3个月、6个月、1年、3~5年等进行复查；一般通过以下几个方面进行疗效评估，包括GERD-Q 量表（附录33）、SF-36（附录31）、PPI用量、食管测压、pH 监测、内镜检查等。

1. **休息与体位** 保持规律休息。体位是减少反流的有效方法，如餐后保持直立，避免过度负重，不穿紧身衣，抬高床头 15~20cm 或垫高肩部。

2. **并发症护理**

（1）食管狭窄出血、溃疡：伴有食管溃疡时，管壁轮廓轻度不规则，呈锯齿状。一旦发生出血，因其位置较高往往表现为大量急性呕血，应迅速使患者头偏向一侧，防止血液误吸入气管引起窒息，并立即补充血容量和尽快止血。主要监护措施：①严密监护生命体征变化，每 0.5~1h 测脉搏、呼吸、血压 1 次。②加强巡视，观察患者神志、尿量。建立静脉通道，遵医嘱补液、扩充血容量，防止出血性休克。③密切观察患者呕吐物的颜色和量，评估出血量，并及时报告医生处理。

（2）食管癌：长期胃食管反流的患者食管腺癌的患病率增加，可能与胃液或胆汁、胰液反流引起食管下段鳞状上皮受损，由耐酸、再生能力强的柱状上皮进行修复而形成的巴雷特食管有关。须注意观察患者进食情况，有无进行性吞咽困难。对确诊食管癌需行外科手术治疗的患者，应配合医生做好术前准备。

（3）支气管哮喘：反流性食管炎诱发或加重支气管哮喘的原因有：①胃液或胆汁、胰液反流至咽喉部或误吸入气管，刺激迷走神经而引起支气管收缩。②进入呼吸道的酸、碱性内容物刺激并损伤呼吸道黏膜，发生化学性炎症或胃肠内细菌随反流物进入呼吸道引起细菌性炎症。③反流使支气管反应性增高，增强了哮喘患者对各种触发的敏感性。④哮喘可引起气道反应性增高，损伤的食管黏膜受反流物刺激后反射性引起支气管收缩。应加强以下监护：①严密观察病情，监测呼吸频率及节律。②患者反流严重时尽量采取直立位、坐位或抬高床头，避免反流物刺激咽喉部或误入气道。

（4）贫血：部分患者长期少量出血可出现贫血症状。重点监护：①严密观察生命体征变化，记录患者血压、心率。②观察患者精神状况，皮肤、指端及睑结膜的色泽。③判断患者病情变化及进展，必要时遵医嘱加强营养支持或静脉输血、止血治疗。

3. **药物护理**

（1）使用中和及抑制胃酸药物：中和胃酸药物近年常用的有铝碳酸镁片，应在饭后1~2h 或睡前嚼碎服用；抑制胃酸的药物主要是 H_2 受体拮抗剂和质子泵抑制剂，目前应用较多的有奥美拉唑、雷贝拉唑、泮托拉唑等，服药须整片吞服，不可咀嚼或压碎，可分散于水或微酸性液体中并在 30min 内服用。药物用量应注意以逐步递减为妥，本病复发率较高，因此，需长期维持治疗。用药期间注意观察有无头痛、睡眠紊乱及腹泻、恶心呕吐等不良反应。

（2）促胃肠动力药：如多潘立酮、莫沙必利等，应在饭前 30min 服用。注意观察患者有无腹泻、口干、心悸及过敏等不良反应。

（3）胃黏膜保护剂：硫糖铝及铋剂，可在受损黏膜表面形成保护膜以隔绝有害物质的侵蚀，利于愈合，多在饭前 1h 和睡前服用。铋剂可使大便呈黑褐色，应向患者做好药物知识宣教，以免引起患者恐慌。硫糖铝不宜与多酶片及西咪替丁合用，常见不良反应有便秘、口干、恶心、胃痛等,应注意观察并报告医生及时处理。

4. 饮食护理　睡前 3h 勿进食,以减少夜间食物刺激的胃酸分泌;饮食宜少量多餐、高蛋白、高膳食纤维、低脂肪和低糖,避免过饱,限制咖啡因、乙醇及含乙醇的饮料、酸辣食品、巧克力及可可、西红柿和柑橘饮品;戒烟,肥胖者应减肥。美国国立卫生研究院及马里兰大学医学中心研究显示以下这些食物会加重胃食管反流,应尽量避免:橘子、柚子、柠檬、柳橙、菠萝、西红柿/西红柿酱、番薯、可乐类碳酸饮料、浓郁的香料调味品(辣椒、咖喱、胡椒粉、蒜、洋葱、薄荷、留兰香)等。

5. 心理护理

(1)心理社会因素可通过精神内分泌途径影响食管和胃的动力,应多与患者交流,收集患者的相关信息,了解其心理活动特点并有针对性地进行干预。

(2)情绪波动可使反流症状加重,向患者解释病情及该疾病的病因、治疗及预后,使患者对本病有正确的认识,积极减少或降低导致患者负性情绪的因素,保持情绪平稳,以免增加心理负担,加重病情。

6. 健康指导　向患者强调严格控制饮食的重要性,避免进食诱发反流症状的食物,餐后尽量保持直立位 30min 到 1h、抬高床头 15~20cm 或垫高肩部等。生活规律,注意劳逸结合,保持情绪平稳,避免紧张和焦虑抑郁。穿着要宽松,忌紧身裤,以防腹压过高、挤压胃部,加重反流。遵医嘱服药,不可自行增减药量或停药。慎用抗胆碱能药物、多巴胺受体激动剂、钙通道阻滞剂等,以免降低食管下括约肌的压力,引起胃食管反流。按时门诊随诊,定期复查内镜,食管 pH 试验。如有呕血、进行性吞咽困难等症状时,及时就医。

【知识拓展】

最新研究显示:新型抑酸药钾离子竞争性酸阻滞剂(potassium-channel acid blocker,P-CAB)治疗 RE 患者后 4 周的黏膜愈合率达 90% 左右,而治疗后 7d 症状缓解率达 60% 左右。目前尚缺乏 P-CAB 用于 GERD 诊断性试验的证据,需进一步研究证实其在 GERD 诊断中的价值。而食管黏膜阻抗技术是近年来研发用于 GERD 诊断的新技术。该技术通过检测食管黏膜瞬时阻抗值,反映食管黏膜屏障功能,进而判断是否存在长期慢性反流,检测方法微创、方便。研究发现 GERD 患者的食管黏膜阻抗值明显低于非 GERD 患者,食管黏膜阻抗值随着检测部位的升高而增加,且食管黏膜阻抗值对于诊断食管炎具有较高的特异性和阳性预测价值。后续该技术不断改进,目前已经采用球囊导管,阻抗检测通道位于球囊两侧,可更好贴合食管准确检测黏膜阻抗值,并形成黏膜阻抗地形图,较直观地对 GERD 进行诊断。关于难治性 GERD 目前观点不一,亚太共识将标准剂量 PPI 治疗失败的 GERD 称为难治性 GERD;有观点认为难治性 GERD 指双倍剂量的 PPI 治疗至少 12 周,烧心和/或反流症状仍无改善;也有观点将难治性 GERD 定义为双倍剂量 PPI 治疗至少 8 周后患者症状无明显改善。难治性 GERD 患者需行内镜、高分辨率食管测压和食管黏膜阻抗 -pH 监测等检查。药物治疗失败的难治性 GERD,经全面、细致的检查除外其他病因,确实存在反流证据的,可权衡利弊后行内镜或手术治疗。

(杨　艳)

第二节 功能性便秘患者规范化管理

学习目标

完成本节内容学习后,学员将能:
1. 复述功能性便秘的概念、病因、诊断标准、治疗方法。
2. 描述功能性便秘的发病机制。
3. 应用功能性便秘诊断标准进行评估。
4. 列举功能性便秘的健康宣教及用药护理。

【概述】

功能性便秘(functional constipation, FC)属于功能性肠病的一种,主要表现为排便困难、排便次数减少或排便不尽感,且不符合便秘型肠易激综合征(irritable bowel syndrome with constipation, IBS-C)的诊断标准。随着饮食结构改变、生活节奏加快和社会心理因素影响,FC的患病率呈上升趋势,目前为6%,其中城市女性FC患病率为15.2%,农村为10.4%,城市高于农村;女性患病率为8%,明显高于男性的4%;60岁及以上老年人群患病率高达15%~20%。

【病因与发病机制】

(一)危险因素

1. **不良饮食习惯** 进食量少或食物缺乏膳食纤维,或者饮食不规律,对结肠运动刺激少。

2. **排便习惯不良** 排便习惯不良是便秘产生的重要原因。因生活无规律、工作时间变化、环境变化或精神紧张等导致排便习惯受到干扰。排便动作受意识控制,反复多次地抑制排便将可能导致胃肠通过时间延长、排便次数减少、直肠感觉减退。

3. **肠道功能异常** 腹肌及盆底肌张力不足或出现矛盾收缩,排便推动力不足,难以把粪便排出体外,如多次妊娠,年老体弱和长期卧床。结肠冗长,食糜残渣经过结肠时水分被过多吸收。

4. **运动不足** 平时缺乏运动,长期久坐,导致胃肠道蠕动减少,结肠运动功能减退。

(二)发病机制

功能性便秘的发病机制主要与结、直肠动力障碍、盆底肌功能减弱、社会心理因素以及胃肠调节功能异常等有关。

【临床表现与诊断】

(一)临床表现

1. **症状** ①排便费力:与结肠动力低下有关。②大便干结:与结肠冗长,食糜残渣经过结肠时水分被过多吸收以及摄入水分少有关。③排便不尽感：至少 25% 的 FC 患者排便有不尽感。

2. 体征　腹部不适、腹痛或腹胀。

3. 并发症　①痔疮：与盲肠内长期滞留粪便和用力排便有关。②肛裂：患者可因大便干结和用力排便导致肛裂。③精神心理异常：长期便秘会产生顽固的精神心理异常，从而加重便秘。

（二）诊断

1. 功能性便秘的诊断　参照罗马Ⅳ标准，需要排除肠道及全身器质性因素、药物及其他原因导致的便秘，并符合以下标准：

（1）必须符合下列 2 个或 2 个以上的症状：①至少 25% 的 FC 患者排便感到费力。②至少 25% 的 FC 患者排便为块状便或硬便，参照布里斯托大便分类法（附录 34）。③至少 25% 的 FC 患者排便有不尽感。④至少 25% 的 FC 患者排便有肛门直肠梗阻或阻塞感。⑤至少 25% 的 FC 患者排便需要手法辅助（如用手指协助排便、盆底支持）。⑥每周自发性排便少于 3 次。

（2）不使用泻药时很少出现稀便。

（3）不符合 IBS-C 的诊断标准。诊断之前症状出现至少 6 个月，且近 3 个月症状符合以上诊断标准。

2. 依据罗马Ⅳ标准，FC 根据病理生理机制分为 3 类　正常传输型便秘（normal transit constipation，NTC）、慢传输型便秘（slow transit constipation，STC）、排便障碍型便秘（defecatory disorder）。诊断这些病理生理学亚型需要相应的诊断技术和诊查设备。目前评估 FC 病理生理学的特殊检查有结肠传输试验、肛管直肠测压、球囊逼出试验、排粪造影、盆底肌电图等。

【治疗原则】

治疗为个体化的综合治疗，以缓解症状，恢复正常肠动力和排便生理功能为目的。

1. 一般治疗　功能性便秘患者应保证摄入充足水分以及足够的膳食纤维。推荐成人 1.5~2L/d 液体摄入。成人膳食纤维的推荐量是至少 20~35g/d，指导患者"小剂量开始和缓慢增加"的策略。适量食用能润肠排便的食物，如芝麻、蜂蜜、甜杏仁等。规律的体育运动可缩短肠道传输时间、利于通便，有氧运动如步行、骑车等，运动量为 30~60min/d，至少 2 次/周。建立良好的排便习惯。结肠活动在晨起和餐后时最为活跃，建议患者在晨起或餐后 2h 内尝试排便，排便时集中注意力，减少外界因素的干扰。

2. 药物治疗　治疗便秘的药物有容积性泻药、渗透性泻药、刺激性泻药、促胃肠动力药、大便软化剂、电解质液、润滑剂等。①容积性泻药：又称膨松药，副作用少，可较长时间使用的缓泻药。通过滞留粪便中的水分，增加粪便含水量和粪便体积，促进肠道蠕动，从而起通便作用，服药时应补充足够的液体。常用容积性药物包括甲基纤维素、聚卡波非钙、小麦纤维素颗粒等。②渗透性泻药：这些药物不被肠道吸收，副作用也少，其产生的肠腔内渗透压梯度可促进水和电解质分泌，从而降低粪便的硬度、增加粪便体积，继而促进肠道蠕动。药物包括聚乙二醇、乳果糖（糖类）、硫酸镁（盐类）等。③刺激性泻药：它是一类通过刺激结肠黏膜中的感觉神经末梢，增强肠道蠕动和肠道分泌的泻剂。包括二苯基甲烷类（比沙可啶、匹可硫酸钠、酚酞类)、蒽醌类(芦荟、番泻叶、大黄)、蓖麻油等。导泻作用较强,可遵医嘱短期按需服用。因在动物实验中发现酚酞可能有致癌作用,该药已被撤出市场。同时要注意长期滥用刺激性泻药可能引起的肠神经损害、结肠黑变病等问题。④促胃肠动力药:作用于肠神经末梢,释放运动性神经递质、拮抗抑制性神经递质或直接作用于平滑肌,增加肠道动力,对慢传输型便秘有较好的效果。研究表明,高选择性 5- 羟色胺受体激动剂普芦卡必利能缩短结肠传输时间,安全性和耐受性良好。⑤润滑性泻药:通过肛内给药,润滑并刺激肠壁,软化粪便,使其易于排出,适用于粪便干结、粪便嵌塞患者临时使用,如开塞露、甘油栓等。⑥其他药物:氯离子通道激活剂如芦比前列酮。

3. 清洁灌肠或洗肠　通过肛内给药,润滑并刺激肠壁,软化粪便,使其易于排出,适用于粪便干结、粪便嵌塞患者临时使用,目前有专门的洗肠机。

4. 生物反馈治疗　循证医学证实生物反馈是盆底肌功能障碍所致便秘的有效治疗方法,可用于短期和长期治疗不协调排便,但尚不推荐将其用于无排便障碍型便秘患者。生物反馈治疗能持续改善患者的便秘症状、心理状况和生活质量,且远期疗效稳定。

5. 手术治疗　经长期药物治疗无效的顽固性便秘,胃肠通过时间延长、盆底肌功能正常、小肠运动功能正常可采用全部(或部分)结肠切除术和回肠直肠吻合术,选择手术应综合慎重考虑。

6. 精神心理治疗　可给予合并精神心理障碍、睡眠障碍的慢性便秘患者心理指导和认知疗法等,使患者充分认识到良好的心理状态和睡眠对缓解便秘症状的重要性;给予合并明显心理障碍的患者抗抑郁焦虑药物治疗;存在严重精神心理异常的患者应转至精神心理科接受专科治疗。注意避免选择多靶点作用的抗抑郁焦虑药物,注意个体敏感性和耐受性的差异。

7. 特殊人群　老年人、儿童、孕妇、糖尿病相关便秘和阿片相关便秘(opioid-induced constipation, OIC)患者,需注意其特殊人群的治疗特点。①老年便秘患者的治疗应首先增加膳食纤维和水分摄入、合理运动,尽量停用导致便秘的药物。排便药物首选容积性泻药和渗透性泻药如乳果糖、聚乙二醇。盐类泻药(如硫酸镁)过量应用会导致电解质紊乱,需要慎用。病情严重的患者,可短期、适量应用刺激性泻药,或合用灌肠剂或栓剂。②儿童功能性便秘的治疗包括非药物治疗和药物治疗,非药物治疗包括家庭教育、合理饮食和排便习惯训练。聚乙二醇是便秘患儿的一线治疗药物,也可应用容积性泻药和乳果糖,且耐受性良好。③妊娠期便秘的治疗首先建议患者改变生活方式;其次,容积性泻药、渗透性泻药(如聚乙二醇、乳果糖)的安全性好、作用缓和且对胎儿无不良影响,可作为妊娠期便秘患者的首选泻剂。比沙可啶和番泻叶可引起肠道痉挛,长期使用可引起电解质紊乱。其他蒽醌类泻药和蓖麻油可能有致畸或诱发子宫收缩的风险,应避免使用。④糖尿病便秘仍少有特异性治疗措施。糖尿病患者的便秘治疗与慢性便秘相似,除调整生活方式外,可使用容积性泻药、渗透性泻药、刺激性泻药。⑤对于顽固性病例,可尝试使用新型通便药物,如普芦卡必利、芦比前列酮和利那洛肽。⑥便秘是各种阿片类药最常见的不良反应,因而 OIC 的预防非常重要,预防措施应与阿片类药治疗同时开始,包括预防性使用通便药和改变生活习惯(如增加液体摄入、增加膳食纤维、适当锻炼等)。OIC 的治疗药物包括容积性泻药、渗透性泻药、刺激性泻药。对于以上常规泻剂无效的患者,可尝试治疗 OIC 的新兴药物,包括促分泌药、促胃肠动力药、羟考酮与纳洛酮缓释剂、外周 μ- 阿片受体拮抗剂。

【护理问题】

1. 焦虑　与长期便秘有关。

2. 恐惧　与排便时肛门疼痛不敢排便以及便后出血有关。

3. 知识缺乏：缺乏疾病相关预防知识。

【护理措施】

1. **专科护理**　相比坐位排便，蹲位排便时的直肠肛角变大（大于正常坐位，126°：100°），直肠管腔变直，有利于粪便的排出；因而蹲位排便可缩短排便时间，改善排便费力，提高患者排便满意度。

2. **药物护理**　大量应用盐类泻药（如硫酸镁和柠檬酸镁）可引起电解质紊乱，老年人和肾功能减退者应慎用。长期应用刺激性泻药（如芦荟，番泻叶，大黄等）可能引起的肠神经损害、结肠黑变病等问题。应定期复查肠镜，评估是否可继续服用刺激性泻药。

3. **饮食护理**　膳食纤维摄入 20~35g/d，如菌类、蔬菜水果、粗粮等可有效提高排便频率及改善粪便性状，同时增加液体摄入，如饮水 1 500~2 000ml/d，进食润肠通便食物，如蜂蜜、坚果类，可促进肠道蠕动、软化粪便。

4. **心理护理**　心理干预可减轻患者的压力，调节内脏感觉阈值，从而改善疼痛和排便障碍的临床表现。进行有效沟通，讲解目前功能性便秘的治疗水平，提高其治疗信心，与家属沟通，建议给予患者更多的关心与陪伴。应指导患者注意保持良好心情，引导其用听音乐、下棋等方法舒缓心情。

5. 健康指导

（1）指导患者养成规范的排便习惯，坚持每日定时排便，建议便秘患者在晨起和餐后 2h 内尝试排便。

（2）采用有利于打开直肠角的体位（如蹲位）排便对改善排便困难有益。如使用坐便器，可脚底踩小板凳，使体位接近蹲位，以促进排便通畅，建立良好的排便条件反射。

（3）指导患者养成绕脐周揉腹的习惯，每次 5min，可以增强肠胃的蠕动，使粪团在肠道有力，消化系统得到一个整体的调动，在促进胃肠加速蠕动的同时，也使消化液得以运送快速分泌，肠道获得适量的水分，有利于粪便排出。

（4）指导患者便秘后不能只是依赖泻药帮助排便，强调饮食习惯、运动、规律排便对便秘的重要作用。

（5）定期复查肠镜，及时发现结肠黑变病，防止恶化。

【知识拓展】

（一）布里斯托大便分类法

布里斯托大便分类法（Bristol Stool Form Scale, BSFS）（附录 34）是一种医学上的分类法，它对大便的不同形态进行了描述，依次从 1 型最硬的粪块到 7 型水样便，是目前描述评估大便形态最有效、使用最广泛的分类法。

（二）生物反馈治疗

1. **生物反馈的概念**　是使用生物反馈技术对神经肌肉进行训练，改善盆底肌群、直肠等肌肉的不协调运动，改善直肠推进力，进而恢复正常的排便模式。近 10 年来生物反馈被多项国内外的研究推荐作为排便障碍型便秘患者的首选治疗手段。其对排便障碍型便秘的有效率在 44%~100%。

2. 生物反馈治疗的护理

（1）所有患者在治疗前排空粪便，若不能排空可行清洁灌肠。

（2）体位与方法：患者取右侧卧位，面朝计算机屏幕，将"地线"捆在患者左侧大腿上 1/3 处，清洁肛门周围皮肤。在 3 点和 9 点位置使用 2 个表面电极；将导管表面涂润滑油后缓慢插入肛门 10cm 左右。嘱患者放松，安静休息 5min 并适应导管或插管插入状态，尽量避免咳嗽和说话等影响记录质量的动作。肛门直肠压力信号通过计算机反馈至显示器上，让患者观察屏幕，耐心帮助患者识别自己肛直肠和腹肌运动的正常和 / 或异常图形，指导患者分别按训练课程要求做训练治疗，观察患者的静息基线、最大收缩峰值、持续用力情况并帮助其调整肌肉的控制、用力方式，教会患者训练相关肌群，交替放松、收缩、模拟排便等动作。使患者达到设定的收缩与放松标准，并逐步消除盆底肌与腹肌的矛盾运动，提高肌肉的最大收缩峰值及耐久性，使患者自身肌电活动处于屏幕显示的正常肌电活动轨迹范围。指导患者掌握动作要领，反复训练。

（3）心理支持：护理人员应耐心地纠正错误动作，循序渐进地选择训练课程，尤其需要在治疗中不断指出患者的进步，不断进行鼓励，增强患者的信心。在训练间隙，通过与患者之间有效的交流与沟通，还可进一步获取有关心理社会资料，使用焦虑自评量表（Self-Rating Anxiety Scale, SAS）（附录 27）、抑郁自评量表（SDS）（附录 30）、健康调查量表 36（SF-36）（附录 31）、匹兹堡睡眠质量指数量表（Pittsburgh Sleep Quality Index, PSQI）（附录 32）等进行心理评估，针对性进行心理疏导，也有利于增强疗效。

（4）治疗周期与目标：①每次治疗约需 1h，进行 30~50 次训练；第 1 周 1 次 /d，第 2 周开始 2~3 次 /d，每疗程 10~15 次。②连续 2 次生物反馈治疗，患者不观察屏幕做排便动作时可做到 10 次肛门外括约肌松弛，即可结束门诊治疗，在家中继续训练。每次训练结束后，制订并指导患者家庭训练的课程，指导患者尽量记住在医院学会的正确动作，治疗期间及治疗后均要求患者在家中自行训练 2~3 次 /d，20min/ 次。教会患者记录完整的排便日记和每日的饮食、活动记录，同时预约下一次来医院训练的时间。

（5）效果评价

1）排便次数及粪便性状疗效采用 4 级评定标准。①临床治愈：治疗后大便次数及性状恢复正常。②显效：治疗后大便次数及性状二者之一恢复正常。③有效：治疗后大便次数及性状未恢复正常，但较前有所改善。④无效：不能摆脱泻药，治疗后大便次数及性状均无改善。

2）便秘伴随症状疗效亦采用 4 级评定标准：①临床治愈：症状消失。②显效：症状明显改善。③有效：症状有改善。④无效：症状无改善。

3）肛门直肠测压评估：①有效：治疗后肛门直肠测压结果在正常范围内。②无效：治疗后肛门直肠测压结果无改善。

（何文英）

第三节 肠易激综合征患者规范化管理

学习目标

完成本节内容学习后,学员将能:
1. 复述肠易激综合征的定义及危险因素。
2. 描述肠易激综合征的临床表现。
3. 列举肠易激综合征的预防和护理措施。
4. 应用心理护理干预措施。

【概述】

肠易激综合征(irritable bowel syndrome, IBS)是一种无器质性病变、以腹痛伴排便习惯改变为主要特征的常见功能性肠病。在欧美国家成人患病率为10%~20%,我国为1.4%~11.5%。患者以中青年居多,男女比例约为1:2,有家族聚集倾向。

罗马Ⅳ标准建议根据布里斯托大便分类法(附录34)进行IBS亚型分类,即根据患者排便异常时的主要粪便性状,将IBS分为腹泻型肠易激综合征(irritable bowel syndrome with diarrhea, IBS-D)、便秘型肠易激综合征(irritable bowel syndrome with constipation, IBS-C)、混合型肠易激综合征(irritable bowel syndrome-mixed, IBS-M)和未定型肠易激综合征(irritable bowel syndrome-unsubtyped, IBS-U)4种亚型。

【病因与发病机制】

(一)危险因素

饮食因素是诱发或加重IBS症状的主要因素。因食物过敏引发的IBS案例并不常见,更多的研究倾向于食物不耐受是IBS的主要危险因素。这类食物包括碳水化合物类食物、富含生物胺的食物、刺激组胺释放的食物、油炸类和高脂肪食物。同时国外研究认为,富含发酵性寡糖、双糖、单糖和多元醇(fermentable, oligosaccharides, disaccharides, monosaccharides and polyols, FODMAP)的食物更容易引起腹痛、腹胀、腹部不适等IBS症状。

肠道感染是IBS重要发病因素。研究认为各种细菌、病毒感染因素均可引起肠黏膜肥大细胞或其他免疫炎症细胞释放促炎性细胞因子,引起肠道功能紊乱。约10%的肠道感染会发展为IBS,有肠道感染史的患者IBS发病率比无肠道感染史患者高4倍。

(二)发病机制

目前认为IBS是多因素共同作用的结果,其病理生理机制主要涉及以下六个方面:

1. 胃肠道动力异常 IBS患者食管和胃、小肠、结肠、肛门直肠等存在一定程度的动力学异常。IBS-C、IBS-D、IBS-M和IBS-U各亚型不尽相同。结肠电生理研究显示IBS以便秘、腹痛为主者3次/min的慢波频率明显增加;腹泻型IBS高幅收缩波明显增加。IBS患者对各种生理性和非生理性刺激（如进食、肠腔扩张、肠内容物以及某些胃肠激素）的动力学反应过强，并呈反复发作过程。

2. **内脏高敏感性** 指内脏组织对于刺激的感受性增强，包括痛觉过敏（由伤害性刺激导致）和痛觉异常（由生理性刺激导致）。研究发现，IBS 患者对胃肠道充盈扩张、肠平滑肌收缩等生理现象敏感性增强，易产生腹胀、腹痛、饱胀感和便意增加。

3. **中枢神经系统对肠道刺激的感知异常和脑-肠系统的超敏反应** 大脑和肠道通过脑-肠轴紧密联系，肠神经系统和中枢神经系统相互影响。中枢神经系统对外周传入信号的处理存在异常，外周与中枢因素相互作用、相互联系。

4. **肠道感染** 肠道低度炎症可通过激活肠道免疫-神经系统参与部分 IBS 的发病。大量临床研究表明，IBS 可能是急慢性感染性胃肠道炎症后的结果之一，其发病与感染的严重性及应用抗生素时间均有一定相关性。

5. **肠道微生态失衡** 多数 IBS 患者存在肠道微生态失衡，包括肠道菌群构成比例和代谢产物活性的改变。主要表现为菌群多样性、黏膜相关菌群种类和菌群比例改变。最新研究发现，IBS-D 患者存在肠道真菌失调，乳酸菌和双歧杆菌数量明显减少，而 IBS-C 患者韦荣球菌和脱硫弧菌数目增加。

6. **精神心理障碍** IBS 患者在学习、情感、认知行为能力、精神心理方面存在能力障碍与缺陷，出现焦虑、紧张、压力、抑郁、失眠和神经过敏等，其中抑郁或焦虑障碍是 IBS 的显著危险因素，在 IBS 患者中的发生率为 40%~60%。

【临床表现与诊断】

（一）临床表现

1. **症状** 最主要的临床表现是腹痛、排便习惯和粪便性状的改变。几乎所有 IBS 患者都有不同程度的腹痛，疼痛部位不定，以下腹和左下腹多见，排便或排气后缓解。IBS 各类型临床症状（表 2-2-1）。

表 2-2-1 IBS 各类型临床症状

IBS 类型	排便症状	其他症状
腹泻型	排便急，粪便呈糊状或稀水样，急性期 1d 可排便 10 余次，带有黏液但无脓血	部分患者可出现腹痛、腹胀、消化不良、胃烧灼感、恶心、呕吐、头晕、头痛、尿频、失眠、焦虑等躯体症状
便秘型	排便困难、排便不净感，粪便干结、量少，呈羊粪状或细杆状，表面可附黏液	
混合型	以上临床症状可交替出现	

2. **体征** 一般无明显体征。可在相应部位有轻压痛，部分患者可触及腊肠样肠管。直肠指检可感到肛门痉挛，张力较高，有触痛。

（二）诊断

1. **诊断要点** 在缺乏可解释症状的形态学变化和生化异常基础上，反复发作的腹痛、腹胀、腹部不适，近 3 个月内发作至少 1 次 / 周，具备以下 2 项或 2 项以上症状：①与排便相关。②伴有排便频率改变。③伴有粪便性状或外观改变,诊断前症状出现至少 6 个月,近 3 个月符合以上诊断标准。以下症状出现越多越支持 IBS 的诊断:①排便频率异常(排便 >3 次 /d 或 <3 次 / 周)。②粪便性状异常(块状 / 硬便或稀水样便)。③粪便排出过程异常(费力,急迫感,排便不尽感)。④黏液便。⑤胃肠胀气或腹部膨胀感。

2. 辅助检查　IBS 的诊断主要基于症状,并非排除性诊断,必要时应有针对性地选择结肠镜、血液和粪便检验等辅助检查。

【治疗原则】

改善临床症状、提高生活质量、消除患者顾虑。

【护理问题】

1. 疼痛　与胃肠受到生理性或非生理性刺激有关。

2. 排便异常:腹泻 / 便秘　与排便频率和大便性质改变等有关。

3. 营养失调:低于机体需要量　与长期腹痛、腹胀等不适导致进食减少有关。

4. 有肛周皮肤受损的危险　与大便长期刺激肛周皮肤有关。

5. 焦虑　与疾病反复发作、迁延不愈有关。

【护理措施】

1. 病情观察要点

(1)大便:不同亚型的 IBS 患者排便频率、大便性质(外观)及伴随症状不同。

(2)心理:部分 IBS 患者可出现严重的焦虑、抑郁等症状,影响正常生活。

2. 一般护理　耐心倾听患者的表述,观察腹部不适、腹痛、腹胀发作和持续时间、程度,记录大便性质、量及排便情况等。

3. 用药护理

(1)解痉药:匹维溴铵是作用于胃肠道平滑肌的钙拮抗药,能够缓解平滑肌痉挛,降低内脏高敏感性,缓解腹痛,且不良反应少。阿托品、莨菪碱类、颠茄合剂等抗胆碱药物可作为缓解腹痛的短期对症治疗,不适于长期用药,服药期间注意观察有无口干、面红、视力障碍、头晕、皮疹等不良反应。

(2)调节内脏感觉的药物:5-HT$_3$ 选择性拮抗剂阿洛司琼、雷莫司琼可以改善患者腹痛症状,减少大便次数。5-HT$_4$ 受体激动剂普芦卡必利可减轻患者腹痛、腹胀症状,使排便通畅。使用阿洛司琼药物时注意有无缺血性肠炎、肠道梗阻、疝气等严重并发症发生。

(3)止泻药:洛哌丁胺或地芬诺酯止泻效果好,适用于腹泻症状较重者,但不宜长期使用。服药期间注意观察有无口干、腹胀、头晕、头痛、恶心呕吐等不良反应。轻症者宜使用吸附止泻药,如蒙脱石。

(4)泻药:便秘为主的患者宜使用作用温和的轻泻剂,常用的渗透性轻泻剂乳果糖或山梨醇,容积性泻药如甲基纤维素等。观察有无恶心、腹胀、呕吐、皮疹等不良反应。

(5)促胃肠动力药:此类药物如莫沙必利、伊托必利等,能够促进小肠和结肠蠕动。马来酸曲美布汀是消化道双向调节剂,对各种类型的 IBS 症状都有较好的效果。服药期间观察有无口渴、口内麻木、腹泻、便秘和心动过速、困倦、眩晕、头痛、皮疹等不良反应。

(6)抗抑郁药:大多 IBS 患者都有抑郁、焦虑相关的躯体症状。该类药物可以通过中枢或肠道局部作用进行调节。

（7）肠道微生态制剂：如双歧杆菌、乳酸杆菌、酪酸梭菌等制剂,可纠正肠道菌群失调,对腹泻、腹胀有一定疗效。注意活菌类制剂服用时水温不超过45℃。

4. 饮食护理 予以清淡、易消化饮食为主。便秘型IBS患者可多食富含膳食纤维食物,减少豆类等易产气食物;腹泻型IBS患者避免富含膳食纤维的食物;急性期可少渣饮食;有过敏或食物不耐受患者应尽量减少过敏原或不耐受食物的摄入。每日按时定量进餐,避免暴饮暴食、晚餐过迟、夜宵等不良生活方式,可适当延长进餐时间。

5. 心理护理 耐心倾听患者的疑虑和烦恼,讲解肠易激综合征的发病诱因、机制、治疗方法、预后等相关知识,使患者对疾病有正确认识,并积极配合治疗与护理。教会患者减轻腹部不适的方法,必要时对患者实施心理行为治疗,包括心理治疗、认知疗法、催眠疗法和生物反馈疗法等。

6. 健康指导

（1）健康教育:指导患者正确认识肠易激综合征的发病机制、临床表现、治疗等,告知患者肠易激综合征属于身心疾病,负性心理能够影响药物治疗效果,而良好情绪有助于控制病情、缓解症状,鼓励患者释放负性情绪,树立战胜疾病的信心,同时利用好家庭、社会支持系统对患者的关怀、照顾,促使患者积极配合治疗与护理。

（2）运动指导:指导患者养成良好的作息习惯,保证充足睡眠,适当运动,保持身心愉悦,增强自我保护、避免不良刺激和诱发因素,减少复发。每日坚持不少于30min的中等强度有氧运动,如慢跑、太极拳、瑜伽、骑自行车等。适度的运动有利于促进胃肠蠕动、调节内脏血流和降低自主神经张力,改善腹胀、便秘等症状,消除患者心理压力。

（3）用药指导:IBS患者临床症状可反复或间歇发作,需要长期服药,指导患者掌握药物的用法、剂量及用药过程中的注意事项,不可随意减量或停药。

【知识拓展】

生物反馈疗法又称生物回授疗法,或称自主神经学习法,是利用现代生理科学仪器,通过人体内生理或病理信息的自身反馈,使患者经过特殊训练后,进行有意识的"意念"控制和心理训练,消除病理过程、恢复身心健康的新型心理治疗方法。现广泛应用于盆底肌力和功能的康复锻炼。

IBS-C患者由于排便不协调而导致不能完全排空粪便或气体,出现排便费力、大便细、排空不完全等症状。生物反馈疗法是由专业物理治疗师指导患者进行盆底肌功能训练,纠正排便时肛管矛盾收缩或其他盆底肌的异常。该疗法逐渐在IBS-C患者治疗中得到应用。治疗前对患者进行评估,充分做好解释、准备工作,为患者讲解生物反馈疗法的原理、方法、功效及注意事项等,消除紧张、恐惧和羞愧心理;治疗时协助患者取侧卧位,安置电极、插入润滑后的导管,嘱患者做收腹、提肛、排便动作,逐步体会肌肉电活动升高和降低的感觉,教会患者掌握肌肉收紧、放松的方法。训练30min/d,治疗5次/周。

（蒋 蓉）

第四节　幽门螺杆菌感染患者规范化管理

学习目标

完成本节内容学习后,学员将能:
1. 复述幽门螺杆菌感染的危险因素。
2. 描述幽门螺杆菌感染的治疗原则及方案。
3. 列举幽门螺杆菌感染的预防及护理措施。

【概述】

幽门螺杆菌(helicobacter pylori,Hp)是一种微需氧、具有鞭毛、螺旋状弯曲的革兰氏阴性杆菌。螺旋形的外观和鞭毛结构,使其具有较强的运动能力,更容易在胃黏膜内定植,释放尿素酶产生氨,同时与上皮细胞表面特异性受体结合,释放大量免疫介质,使胃黏膜相关组织发生炎症。此外,Hp 还可释放细胞毒素相关蛋白 A(cytotoxin associated protein A,CagA),在细胞内递送至胃上皮细胞后,在 Hp 感染期间进一步促进炎性反应。

人类是目前 Hp 感染唯一明确的传染源,现有研究从感染患者的胃肠道、分泌物、唾液、牙龈和粪便中分离出 Hp,表明胃-口、口-口传播和粪-口传播是可能的重要传播途径。亲密接触,尤其是家庭内父母与孩子之间的亲密接触,可能是导致 Hp 感染非常重要的因素。

Hp 从口腔进入人体后特异地定植于胃型上皮(gastric type epithelium)(胃黏膜发生严重肠化生时细菌难以定植),定植后机体难以自发清除,从而造成持久或终生感染。Hp 感染几乎均可引起胃黏膜活动性炎症,在慢性炎症活动的基础上部分患者还可发生消化性溃疡和胃癌等一系列疾病。我国是胃癌发病和 Hp 感染的"双高"国家,Hp 感染率高达 59%,胃癌发病率居我国恶性肿瘤第 2 位;全球 42.6% 的胃癌新发病例和 45.0% 的死亡病例发生在中国,因此,明确 Hp 感染导致肿瘤发生的致病机制,明确其流行病学特点,预防和控制 Hp 的感染等,对我国肿瘤的防治和居民卫生健康水平提升均有较大的积极作用。

【病因与发病机制】

(一)危险因素

1. **年龄**　Hp 感染率与年龄有关,25 岁人群的 Hp 感染率接近 50%,35 岁人群感染率 >60%,70 岁以上的老年人感染率达 80%。儿童期是 Hp 感染的高危年龄段,我国 Hp 感染获得的年龄较小,感染率随年龄的增长而增加。

2. **生活区域**　由于地理环境、生活环境及生活习惯等的不同,Hp 在不同的生活区域呈现不同的感染率。按地区划分,感染率由高到低依次为华西地区、华东地区、华南地区、华北地区,其中以西藏地区感染率最高,达 90%。

3. **生活习惯及条件**　Hp 感染率与不同的生活习惯及条件相关。多项研究报告显示经常食用腌制蔬菜、饮用不洁水源、习惯植物油烹饪、吸烟等与 Hp 感染呈正相关,而食用生蔬菜、喝茶、食用大蒜等与 Hp 感染呈负相关。

4. **家族聚集性** 有 Meta 分析报告父母均阳性的子女 Hp 感染率显著高于父母均阴性者,子女 Hp 感染与父母有密切关系,呈现家庭聚集现象。一项研究调查了夫妻间 Hp 感染情况,发现夫妻一方 Hp 阳性,其另一方阳性率高达 78.94%,也存在明显的家族聚集性。

（二）发病机制

Hp 为革兰氏阴性微需氧菌,仅寄居于胃上皮细胞表面,其致病机制与以下因素有关:

1. **Hp 产生多种酶** 如尿素酶及其代谢产物氨、过氧化氢酶、蛋白溶解酶、磷脂酶 A 等,对黏膜有破坏作用。

2. **Hp 分泌的细胞毒素** 含有细胞毒素相关基因（CagA）和空泡毒素基因（VacA）的菌株,可导致胃黏膜细胞的空泡样变性及坏死。

3. **Hp 诱导上皮细胞释放白细胞介素 -8** 诱发炎症反应,后者损伤胃黏膜。

4. **Hp 抗体** 造成自身免疫损伤。

Hp 感染后机体难以自发清除,如不进行治疗,往往造成终生感染;在 Hp 毒力因素、遗传因素和环境因素共同作用下,部分患者可发生胃黏膜萎缩/肠化生,并在此基础上少部分患者发生胃溃疡,极少部分（<1%）患者发生胃癌。此外,感染者中极少部分患者会发生胃黏膜相关淋巴组织（MALT）淋巴瘤。

【临床表现与诊断】

（一）临床表现

1. **症状** 总体上,约70%的 Hp 感染者既无消化不良症状,也无严重病变。消化不良症状包括上腹部疼痛或餐后饱胀、早饱、上腹烧灼感、上腹胀气、嗳气、恶心和呕吐（约10%）,消化性溃疡（10%~15%）,胃黏膜萎缩（约50%）,直至胃恶性肿瘤（约1%）并产生相应临床表现。此外还有数十种疾病与之相关,比如胃增生性息肉等非常见胃病,以及缺铁性贫血、血小板减少症、维生素 B_{12} 缺乏症等。

2. **体征**

（1）内镜检查:内镜下胃黏膜点状或弥漫性发红,伴有排列规则集合小静脉（collecting venule,CV）模糊或消失,黏膜肿胀,皱襞增粗肿大呈蛇形,鸡皮样胃炎,黄色瘤,增生性息肉,胃内黏液呈白色浑浊提示 Hp 感染。胃镜表现与患者是否存在临床症状及症状严重程度无明确的相关性。

（2）组织学检查:组织病理活检 HE 染色应对 Hp 感染胃黏膜炎症活动性及慢性炎症、萎缩、肠上皮化生、上皮内瘤变的程度和范围予以分级描述。活动性炎症的存在、中度以上慢性炎症、淋巴细胞聚集或淋巴滤泡形成与 Hp 感染密切相关。

3. **并发症**

（1）Hp 感染与心脑血管疾病呈正相关:有学者通过大量研究发现,CagA 阳性的 Hp 感染常导致高同型半胱氨酸血症、高凝状态、糖代谢障碍和血管内皮功能受损,继而引发动脉粥样硬化、高脂血症和全身脂质代谢紊乱,从而成为心血管疾病的重要发病机制。

（2）肝胆疾病:Hp 感染引起的胃肠道疾病可间接引起慢性肝炎、慢性胆管炎和肝硬化等肝胆疾病,甚至会使原发肝胆疾病病情恶化。一项研究通过对 147 名肝硬化患者进行 Hp 检测,发现46.9%的患者存在 Hp 感染。

（3）肿瘤发生：世界卫生组织已将 Hp 感染列为Ⅰ致类致癌因子。慢性 Hp 感染通过对细胞内信号的调控，引起胃上皮细胞的遗传不稳定，并影响 DNA 损伤修复系统，促进了胃上皮细胞的肿瘤转化。因此，Hp 感染始终被认为是胃肠道重要的致癌因素。近年来研究表明，Hp 感染不仅可以引发胃肠道肿瘤的发生，还与其他部位的肿瘤密切相关，如肝癌、胆管癌等最为常见。

（4）Hp 感染与缺铁性贫血高度相关：抗 Hp 治疗对缺铁性贫血有显著治疗效果，而与铁剂的联合治疗能减少 Hp 的感染，并且明显提高补铁的治疗效果，促进铁剂的吸收，降低复发率，为今后缺铁性贫血的诊断和治疗提供了新思路。

（二）诊断

1. **Hp 感染的检测方法** 包括侵入性和非侵入性两类。

（1）侵入性方法：包括组织学检测、快速尿素酶试验（RUT）、Hp 培养和聚合酶链反应（PCR）检测。胃镜检查如需活检，且患者无活检禁忌，临床上推荐 RUT 检测 Hp，病理组织学检测可作为备选。

（2）非侵入性方法：包括尿素呼气试验（UBT）、Hp 粪便抗原（HpSA）检测和血清学检测，其中 UBT 是临床上最受推荐的方法，具有 Hp 检测准确性相对较高、操作方便和不受 Hp 在胃内灶性分布的限制等优点。

（3）常规的血清学试验检测 Hp 抗体 IgG，其阳性不一定是现症感染，不能用于根除治疗后复查，因此其临床应用受限，通常用于流行病学调查。如被检测者既往未接受抗 Hp 治疗，Hp 抗体阳性可视为现症感染。消化性溃疡出血、胃 MALT 淋巴瘤和胃黏膜严重萎缩等疾病患者存在 Hp 检测干扰因素或胃黏膜 Hp 菌量少，此时用其他方法检测可能会导致假阴性，而血清学试验则不受这些因素影响，Hp 抗体阳性亦可视为现症感染。

2. **诊断标准** 符合下述 3 项之一者可判断为 Hp 现症感染：①胃黏膜组织 RUT、组织切片染色或细菌培养 3 项中任一项阳性。②^{13}C 或 ^{14}C-UBT 阳性。③HpSA 检测（经临床验证的单克隆抗体法）阳性。血清 Hp 抗体检测（经临床验证、准确性高的试剂）阳性提示曾经感染，从未治疗者可视为现症感染。

【治疗原则】

目前幽门螺杆菌的临床治疗方法较多，主要有三联疗法、四联疗法、序贯疗法以及中药治疗等，均对 Hp 的根除有一定疗效，但都有其各自的优势及特点：①三联疗法：PPI+ 克拉霉素 + 阿莫西林 / 甲硝唑。②四联疗法：PPI+ 铋剂 + 两种抗生素。③序贯疗法：选用兰索拉唑、克拉霉素、呋喃唑酮以及阿莫西林进行序贯治疗。④中药治疗：选用黄连、大黄、黄芩、大青叶中药等有较好的抗 Hp 作用。推荐铋剂四联方案作为主要的经验性治疗根除 Hp 方案。方案的选择需根据当地的 Hp 抗菌药物耐药率和个人药物使用史，权衡疗效、药物费用、不良反应和药物可获得性。

【护理问题】

1. 知识缺乏：缺乏 Hp 相关知识。

2. 焦虑、抑郁 与病情反复有关。

【护理措施】

1. 监测

（1）家庭成员筛查：Hp 感染有明显的家族聚集性，家庭成员只要有一人 Hp 阳性，所有家庭成员均建议进行筛查;家庭中所有的成年感染者,均建议进行 Hp 根除治疗。

（2）Hp 根除的检测:在根除治疗结束后 4~8 周内进行。除血清学和分子生物学检测外,Hp 检测前必须停用 PPI 至少 2 周,停用抗菌药物、铋剂和某些具有抗菌作用的中药至少 4 周以明确 Hp 是否被根除;对于患有强烈根除治疗指征的 Hp 感染相关疾病如消化性溃疡、胃 MALT 淋巴瘤患者建议患者间隔一段时间重复检测。

（3）内镜检测:胃黏膜萎缩和 / 或肠化生的患者需个体随访,定期内镜复查。

2. 专科护理

（1）尿素呼气试验检查操作流程:①受检者应在空腹时或禁食 2h 以上时检测。②填写受检者信息。③维持正常呼气,将气体吹进第 0min 气袋,直至气袋饱满,并扭紧气袋盖。注意平缓正常呼吸,勿憋气、倒吸气。④用 80~100ml 50℃以下温水冲服试剂,确保试剂完全溶解;等待 30min 在等待期间内不得吸烟、饮食、饮水以及剧烈运动。⑤维持正常呼气,将气体吹进第 30min 气袋,扭紧气袋盖;注意平缓正常呼吸,勿憋气、倒吸气。⑥将收集的第 0min、第 30min 气袋尽快插在 ^{13}C 呼气检测仪上检测。因特殊情况不能尽快检测,可将集气袋放置在阴凉处保存,集气袋常温下可保存 1 周,结果不受影响。

（2）并发症护理

①慢性胃炎:适当活动,少量多餐,避免腌制、粗糙、辛辣和过热过冷食物;保持心情愉悦;定期随访。②消化性溃疡:注意观察及详细了解患者疼痛的规律和特点,并按其疼痛特点指导缓解疼痛的方法;观察有无出血、幽门梗阻、穿孔等并发症。

3. 药物护理

（1）药物指导:①餐前口服 30minPPI + 铋剂。②餐后口服抗菌药物;阿莫西林服药前需行青霉素过敏试验。③甲硝唑及呋喃唑酮服药期间和服药后 1 周内避免乙醇饮品以及调味品、发酵的食醋、糖浆剂、酊剂、人参蜂王浆等滋补品。④左氧氟沙星服用后避免阳光直晒（减少光敏反应）。⑤克拉霉素缓释片,餐中或餐后服用,避免压碎或咀嚼,不能服用葡萄柚及葡萄柚汁饮料。⑥四环素需饭后 2h,足够水（240ml 以上）服用,避免同时饮用牛奶。

（2）观察药物副作用:服用甲硝唑、四环素者是否有恶心、呕吐不适;服用克拉霉素、甲硝唑是否有口苦、金属味、舌苔厚腻等不适;服用阿莫西林、呋喃唑酮是否有消化不良、食欲减退、腹泻、皮疹等不适;服用四环素者是否有头晕、乏力、肝功能损害等不良反应。

4. 健康指导

（1）避免家庭性感染:Hp 感染主要在家庭内传播,避免导致母婴传播的不良喂食习惯,并提倡分餐制,减少感染 Hp 的机会,餐具定期消毒。

（2）保持口腔健康,戒烟。

（3）改善饮食习惯:避免喝生水、吃生的食物,同时食物应多样化,避免偏食,注意补充多种营养物质;不吃霉变食物;少吃熏制、腌制、富含硝酸盐和亚硝酸盐的食物,多吃新鲜食品;避免过于粗糙、浓烈、辛辣食物及大量长期饮酒。

（4）保持良好心理状态及充足睡眠。

【知识拓展】

疫苗防治幽门螺杆菌已成为当前研究的热点领域之一,尽管大部分现有载体介导的 Hp 疫苗可诱导宿主产生一定的保护性免疫应答,可以预防幽门螺杆菌的感染,有效性和安全性得到试验验证,但疫苗的保护力相对较低,距离人们的预期还有一定差距。重组 St 疫苗的表达产物与天然蛋白存在差异,表达水平较低;重组乳球菌疫苗易于培养,转化效率高,重复性好,但长期低剂量口服该疫苗有可能诱导免疫耐受;转基因植物疫苗的质量控制和认证较难,普遍不被公众认可和接受;有待于进一步研发。

(陈志琼)

第五节 内镜诊疗患者肠道准备规范方案及个体化策略

学习目标

完成本节内容学习后,学员将能:
1. 复述肠道准备的重要性和意义。
2. 描述肠道准备方式及常用清洁剂的选择。
3. 列举肠道准备效果评估方法和宣教方式。
4. 复述个体化的策略。

一、肠道准备的重要性和意义

结肠镜是筛查、诊断和治疗结肠病变的重要手段,其诊断的准确性和治疗的安全性与肠道准备的质量密切相关,充分的肠道准备可使患者获得较高的肠道清洁度、对实现高质量的肠道诊疗具有重要意义。肠道准备不充分可降低结肠镜检查的安全性和有效性,且影响肠镜检查的腺瘤检出率。原则上所有行结肠镜诊疗的患者均需进行肠道准备。但有消化道梗阻或穿孔,肠梗阻或胃潴留;重度活动期炎症性肠病或中毒性巨结肠;意识障碍;对其中的药物成分过敏;无法自主吞咽(这种情况下鼻饲胃管可能有用);回肠造口术后的患者禁止行肠道准备。

二、肠道准备方式和常用清洁剂的选择

(一)肠道准备方式

肠道准备分为"两步法"(也称分次准备法)和"一步法"两种方式。

1. **两步法** 适用于绝大多数人群,肠道准备合格率在 90% 以上。尤其对于肥胖(BMI>30)、糖尿病所致胃肠动力低下、便秘等可能肠道准备困难或既往肠道准备失败的人群建议"两步法"肠道准备。此法泻药分 2 次服用:第一剂(聚乙二醇电解质溶液 2 000ml

等）：在检查前 1d 的晚餐（流质饮食，晚餐最好在下午 5—6 点）后 1~2h 开始服用。第二剂（剂量同上）在检查前 4~6h 服用。如在上午检查，可于凌晨 4—5 点服用第二剂；如在下午检查，可在上午 8—10 点服用第二剂。

2. **一步法**　"两步法"与"一步法"相比，其肠道准备质量更好，但有花费较大、饮用药物量大、耐受性差等缺点。进行"一步法"肠道准备的患者，其肠道准备的合格率可达 75% 以上，在绝大多数情况下并不降低对肠道病变的发现率。所以，应根据具体情况进行选择。服用时机：检查前 4~6h；如在上午检查，需在凌晨 4—5 点服用泻药；如在下午检查，需在上午 8—10 点服用泻药。用量：聚乙二醇电解质溶液 2 000ml 等。

（二）常用清洁剂的选择和用法

1. **聚乙二醇电解质（PEG）**　3L PEG 的分次剂量方案可提供高质量的肠道清洁，在肠道准备不充分低风险人群中，可采用 2L PEG 的单次剂量方案。用法推荐：2L PEG 方案，在结肠镜检查前 4~6h，每 10~15min 服用 250ml，2h 内服完；3L PEG 方案，采用分次服用，即肠道检查前 1d 晚上 8 点服用 1L，检查当日检查前 4~6h 服用 2L。服药期间可适当走动，并轻揉腹部加快排泄。开始服药 1h 后，肠道运动加快，排便前患者可能感到腹胀，如有严重腹胀或不适，可放慢服用速度或暂停服用，待症状消除后再继续服用，直至排出清水样便。如排便性状达不到上述要求，可加服 PEG 溶液或清水，但总量一般不超过 4L。

2. **镁盐**　硫酸镁可作为肠道准备的常用清洁剂，肾功能异常以及炎症性肠病患者应避免使用。用法推荐：在内镜检查前 4~6h，硫酸镁 50g 加清水 100ml 稀释后一次性服用，同时饮水约 2L，大多数患者可以完成充分的肠道准备。建议患者在大便呈清水样便后不再继续饮水。

3. **磷酸钠**　不常规使用口服磷酸钠进行肠道准备，仅用于有特定需求无法被其他制剂替代者，口服磷酸钠前应先评估肾功能。磷酸钠清肠方案的优点为口服溶液剂量少（1 500ml），且溶液为柠檬口味，国内外的研究表明口服磷酸钠溶液与口服等渗的高容量 PEG 溶液相比，肠道清洗效果相当，且患者依从性更好，腹胀、恶心和呕吐等胃肠道不良反应较少。

4. **匹可硫酸钠**　复方匹可硫酸钠可用于内镜检查前的肠道准备，耐受性较好。用法推荐：复方匹可硫酸钠（匹可硫酸钠 10mg、氧化镁 3.5g 和枸橼酸 12g），每次加入 150ml 的水中服用，第 1 次服药后饮水量 1.5~2.0L，第 2 次服药后饮水量约 0.75L，大多数患者可以完成充分的肠道准备。

5. **其他**　不建议治疗性结肠镜使用甘露醇进行肠道准备，中草药制剂应与其他肠道清洁剂联合使用以减少不良反应发生。

三、肠道准备效果评估方法和宣教方式

（一）肠道准备清洁度的评估方法

目前主要有波士顿肠道准备评分量表（附录 35）和渥太华肠道准备评分量表（OBPS）（附录 36）两个肠道准备质量的评估量表可以使用，波士顿肠道准备评分量表 ≥6 分、渥太华肠道准备评分量表 ≤7 分均提示肠道准备合格。波士顿肠道准备评分量表将结肠分

为 3 段（盲肠和升结肠；肝曲、横结肠和脾曲；降结肠、乙状结肠和直肠）进行评分，按照最差～清洁分为 4 级（0～3 分），总分 0～9 分；渥太华肠道准备评分量表将结肠分为 3 段（直肠和乙状结肠、横结肠和降结肠、升结肠和盲肠）进行评分，按照清洁～最差分为 5 级（0～4 分），并加入全结肠内的液体量评分（少量、中量、大量分别为 0、1、2 分），总分 0～14 分。

（二）宣教方式

1. 口头宣教　属于比较传统的宣教方式,适用于门诊和住院患者,讲解完整的肠道准备信息。

2. 书面宣教　给予纸质的宣教材料（告知单、宣教手册、图示等）,也可在医院放映肠道准备宣教视频或建立宣教网站,可提高患者的肠道准备质量、患者满意度,并减少早期复查的需要。内容包括：肠道准备的重要性、饮食限制的时间和要求、肠道清洁剂的使用时间、剂量及使用方案等,其他措施的应用、依从的重要性等。

3. 电话、短信和手机应用程序（公众平台）　以公众平台为例,检查前 2～7d,利用平台向患者推送结肠镜检查相关知识、饮食管理和肠道准备知识,为患者更好地进行肠道准备创造机会；向患者推送肠道准备成功与失败的案例,使患者认识到肠道准备质量将会直接影响结肠镜检查的成功与否,强化患者认真执行肠道准备的动机,以提高患者肠道准备依从性,进而提高肠道准备的质量。有研究显示,联合短信指导有助于加强对患者的教育,从而提高肠道准备的合格率、右半结肠腺瘤检出率,并降低患者的不适感。国内两项研究显示,采用传统指导联合平台宣教的方式可明显改善肠道准备评分、盲肠插管率以及腺瘤检出率,联合平台宣教的效果优于联合短信宣教。

建议以上宣教方式可以选择多种,有条件的医疗机构可采取基于电话、短信以及等辅助方式对患者进行肠道准备告知及宣教,让患者主动参与到肠道准备过程中,从而提高患者的依从性和肠道准备的质量。

四、个体化策略

（一）高血压病患者

1. 应在泻药服用完毕后常规服用抗高血压药。

2. 如果合并高血压心脏病或肾脏疾病时,宜选用对心肾功能影响小的药物,如 PEG,不宜选用高渗性溶液,如磷酸钠盐、硫酸镁等。

（二）糖尿病患者

1. 糖尿病患者有时合并胃肠动力低下,肠道准备较为困难,宜选用"两步法"进行肠道准备,必要时可辅助使用促胃肠动力药如：莫沙必利、伊托必利等。

2. 如果合并心脏病或糖尿病肾病时,宜选用对心、肾功能影响小的药物,如 PEG,不宜选用高渗性溶液,如磷酸钠盐、硫酸镁等。

3. 检查当日早晨应避免使用降血糖药,口服降血糖药或胰岛素注射应在肠镜检查结束后进餐的情况下使用。可嘱咐患者携带糖水或固体糖块,当发生低血糖征兆时,可服用。

（三）患有或疑似炎症性肠病者

应避免使用磷酸盐类清洁剂,尽量使用小剂量方案。

（四）对于活动性下消化道出血的患者

应采用 PEG 进行肠道准备。

（五）高龄患者

肠道准备应采取分次剂量方案，并可采取辅助措施。

（六）儿童患者

行肠道准备时需根据其个体情况选择个体化的方案：儿童肠道准备前 1d 采用低残留 / 低纤维饮食或清流质饮食，清流质饮食一般指透明液体饮食，如清水、澄清的果汁、清炖肉汤、无色运动饮料等易吸收、不易在肠道内留下残渣的食物。限制火龙果、猕猴桃等带有颜色及果籽的水果及食物。对于 <2 岁的儿童，推荐使用生理盐水灌肠进行肠道准备；≥2 岁的儿童，推荐使用高剂量分次的 PEG 电解质散进行肠道准备，具体方案为：分两次进行服用，检查前 1d 下午 6—8 点第一次服用，检查当日术前 4~6h 第二次服用，每次剂量最多不超过 50ml/kg，每次服用时间小于 1h，总量不超过 4L，对于 2~6 岁的儿童，若 PEG 电解质接受度较低，考虑使用乳果糖或番泻叶加蔗糖。

（七）妊娠期妇女

应尽量避免内镜检查，若必须行内镜检查时，可采用 PEG 方案进行肠道准备。

五、小肠镜及胶囊内镜的肠道准备

1. 经口小肠镜检查前，禁食 8~12h，同时禁水 4~6h 即可，经肛小肠镜的肠道准备与结肠镜相同。

2. 小肠胶囊内镜检查前，应采取饮食限制，可采用 2L PEG 方案，并常规应用祛泡剂。亦可采用 4L 清流质方案。

【知识拓展】

患者肠道准备质量受多种因素的影响，其中包括性别、年龄、体重指数、服药依从性、有无合并慢性疾病及腹部手术史、末次服泻药至检查开始的间隔时间、健康教育方式等，糖尿病、便秘、高血压病、脑卒中、肝肾疾病等是肠道准备不足的高危因素。近年来，有少数国外学者为方便对患者的肠道准备失败风险进行评估与预测，通过对结肠镜检查患者的不同肠道准备危险因素进行赋分，构建了肠道准备失败预测模型。然而，这些研究所建立的肠道准备失败预测模型仅基于患者的临床相关性危险因素而建立，而不涉及与依从性相关的非临床性危险因素（如饮食、服药剂量、服药时间、服药次数、联合用药及运动依从性等），预测模型之间存在较大差异。国内外关于孕妇、高血压病、脑卒中、痴呆等患者肠道准备方案的研究报道还很少，急诊结肠镜检查患者的肠道准备方案仍存在争议。希望在未来的研究中，需要更多学者进行更加细致、深入的探讨与研究，有更多针对我国结肠镜检查患者肠道准备不充分的危险因素构建全面有效的肠道准备失败预测模型，有效提高患者的肠道准备质量，保证结肠镜诊疗的顺利进行。

（惠　娜）

第六节 消化系统肿瘤综合治疗与护理

学习目标

完成本节内容学习后,学员将能:

1. 描述消化道肿瘤常见的治疗方法,了解最新治疗进展。
2. 应用护理程序全面评估患者,实施个性化的护理方案。

【概述】

消化系统由消化道和与其相连的许多消化腺组成。消化道包括口腔、咽、食管、胃、小肠(包括十二指肠、空肠、回肠)、大肠(包括结肠、直肠)和肛门以及与消化道相连的消化腺包括唾液腺、肝脏、胆囊和胰腺。除了口腔、咽部、唾液腺属于口腔范围外,其余部位发生的疾病均属于消化系统疾病范畴。消化系统疾病属于常见病。近几年来,我国恶性肿瘤的发病率持续升高,而消化道系统肿瘤的发病率位居我国各系统肿瘤发病之首,其中胃癌、食管癌均在我国恶性肿瘤中位居前列。胃癌和肝癌的病死率在恶性肿瘤病死率排名中分别位于第二和第三位,大肠癌、胰腺癌患病率也有明显上升趋势。

尽管影像学检查、内镜检查在消化系统肿瘤疾病的诊断中起关键性作用,但病史、症状、体征及常规实验室检查依然十分重要,在全面分析这些资料的基础上,有针对性地选择恰当的影像学及有关特殊检查,尽快作出正确的诊断,减少各种检查给患者带来的精神负担并节省医疗资源。

【病因】

研究消化道肿瘤的发病原因是很复杂的学问,绝大多数肿瘤是环境因素与遗传因素相互作用引起的。环境因素包括的三大类,即生物(病毒感染等)、物理(电离辐射等)和化学物质(有毒有害的化学物质及其污染的环境)等,遗传因素决定个体对肿瘤的易感性,在多数情况下,人类不是简单地暴露于单一的致癌因素,而往往是通过各种生活方式暴露于复杂的致癌物的混合物。消化道相关肿瘤发病原因研究中,比较明确的就是发现原发性肝癌与乙型肝炎病毒感染有关,除病毒外,还有一些微生物感染有致癌作用,比如幽门螺杆菌是导致慢性胃炎和十二指肠溃疡的主要原因,而慢性萎缩性胃炎是胃癌的癌前病变,这提示此种细菌感染可能与胃癌的发生有密切关系。消化道肿瘤除了直接与环境因素、遗传因素有关外,许多不健康的生活方式、饮食习惯也会增加消化道肿瘤发生的风险,比如喜欢吃烫食、比较咸的腌制品及高盐食品、霉变食物等,会导致食管癌、胃癌、肝癌等的发病率增加。

【临床评估与辅助检查】

(一)临床评估

1. 病史评估 病史采集在消化系统肿瘤疾病诊断中占有相当重要的地位,不少消化系统肿瘤的典型症状可以为诊断提供重要线索乃至作出临床诊断；病史采集务求细致，针对主要症状，了解其诱因、疾病情况、发病经过、用药反应等，详细了解阳性体征的部位、性质、程度、持续时间、加剧和缓解的规律，以及伴随症状等。患者的年龄、性别、籍贯、职业、饮食及生活习惯、烟酒嗜好、接触史以及家族史等对诊断亦有指导意义。

消化系统肿瘤伴随症状多，如吞咽困难、腹胀、腹痛、呕血、黑粪、便血、黄疸、腹部腹块、里急后重等。

2. 体格检查 注意全身各系统的检查，重点进行腹部检查，要全面、细致。腹腔脏器的触诊可能发现脏器的相关疾病；触及腹部包块时应详细检查其位置、大小、形状、表面情况、硬度、活动情况、触痛及搏动感等；叩诊发现移动性浊音提示已有中等量的腹水；考虑是否是肿瘤转移，需强调肛门直肠指检的重要性，尤其是便血、腹泻、便秘、下腹痛患者，可以发现大多数的直肠肿瘤及胃肠道恶性肿瘤的盆腔转移。

（二）辅助检查

1. 肿瘤标志物测定 包括癌胚抗原（CEA）、甲胎蛋白（AFP）、糖类抗原 19-9（CA19-9）、CA125、CA50 等，其中 AFP 对于原发性肝细胞癌有较特异的诊断价值；CEA 等肿瘤标志物对结肠癌和胰腺癌具有辅助诊断价值。

2. 消化道激素 如胃泌素测定对某些胃肠内分泌细胞肿瘤有诊断价值。

3. 内镜检查 是 20 世纪消化病学革命性的进展，现已成为消化系统肿瘤诊断的重要检查手段，应用内镜可直接观察消化道腔内的各类病变，并可取活组织作病理学检查。根据不同部位检查的需要分为胃镜、十二指肠镜、小肠镜、结肠镜、腹腔镜、胆道镜、胰管镜等。其中，以胃镜和结肠镜最为常用，可检出大部分的常见胃肠道肿瘤。胃镜或结肠镜检查时镜下喷洒染色剂，即染色内镜，可判别轻微的病变，提高早期癌的诊断率，如结合放大内镜，早期癌的诊断水平可进一步提高。应用十二指肠镜插至十二指肠降段可进行内镜逆行胰胆管造影术（ERCP），是胆管癌、胰腺癌的重要诊断手段。经内镜导入超声探头，即超声内镜检查，可了解黏膜下病变的深度、性质、大小及周围情况，并可在超声引导下进行穿刺取样活检。双气囊小肠镜改进了小肠镜插入深度，逐渐成为小肠部位肿瘤诊断的重要手段。

4. 影像学检查 ①超声检查：B 超普遍用于腹腔内实体脏器检查，因为无创，且检查费用较低，在我国被用作首选的初筛检查。B 超可显示肝、脾、胆囊、胰腺等，从而发现这些脏器的肿瘤、囊肿、脓肿、结石等病变，并可了解有无腹水及腹水量，对腹腔内实质性肿块的定位、大小、性质等的判断也有一定价值。②电子计算机体层成像（CT）和磁共振成像（MRI）：CT 对腹腔内病变，尤其是肝、胰等实质脏器及胆道系统的肿瘤有重要诊断价值；对于空腔脏器的恶性肿瘤性病变，CT 能发现其壁内病变与腔外病变并明确有无转移病灶，对肿瘤分期的判断也有一定价值；MRI 因所显示的图像反映组织的结构而不仅是密度的差异，因此对占位性病变的定性诊断更显优势。其中磁共振胆胰管成像（MRCP）临床上可代替侵入性的内镜逆行胰胆管造影术（ERCP）用于胰胆管病变的诊断。③放射性核素检查：^{99m}Tc-PMT 肝肿瘤阳性显像可协助原发性肝癌的诊断。正电子发射体层成像（PET）近年用于消化系统肿瘤的诊断、分级和鉴别诊断均有重要价值，可与 CT 和 MRI 互补提高诊断的准确性。

5. 活体组织检查和脱落细胞检查 ①活组织检查：取活组织作组织病理学检查具有确诊价值，消化系统的活组织检查主要是内镜窥视下直接取材。②脱落细胞检查：在内镜直视下冲洗或擦刷胃肠道、胆道和胰管,检查所收集的脱落细胞,有利于发现该处的癌瘤。收集腹水找癌细胞也属此范畴。

6. **剖腹探查**　对高度疑似重症器质性疾病而各项检查又不能肯定诊断者可考虑剖腹探查。

【治疗原则】

消化系统肿瘤包括食管癌、胃癌、肝癌、胰腺癌、肠癌等,治疗大致包括药物治疗(化疗)、放射治疗(放疗)、手术治疗、介入治疗、内镜治疗,生物靶向治疗等方法,根据肿瘤的部位、性质、分期等要素及患者意愿可以选择 1 种或多种联合的治疗方法进行治疗。

(1)食管癌:食管癌是常见的消化道肿瘤,其发病率在全球恶性肿瘤中排第 7 位,死亡率排第 6 位,中国是食管癌高发国家,每年新发病例约占全球的一半,其中男性的发病率和死亡率分别位于第 5 位和第 4 位。组织学类型上,我国食管癌以鳞状细胞癌为主,占 90% 以上,而美国和欧洲以腺癌为主,占 70% 左右。流行病学研究显示:吸烟和重度饮酒是引起食管癌的重要因素。国外研究显示:对于食管鳞癌,吸烟者的发病率增加 3~8 倍,而饮酒者增加 7~50 倍。在我国食管癌高发区,主要致癌危险因素是致癌性亚硝胺及其前体物和某些真菌及其毒素。而对于食管腺癌,主要的危险因素包括胃食管反流和巴雷特食管(Barrett esophagus)。食管癌的治疗主要依据食管癌的分期选择不同的治疗方法,①内镜治疗:适宜位于黏膜层内的早期食管癌,采用内镜黏膜下剥离术(endoscopic submucosal dissection,ESD),内镜下切除早期肿瘤可以保留患者消化道的完整性,手术风险小,患者恢复快,生活质量显著提高,经济负担小。②手术治疗:外科手术治疗是食管癌的主要根治性手段之一,在早期阶段外科手术治疗可以达到根治的目的,在中晚期阶段,通过以手术为主的综合治疗可以使其中一部分患者得到根治,其他患者生命得以延长。③放疗:放疗是食管癌综合治疗的重要组成部分。我国食管癌病理 95% 以上均为鳞状细胞癌,对放射线相对敏感。可手术的食管癌患者,经术前放疗后,5 年生存率可由 33% 提高至 47%。不可手术的食管癌,在应用先进的调强放疗技术和同步放化疗后,5 年生存率从单纯放疗的 5% 提高到现在的15%~20%。④药物治疗:以控制播散为目的的化疗在食管癌的治疗中占有重要的地位。近年来,随着分子靶向治疗、免疫治疗新药的不断发现,药物治疗在食管癌综合治疗中的作用前景广阔。目前,药物治疗在食管癌中主要应用领域包括针对局部晚期患者的新辅助化疗和辅助化疗,以及针对晚期患者的化疗、分子靶向治疗和免疫治疗。

(2)胃癌:胃癌(gastric cancer)是指原发于胃的上皮源性恶性肿瘤。根据 2020 年中国最新数据显示,在我国胃癌发病率和死亡率在各类恶性肿瘤中均位居第三位。全球每年新发胃癌病例约 120 万,中国约占其中的 40%。我国早期胃癌占比很低,仅约 20%,大多数发现时已是进展期,总体 5 年生存率不足 50%。近年来随着胃镜检查的普及,早期胃癌比例逐年增高。

胃癌治疗的总体策略是以外科为主的综合治疗,综合治疗的原则是根据肿瘤病理学类型及临床分期,结合患者一般状况和器官功能状态,采取多学科综合治疗(MDT)模式(包括胃肠外科、消化内科、肿瘤内科、内镜中心、放疗科、介入科、影像科、康复科、营养科、分子生物学家、生物信息学家等),有计划、合理地应用手术、化疗、放疗、生物靶向和免疫等治疗手段,达到根治或最大幅度地控制肿瘤,延长患者生存期,改善生活质量的目的。具体分述如下:①内镜下治疗:与传统外科手术相比,内镜下切除具有创伤小、并发症少、恢复快、费用低等优点,且疗效相当,5年生存率均可超过90%。因此,国际多项指南和本共识均推荐内镜下切除为早期胃癌的首选治疗方式。早期胃癌内镜下切除术主要包括内镜黏膜切除术(endoscopic mucosal resection, EMR)、内镜黏膜下剥离术(endoscopic submucosal dissection, ESD)及内镜黏膜下挖除术(endoscopic submucosal excavation, ESE)。②手术治疗:手术切除是胃癌的主要治疗手段,也是目前治愈胃癌的唯一方法。胃癌手术分为根治性手术与非根治性手术。根治性手术应当完整切除原发病灶,并且彻底清扫区域淋巴结,主要包括标准手术、改良手术和扩大手术;非根治性手术主要包括姑息手术和减瘤手术。③全身化疗:应当严格掌握临床适应证,排除禁忌证,并在肿瘤科医师的指导下施行。化疗应当充分考虑患者的疾病分期、年龄、体力状况、治疗风险、生活质量及患者意愿等,避免治疗过度或治疗不足。及时评估化疗疗效,密切监测及防治不良反应,并酌情调整药物和/或剂量。化疗分为:姑息化疗、辅助化疗、新辅助化疗、转化治疗。④放疗:对于局部晚期胃癌,美国国立综合癌症网络(NCCN)指南或欧洲肿瘤内科学会(ESMO)指南均推荐围手术期放化疗的治疗模式,使局部晚期胃癌的疗效得以提高。⑤分子靶向治疗:曲妥珠单克隆抗体、阿帕替尼等靶向药物治疗。⑥免疫治疗:在晚期胃癌的三线或二线治疗中已有前瞻性研究结果支持免疫检查点抑制剂可改善生存期,如纳武利尤单克隆抗体和帕博利珠单克隆抗体。⑦胃癌的介入治疗:胃癌介入治疗主要包括针对胃癌、胃癌肝转移、胃癌相关的出血以及胃出口梗阻的微创介入治疗。

(3)胰腺癌:胰腺癌是常见的胰腺肿瘤,恶性程度极高,俗称"癌中之王",近年来其发病率在国内外均呈明显的上升趋势。随着影像、内镜、病理等学科的发展,胰腺癌诊断水平亦有所提高;外科手术新理念和新技术(如腹腔镜技术、机器人等)的发展,局部治疗手段(如立体定向放射治疗、纳米刀消融治疗、放射粒子植入等)以及抗肿瘤药物(如吉西他滨、白蛋白紫杉醇、卡培他滨、伊立替康、奥沙利铂、尼妥珠单克隆抗体等)的应用等,为胰腺癌的治疗带来了机遇和进步。胰腺癌常见的治疗方法有:①首选手术治疗。②全身化疗:术后辅助化疗、新辅助化疗、姑息性化疗,常用药物有吉西他滨、氟尿嘧啶等。③分子靶向治疗。④放疗等。

(4)结直肠癌:结直肠癌是中国最常见的恶性肿瘤之一,我国结直肠癌的发病率和死亡率均呈上升趋势,多数患者发现时已属中晚期。随着内镜技术的快速发展,结直肠肿瘤的早发现、早诊断、早治疗已取得很大进步,5年生存率明显提高。需评估患者病情、身体状况、经济实力、患者意愿等,基于会诊决定治疗方案。常见的治疗方案分述如下,①内镜下治疗:结肠癌($cT_1N_0M_0$)建议采用内镜下切除、局部切除或结肠切除术。侵入黏膜下层的浅浸润癌,可考虑行内镜下切除,决定行内镜下切除前,需要超声内镜仔细评估肿瘤大小、预测浸润深度,肿瘤分化程度等。②手术治疗:手术是结直肠癌治疗的主要手段。首选的方式是相应结直肠肠段的切除加区域淋巴结清扫。③全身化疗:包括新辅助化疗,术后辅助化疗。常用药物:卡培他滨、氟尿嘧啶、奥沙利铂、伊立替康。辅助治疗需根据肿瘤原发部位、病理分期、分子指标及术后恢复状况来决定。治疗期间应根据患者体力情况、药物毒性、术后T和N分期及患者意愿,酌情调整药物剂量和/或缩短化疗周期。④放疗(直肠癌):对于已有肝转移无法手术切除的病灶,若全身化疗、动脉灌注化疗或射频消融治疗无效,可以考虑放疗,但不作常规推荐。⑤靶向、免疫治疗(结肠癌):近年来靶向免疫治疗在结直肠癌方面也取得了一定的治疗效果,可个体化应用。

（5）肝癌：原发性肝癌是目前我国常见恶性肿瘤之一，包括肝细胞癌、肝内胆管癌和混合型 3 种不同病理类型。肝癌的治疗方法包括：首选手术切除，其次有肝移植、局部消融治疗、肝动脉插管化疗栓塞术（TACE）、放疗、免疫靶向治疗等多种手段。

【护理问题】

1. 疼痛　与肿瘤侵犯组织、末梢神经、肿瘤压迫等有关。

2. 营养失调：低于机体需要量　与机体处于高消耗、进食减少、吸收障碍等关。

3. 焦虑　与担心肿瘤治疗效果、疾病复发、治疗费用等有关。

4. 潜在并发症：呕心、呕吐、出血、梗阻等。

5. 活动无耐力　与疼痛及患者机体消耗有关。

【护理措施】

1. 一般护理

（1）休息与活动：治疗期间鼓励患者卧床休息，增加休息时间，尽量在床上做一些肌肉收缩运动；康复期的患者每日养成规律休息的习惯，每日完成自己的日常起居，参加一些兴趣活动，活动以不感到劳累为准。

（2）饮食护理：根据患者的病情、治疗等实际情况制订不同时期的饮食计划，对于可进食的患者，饮食宜清淡、易消化，保证米饭、蔬菜、鱼肉蛋白质及水果的供应。根据喜好，调整饮食结构，尽量唤起患者的食欲，原则上是高热量、高蛋白、富含维生素的饮食，不建议高膳食纤维类食物。部分晚期消化道肿瘤患者已行消化道重建，如胃食管结合部的肿瘤行食管残端和空肠吻合术，胃窦癌患者行胃大部切除术 + 残胃空肠吻合术。虽然各种消化道改建手术理论上符合肿瘤治疗的原则，且是目前公认的较好的治疗消化道肿瘤方法。但消化道改建手术易引起患者进食时的各种不适，最常见的不适是恶心、呕吐，各种不适感降低了患者的食欲，使营养状况更差，肠外营养可以在一定程度上改善上述患者的营养状况。还有部分患者就诊时已失去手术时机，如晚期胃窦癌患者，行空肠造口，肠内营养也是改善患者营养状况的方法之一。饮食护理过程中，做好肠内营养的护理。

（3）心理护理：消化系统肿瘤是我国最常见、最多发、死亡人数最多肿瘤之一，治疗过程中患者会出现不同程度的焦虑、紧张、恐惧、抑郁情绪，若得不到及时有效的纠正，影响治疗的效果及预后。心理护理可有效缓解焦虑抑郁情绪，增强主观能动性，提高治疗依从性。①评估患者焦虑、紧张、恐惧、抑郁情绪的原因，采取针对性护理措施，因人而异，进行心理疏导。②心理疏导的前提是建立良好的护患关系，使患者对护士有信赖感，通过谈心，准确判断患者心态及心理承受力，根据心理承受能力将疾病的诊断、治疗、预后及病程中可能出现的情况告知，鼓励患者积极参与治疗方案的决策，激发其战胜疾病的信心。对心理承受力较差，焦虑、抑郁较重的患者，医护人员应协同家属采取必要的保护性措施，以免发生意外。③治疗间隙期，安排好患者的休息与活动，鼓励恢复较好的患者，尽量生活自理，增加参与社会生活和集体活动的兴趣和意识，以淡化"患者角色"，唤起心理的愉快和满足感。④鼓励家人积极参与，多陪伴、多沟通与交流，尽力满足患者的需求，提供适合需要的帮助与支持。⑤人文环境的营造，给患者一个轻松和谐、安全舒适的休息与治疗环境，减少患者的不安与焦躁。

（4）营养护理：消化道肿瘤患者发病后因消化系统功能受到损害，加之化疗对身体机能的影响，很容易导致营养不良，影响身体状态，并对治疗效果造成不良影响；因此需根据患者进食方法、吞咽功能和胃肠道功能的不同，采取相应的措施，以此确保营养的摄入，满足机体需求。具体措施有：①采用 NRS2002（附录 23）和 PG-SGA 评分表（附录 25）对患者进行营养筛查和评价，NRS2002<3 分及 PG-SGA 0~3 分患者给予营养指导，NRS2002≥3 分及 PG-SGA≥4 分患者根据"营养不良五阶梯治疗原则"进行营养干预。②制订营养管理手册，患者入院时即发放营养管理手册，详细解释患者在治疗期间蛋、奶、肉、蔬菜等食物的需求量，同时了解患者平时生活中饮食喜好，有无忌口等。根据患者营养测评结果及患者饮食习惯，制订个性化饮食方案。③鼓励患者全程参与自己的营养管理，每日记录"饮食日记"，记录每日进食时间、烹饪方法（红烧 / 清蒸等）以及是否出现相关的不适症状等。患者出院前，再次与患者讨论修订并确认饮食方案，并嘱家属进行配合及监督。④动态进行营养评估与评价，动态调整营养饮食计划。

（5）疼痛护理：伴随癌症患者的疼痛，即癌性疼痛（简称癌痛），严重影响患者的生活质量。肿瘤患者疼痛控制与治疗疾病同等重要，强调延长生存期的同时着重提升患者的生存质量，因此做好肿瘤患者的疼痛全程管理是非常必要的。具体有以下几点：①癌痛全程管理重要的第一步是准确、迅速地评估。疼痛是患者的主观感受，准确评估疼痛严重程度，需要患者的密切配合，入院宣教时教会患者如何使用疼痛评估量表。②癌痛的评估强调常规、量化、全面、动态。常规评估是通过主动询问癌症患者有无疼痛，进行初步筛查，重点关注需要及时对症止痛的癌症患者；量化评估则是用数字量化的方法评估疼痛程度，量表有数字疼痛评估量表（Numerical Rating Scale，NRS）（附录 37）、面部表情疼痛评估量表（FPS-R）（附录 38）、视觉模拟量表（VAS）（附录 39）、简明疼痛评估量表（BPI）（附录 40）；全面评估则要求对患者疼痛的部位、性质、加重或减轻的因素，伴随的心理、精神及社会的影响因素均应综合考虑（多维评估）；动态评估是指持续评估癌痛患者在整个疾病过程中的疼痛病情变化，并适时调整止痛治疗药物剂量及方案。③癌症的疼痛管理要有延续性，出院以后进行随访，跟踪其疼痛变化、用药情况等，建立一个完整的疼痛管理资料。④癌痛规范治疗的核心是阿片类药物的合理使用，必须遵循世界卫生组织三阶梯治疗指南及 NCCN 成人癌痛临床实践指南的要求。其基本原则包括：口服给药优先；按时给药；按阶梯给药；个体化给药；过程中注意具体细节。⑤癌痛患者的起始治疗以对乙酰氨基酚或非甾体抗炎药为基础，疗效不足时应逐步对镇痛药进行升级，如可待因等弱阿片类药物及以吗啡为代表的强阿片类药物。⑥观察镇痛药不良反应，阿片类药物及辅助镇痛药在控制疼痛的同时，伴有不良反应，如果处理不及时或不当，会严重影响患者的生活质量和依从性。常见的不良反应包括：便秘、恶心、呕吐、瘙痒、过度镇静、谵妄、尿潴留、呼吸抑制、身体耐受性和心理耐受性（成瘾性）等，其中便秘是癌痛患者止痛治疗时最常见的不良反应，需要积极处理。⑦关心患者，激发生活的信心，给患者以精神、心理上的慰藉。对临床癌痛控制效果差、难度大、并发症多的病例组织讨论，共同商议制订治疗策略。

2. 消化系统肿瘤治疗中症状的管理

（1）化疗相关症状管理

1）骨髓抑制：骨髓抑制是化疗常见不良反应。

①评估患者的血常规、骨髓象、生命体征、活动耐力等，从而了解患者骨髓抑制程度。评估患者口腔、肛周、会阴部、放射野及各种置管处皮肤黏膜情况，观察有无出血倾向。②饮食护理：鼓励多饮水，进食高热量、高蛋白、高维生素食物，注意饮食卫生，避免生冷食物。③预防感染：加强口腔护理，注意肛周、外阴部的卫生，注意保暖，预防感冒；保持病室清洁，定时

开窗通风和空气消毒,限制探视人员,做好保护性隔离,防止交叉感染。④病情观察:密切观察有无皮肤瘀斑、出血点、呕血、便血、血尿等现象,观察患者有无颅内出血导致神志变化等。避免抠鼻、剔牙、用力咳嗽、擤鼻涕等动作,预防便秘,有创操作后延长穿刺点压迫时间,注意预防出血。⑤用药护理:必要时也可预防性使用升白细胞及升血小板药物,准确执行医嘱,在输注血小板,使用促血小板生长因子(重组人白介素-11、重组人血小板生成素)、粒细胞集落刺激因子、白细胞悬液及抗生素等药物时,密切观察用药作用与不良反应。建议并督促化疗后复查血常规 1~2 次 / 周,动态观察骨髓象波动。根据具体化疗方案及患者血常规变化的特点,复查时间间隔可酌情增减。

2)恶心呕吐

①风险评估:除化疗药物致呕吐等级不同外,还有多种因素会增加恶心、呕吐发生风险,主要包括化疗相关因素(大剂量化疗药物,多种化疗药物联用,化疗药物静脉滴注速度快,接受多个周期化疗)和患者自身因素(女性、有晕动病或孕吐史、50 岁以下、饮酒史、焦虑症、既往有化疗引起恶心呕吐史)。风险评估除了化疗相关因素外,重点还有病史评估,包括患者是否使用阿片类药物、存在不完全性或完全性肠梗阻、前庭功能障碍、肿瘤脑转移、电解质紊乱、尿毒症、肝功能异常等。②全程与个体化管理:预防为主,止吐治疗应先于抗肿瘤治疗,根据拟行抗肿瘤治疗方案的致吐风险、患者自身的高危因素、既往发生恶心呕吐的严重程度,制订个体化的防治方案。③生活方式管理:良好的生活方式能缓解恶心、呕吐,少食多餐,选择易消化可口食物,控制食量,避免食用辛辣刺激性食物,不吃冰冷或过热食物,饭后慢步等。④注重再评估:在进行下一周期治疗前,重新评估并调整治疗方案。⑤用药护理:高致吐性方案推荐在化疗前采用三药联合方案,首选 5-HT$_3$ 受体拮抗剂、地塞米松和神经激肽 1(NK-1)受体拮抗剂的联用方案。中度致吐性方案推荐采用 5-HT$_3$ 受体拮抗剂联合地塞米松的标准二联方案。低度致吐性方案建议使用单一镇吐药,推荐 5-HT$_3$ 受体拮抗剂、地塞米松、多巴胺受体拮抗剂(如甲氧氯普胺)或氯丙嗪预防呕吐。如出现暴发性呕吐则应考虑加强止吐治疗,如加用 NK-1 受体拮抗剂或奥氮平、换用不同药代动力学 / 药效学特征的 NK-1 受体拮抗剂、添加其他镇吐药、调整 5-HT$_3$ 受体拮抗剂的剂量、强度或频率、加用一种抗焦虑药物、酌情抑酸治疗(质子泵抑制剂)等;关注镇吐药常见不良反应:便秘、头痛、腹胀腹痛、锥体外系症状、心律失常、过度镇静等。

3)厌食:改善癌症患者的食欲和生活质量。①实施多学科管理,推荐以营养师为主导的饮食指导。②应用维生素 C 补充剂、氨基酸或蛋白质补充剂、应用 ω-3 多不饱和脂肪酸、甲地孕酮、米氮平、甲氧氯普胺、奥氮平 / 地塞米松。③应用抗阻运动和 / 或有氧运动、针刺疗法、穴位按压等方法。

4)腹泻:①落实腹泻的症状观察与肛周皮肤护理。②注意避免进食寒凉和膳食纤维丰富的食物,及时服用止泻药。③腹泻 >5 次 /d 或出现血性腹泻应停止化疗,并注意足量补液及纠正水电解质紊乱。

5)口腔黏膜炎:推荐应用冷疗可以降低抗肿瘤药物治疗所致的口腔黏膜炎发生率,同时减轻疼痛程度。其他推荐方法有营养支持、口腔护理、低剂量激光治疗、含服蜂蜜、咀嚼口香糖,使用蒸馏水、苄达明漱口液、吗啡漱口液、利多卡因黏性溶液、过饱和钙磷酸盐漱口液、碳酸氢钠漱口液漱口等。大剂量化疗、自体干细胞移植以及接受放化疗的头颈部肿瘤患者,可以考虑应用帕利夫明静脉注射降低口腔黏膜炎的发生率,并减轻其严重程度。

6）肝、肾功能损害：化疗前了解患者有无肝炎病史。建议每个化疗周期复查 1 次肝肾功能。一旦出现肝功能损害，应全面评估肝功能，并予以保肝药物治疗。肾功能不全者禁用有肾毒性的药物，在使用肾毒性药物，如顺铂时，应注意足量水化及药物配伍禁忌等。

7）神经毒性：应用奥沙利铂等药物前，须告知患者避免接触寒冷物品，并给予营养神经药物。严重神经毒性应停药。

8）过敏反应：使用糖皮质激素、H_2 受体拮抗剂、苯海拉明预处理可降低过敏反应的发生率。使用易引起过敏的化疗药时，应在给药后 2h 内密切观察患者反应，一旦发生过敏，应立即停药，并予以肾上腺素、糖皮质激素、吸氧、升压药等抢救措施，预防发生过敏性休克等严重并发症。

9）皮肤反应：推荐使用 10% 的尿素乳膏、金银花液湿敷、芦荟胶、水胶体敷料、米诺环素、中高强度皮质类固醇等药物，降低表皮生长因子受体拮抗剂（EGFR antagonist）所致手足综合征发生率及化疗导致皮肤反应的严重程度。不考虑应用局部冷疗、防晒剂降低化疗所致皮疹、指甲改变（变色、隆起、脱落）的发生率。

（2）放疗相关症状管理

1）放射性食管炎：主要表现为吞咽疼痛、进食梗阻感加重。如果症状不影响每日进食量可以继续观察，饮食应选择软食、半流质饮食等，多饮水；中重度疼痛影响进食，可给予静脉补液、抗炎、激素等对症处理。形成溃疡不明显者可给予镇痛药或止痛贴剂。

2）放射性直肠炎：①放射性直肠炎是放疗常见的并发症，会导致疼痛、腹泻等症状，做好对患者的解释沟通工作，注意评估心理状态，及时做好心理护理。②给予低膳食纤维、低脂、高热量、高蛋白饮食。首选肠内营养治疗，必要时可加用肠外营养补充，可适当加用谷氨酰胺、益生菌和维生素 B_{12}。③药物治疗可使用柳氮磺砒啶、巴柳氮、抗生素（甲硝唑、环丙沙星）、甲硝唑等，并做好疗效观察。④遵医嘱使用复方灌肠制剂、硫糖铝、类固醇激素、短链脂肪酸灌肠以及氩等离子体凝固术等，高压氧对出血性放射性直肠炎治疗有效。

3）放射性皮炎：①推荐使用美国肿瘤放射治疗协作组（RTOG）放射性皮炎分级（附录 41）对放疗部位皮肤进行常规的评估和记录。②保持放射区域的清洁和干燥，使用清水和 / 或无刺激性的肥皂清洁皮肤，水温为 37~40℃为宜；头部放疗患者，可以选用温和的洗发水进行洗头。③患者穿宽松、柔软的棉质衣物。④放疗部位的皮肤禁止化妆、冰敷或热敷、挠抓、阳光直射等；禁止使用刀片剃须刀、胶带、黏合剂、婴儿爽身粉、玉米淀粉等；可以使用无香味、不含羊毛脂的亲水性面霜，如果皮肤破损应停止使用。⑤患者不得自行处理放疗部位的水疱，放疗期间禁止游泳。⑥低剂量皮质类固醇可缓解瘙痒和刺激，但是过度使用可导致皮肤变薄，可以使用磺胺嘧啶银、银离子敷料进行保护。

（3）靶向、免疫治疗症状管理：大多数靶向免疫治疗相关不良反应可以通过暂停给药、给予皮质类固醇得以控制，且可逆转，导致永久性停药的不良反应较少。免疫治疗常见的不良反应有：皮肤毒性、胃肠毒性（腹泻 / 结肠炎）等为代表的组织器官的毒性反应、输注反应及皮肤毛细血管增生症等，这里重点介绍皮肤毒性、胃肠毒性（腹泻 / 结肠炎）、输注反应。

1）皮肤毒性

①症状观察：观察患者有无皮疹、瘙痒、皮肤干燥、色素沉积或颜色改变及症状有无加重；皮肤有无抓痕、破溃、皮肤感染等；出现皮肤毛细血管增生症的患者注意观察结节数量、大小、位置，出血情况。②用药护理：轻度皮肤毒性可口服抗组胺药物、外用皮质类固醇；中

度皮肤毒性口服皮质类固醇、抗组胺药物、止痒药物;重度皮肤毒性须住院并使用皮质类固醇药;使用糖皮质激素需注意观察用药后不良反应,按医嘱逐步减量。③皮肤护理:保持室内温度18~22℃,相对湿度为50%~60%;建议采取防晒措施;做好皮肤清洁保湿,采用温水洗浴,顺着毛发生长方向涂抹不含乙醇成分的润肤霜等;必要时请皮肤科会诊。

2)胃肠道毒性

①症状观察:观察患者排便次数、颜色、性状(带血或黏液)或排便习惯改变;监测患者有无脱水和电解质紊乱情况;观察有无腹痛、腹泻、腹部痉挛、恶心、呕吐、发热等症状;准确记录腹痛、腹泻等胃肠道毒性反应症状持续时间。病程较长的患者,必要时请消化科会诊。②准确记录24h出入量。③用药护理:轻度毒性反应给予密切观察、补液等支持治疗,排除感染情况后,使用洛哌丁胺减轻腹泻症状,必要时暂停使用药物,使用类固醇激素治疗;中重度毒性均建议暂停药物。④饮食护理:轻中度胃肠道毒性反应,可多饮水,饮食以少渣、易消化为主,避免生冷、高膳食纤维、味道浓烈的刺激性食物,保证食物卫生;中重度胃肠道毒性反应进流质饮食或禁食,静脉补充营养。⑤皮肤护理:排便后协助患者用温水清洗肛周,保持清洁干燥;涂抹无菌凡士林或抗生素软膏以保护肛周皮肤。⑥增加休息时间,强调卧床休息,注意腹部保暖,保持内衣及床单的清洁干燥。

3)输注反应(过敏反应)

①首次进行靶向、免疫治疗患者,评估患者过敏史,包括药物、食物、花粉等,非第一次治疗患者,询问前一次药物使用过程中是否出现过敏、不适等症状。②输注前全面评估患者的血管情况、药物、输注工具及患者的心理状况,做好治疗药物相关内容宣教。③用药护理:严格执行免疫治疗相关流程,首次使用时根据药物说明书,减慢输注滴速,严密观察患者生命体征15~30min。无心慌、胸闷、气促、血压下降等不适,根据患者情况调节输注滴速。输注过程中密切观察不良反应。④输注反应分四级。1级:轻度一过性反应;不必中断输注,或减慢输注速度。2级:较重的反应;中断输注,予以对症处理(如抗组胺药、NSAID)。3级:延迟性发生反应,初始处理后需住院治疗处理后遗症,永久停用,同时请相关专科会诊。4级:威胁生命的后果,永久停用,紧急处理。

3. 影响消化道肿瘤患者生活质量的相关研究

(1)自我效能来自患者对疾病的可控制感,自我效能越高,患者面对疾病突发状况时的焦虑紧张越低,所以寻求社会支持及提高患者自我效能,可有效提高健康状态,维持较高的生命质量水平。

(2)良好的经济水平、幸福的家庭或是美满的婚姻对疾病的预防、治疗、预后都有正反馈作用。经济困难是影响晚期癌症患者尊严状况的独立因素,寻求家庭支持系统与社会关注,获得社会及家人的鼓励与帮助至关重要。

(3)倡导建立肿瘤患者个案护理团队,成员包括病友、照料者、护士、医生,通过建立群聊等方式沟通病友之间的病情及近况,使得患者及时得到有效的帮助(如咨询、资讯、倾听等),增加生活的信心与勇气,提高治疗护理依从性等。

(4)运用积极心理干预(positive psychology intervention,PPI)促进患者积极的状态、减少抑郁症状、改善认知功能和提高疾病相关管理技能,有利于患者生活质量的提高。干预方式有团体、个体和自助干预(如网络干预)等。

(5)问题聚焦模式应用于癌症患者及其家属中,显著提高肿瘤患者的危机应对能力,提高了患者的生存质量,缓解了患者及家属的不良情绪。

总之,随着肿瘤学科的发展,消化系统肿瘤的诊断方法与治疗技术不断更新,对护理学提出了新的要求与期望;一方面加强基础护理,推广优质护理服务,满足生理需要,保持躯体舒适,协助平衡心理,取得患者、家庭和社会的协调和支持。另一方面不断创新,把心理护理、营养护理、快速康复护理、预防护理、自我管理及先进的护理模式融入肿瘤患者管理中,为患者提供优质高效的专业化、整体化、人性化的综合护理,保障患者安全。

【知识拓展】

1. 关于肿瘤的病因的研究 根据现代细胞生物学观点,肿瘤是一类细胞疾病,其基本特征是细胞的异常生长。由于每个肿瘤都起源于单一细胞,所以肿瘤细胞的恶性行为是通过细胞增殖传递给子代细胞的,这表明肿瘤是涉及遗传基因(DNA)改变的疾病。但是不是说肿瘤就是遗传病。肿瘤的发生与形成肿瘤的相关细胞的 DNA 损伤密切相关。对于肿瘤的发病因素的研究很多,目前普遍认同绝大多数肿瘤是环境因素与遗传因素相互作用引起的。其中环境因素分为三大类,即生物(主要是病毒)、物理(主要是辐射)和化学物质。人类主要是通过各种生活方式或职业接触暴露于这些致癌因素。而且,在多数情况下,人类不是简单地暴露于单一的致癌因素,而往往是通过各种生活方式暴露于复杂的致癌物的混合物。

(1)生物致癌物:据估计,15% 的人类肿瘤是病毒引起的。目前病因关系比较明确的有乙型肝炎病毒与原发性肝癌,人乳头瘤病毒与子宫颈癌等。此外,EB 病毒可能与鼻咽癌有关,消化道肿瘤研究中发现丙型肝炎病毒可能也与肝癌有关。根据致癌病毒的性质和结构,一般将其分为 RNA 肿瘤病毒和 DNA 肿瘤病毒。肿瘤病毒除具有病毒的一般生物学特征外,可通过整合其 DNA 或 RNA 到宿主细胞 DNA 上发挥作用,致使细胞恶性转化。除病毒外,还有一些微生物感染有致癌作用。幽门螺杆菌是导致慢性胃炎和十二指肠溃疡的主要原因,而慢性萎缩性胃炎是胃癌的癌前病变,这提示此种细菌感染可能与胃癌的发生有密切关系。

(2)物理致癌物:主要有电磁辐射、紫外线辐射和一些矿物纤维如石棉。这些物质天然而普遍地存在于环境中,原本对人类是无害的,人类已适应了它们的存在。它们之所以成为肿瘤的危险因素,是由人们的生活和生产活动所造成的。例如电磁辐射,地球上的生物普遍暴露于而且适应于宇宙射线和地球本身放射性的辐射,但核工业和核医学等人为地使用核素却大大增加了辐射强度。石棉之所以成为致癌物,更是与它被开采和商业化使用密不可分。

(3)化学致癌物:18 世纪时人们就提出化学物质与癌症有关,长期职业接触煤烟、煤焦油、沥青、页岩和石油的工人,皮肤癌、肺癌和某些肿瘤的发病率显著增加。到 20 世纪初,人们认识到上述有机物中主要的致癌成分是多环芳烃类化合物,另一类化合物即芳香胺类,作为合成染料的中间体和橡胶及润滑油的抗氧化剂使用时具有致癌性。人体本身的某些生理和病理过程如炎症、氧化应激反应、营养和激素失衡以及反复的组织损伤等,也可产生致癌的化学物质如氧自由基等。化学致癌物种类繁多,其性质和作用机制多种多样,但大多数化学致癌物都具有一个共同的性质,即可形成亲电子性的衍生物。在细胞内,亲电子的致癌物极易与亲核的 DNA 反应,导致基因突变进而诱发细胞癌变。化学性致癌还有一个重要途径是对环境的污染,如水源、空气、食物等污染,长期生活污染的环境中可能会导致肿瘤的发生。

(4)遗传因素决定个体的易感性。至少有三种机制导致某些个体对肿瘤易感。①通过遗传获得突变基因。这种突变基因是细胞癌变通路的关键基因。②通过遗传获得的突变基因使携带者对环境因素作用的敏感性增高,导致和加速癌变事件的发生和累积。③通过遗传获得突变基因而有利于癌变细胞的克隆选择和生长。而非遗传易感组织的癌变则需要长时间和更多的突变累积。癌基因和抑癌基因是癌变通路的关卡,这两类数量过百的基因在调控细胞生长和分化中起中心作用。故遗传的癌基因或抑癌基因突变使之获得功能(癌基因)或丧失功能(抑癌基因)是肿瘤易感性的决定因素。

2. 目前肿瘤的治疗方法 ①物理性、化学性或生物性方法。例如手术、放疗、激光治疗、热疗或冷冻切除或杀灭肿瘤。②内科治疗,主要是各类抗肿瘤药物。③生物治疗。④封闭肿瘤表面受体(主要是生长受体)的单克隆抗体。⑤阻断肿瘤新生血管。⑥改变肿瘤调控基因。应用抗肿瘤药物、无水乙醇或某些病毒局部涂抹或注射杀灭肿瘤,是目前最重要的治疗方法,应当首先选择。

3. 消化道肿瘤是最常见的恶性肿瘤之一,晚期癌症患者的临终关怀尚处在探索和起步阶段,还没有制订出完全符合我国国情的临终关怀标准。广大老百姓尤其是贫困地区的百姓对此项措施未能高度重视。但随着公共卫生服务、家庭医生签约服务、大病医保等措施如火如荼地开展,癌症三级预防的理念必将深入人心,晚期癌症患者的临终关怀必将引起更多的重视。各个医疗机构、医养结合机构均应重视晚期癌症患者的临终关怀,重视医护人员相关知识的教育,尽可能争取全社会的重视。临终关怀也是建设健康中国的重要一环,目前我国已经进入老龄化社会,恶性肿瘤的发病率逐年升高。临终关怀对于大多数医疗机构来说,既是机遇,又是挑战。

(丁霞芬 陶 花)

第七节 消化系统疾病日间
病房管理流程与应用

学习目标

完成本节内容学习后,学员将能:
1. 复述门诊、住院患者收治流程。
2. 描述消化内科日间治疗室输液反应处理流程。
3. 列举消化日间治疗室需要的相关部门。
4. 应用消化内科日间治疗室管理制度。

一、目的

传统的住院治疗,床位等待时间长,就医流程复杂,患者按时治疗的需求难以满足,为缩减复杂的就医流程,减少患者排队挂号、缴费等耗费的时间,避免患者因为候床难而没有得到及时治疗的问题,开设日间病房,有益于提高床位使用率,减轻患者经济负担,优化医疗资源,提升护理服务质量。

二、模式

(一)病房设置与人员配置

配备固定的床位,附属于消化内科,实行科主任、护士长责任制的管理模式,成立日间病房治疗小组,医疗实行三级医师负责制,由主任(副主任)医师、主治医师和住院医生负责收治日间病房患者。护理实行护士长带领下的全程护理管理模式,护士由消化内科护士长安排,根据收治惯性弹性排班,一般安排1人当值,负责日间病房收治患者的治疗、护理。

(二)收治对象

符合24h出入院,或者无须住院治疗的消化内科患者,主要包括:

(1)使用生物制剂治疗的炎症性肠病患者。

(2)使用长效生长抑素治疗的神经内分泌肿瘤患者。

(3)其他:符合在日间病房治疗的患者。

(三)诊疗时间

工作日8:00—17:30,其他时间弹性调整。

(四)收治流程

1. 门诊患者的收治流程

(1)每日收治的患者由消化内科护士长或者专人负责安排和确定(周一至周五)。

(2)患者通过医院APP或门诊挂号"消化内科日间治疗"(信息科负责新增挂号栏目,医保科、收费管理科负责相关政策、收费)。

(3)患者挂号后,消化内科值班医生开注射生物制剂/生长抑素医嘱(科室负责标准医嘱的编制)和处方。

(4)患者通过医院APP缴费或者拿取处方至收费处缴费后,凭处方至大药房取生物制剂/生长抑素。

(5)当值护士接收药物和核对患者信息,打印相关检验条码,按规范配置和输注药物,采集血标本并送检;输注过程中巡查患者,书写门诊病历,测量并记录用药前、中、后患者的生命体征,输注过程中如患者出现不良反应按照医疗常规处理。

(6)输注结束后观察1h,如无不良反应,患者离院。

2. 入院患者的收治流程

(1)主管医生签入院卡,患者持入院卡至住院收费处办理入院手续或者使用自助机办理入院手续并交纳押金。

(2)患者持入院通知书至护士站测量生命体征、身高及血压等,填写相关入院资料。

(3)医生开立医嘱,包括各种检查单、用药、检验等。

(4)护士处理医嘱,打印各种检查及检验单,收护理费、耗材费和注射费等各种费用。

(5)护士通知药房发药,取药后按规范配制和输注药物,采集血标本并送检,输注过程中巡查患者,书写护理文书,测量并记录用药前中后患者生命体征,记录用药的时间、剂量等,输注过程中如患者出现不良反按照医疗常规处理。

(6)输注结束观察1h,如无不良反应,医生开立医嘱,书写并打印24h出入院记录交予患者,预约下一次住院时间,患者办理出院手续。

三、设置消化日间治疗室需要的相关部门的支持

需要医务、财务、信息等部门联合部署相关工作。

1. 信息部(科)

(1)设置"消化科日间治疗"门诊挂号模块,模块的功能与目前门诊消化专科模块一致。

(2)供治疗室相关设备,一套电脑/打印机/输液条码机/验单条码机/网线,专用。

2. 医务部(科)
消化内科平均住院日/出院人数等指标要作相应的调整。

3. 财务部(科)

(1)日间治疗室相关收入(挂号/治疗费/检查费等)归消化内科。

(2)出院人数等考核指标调整。

四、消化内科日间治疗室管理制度

(一)日间治疗室感染管理制度

1. 人员
日间治疗室设置感染管理负责人:消化内科病区负责人为日间治疗室感染管理第一责任人。

2. 职责

(1)负责日间治疗室感染管理的各项工作,职责明确,并落实。

(2)根据日间治疗室主要医院感染特点,如医院感染的主要部位、主要病原体、主要侵袭性操作等,制订相应的医院感染预防与控制措施及流程,并组织落实。

(3)接受医院对日间治疗室医院感染管理工作的监督、检查与指导,落实医院感染管理相关改进措施,评价改进效果,做好相应记录。

3. 工作人员

(1)应积极参加医院感染管理相关知识和技能的培训。

(2)应遵守标准预防的原则,落实标准预防的具体措施。

(3)进入日间治疗室须穿工作服,佩戴口罩,在从事无菌技术诊疗操作如注射、治疗、换药等时,应遵守无菌技术操作流程,落实手卫生。根据患者的情况,必要时升级防护标准。

(4)保洁员、配膳员等应掌握与本职工作相关的清洁、消毒等知识和技能。

4. 布局与设施

(1)日间治疗室等诊疗区域内应分区明确、洁污分开,配备手卫生设施,设立独立的卫生间,室内禁止吸烟。

(2)日间治疗室应保持清洁干燥,进行通风 1~2 次/d,每次 30min 以上,保持室内空气新鲜流通。

5. 清洁与消毒

(1)医疗废物和生活垃圾分类处理,每日清理,保持日间治疗室内环境整洁、干燥,卫生无死角。

(2)床单元和座椅应定期清洁与消毒,遇污染时及时清洁与消毒;床单、被套等直接接

触患者的床上用品应一人一更换,患者出院时应进行终末消毒。

（3）物体表面（包括输液泵,脉氧仪设备等的表面）应每日湿式清洁,保持清洁、干燥。遇污染时及时清洁与消毒。

（4）擦拭物体表面的布巾,不同患者之间和污洁区域之间应更换,用后集中清洗、消毒、干燥保存。

（5）治疗车物品应摆放有序,上层放置清洁与无菌物品,物品需在有效期内,下层放置使用后物品；治疗车应配备速干手消毒剂,每日进行清洁与消毒,遇污染随时进行清洁与消毒。

（二）日间治疗室的物品管理制度

1. 日间治疗室物品安排专人管理,每日清点物品数,检查物品的性能和有效期,保证日常工作的使用。

2. 输液泵、脉氧仪、血压计、体温计、急救盒等定位放置,保持清洁及性能良好。

3. 护士长或指定专人全面负责日间治疗室物品、器械等的领取,并建立账目,分类保管,定期检查,做到账物相符。

4. 定期清理日间治疗室的输液巡视卡,并集中统一管理。

（三）日间治疗室的护理安全管理制度

1. **需具备专门的抢救设备** 如相关的器械、急救床、抢救盒等,定位放置,定期检查,保持性能良好并在有效期内。

2. **身份标识规定** 医院对就诊患者实行唯一标识管理。门诊就诊患者及门诊病历以"门诊号"为唯一标识,住院患者及住院病历以"住院号"为唯一标识。

3. **门诊就诊患者身份识别** 在诊疗活动中,必须严格执行查对制度,应同时使用两种以上的身份识别方法,如门诊患者的姓名、门诊号等,必要时增加核对医保卡、诊疗卡、身份证、年龄、性别。将患者的个人信息条码打印粘贴在患者衣服左上角,在诊疗过程中严格执行双人核对制度。

4. **住院患者身份识别**

（1）建立使用"腕带"等作为识别标识的制度,作为实施操作、标本采集、给药、输血和血制品等治疗护理活动时辨别患者的有效手段。

（2）至少同时使用两种身份识别标识,如姓名、住院号,必要时增加核对患者年龄、床号、性别等。禁止仅以房间或床号作为唯一的识别依据。

（3）使用 PDA 等电子设备辨别患者身份时,执行者需执行"三查九对"；无 PDA 等电子设备辅助辨别患者身份时,严格执行床边两人核对。

5. **安全用药制度**

（1）用药人员资质管理:执行各项药物性治疗时,需由具备护士执业证的护士执行,无执业资质者应在有本院执业资质的导师或上级护士指导下进行,所有药物性治疗须经 PDA 核对或两名护士床旁核对后再执行。

（2）用药注意事项:①用药时严格按医嘱执行,注意药物的配伍禁忌及药物是否过期变质。②用药前应告知患者所用药物的作用和副作用,并讲明必要的注意事项。③用药时注意观察药物的疗效和副作用,并做好必要的记录。

6. **患者用药与治疗反应的观察与处置**

（1）当班护士用药或治疗前做好患者的评估,了解药物特性,治疗目的与要求。

（2）护士正确执行用药,治疗的医嘱,同时告知患者用药、治疗的注意事项。

（3）做好用药及治疗的作用和不良反应的观察,及时发现患者的病情变化。

（4）制订消化内科日间治疗室输液反应处理流程（图 2-2-1）,如患者出现输液反应或其他不良反应（胸闷、发热、皮疹、恶心等）,应及时报医生,按流程做好处置。

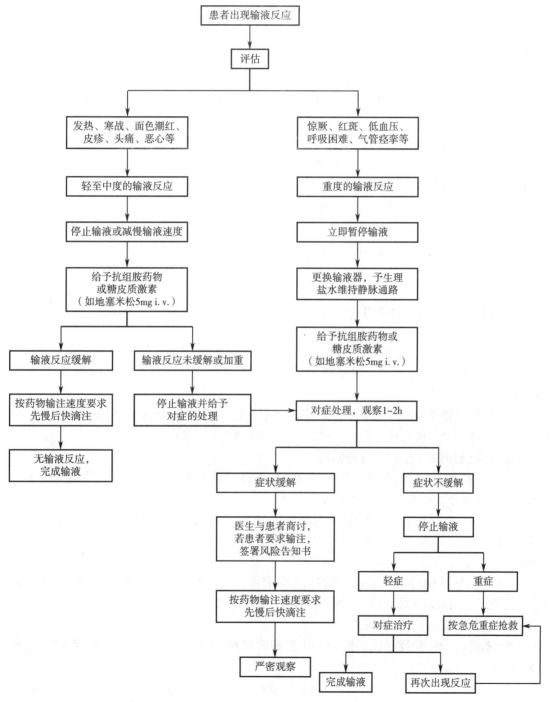

图 2-2-1　消化内科日间治疗室输液反应处理流程

（5）根据药物或治疗反应性质,填写不良反应报告,逐级上报。凡药物不良反应,向药学部报告,其他不良反应,向护理部报告。

（黄美娟）

第八节　消化疾病用药及特殊检查的监测与护理

消化系统常用药物的监测与护理

学习目标

完成本节内容学习后,学员将能:
1. 复述消化系统常用药物的剂型、分类、特点、用法及用量等。
2. 描述消化系统常用药物的不良反应、监测要点。
3. 列举消化系统常用药物的配制方法、注意事项,能在患者用药前后给予宣教与护理。

一、消化系统常用药物的护理及注意事项

（一）选择药物剂型的原则

1. 根据防治疾病的需要选择剂型　急症用药、慢性病用药、皮肤病用药、局部黏膜用药。

2. 根据药物有效成分的性质选择剂型　口服液、注射剂、片剂、颗粒剂等。

3. 根据五个方便选择剂型　储藏方便、携带方便、服用方便、疗效好、副作用少。

4. 药物制剂的剂型对药效的影响

（1）不同给药途径,起效时间快慢不同:静脉给药 > 吸入给药 > 肌内注射 > 皮下注射 > 直肠或舌下给药 > 口服给药 > 皮肤给药。

（2）相同给药途径,剂型不同,起效时间快慢不同:如美沙拉秦栓剂与美沙拉秦灌肠液(均为直肠给药)、美沙拉秦肠溶片与美沙拉秦颗粒(均为口服给药)起效时快慢不同。

（3）同种药物剂型不同,药物代谢动力学有差异:如硝苯地平片(素片)、硝苯地平控释片(拜新同)、硝苯地平缓释片(圣通平)药代动力学有差异。

（二）常见口服药物剂型的特点

1. 素片　指将药物与辅料混合而压制成的片剂,一般应以水吞服,因其带有苦、酸味等,小孩难以接受。

2. 包衣片　指在片心(压制片)外包衣膜的片剂,药物较稳定,掩盖药物的不良气味、改善片剂的外观。

（1）糖衣片剂：主要用糖为包衣材料包制而成的片剂。

（2）薄膜衣片：外包高分子材料的薄膜的片剂。

（3）肠溶衣片剂：外包在胃液中不溶解，但在肠液中可溶的衣层的片剂，目的是防止药物被胃液破坏及药物对胃产生刺激等。

3. 咀嚼片 指在口中嚼碎后咽下的片剂，此类片剂较适于幼儿，幼儿用片中常加入糖类及适宜香料以改善口感。此类片剂还适于可压性好、压成片剂后崩解困难的药物，如铝酸铋等片剂。

4. 泡腾片 指含有泡腾崩解剂的片剂，泡腾片遇水可产生气体（一般为二氧化碳），使片剂快速崩解，多用于可溶性药物的片剂，例如维生素 C 泡腾片等。

5. 分散片 是指将主药以及敷料、崩解剂压合在一起的片剂，可直接用水送服，也可以置于温水中迅速崩解，形成混悬液，具有服用方便、分解吸收快等特点，此种片剂适于婴幼儿、老年人、食管疾病者、心脑血管疾病者等。

6. 缓释片 在作用上比普通片释放持久，不同于普通片剂一进入体内则完全释放，因此不会对胃肠道产生较大刺激，主要起保护作用，该剂型用于刺激较大的药物。

7. 控释片 通过控释衣膜，定时、定量、匀速地向外释放药物的一种剂型，使血药浓度恒定，无"峰谷"现象，从而更好地发挥疗效，多见于心血管制剂，缓释制剂与控释制剂药片严禁嚼碎或击碎分次使用，每日只需给药 1 次，就能维持疗效 24h，如硝苯地平控释片（拜新同）等。

（三）正确阅读药物说明书

1. 药物批准文号的意思

（1）药品批准文号的格式：国药准字 +1 个字母 +8 个数字。

（2）国药准字：代表是经国家批准正式生产的药品，否则属于保健品、食品或非法药品。

（3）字母：H- 化学药品；S- 生物药品；Z- 中药；B- 保健药品；J- 进口分包装药品；F- 药用辅料；T- 化学诊断试剂。

2. 禁用和慎用的区别

（1）禁用即不得使用，否则后果严重。例如，布洛芬不能用于活动性消化溃疡患者，否则会使溃疡加重，发生胃出血。

（2）慎用即有条件使用。例如氨基糖苷类抗生素有明确的耳、肾毒性，小儿患者应避免使用。当临床有明确应用指征，且又无其他毒性低的抗菌药物可供选择时，方可选用该类药物。

3. 剂量与极量的区别

（1）剂量指有效治疗某种疾病时，所需要的药物用量。例如阿司匹林用于预防冠状动脉粥样硬化性心脏病，最低有效量为 75mg/d；预防缺血性脑卒中的最低有效剂量为 50mg/d。

（2）极量指某一种药物可用的最大量，超过极量时，易发生副作用、不良反应等。例如美托洛尔，剂量不得超过 400mg/d，否则可能引起心动过缓。

（3）极量与累积用药量和用药间隔存在相关性。例如对乙酰氨基酚，最大剂量不超过 2 000mg/d，否则可引起致命的肝衰竭；同时最短用药间隔为 6h。

（四）口服药服用时间

1. 空腹、餐前、餐后吃的区别

（1）空腹：指禁食 8h 后服用，是为了避免食物的影响。只有极个别药品需要空腹服用。

（2）饭前：用餐前 0.5~1h 服用，主要尽量减少食物对药物吸收的影响。治疗消化道溃疡的药物多在餐前服用。

（3）饭后：用餐后 0.5h 内服用药物，一是为了增加药物吸收，二是为了减轻胃肠道反应，凡说明书未明确要求饭前服用的药品，都可以饭后服用。

2. 消化科常用口服药物列表见表 2-2-2。

表 2-2-2　消化科常用口服药物列表

类别		药品示例	服药时间	说明
抑酸药	H₂受体拮抗剂	法莫替丁、雷尼替丁	餐后或睡前服用	对胃黏膜多无明显刺激；夜间胃酸分泌多，因此夜间服用能发挥最大效果
	PPI	奥美拉唑、兰索拉唑、雷贝拉唑、埃索美拉唑	奥美拉唑餐前服用，其他餐前、餐后均可	奥美拉唑吸收易受食物干扰，宜空腹服用，其他药物不受影响
抗酸药		氢氧化铝	餐后 1~1.5h	胃内食物接近排空的时候服用最佳
		磷酸铝（服用时间与适应证有关）	餐后、睡前	治疗食管炎、食管裂孔、胃食管反流等时
			餐前 0.5h	治疗胃炎、胃溃疡时
			餐后 3h 及疼痛时	治疗十二指肠溃疡时
抗 Hp 药		阿莫西林	服用时间不受限制	不受食物影响
		克拉霉素	餐前服用	易受食物影响
		甲硝唑、替硝唑	餐后服用	对胃黏膜有刺激
		胶体果胶铋	餐前 1h 及睡前	与胃黏膜直接接触才能起到杀菌功效
促胃肠动力药		多潘立酮、莫沙必利、甲氧氯普胺	餐前 0.5h 服用	利于发挥药效
胃黏膜保护药		硫糖铝、枸橼酸铋钾	餐前 1h 及睡前	
助消化药		多酶片、复方消化酶、胰酶	餐中服用	与食物混合发挥酶的助消化作用；避免被胃液中的酸破坏
		复方阿嗪米特	餐后服用	
用于肠功能紊乱有关疼痛的药		匹维溴铵片、马来酸曲美布汀片、奥替溴铵片	餐中服用	

类别	药品示例	服药时间	说明
利胆药	熊去氧胆酸	餐中服用	减少胆汁胆固醇的分泌,有利于结石中胆固醇的溶解
	丁二磺酸腺苷蛋氨酸	两餐之间	
护肝药	复方甘草酸苷片、还原型谷胱甘肽片、阿德福韦酯片、联苯双酯	餐中服用	
止泻药	蒙脱石散	餐前1h服用	
缓泻药	酚酞、液状石蜡	睡前	

（五）正确服用口服药的方法

1. 正确用水送服药物的方法

（1）勿用茶水、可乐、果汁等饮料送服,以防与药物发生相互作用。一般用温开水送服,只有含片不需要用水送服。

（2）酶类（胰酶、胃蛋白酶）、活疫苗类（小儿麻痹症糖丸）、活菌类（双歧杆菌）、维生素C、青霉素类颗粒剂、头孢类抗生素颗粒剂等,水温不宜超过40℃,以防止药物变性。

（3）服用喹诺酮类（氧氟沙星）、磺胺类（复方磺胺甲噁唑）、抗病毒药（更昔洛韦）、降尿酸类（苯溴马隆）等应多喝水（≥1 500ml/d）,主要是减轻药物对肾脏的损害。

（4）不能嚼服,需吞服的药物:各类肠溶片、缓释剂等。

2. 服药的注意事项

（1）服药期间主要是避免食物与药物发生不良相互作用。

（2）忌西柚:西柚（汁）抑制地平类抗高血压药和他汀类降脂药的体内代谢,可引起致命的低血压、转氨酶升高和横纹肌溶解。

（3）忌饮酒:服头孢类抗生素、硝基咪唑类抗生素时饮酒可引起中毒;服降血糖药后饮酒可导致低血糖昏迷;服用镇静催眠药后饮酒可致呼吸抑制;服布洛芬、阿司匹林、双氯芬酸等非甾体抗炎药时饮酒可引起胃肠出血。

3. 服用的正确方法

（1）除有特殊医嘱外,无论口服何种药物及剂型,宜采取坐位或站位,服药后至少保持上身直立30min,以免药物黏附在上消化道,对食管黏膜造成损伤。

（2）特别提醒:四环素类（米诺环素、多西环素）滞留于食管会引起食管溃疡,勿卧位服用,且服药后多喝水。

4. 服用胶囊不卡喉咙的方法

（1）服药前,先喝50ml温开水润湿口腔。

（2）将胶囊放在舌头中部,喝一口水,然后将头前倾,下巴弯向胸口,最后在此姿势下将水和胶囊一起吞服。

（3）吞服胶囊后,再喝200ml水送服,以降低药物黏附在食管壁上的风险。

（六）鼻饲给药的注意事项

1. 适宜鼻饲给药的药物剂型

（1）首选：液体制剂，如溶液剂、糖浆剂、混悬剂等。

（2）次选：速释片剂（如分散片、速溶片）、速释胶囊、颗粒剂。

（3）如需将固体药物研磨通过鼻饲使用，应注意在相对密闭的环境中进行操作，以免造成药物污染，同时也应保证研磨后给药剂量不出现偏差。

2. 不适宜鼻饲给药物剂型

（1）缓控释剂型：如果将缓控释药物进行鼻饲给药，需要进行研磨，而研磨后药物缓控释的结构会被破坏，药物迅速释放，导致体内瞬时药物浓度过高，增加药物的不良反应。

（2）肠溶剂型：肠溶剂型药物进行鼻饲给药同样需要进行研磨，但肠溶剂型药物研磨后其表面肠溶材料破坏，药物在胃内提前释放，会影响其疗效及增加不良反应的风险。

（3）双层包衣片：如多酶片，该药为肠溶衣与糖衣的双层包衣片，内层为胰酶，外层为胃蛋白酶。鼻饲给药多酶片在酸性环境中易被破坏，且研磨会使酶变性失效。

（4）注射剂型：注射剂是根据特定的生理部位设计的，不宜鼻饲，且注射剂经消化道给药可能会被消化液破坏，不能保证生物利用度，其渗透压、pH值不适宜可能会引起胃肠道不适。但需要注意的是，去甲肾上腺素针剂用于上消化道止血、万古霉素注射粉剂口服用于治疗假膜性小肠炎等这类在药物说明书中有明确指示的注射剂型除外。

（5）软胶囊：常用的软胶囊有维生素E胶丸、鱼肝油胶丸、丁苯酞软胶囊、环孢素胶囊等，如果将软胶囊进行鼻饲给药，需将药物内容物挤出，否则药物附壁严重会导致药物剂量损失而影响给药剂量的准确性。

（6）环孢素胶囊：宜改用环孢素口服液鼻饲给药，无条件替换的情况下须监测患者环孢素的血药浓度。

（7）含片和舌下片：常用的药物有硝酸甘油片、草珊瑚含片等。该类药物经口腔黏膜吸收，且剂量相对较小，鼻饲给药导致药物疗效下降。

（七）直肠给药的方法及注意事项

1. 直肠给药定义及分类

（1）定义：是指通过肛门将药物送入肠管，通过直肠黏膜的迅速吸收进入全身循环，发挥药效以治疗全身或局部疾病的给药方法。

（2）给药方法：分为栓剂塞入法和保留灌肠法（直肠滴入、直肠注入）。

2. 直肠给药剂型的分类 分为栓剂、保留灌肠液、凝胶剂和灌肠泡沫剂。

3. 直肠给药剂型的方法

（1）栓剂塞入法：去除包装后，润滑药物，从肛门塞入。

（2）直肠滴入法：将药物加入输液瓶后插上输液器，输液器末端接上导管（导管可选用材质柔软的导尿管、肛管、吸痰管等），在导管前端涂上石蜡油或其他润滑剂，插入肛门，松开输液器开关，药液缓慢地进入直肠内。

（3）直肠注入法：采用一次性注射器拔去针头，接上一次性导管（导管可选用材质柔软的导尿管、肛管、吸痰管等），通过直肠注入给药。

4. 注意事项

（1）直肠给药前，须嘱患者先排便。

（2）腹泻较严重的患者,暂时不适宜直肠给药。

（3）在操作时,药液流而不畅时,可将导尿管向外拖动、向里轻轻插入或调节方向或角度,直至药液通畅注入。

（4）插入深度:0~1岁,5cm;1~6岁,5~10cm;7~14岁,12~15cm。

（5）控制药液温度在35~40℃,温度过高或过低,使药物性质改变或刺激患者出现便意。

（6）直肠给药后,保留时间达到20min后,药物的有效成分已吸收2/3。一般情况下,保留时长达到20min而排出药物者,可以不用重复给药。

二、消化系统常用药物的使用方法及监测

（一）抗酸及治疗溃疡的药物

1. 碳酸氢钠（sodium bicarbonate）

（1）制剂规格:片剂,0.5g。

（2）适应证:为吸收性抗酸药,用于胃酸过多、消化不良。

（3）使用方法:口服,0.25~1g/次,3次/d,餐前服用。

（4）注意事项:禁止与其他药物在1~2h内同时服用;限钠摄入患者慎用,如充血性心力衰竭、水肿和肾衰竭的酸中毒患者;用药2周以上无效或复发者禁用。

（5）监测要点:如长期使用监测血钠;监测血二氧化碳,避免引起碱血症。

2. 复方氢氧化铝（compound aluminum hydroxide）

（1）制剂规格:片剂,0.35g/片,100片/瓶。

（2）适应证:为非吸收性抗酸药,具有抗酸、局部止血、保护溃疡面等作用,用于胃酸过多、胃及十二指肠溃疡等。

（3）使用方法:口服,0.7~1.4g/次,3次/d,餐前半小时或胃痛发作时嚼碎后服用。

（4）注意事项:长期便秘、低磷血症患者慎用;不宜长期大量使用。

（5）监测要点:如长期服用,监测血磷水平;评估大便情况。

3. 雷尼替丁（ranitidine）

（1）制剂规格:片剂,0.15g。

（2）适应证:为H_2受体拮抗剂,用于治疗胃及十二指肠溃疡、反流性食管炎等。

（3）使用方法:口服,0.15g/次,2次/d;或0.3g/次,清晨或睡前服用。

（4）注意事项:8岁以下儿童禁用;老年患者、肝肾功能不全者给予特殊的监护;与苯妥英钠同服,可使后者血药浓度升高;出现精神症状或明显的窦性心动过缓时应停止使用。

（5）监测要点:监测心率、肝肾功能、精神状态。

4. 艾司奥美拉唑（esomeprazole）

（1）制剂规格:片剂,20mg/40mg;注射粉剂,40mg/瓶。

（2）适应证:为质子泵抑制剂,用于治疗反流性食管炎、胃及十二指肠溃疡出血,根治Hp感染。

（3）使用方法:口服,20~40mg/次,1次/d,餐前;静脉给药,20~40mg/次,1次/d或每隔12h 1次,仅限溶于0.9%氯化钠溶液,静脉滴注时间30min以内,静脉注射时间3min以上。

（4）注意事项：口服，整片吞服，勿嚼碎或压碎；吞咽困难者，整片溶解后服用；严重肝脏疾病患者及严重肾功能不全患者慎用。

（5）监测要点：监测肝肾功能；观察有无腹痛、便秘、腹胀、腹泻、恶心 / 呕吐、视物模糊、头痛头晕、外周水肿、口干等不良反应。

5. 枸橼酸铋钾（bismuth potassium citrate）

（1）制剂规格：片剂，0.3g。

（2）适应证：用于胃和十二指肠溃疡、复合溃疡、多发溃疡、吻合口溃疡、糜烂性胃炎、慢性浅表性胃炎等。

（3）使用方法：口服，0.3g/ 次，4 次 /d，餐前 30min 或睡前服用，4~8 周为 1 疗程。

（4）注意事项：肾功能不全、妊娠妇女禁用；连续用药不超过 2 个月，若需继续用药，在开始下一疗程前 2 个月内禁服任何含铋制剂；治疗期间不饮乙醇或含碳酸的饮料，少饮咖啡、茶等。

（5）监测要点：监测肾功能。

6. 复方谷氨酰胺（compound glutamine）

（1）制剂规格：胶囊，12 粒 / 盒，12 粒 ×2 板 / 盒。

（2）适应证：为肠黏膜细胞保护药和肠道功能增强药，用于各种原因导致急、慢性肠道疾病，如肠易激综合征、非感染性腹泻以及创伤或术后肠道功能恢复。

（3）使用方法：口服，肠道功能紊乱及非感染性腹泻：2~3 粒 / 次，3 次 /d；创伤或术后肠道功能恢复：4 粒 / 次，3 次 /d，餐前服用。

（4）注意事项：过敏者禁用。

（5）监测要点：观察患者大便的次数、性质、颜色、量等。

（二）助消化药物

1. 胰酶（pancreatin）

（1）制剂规格：胶囊，0.15g。

（2）适应证：多种胰酶的混合物，用于消化不良、食欲减退、胰腺疾病引起的消化障碍等。

（3）使用方法：口服，成人，0.3~0.6g/ 次，3 次 /d；5 岁以上儿童，0.3g/ 次，3 次 /d，餐前或进餐时服用，勿压碎、咀嚼或含化胶囊。

（4）注意事项：急性胰腺炎早期患者禁用；对胰酶制剂过敏者禁用。

（5）监测要点：药粉残留于口腔会导致严重的口腔溃疡。

2. 复方阿嗪米特（compound azintamide）

（1）制剂规格：10 片 / 板，1 板 / 盒、2 板 / 盒、3 板 / 盒、4 板 / 盒。

（2）适应证：用于因胆汁分泌不足或消化酶缺乏引起的症状。

（3）使用方法：口服，1~2 片 / 次，3 次 /d，餐后服用。

（4）注意事项：严重肝功能障碍、因胆石症引起胆绞痛、胆管阻塞、急性肝炎患者禁用。

（5）监测要点：监测肝功能；观察有无腹部绞痛等。

（三）胃肠解痉及促胃肠动力药

1. 多潘立酮（domperidone）

（1）制剂规格：片剂，10mg/ 片，30 片 / 板 / 盒、2×21 片 / 板 / 盒。

（2）适应证：为外周多巴胺受体阻断药,即有促进胃肠运动的作用,用于消化不良、恶心呕吐、急慢性胃炎等。

（3）使用方法：口服,成人,10mg/次,2~3次/d;儿童,0.3mg/（kg·次）,3次/d,餐前15~20min服用。

（4）注意事项：对本品过敏、嗜铬细胞瘤、乳腺癌、机械性肠梗阻、胃肠出血患者禁用;维生素 B_6 可减轻泌乳的不良反应。

（5）监测要点：观察腹部症状及乳房是否有泌乳不良反应。

2. 消旋山莨菪碱（anisodamine）

（1）制剂规格：片剂,5mg/10mg;注射剂,5mg/10mg/20mg。

（2）适应证：感染脓毒症休克,眩晕、各种神经痛、脑血栓等早期瘫痪;耳聋、平滑肌痉挛所致的绞痛等。

（3）使用方法：口服,5~10mg/次,3次/d;肌内注射,5~10mg/次,1~2次/d;脓毒症休克,10~40mg/次,稀释后静脉注射,必要时每隔15~30min重复。

（4）注意事项：口干、面红、轻度扩瞳、视物模糊,可于3~4h消失。偶有心跳加快、嗜睡、排尿困难、荨麻疹等。

（5）监测要点：心率、神志、排尿情况、视力变化、面色改变等。

3. 阿托品（atropine）

（1）制剂规格：片剂,0.3mg;注射剂:0.5mg/1mg/10mg。

（2）适应证：胃肠功能紊乱、急性微循环障碍、锑中毒引起的阿-斯综合征、有机磷中毒;麻醉前抑制腺体分泌;滴眼扩瞳。

（3）使用方法：口服,成人,0.3~0.6mg/次,0.6~1.8mg/d,儿童,0.01mg/kg;皮下注射、肌内注射、静脉注射:0.3~0.5mg/次,0.5~3mg/d;儿童,0.01mg/（kg·次）,1~3次/d。

（4）注意事项：前列腺肥大、幽门梗阻、青光眼禁用,心肌梗死、心动过速及老年人慎用。不良反应包括口干、心悸、皮肤干热、潮红;狂躁、谵妄、幻觉、抽搐、昏迷等中枢神经兴奋症状。

（5）监测要点：观察心率及心律、神志及意识、皮肤改变、排尿情况。

4. 伊托必利（itopride）

（1）制剂规格：片剂,50mg。

（2）适应证：促进胃肠动力,用于功能性消化不良引起的各种症状。

（3）使用方法：口服,50mg/次,3次/d,餐前15~30min服用。

（4）注意事项：胃肠道出血、机械性梗阻或穿孔患者禁用;与抗胆碱药物合用会降低本品作用。

（5）监测要点：观察是否腹痛、腹胀等症状。

（四）泻药和缓泻剂

1. 复方聚乙二醇电解质

（1）制剂规格：粉剂,69.65g/包、137.15g/包

（2）适应证：术前、肠镜、钡灌肠以及其他检查前的肠道清洁准备。

（3）使用方法：口服,每69.65g/包配制成1 000ml溶液,1h内服完。术前肠道准备:用量为3 000~4 000ml;肠镜、钡灌肠以及其他检查前肠道准备:用量为2 000~3 000ml;以约

1L/h 速度口服,总给药量不超过 4L。

（4）注意事项：胃肠道梗阻以及疑似肠梗阻、肠穿孔、中毒性肠炎、中毒性巨结肠、过敏者禁用；冠心病、陈旧性心肌梗死、肾功能障碍、肠道狭窄或便秘等肠内容物潴留、肠憩室、高龄等慎用。

（5）监测要点：观察大便情况；老年及体质虚弱者,注意有无虚脱；服用过程中,突然出现剧烈腹痛,应立即停止。

2. 乳果糖（lactulose）

（1）制剂规格：口服液,15ml：10g（以乳果汁计）,200ml：133.4g（以乳果汁计）。

（2）适应证：慢性或习惯性便秘；肝性脑病。

（3）使用方法：口服,便秘：成人起始剂量 30~45ml/d,维持量 10~25ml/d；7~14 岁儿童,起始剂量 15ml/d,维持量 10~15ml/d；1~6 岁儿童,起始剂量和维持剂量 5~10ml/d；婴幼儿,起始剂量和维持量 5ml/d。肝昏迷及昏迷前期：起始剂量 30~50ml,3 次 /d,应维持至每日最多 2~3 次软便。

（4）注意事项：肠梗阻、急腹症禁用；禁与其他导泻药同时使用；对乳果糖过敏者禁用。

（5）监测要点：有无腹胀、腹泻（每日大便次数及大便性状）；肝昏迷伴糖尿病且大量服用此药患者,注意血糖的变化。

3. 磷酸钠盐灌肠液

（1）制剂规格：灌肠液,133ml/ 瓶。

（2）适应证：解除偶然性便秘；直肠检查前灌肠清洁肠道。

（3）使用方法：灌肠,成人及 12 岁以上儿童 1 瓶 / 次,一次性使用；2 岁以下儿童禁用；2~11 岁儿童使用儿童用辉力开塞露；取左侧卧位或膝胸卧位姿势,取下瓶子上的保护帽,插入直肠,挤压瓶身直到内装溶液挤完为止；灌完药液后,通常保留 3~5min 后,可去排便。

（4）注意事项：先天性巨结肠、肠梗阻、肛门闭锁、充血性心脏病禁用；肾功能损伤、电解质紊乱、结肠造口术、正服用可能影响电解质水平的药物者慎用。

（5）监测要点：过量使用可能导致低钙血症、高磷酸盐血症、高钠血症、脱水及酸中毒,长期使用需监测患者水电解质及酸碱平衡情况。

（五）止泻药

1. 蒙脱石散（montmorillonite powder）

（1）制剂规格：3g/ 包。

（2）适应证：对消化道内的病毒、病菌等有极强的选择性固定及抑制作用,并对消化道黏膜有修补作用。用于胃食管反流、食管炎、胃炎、结肠炎及急慢性腹泻；对胃、十二指肠引起的相关性疼痛症状有辅助治疗作用。

（3）使用方法：口服,每 1 袋加入 50ml 温开水中,搅匀后服用。成人,3g/ 次,3 次 /d；1 岁以下儿童,3g/ 次,1 次 /d；2 岁以上儿童,3~6g/d,分 3 次服用。

（4）注意事项：急性腹泻,注意纠正脱水,首次剂量加倍；食管炎患者宜餐后取 30° 仰卧位服用,其他适应证者,两餐之间空腹服用。

（5）监测要点：观察大便情况,过量服用易致便秘。

2. 洛哌丁胺（lopramide）

（1）制剂规格：胶囊,2mg/ 颗。

（2）适应证：作用于肠道阿片受体的止泻药，抑制肠蠕动，用于各种腹泻。

（3）使用方法：口服，急性腹泻：首次剂量4mg，此后口服2mg/d，直至腹泻停止，总量不超过16mg/d；慢性腹泻：首次剂量4mg，以后根据大便正常情况调节剂量，可2~12mg/d。

（4）注意事项：不作为伴发热、便血的细菌性痢疾基本治疗药物；2岁以下婴幼儿禁用；5岁以下儿童不宜使用；出血荨麻疹、瘙痒应停用。

（5）监测要点：药物过量可出现中枢神经系统症状、尿潴留及肠梗阻，儿童对中枢神经系统反应较成人敏感，注意观察神志、意识、排尿情况、呕吐、腹痛、腹胀、大便次数及形态的改变等。

（六）利胆药

熊去氧胆酸（ursodesoxycholic acid）

（1）制剂规格：胶囊，250mg。

（2）适应证：用于治疗胆固醇性结石、原发性胆汁性肝硬化、胆汁反流性胃炎等。

（3）使用方法：口服，胆固醇性胆囊结石和胆汁淤积性肝病：根据体重每10mg/（kg·d），按时用水送服；胆汁反流性胃炎：250mg/d，一般服用10~14d。

（4）注意事项：妊娠及哺乳期妇女及急性胆囊炎、胆管炎、胆道阻塞患者禁用；胆结石钙化患者出现胆管痉挛或胆绞痛时不能使用。

（5）监测要点：观察有无腹痛。

（七）肝病辅助治疗药

1. 门冬氨酸鸟氨酸（ornithine aspartate）

（1）制剂规格：雅博司注射液，5g/10ml；瑞甘注射液，2.5g/支；瑞甘口服颗粒，1g/袋。

（2）适应证：用于各种急慢性肝病引发的血氨升高及肝性脑病。

（3）使用方法：静脉滴注，急性肝炎，5~10g/d。慢性肝炎及肝硬化，10~20g/d，病情严重者可增加用量，但总用量≤40g/d。肝昏迷，第1日的第1个6h内用20g，第2个6h内分2次给药，每次10g，不超过40g/d。每500ml输液溶解量不超过30g，输液速度≤5g/h。口服，剂量5g/d，分2~3次服用，于进餐时服用。

（4）注意事项：过敏者禁用；严重肾功能不全者，血肌酐≥3mg/100ml禁用；出现恶心、呕吐，减慢输液速度或减少用药剂量。

（5）监测要点：监测血肌酐（≥3mg/100ml禁用）、血氨、血尿素氮、尿液尿素指标；观察有无恶心、呕吐及神志、意识、定向力等改变。

2. 多烯磷脂酰胆碱（polyene phosphatidylcholine）

（1）制剂规格：注射液，232.5mg/5ml；胶囊，228mg/粒。

（2）适应证：用于各种类型的急慢性肝病、预防胆结石复发、妊娠导致的肝损害、银屑病、放射综合征。

（3）使用方法：静脉滴注，5~10ml/d，严重病例增加剂量至10~20ml/d；口服，初始剂量：456mg/次，3次/d；维持剂量：228mg/次，3次/d，餐后吞服，不能咀嚼。

（4）注意事项：注射液内含苯甲醇，3岁以下儿童禁用；禁止用于儿童肌内注射；勿在注射器内加入其他液体；忌用电解质注射液稀释。

（5）监测要点：观察药物不良反应：输液部位有无红肿、疼痛、瘙痒；皮肤有无皮疹、荨麻疹、红肿；有无寒战、胸闷、发热、疼痛、乏力等；有无恶心、呕吐、腹痛、腹胀；有无头晕、头痛等；有无心悸、血压升高、心律失常；有无呼吸急促、咳嗽、哮喘。

3. 异甘草酸镁

（1）制剂规格：注射液，50mg/10ml。

（2）适应证：用于慢性病毒性肝炎及急性药物性肝损害，改善肝功能异常。

（3）使用方法：静脉滴注，0.1~0.2g/次，1次/d，用葡萄糖或氯化钠注射液250ml/100ml稀释后静脉滴注，2周为1疗程。

（4）注意事项：长期使用可出现低钾血症、血压上升、水钠潴留等假性醛固酮症，发现血钾异常，立即停药；严重低钾血症、高钠血症、心力衰竭、肾衰竭和未能控制的重度高血压病患者禁用。

（5）监测要点：监测心功能、肾功能、血钾、血钠、血压；观察有无肢体浮肿。

4. 腺苷蛋氨酸（ademetionine）

（1）制剂规格：注射液，0.5g/支；片剂，0.5g/片。

（2）适应证：用于治疗肝硬化前和肝硬化导致的胆汁淤积、妊娠期肝内胆汁淤积。

（3）使用方法：静脉滴注，初始治疗：0.5~1.0g/次，1次/d，或分2次肌内注射或静脉注射，持续2~4周。口服，维持治疗：0.5~1.0g/次，1次/d，持续4周，于两餐间整片吞服，不得嚼碎。

（4）注意事项：注射剂不可与碱性液体或含钙液体混合，与高渗溶液（如10%葡萄糖溶液）存在配伍禁忌。

（5）监测要点：观察有无不良反应，如恶心、腹痛、腹泻、轻微腹胀、烧心、失眠、头晕、头痛、感觉异常。

（八）微生态制剂

双歧杆菌、乳杆菌、嗜热链球菌三联活菌

（1）制剂规格：片剂，0.5g。

（2）适应证：可直接补充人体正常生理细菌，调整肠道菌群平衡，抑制并清除肠道中对人体具有潜在危险的细菌。用于治疗肠道菌群失调引起的腹泻、慢性腹泻、抗生素治疗无效的腹泻及便秘。

（3）使用方法：口服，成人，4片，2~3次/d；6个月内婴儿1片/次；6个月~3岁儿童，2片/次，3~12岁儿童3片/次，2~3次/d，餐后服用，用温开水或温牛奶冲服，婴幼儿可将药片碾碎后冲服。

（4）注意事项：2~8℃冰箱冷藏保存；与青霉素、氨苄青霉素、头孢氨苄等同服时，需分次服药。

（5）监测要点：腹泻是否改善。

（九）镇吐药

1. 甲氧氯普胺（metoclopramide）

（1）制剂规格：片剂，5mg；注射液，10mg/ml。

（2）适应证：此为多巴胺受体阻断药类镇吐药，用于恶心、呕吐、嗳气、消化不良、急性慢性胃炎等；可治疗晕车。

（3）使用方法：口服，5~10mg/次，3次/d；肌内注射，10~20mg/次，1~3次/d，用于不能口服者或急性呕吐，于症状出现前30min或餐前30min服用。

（4）注意事项：每日剂量不宜超过 0.5mg/kg；禁与导致锥体外系反应的药物如吩噻嗪类药物合用；遇光变黄色或棕黄色后，毒性增加；嗜铬细胞瘤、癫痫、机械性肠梗阻、胃肠出血、孕妇禁用；老年人不宜长期使用。

（5）监测要点：用药期间可出现乳汁增多；注射给药可引起体位性低血压，用药后静卧，监测血压变化。

2. 昂丹司琼

（1）制剂规格：注射液，4mg/2ml。

（2）适应证：用于治疗由化疗和放疗引起的恶心和呕吐，特别对抗癌药物顺铂引起的呕吐效果显著，亦可用于治疗和预防术后所致的恶心呕吐。

（3）使用方法：静脉注射，预防化疗止吐：化疗前 30min 静脉注射 8mg，以后在化疗后 4h、8h 再次注射 1 次；预防术后止吐：麻醉诱导时静脉注射 4mg；治疗术后呕吐：静脉注射 4mg。

（4）注意事项：过敏及胃肠道梗阻禁用；不与其他药物配伍。

（5）监测要点：监测不良反应如头痛、腹部不适、便秘、口干、皮疹，偶见支气管哮喘或过敏反应、短暂性无症状转氨酶增加等表现，症状轻微者，观察为主，无须特殊处理。

（十）治疗炎症性肠病药物

1. 柳氮磺吡啶

（1）制剂规格：片剂，0.25g。

（2）适应证：轻、中度溃疡性结肠炎的治疗及重度溃疡性结肠炎辅助治疗。

（3）使用方法：口服，成人，初始量，2~3g/d，分 3~4 次服用，无明显不适可逐渐增至 4~6g/d，缓解后维持量 1.5~2g/d；儿童，40~60mg/（kg·d），分 6 次服用，用药间隔不超过 8h 为宜。

（4）注意事项：对磺胺类、水杨酸类药物过敏者禁用；2 岁以下儿童、孕妇、哺乳期妇女和肠梗阻、尿路梗阻者禁用；使用大剂量时宜与碳酸氢钠同服并多饮水，预防结晶尿及尿结石发生。

（5）监测要点：观察有无过敏、药疹、剥脱性皮炎、关节肌肉痛、发热以及中性粒细胞减少、血小板减少及再生障碍性贫血、溶血性贫血、蛋白尿、肝肾损害、恶心、呕吐、食欲减退、腹泻等，必要时可监测血药浓度。

2. 美沙拉秦（mesalazine）

（1）制剂规格：美沙拉秦颗粒，0.5g；美沙拉秦肠溶片，0.5g；美沙拉秦栓，0.25g/0.5g；美沙拉秦灌肠液，4g/60g。

（2）适应证：作用于肠道炎症黏膜，对肠道壁起显著的消炎作用，对炎症性肠道结缔组织效用尤佳，用于治疗炎症性肠病，美沙拉秦栓用于直肠型溃疡性结肠炎。

（3）使用方法：口服，0.5~1g，3~4 次/d；2 岁以上儿童，每日 20~30mg/kg，分次给药，不可咀嚼或压碎；美沙拉秦栓：急性发作期 0.5g/次，3 次/d，维持治疗 0.25g/次，3 次/d；分别于早、中、晚肛塞置入直肠部位；溃疡性结肠炎急性发作一般使用 8~12 周；美沙拉秦灌肠液：睡前用药，1 支/次。

（4）注意事项：消化性溃疡活动期、有出血倾向、肾功能不全、严重肝功能障碍、2 岁以下儿童等禁用。

（5）监测要点：如患者出现胸痛、气短、胸膜或心包摩擦的症状，应立即停药；治疗期间，用药14d开始及每用药4周应实验室检查2~3次，监测血细胞计数、肝功能及肾功能参数、C反应蛋白、血沉、血尿素氮、血肌酐、尿沉渣、高铁血红蛋白水平，如正常，每3月1次例行检查。如出现急性腹痛、痉挛、发热、严重头痛及皮肤红斑立即停药。

3. 英夫利西单克隆抗体（infixmab）

（1）制剂规格：粉剂，100mg。

（2）适应证：类风湿关节炎、成人及6岁以上儿童克罗恩病、成人溃疡性结肠炎、银屑病、强直性脊柱炎、瘘管型克罗恩病。

（3）使用方法：静脉滴注，中重度活动性克罗恩病、瘘管型克罗恩病首次予5mg/kg，首次给药后第2、6周及以后每隔8周各给1次相同剂量。

（4）注意事项：发生严重感染和恶性肿瘤概率增加；过敏、患有结核或活动性感染、中重度心力衰竭者禁用。

（5）监测要点：观察有无过敏反应、血小板或淋巴细胞减少、抑郁失眠、头痛头晕、感觉异常、心悸、潮红、低血压、上呼吸道感染、腹痛、恶心等；其他监测内容：监测血药浓度、感染指标、肝肾功能、结核筛查，定期肠镜评估黏膜愈合情况。每次输注英夫利西单抗前需抽血检测C反应蛋白、血沉、血常规、肝肾功能等指标。为评估疗效，在第4次使用英夫利西单抗时行肠镜检查、血药浓度及抗体检测，若为小肠克罗恩病患者，只需在第6次使用英夫利西单抗时行CTE/MRE和小肠镜检查。

（十一）其他消化系统药物

1. 奥曲肽（octreotide）

（1）制剂规格：注射液，0.1mg/1ml。

（2）适应证：生长抑素类似物，用于门静脉高压引起的食管胃底静脉曲张破裂出血、应激性溃疡及消化道出血、重症急性胰腺炎等；治疗肢端肥大症、缓解功能性胃肠胰腺内分泌肿瘤相关症状。

（3）使用方法：肌内或皮下注射、静脉滴注，预防胰腺术后并发症。皮下注射，0.1mg/次，3次/d；食管胃底静脉曲张出血：0.025mg/h连续静脉滴注，最多治疗5d；胃肠胰神经内分泌肿瘤：初始0.05mg皮下注射，1~2次/d，可逐渐增至0.2mg皮下注射，3次/d。

（4）注意事项：孕妇、哺乳期妇女避免使用；2~8℃冰箱中保存，注射前药液恢复至室温；在两餐间或休息时注射可减轻胃肠道副作用。

（5）监测要点：观察有无最常见不良反应如腹泻、腹痛、恶心、胀气、头痛、胆石症、高血糖症和便秘；观察有无其他的不良反应如局部疼痛、甲状腺功能障碍（TSH、T_3、T_4）、稀便、糖耐量受损、呕吐、无力、低血糖等。

2. 乌司他丁（ulinastain）

（1）制剂规格：粉剂，2万单位、10万单位。

（2）适应证：用于急性胰腺炎、慢性复发性胰腺炎的急性恶化期，也作为抢救急性循环衰竭的辅助用药。

（3）使用方法：静脉滴注，10万单位溶于500ml 5%葡萄糖或氯化钠注射液静脉滴注，溶解后立即使用，1~3次/d；滴注时间1~2h。

（4）注意事项：过敏体质者、孕妇及哺乳期妇女避免使用、小儿慎用。

（5）监测要点：监测不良反应，如休克、过敏性休克、白细胞减少、恶心、呕吐、腹泻等。

3. 西甲硅油（simethicone）

（1）制剂规格：乳剂，1.2g/30ml。

（2）适应证：用于治疗因气体在腹部聚集而引起的胃肠不适，腹部影像学检查的辅助用药，肠镜检查肠道准备辅助用药。

（3）使用方法：详见本节"消化道内镜检查术的监测与护理"相关内容。

（4）注意事项：西甲硅油或山梨酸及其盐类过敏患者禁用；使用前摇匀，就餐前或餐后服用，睡前服用亦可。

（5）监测要点：使用后腹胀改善程度。

（十二）消化系统药物知识扩展

1. 消化性溃疡的发病机制尚不明确，新型的、可逆的质子泵抑制剂有待研发。尿素酶抑制剂等新型抗 Hp 药物有待开发。

2. 生物制剂在炎症性肠病患者治疗中的使用越来越广泛，随着生物制剂种类逐渐增多，合理、规范、安全地用药是消化内科护士面临的一个重大挑战。

3. **注意事项** 质子泵抑制剂与铋剂、硫糖铝不宜同时服用；促胃肠动力药不宜联合应用，不宜与抗胆碱药、制酸剂、铝剂同服；柳氮磺吡啶不宜与抗生素合用；活菌制剂不宜与收敛剂同服。

（黄美娟）

消化系统检查的监测与护理

学习目标

完成本节内容学习后，学员将能：

1. 复述消化系统常见检查项目、检查的目的以及检查过程中的配合。
2. 描述消化系统常见检查的适应证、禁忌证。
3. 列举消化系统常见检查前后的护理、检查后不良反应的观察及处理。

一、胃酸分泌功能检查的监测与护理

胃酸分泌功能检查是收集患者空腹使用刺激剂后的胃酸标本，测定胃液量、胃液酸度及胃液 pH 值，以评价胃黏膜分泌功能。检查项目包括基础胃酸排泌量（BAO）、最大胃酸排泌量（MAO）和高峰胃酸排泌量（PAO）。

（一）适应证

1. 辅助诊断促胃液素瘤、消化性溃疡、慢性萎缩性胃炎及胃癌。

2. 胃大部切除术及迷走神经切除术前，估计手术预期效果，或者是术后判定迷走神经切除是否完全。

3. 制酸剂、抗胃液素等药物疗效评价。

（二）禁忌证

1. 食管肿瘤、食管狭窄或重度静脉曲张者。

2. 上消化道出血止血后不足 2 周者。

3. 心肺功能不全、支气管哮喘发作者。

4. 鼻咽部有急性感染者。

（三）操作前准备

1. 向患者说明检查方法、意义，减少其顾虑和不安，以取得患者配合。

2. 抽胃液前 24~48h 停用影响胃液分泌的药物。

3. 患者检查前一晚禁食，检查当日早晨空腹（禁饮禁食）。

4. 准备好胃管包、试管等检查所需物品。

（四）操作过程及配合

1. 胃管插入

（1）患者取坐位或半坐卧位（有义齿者应取下），胸前铺一次性治疗巾。嘱患者放松。

（2）操作者戴无菌手套，检查胃管是否通畅，测量插入长度并做好标记。将胃管涂以液状石蜡，左手垫无菌纱布持胃管，右手夹胃管前端送入口腔（或一侧鼻腔内）内，当插入至约 15cm 处时，嘱患者做吞咽动作，随即将胃管插入食管。

（3）当胃管插入至 50cm（经口腔插入）或 55cm（经鼻腔插入）标记处时，胃管末端接注射器进行抽吸，以保证胃管是否在胃腔内。若未能抽出胃液，可通过改变胃管插入深度或患者体位后再予抽吸。如抽出胃液，将胃管用胶布固定。

2. 胃液留取

（1）将空腹胃液全部抽出，标记为"0"，记录总量，取 10ml 送检，以测定总酸度。

（2）继续抽吸 1h 胃液量，测定 BAO。

（3）给予五肽促胃液素 6μg/kg 肌内注射，然后每隔 15min 抽胃液 1 次，每次各抽 10ml 送检，标记标本号数及次数。如此抽吸胃液标本 4 次，以测定刺激后的 MAO 和 PAO。

（五）操作后护理

1. 抽胃液完毕后协助患者漱口、洗脸，并嘱患者卧床休息。不适缓解后可进食。

2. 观察患者有无恶心、呕吐、呕血、黑便等现象，如发现异常及时告知医生并协助进行相应处理。

二、消化道内镜检查术的监测与护理

（一）胃镜检查的监测与护理

胃镜、十二指肠镜是应用最广、进展最快的内镜检查，亦称为胃镜检查。可以直接观察食管、胃及十二指肠的情况。一般来说，所有诊断不明的食管、胃、十二指肠的疾病，均可进行此项检查。

1. 适应证

（1）有明显消化道症状，但原因不明者。

（2）上消化道出血需查明原因者。

（3）疑有上消化道肿瘤，但是 X 线钡餐造影不能确诊者。

（4）需随访观察的病变,如溃疡病、萎缩性胃炎、胃手术后及药物治疗前后的对比观察等。

（5）需做内镜治疗,如摘取异物、急性上消化道出血止血、食管静脉曲张的硬化剂注射与结扎、食管狭窄扩张治疗等患者。

2. 禁忌证

（1）严重心肺疾病患者,如严重心律失常、心力衰竭、严重支气管哮喘发作及呼吸衰竭等。

（2）各种原因所致昏迷、休克等危急状态。

（3）急性食管、胃、十二指肠穿孔及腐蚀性食管炎的急性期。

（4）神志不清及精神失常不能配合检查者。

（5）严重咽喉部疾病、主动脉瘤及严重的颈胸段脊柱畸形等患者。

（6）急性传染性肝炎、胃肠道传染病患者一般暂缓检查。

（7）慢性乙型、丙型肝炎或携带者、艾滋病患者应有特殊的消毒措施。

3. 操作前准备

（1）向患者仔细介绍检查的目的、方法、配合要点、检查中可能出现的不适和应对方法,消除患者紧张情绪。行无痛胃镜检查者,耐心解释,消除患者对麻醉的恐惧。

（2）仔细询问病史和进行体格检查,以排除检查禁忌证。检测患者乙型、丙型肝炎病毒标志物,无痛胃镜检查者,了解患者的既往麻醉史。

（3）检查前患者应取下活动性义齿,至少禁食6h,禁饮2h。若为胃排空延缓者,需延长禁食禁水的时间。有幽门梗阻者需先洗胃再检查。曾做过钡餐造影者最好在3d后才进行胃镜检查。

（4）如患者过度紧张,可遵医嘱给予肌内注射或静脉注射地西泮5~10mg;为减少胃蠕动或胃液分泌,可于术前30min遵医嘱给予消旋山莨菪碱10mg或阿托品0.5mg静脉注射。

（5）用物准备:胃镜检查仪、无菌注射器及针头;2%利多卡因、达克罗宁、咪达唑仑等药物;其他用物如牙垫、润滑剂、纱布、无菌手套、弯盘、乙醇棉球、甲醛固定液标本瓶等。

4. 操作过程及配合

（1）如有活动性义齿,应取出妥善保管,普通胃镜检查者,检查前5~10min予局部麻醉咽喉部。

（2）协助患者取左侧卧位、双腿屈曲、头垫低枕致使颈部放松、松开衣领口及腰带。患者头边置弯盘,嘱患者咬紧牙垫。行普通胃镜检查的患者,嘱其尽量避免咳嗽,勿讲话,如有唾液任其流出。行无痛胃镜检查的患者,建立有效静脉通道,静脉注射麻醉药物,待患者睫毛反射消失及全身肌肉松弛时,可开始进镜。

（3）胃镜插入的方法有单人法和双人法。①单人法:操作者面向患者,左手持操作部右手执镜端约20cm处,直视下经咬口插入口腔,缓缓沿舌背、咽喉壁向下推进至环状软骨水平时,可见食管上口,并将胃镜轻轻插入。②双人法:助手站于操作者右后方,右手持操作部,左手托着镜身。操作者右手执镜端约20cm处,左手示指、中指夹住镜端,右手顺前方将内镜从患者口腔缓缓插入,当进境前端达环状软骨水平时,嘱患者做吞咽动作,即可通过环咽肌进入食管。当胃镜进入胃腔内时,要适量注气,以使胃腔张开至视野清晰为止。

（4）插镜过程中，应密切观察患者的反应，保持患者的头部位置不动。普通胃镜检查时，当胃镜插入15cm到达咽喉部时，嘱患者做吞咽动作，但不可将唾液咽下，以免引起呛咳，让唾液流入弯盘或用吸管吸出。如患者出现恶心不适，可适当给予缓解、安慰，并嘱患者深呼吸、肌肉放松；无痛胃镜检查时，进镜时及时吸除口腔的分泌物，防止误吸，密切观察患者意识变化。检查过程中应随时观察患者的面色、脉搏、呼吸等变化。由于插镜刺激迷走神经，患者可能发生心搏骤停、心绞痛、心肌梗死等，一旦发生应立即停止检查并积极抢救。

（5）配合操作者处理插镜过程中可能遇到的问题：①若将镜头送入气管，操作者可看到环形气管壁，普通胃镜检查的患者出现明显呛咳，此时应立即将内镜退出后重新进镜。②若镜头在咽喉部打折，普通胃镜检查患者会出现明显疼痛不适。操作者看到镜身，应把角度钮放松，慢慢将内镜退出后重新插入。③插镜困难可能是由于未对准食管入口或者食管入口处的环咽肌痉挛等原因，切不可强行用力。必要时在镇静药物的辅助下再次进镜。④若镜面被黏液、血迹、食物遮挡时，可注水冲洗。

（6）检查完毕退出内镜时尽量抽气，以防患者发生腹胀，并手持纱布将镜身黏附的黏液、血迹擦净。

5. 操作后护理

（1）无痛胃镜检查者在麻醉结束后，若尚未清醒、处于嗜睡状态、肌力恢复不满意，需在麻醉恢复室复苏，此时仍需专人进行严密的病情监护及处理，密切观察血压、心率、血氧饱和度、神志、肌力、有无恶心呕吐等。

（2）术后因患者咽部麻醉作用尚未消退，嘱其不要下咽唾液，以免呛咳。麻醉作用消失后，方可先饮少量水，如无呛咳者可进食。当日饮食以流质、半流质饮食为宜（具体视患者病情而定），术中行病理活检术的患者当日宜进食温凉半流质饮食。

（3）检查后少数患者可出现咽痛、咽喉部异物感，嘱患者勿用力咳嗽，以免损伤咽部黏膜，可用生理盐水漱口。若患者出现腹痛、腹胀，可进行按摩以促进排气。检查后数日内应注意观察有无消化道出血、穿孔、感染等并发症。一旦发生应积极协助医生进行相应的处理。

（4）行无痛胃镜患者检查后24h内不得驾驶机动车、骑车，不得从事高空作业及机器操作等。术后2h饮少量水，无呛咳后，可进食温和无刺激软食，如取异物或活检者，当日进食温凉流质饮食。

（5）使用后的内镜按我国《软式内镜清洗消毒技术规范》进行处理，妥善保管，避免交叉感染。

（二）结肠镜检查的监测与护理

结肠镜检查主要用于诊断炎症性肠病以及结肠的息肉、肿瘤、出血等，并可行息肉切除、钳取异物等治疗。

1. 适应证

（1）原因不明的便血、慢性腹泻、下腹痛，疑有末端回肠、结肠、直肠病变者。

（2）钡剂灌肠有可疑病变者需进一步明确诊断。

（3）炎症性肠病患者的诊断与随访。

（4）结肠癌术前诊断及术后随访，息肉摘除术后随访。

（5）须进行止血、结肠息肉摘除等治疗者。

（6）结肠肿瘤普查。

2. 禁忌证

（1）严重心、肺功能不全及休克、精神病患者。

（2）急性弥漫性腹膜炎、多次腹腔手术、腹腔脏器穿孔、腹内广泛粘连及大量腹水者。

（3）直肠、肛门严重狭窄者。

（4）急性重度结肠炎，如急性重度溃疡性结肠炎、急性细菌性痢疾及憩室炎等。

（5）妊娠期妇女。

3. 操作前准备

（1）向患者详细解释检查的目的及必要性、方法及注意事项，解除其顾虑以取得配合。女性月经期间禁止检查。行无痛结肠镜检查者，向其介绍无痛结肠镜检查的方法、舒适性等，减轻患者对麻醉的恐惧和担忧。

（2）检查前 3d，停服铁剂药物，检查前 1d 进低渣饮食，检查当日晨禁食。行无痛结肠镜检查的患者，检查前至少禁食 6h，禁饮 2h。

（3）做好肠道准备，详见本章第五节相关内容。

（4）对于烦躁的患者，检查前可给予地西泮肌内注射，由于药物可使患者对疼痛的反应性降低，以致发生肠穿孔的并发症时腹部症状可不明显，检查时及检查后需特别关注肠穿孔并发症的观察。

4. 操作过程及配合

（1）协助患者更换检查裤，取左侧卧位，双腿屈曲。普通肠镜检查的患者，嘱其在检查过程中身体勿随意摆动。麻醉肠镜检查者，建立良好的静脉通道，以便麻醉师在检查前用药。

（2）术者先了解患者有无造口、肿瘤、狭窄、痔疮、肛裂等。助手将镜前端涂上润滑剂（一般用硅油，不可用石蜡油）后，嘱患者深呼吸，放松肛门括约肌，以右手示指按住镜头，使镜头滑入肛门，此后按操作者口令，遵照循腔进镜配合滑进、少量注气、适当钩拉、去弯取直、防袢、解袢等插镜原则逐渐缓慢插入肠镜。

（3）检查过程中应密切观察患者反应，若患者出现腹胀不适，可嘱其做缓慢深呼吸；如出现面色改变、呼吸及脉搏异常应停止进镜。同时建立静脉通道以备抢救及术中用药。

（4）根据患者具体情况摄像及取活组织行病理组织学等检查。

（5）检查结束退镜时应尽量抽气以减轻患者腹胀。

5. 操作后护理

（1）麻醉肠镜检查结束后进入麻醉恢复室复苏，需密切观察生命体征、神志变化等，完全苏醒后再观察 15~30min 方可让患者离室。普通肠镜检查结束后，观察 15~30min 再让患者离开。检查结束后 1h，可进食温和无刺激软食。术后 3d 进少渣饮食。若进行息肉摘除及止血治疗者，检查后注意避免用力大便、提重物等增加腹压的动作，给予半流质饮食，必要时予禁食。

（2）密切观察患者腹胀、腹痛及排便情况。腹胀明显者可行内镜下排气；注意观察粪便颜色，必要时行粪便隐血试验；腹痛明显或排血便者应留院继续观察。如发现患者剧烈腹胀、腹痛、面色苍白、心率增快、血压下降、粪便次数增多且呈黑色，提示并发肠出血、肠穿孔，应及时通知医生,协助相应处理。

（3）如行无痛结肠镜检查,指导患者检查后24h内不宜开车及高危作业。

（4）使用后的内镜按我国《软式内镜清洗消毒技术规范》进行处理,妥善保管,避免交叉感染。

（三）胶囊内镜检查的监测与护理

"胶囊内镜"全称为"智能胶囊消化道内镜系统"又称"医用无线内镜",是集处理、信息通信、光电工程、生物医学等多学科技术于一体的典型微机电系统高科技产品,由智能胶囊、图像记录仪和影像工作站三个部分组成,可以帮助医生为消化道疾病患者做辅助诊断。胶囊内镜检查包括磁控巡航胃胶囊内镜、食管胶囊内镜、结肠胶囊内镜、小肠胶囊内镜,因其简便、灵活、易行、安全、无痛等优点,在消化系统疾病的诊治中有着广泛的应用。

1. 适应证

（1）不明原因的消化道出血。

（2）炎症性肠病。

（3）无法解释的腹痛、腹泻。

（4）小肠肿瘤（良性、恶性及类癌等）。

（5）不明原因的缺铁性贫血。

（6）其他检查提示的小肠影像学异常。

2. 禁忌证

（1）根据临床影像学或其他检查,证实或怀疑患者体内有先天性消化道畸形,胃肠道梗阻,消化道穿孔、狭窄或瘘管、肠道巨大憩室等。

（2）体内有心脏起搏器等其他医学仪器者。

（3）有严重吞咽困难者。

（4）各种急性肠炎,例如严重的缺铁性小肠炎及放射性结肠炎,细菌性痢疾活动期、溃疡性结肠炎急性期。

（5）对高分子材料有过敏史的患者。

3. 操作前准备

（1）饮食及肠道准备:食管胶囊内镜检查前禁食2h;磁控巡航胃胶囊内镜禁食12h,检查前一晚8点开始禁食及禁饮有色液体,检查当日晨起饮温水至少500ml;小肠胶囊内镜和结肠胶囊内镜检查前1d流质饮食,检查前一晚开始肠道准备,详见本章第五节相关内容。

（2）心理护理:向患者讲清胶囊内镜的结构和应用原理、检查步骤、安全可靠性及检查目的和配合方法,消除患者紧张、焦虑、恐惧的心理。

（3）患者准备:患者检查前24h禁烟,以免呛咳影响检查。毛发较多的男性患者检查前1d剃除腹部脐上下15cm范围体毛,以免影响传感效果及检查结束后阵列传感器粘贴体毛引起不适。患者应着装宽松,以利于穿戴记录仪腰带。

（4）物品准备:检查前准备好物品,如电池充电、数据记录仪初始化,检查腰带、胶囊内镜及电池质量等。

（5）谈话与签字:与患者谈话,告知其可能出现胶囊滞留体内、误入气道等风险,与患者签署知情同意书。

4. 操作过程及配合

（1）将阵列传感器通过黏性衬垫固定在腹部，并与数据记录仪连接，记录仪挂在腰部腰带上。

（2）食管胶囊内镜：检查前饮水 10ml 左右，帮助胶囊内镜吞服，检查过程中取仰卧位或 5min 法（吞服胶囊后 2min 仰卧位，2min 30° 半坐卧位，1min 60° 半坐卧位，15min 坐位）。

（3）磁控巡航胃胶囊内镜：检查前 45min，饮用 5~10ml 西甲硅油 +300~500ml 温开水。

（4）结肠胶囊内镜：检查过程中加服小剂量磷酸钠溶液 45~55ml，增加肠蠕动；吞服胶囊后 1h 胶囊未通过幽门者，给予促胃肠动力药或经胃镜将胶囊送入十二指肠。

（5）小肠胶囊内镜：检查前 30min 服用西甲硅油等祛泡剂，吞服胶囊后 1h 胶囊未通过幽门者，经胃镜将胶囊送入十二指肠。

（6）患者吞服胶囊 2h 后可饮水，4h 后可进少量清淡饮食，并告知患者需等检查全部结束后方可恢复正常饮食。患者如出现腹痛、恶心、呕吐或低血糖反应等情况，应立即通知医生，及时予以处理。

（7）结肠胶囊内镜和小肠胶囊内镜检查时间较长。检查期间，患者尽量站位或平躺，注意避免剧烈运动、屈体弯腰及移动腰带，切勿撞击腰带上的数据记录仪。不能接近任何电磁波区域，如 MRI 或业余电台。

（8）结肠胶囊内镜和小肠胶囊内镜检查期间还需每 15min 观察 1 次记录仪上的绿蓝指示灯，如闪烁变慢或停止则立即通知医生，并记录当时的时间同时需要记录进食、饮水及有不正常感觉的时间，一起交给医生。

5. 操作后护理

（1）胶囊内镜工作 8h 后可由医生或护士拆除设备，如需患者自行解下设备，应详细地指导其将拆除设备的方法（将阵列传感器和数据记录仪的连接分开，再取下记录仪腰带，注意取下传感器不可拉扯其头部，应分别从传感器黏性垫片的无黏性小耳开始剥离，取下后和其他设备放在一起）。

（2）在持放、运送、自行拆除所有设备时要避免冲击振动和阳光照射，否则会造成数据丢失。

（3）嘱患者观察胶囊内镜排出情况，强调胶囊排出前切勿接近强电磁区域。一般胶囊内镜在肠道内 8~72h 后会随粪便排出体外，如患者出现难以解释的腹痛、呕吐等肠道梗阻症状或检查后 72h 仍不能确定胶囊内镜是否还在体内，应及时联系医生，必要时行 X 线检查。

（四）小肠镜检查的监测与护理

1. 适应证

（1）原因不明的消化道出血者。

（2）克罗恩病患者。

（3）小肠造影有异常者。

（4）慢性腹痛、慢性腹泻、疑有小肠器质性病变者。

（5）多发性息肉病患者。

2. 检查前准备

（1）向患者详细解释检查的目的及必要性、方法及注意事项，解除其顾虑以取得配合。女性月经期间禁止检查。

（2）经口检查：①禁食 8~12h，禁饮 4~6h。②检查前须取下活动性义齿。

（3）经肛检查：①检查前 1d 低渣饮食。②肠道准备，详见本章第五节相关内容。③检查时须有亲友陪同，并带纸巾备用。

（4）开放静脉通道，留置静脉留置针，协助麻醉医生进行麻醉评估并指导患者及家属签署知情同意书，并做好相关注意事项的讲解，消除患者紧张、焦虑等情绪。

3. 检查后护理

（1）检查结束后严密观察患者生命体征、意识状态，麻醉清醒后，询问患者是否有腹痛、腹胀等不适，如无特殊情况由工作人员护送回病房。

（2）麻醉清醒后至少 1h 后方可进食，以易消化的流质或半流质饮食为宜，取活检者宜食温或冷食物。

（3）注意安全，防止因药物作用发生跌倒、坠床等意外。检查当日不宜驾驶。

（4）若出现腹痛、腹胀应下床活动或按摩腹部，以促进肠道蠕动。

（5）腹痛明显或出现血便应及时告知医务人员。

三、消化影像学检查的监测与护理

（一）CT 检查的监测与护理

CT 是一种功能齐全的病情探测仪器，它是计算机断层扫描技术的简称。根据人体不同组织对 X 线的吸收与透过率的不同，应用灵敏度极高的仪器对人体进行测量，然后将测量所获取的数据输入电子计算机，电子计算机对数据进行处理后，可摄下人体被检查部位的断面或立体的图像，发现体内任何部位的细小病变。

检查注意事项

1. 金属物品提前取下，如金属纽扣、文胸扣、药膏、发卡及项链等。

2. 增强 CT 检查需注射对比剂，对比剂过敏者不能进行增强 CT 检查。

3. 腹部检查于检查前 4h 禁食，可以喝少量的水，盆腔 CT 需行清洁灌肠。

4. 必要时带相关 X 线片、B 超等检查结果按时检查。

5. 检查后可正常进食。

（二）CTE 检查的监测与护理

1. 病房准备

（1）评估患者的病史、过敏史，病情。

（2）掌握好适应证、禁忌证，筛选高危人群。

（3）向患者及家属做好注意事项、检查目的、不良反应等方面的健康教育，及时排解患者紧张、焦虑等情绪。

（4）饮食：检查前 2d 少渣饮食，少吃水果、蔬菜、肉类；禁食奶制品。

（5）肠道准备：检查前 1 周不能做钡剂检查；于检查前至少 6h 开始服用泻药，口服复方聚乙二醇电解质散 137.12g+ 温开水 2 000ml，2h 内喝完，彻底清洁肠道，检查前 4h 禁食，可喝少量水。

（6）练习屏气：10s 左右。

（7）妊娠期禁止检查。

2. 影像科准备

（1）含金属的物品提前取下，如金属纽扣、文胸扣、药膏、发卡及项链等。

（2）于检查前 30min 分 3 次口服等渗 2.5% 甘露醇液 1 500ml，以充盈小肠。

（3）检查前 10~15min 肌内注射盐酸消旋山莨菪碱 20mg。

（4）询问过敏史，签署对比剂注射知情同意书。

（5）取仰卧位先行全腹部及盆腔平扫，后动态增强扫描，高压注射器经肘前静脉注射（使用 20G 以上套管针）对比剂碘帕醇（370mg/ml），约 100ml，流速 4ml/s。

3. 不良反应护理

（1）对比剂过敏反应：①轻度过敏反应：发生率为 3%~4%，主要表现为皮肤发红、荨麻疹、恶心、头晕、喉咙发热发痒、打喷嚏。②中度过敏反应：发生率为 1%~1.5%，主要表现为全身大量荨麻疹、轻微喉头水肿、血压一过性下降等。③轻、中度过敏反应会在较短的时间内自行消失。④重度过敏反应：很少见，发生率仅为 0.01%~0.05%，主要表现为血压明显下降，休克，严重的气管、支气管水肿痉挛，严重的喉头水肿。

（2）恶心、呕吐：由于体质较弱或短时间内喝入大量清肠液体而引起胃部不适所致者，给予安慰，以减轻患者心理压力，嘱患者头偏向一侧，以防误吸。

（3）头痛、发热、口干：可能是由于盐酸消旋山莨菪碱不良反应所致，即使结束后几日内也可能出现类似反应，因此检查前做好宣教，嘱患者多喝水。

（4）对比剂外渗。①外渗原因：高压注射器注药速度过快，对血管壁的冲击力很大，血管较脆弱易导致血管破裂。②外渗表现：一般 6h 出现局部红、肿、热、痛，24~48h 达高峰，严重出现水疱、溃疡。③对策：评估血管，保证通畅，控制注射速度和注射量，密切观察注射部位是否出现肿胀。④局部处理：抬高患肢，予地塞米松、硫酸镁等外敷，多磺酸粘多糖乳膏外涂、皮肤溃烂予聚维酮碘外用，必要时请烧伤科处理。⑤地塞米松配方：予生理盐水 100ml+地塞米松 50~100mg 湿敷 2 次 /d，2~3d 恢复。

（三）MRE 检查的监测与护理

磁共振弹性成像（MRE）是一种新的成像技术，它与 MRI 的不同之处在于它的目的是测量组织弹性。磁共振有高于 CT 数倍的软组织分辨能力，大功率的磁共振机器拍摄的照片非常清晰，甚至可以看到组织内的细小血管。磁共振几乎适用于全身各系统的不同疾病，如肿瘤、炎症、创伤、退行性病变以及各种先天性疾病的检查。

1. 禁忌证

（1）装有心脏起搏器、血管支架、心脏搭桥、神经刺激器的患者。

（2）颅内有血管夹、眼球内金属异物者。

（3）曾做过动脉病手术（动脉瘤术后）、心脏手术并带有人工心瓣膜者。

（4）装有胰岛素泵的患者。

（5）检查部位有金属物（体内或颅内有钢板、钢钉、铁钉），要主动向检查医师事先说明情况。

（6）妊娠不足 3 个月的孕妇慎做。

2. 患者准备

（1）适度的肠管扩张：服用口服对比剂。

（2）抑制胃肠道蠕动：服用解痉药。

（3）增加正常与病变肠道对比度：静脉注射对比剂。

（4）控制呼吸运动伪影：屏气配合。

（5）快速扫描序列检查前带 X 线片、CT 或 B 超结果及相关资料,危重患者需有医护人员陪同。

（6）小儿及不合作者需镇静后方能检查。

（7）检查前做好全身清洁卫生,行盆腔检查的患者需保留尿液,充盈膀胱。

3. 病房准备

（1）评估患者的病史、过敏史,病情。

（2）向患者及家属做好注意事项、检查目的、不良反应等方面的健康教育。

（3）掌握好适应证,体内有任何金属置入禁止检查。因金属异物移动可损害重要脏器和大血管,如位于受检部位时,可产生伪影。

（4）饮食：检查前 2d 少渣饮食,少吃水果、蔬菜肉类,禁食奶制品。检查前 4h 禁食,可喝少量水。

（5）肠道准备：详见本节"CTE 检查的监测与护理"相关内容。

（6）练习呼吸、屏气 25s 以上。

（7）介绍舱内狭小封闭,机器运行噪声等,使之解除紧张、焦虑等情绪,评估幽闭恐惧症的可能。幽闭恐惧症护理措施见下：

①幽闭恐惧症定义：人被幽闭在限制空间内的一种病态恐惧,是一种心理疾患,其发生率 1.1%。②健康教育：介绍 MRE 检查的重要性,与患者讨论心理与疾病之间的关系,减轻患者对检查的恐惧。③环境护理：检查室的光线柔和空气流通,检查床的干净整洁,使患者感到舒适,降低患者的恐惧。④心理护理和家庭支持：带领患者及其家属进入磁体间,让患者观看其他患者检查的情况,使患者了解到 MRE 检查的安全性,并告知患者,允许家属陪同,增强患者对检查的安全感。有家属陪同者,在家属陪同下上下检查床。⑤系统脱敏阶段：告知患者放松全身的方法,让患者闭上眼睛,进行深呼吸。告知患者在检查时若感到不适,及时按下报警球囊呼叫医护人员。可反复多次缓慢进出检查床,以消除患者的顾虑。⑥药物护理：患者在进行上述护理干预后,配合程度仍然不高时,在取得患者和家属同意后,检查前应用阿普唑仑和地西泮等苯二氮䓬类药物,以起到较好的镇静作用,提高患者的MRE 检查成功率。⑦检查中护理：在检查过程中,戴上耳塞降低噪声或嚼口香糖；播放舒缓轻松的音乐。

4. 影像科准备

（1）告知注意事项,签署知情同意书。

（2）检查前取下金属物品（如手表、耳环、戒指、项链、钥匙、金属假牙、眼镜等）以及磁性物体（如磁卡、磁盘、BP 机、手机等）,以防干扰检查结果和损坏所携带的物品。

（3）因检查时间长（一般需 30min 以上）,受检过程患者须全身放松,平静呼吸,不移动身体,以免影响影像医生诊断结果。

（4）检查前 45min 口服 2.5% 甘露醇溶液（甘露醇粉 50g 加温开水 2 000ml）2 000ml,服用 400ml/ 次,15min 口服 1 次,第 1、2 杯水期间可排便,第 3、4 杯水期间尽量不排便,进扫描室前再服 1 次,总量 2 000ml,以充盈小肠。指导患者走动,以减轻腹胀不适感,加快肠道充盈。

（5）观察患者有无头晕、心慌、腹痛等不适，必要时静脉补液支持。

（6）建立通畅静脉通道（20G以上留置针）。

（7）第1次上机检查，扫描全腹+盆腔，扫描时间约15min，下机，建议患者排便。

（8）第2次上机检查前5~10min遵医嘱肌内注射消旋山莨菪碱20mg（前列腺增生、青光眼、肠梗阻等患者禁用）以抑制肠道痉挛，降低管壁张力，减少肠蠕动而造成的伪影。

5. 不良反应护理 详见本节"CTE检查的监测与护理"相关内容。

（四）MRI检查的监测与护理

1. 检查的目的

（1）磁共振检查有助于确定病变的位置和范围。

（2）了解病变部位及其与周围组织的解剖关系。

2. 检查的护理

（1）无须肠道准备及解痉剂。

（2）其他护理详见本节"MRE检查的监测与护理"。

（3）克罗恩病肛瘘（pfCD）术后1年定期行MRI检查。

3. 不良反应的护理 详见本节"CTE检查的监测与护理"中对比剂过敏及外渗的处理。

（五）腹部超声检查的监测与护理

1. 适应证

（1）心脏疾病：如先心病、风心病、冠心病等。

（2）肢体血管：如动静脉炎、动脉硬化、动静脉瘘、动静脉栓塞等。

（3）体表器官：如乳腺肿物、乳腺增生、甲状腺肿瘤、甲状腺炎、睾丸附睾肿瘤、炎症等。

（4）腹部疾病：如腹部脏器肿瘤、肝硬化、胆系结石、泌尿系结石、结核等。

（5）妇科疾病：如子宫肌瘤、子宫内膜病变、卵巢疾病、异位妊娠、盆腔疾病等。

2. 操作前准备

（1）腹部超声检查，做胆囊、肝脏、胰腺检查应空腹，一般要求检查前24h禁食油腻食物，检查当日至少空腹8h。如之前已做胃肠道X线钡餐造影，应于3d后待钡剂排出后进行检查。

（2）怀疑低置或前置胎盘的孕妇做超声检查，也需适度充盈膀胱。

（3）早期妊娠（小于3个月），检查胚胎及胎儿及其附属物仍需要充盈膀胱。

（4）检查膀胱、输尿管、子宫附件、前列腺等需要适度膀胱充盈。检查前2h需饮水1 000~1 500ml，且不排尿待膀胱充盈方能检查。如果之前已做胆系造影，应2d后再做超声检查。

3. 注意事项

（1）消化系统检查要求患者空腹8h以上。

（2）泌尿系统和妇产科疾病检查要求患者须充盈膀胱。

（3）已做胃肠道造影检查者要求3d后方可做超声检查。

（六）经腹肠道超声的监测与护理

经腹肠道超声以其敏感性和特异性高，无放射性，简便易行和经济性等优点，在炎症性肠病的诊断与随访中越来越受到重视。

1. 检查的目的

（1）肠道超声检查已成为疑似炎症性肠病患者早期诊断的首选影像学检查手段。

（2）可显示肠壁病变的部位和范围、肠腔狭窄、肠瘘及脓肿等。

（3）诊断克罗恩病的敏感度与 CT、MRI 等影像学技术无明显差异,诊断特异度高,是肠瘘、脓肿、狭窄等并发症监测和随访的首选检查方法。

（4）超声检查方便、无创,患者接纳度好,对克罗恩病的初筛及治疗后疾病活动度的随访有价值。

2. 检查的护理

（1）不须进行肠道准备。

（2）清晨空腹或禁食 4h 以上,以减少肠蠕动和肠内气体。

（3）携带前次影像学检查结果。

四、肝穿刺及胰腺穿刺活检术的监测与护理

（一）肝穿刺活检术的监测与护理

经皮肝穿刺活检是局部麻醉后在 B 超引导下使用长针经皮肤、皮下组织、肋间肌肉和腹膜进入肝脏获得肝组织标本的过程。

1. 肝穿刺的目的

（1）明确诊断。

（2）判断病情,指导治疗和预后评估。

（3）治疗效果的评估。

（4）诊断性治疗,如肝脏穿刺排脓等。

2. 适应证

（1）不明原因的肝肿大。

（2）不明原因的黄疸。

（3）各种肝脏疾病的鉴别。

（4）不明原因的脾肿大。

（5）了解肝病的演变过程。

（6）确定肿瘤的来源。

3. 禁忌证

（1）肝昏迷。

（2）有出血倾向、局部感染、腹水、重度黄疸。

（3）肝血管瘤等疾病。

（4）严重心肺功能不全者。

4. 术前准备

（1）查血常规、肝功能、生化、血型及出凝血时间、腹部超声及胸部 X 线检查。

（2）手术当日可进食易消化食物,勿过饱。

（3）家属陪同。

5. 术中配合

（1）通过超声检查,确定穿刺点、穿刺方向、深度,一般选择腋前线或腋中线第 8~9 肋间。

（2）患者取仰卧位或稍向左卧,穿刺点局部常规消毒、铺巾,用1%利多卡因行浸润麻醉直至肝包膜。行穿刺点皮肤切开,然后将穿刺针沿麻醉方向推进至肝包膜,将注射器抽成负压,嘱患者呼吸后屏气,迅速将针刺入肝内并迅速拔出,进针深度一般为1~2cm。将标本放入固定液后送检。

（3）穿刺部位盖无菌纱布,按压穿刺部位30min。

6. 术后护理

（1）卧床休息24h,避免用力排便、咳嗽等增大腹压的动作。

（2）术后4h内,监测P、BP,1次/30min,如无变化,改为1次/h,共4次。

（3）观察有无出血征象,如出现低血压、腹水等考虑大出血,应积极配合抢救。

（4）观察穿刺部位有无渗血、渗液、血肿等;观察有无腹痛、腹胀。

（5）术后24h避免淋浴,保持穿刺伤口皮肤清洁干燥。

（二）胰腺穿刺活检术的监测与护理

胰腺穿刺术是患者局部麻醉后,在B超的引导下经皮肤穿刺,穿刺获取胰脏标本,然后做病理组织学检查。

1. 胰腺穿刺的目的

（1）明确诊断。

（2）判断病情,指导治疗和预后评估。

（3）治疗效果的评估。

（4）诊断性治疗,如胰腺囊肿穿刺抽液等。

2. 适应证

（1）胰腺炎性肿块。

（2）神经内分泌肿瘤。

（3）胰腺囊性病变。

（4）怀疑慢性胰腺炎。

（5）胰腺癌及术前分级。

3. 禁忌证

（1）怀疑内脏器官穿孔。

（2）急性胰腺炎、急性胆囊炎、急性憩室炎。

（3）食管重度狭窄。

（4）严重心肺功能不全者。

4. 术前准备

（1）查血常规、肝功能、生化、血型及出凝血时间、腹部超声检查、胸部X线。

（2）术前禁食8h。

（3）家属陪同。

5. 术中配合
患者取左侧卧位,深呼吸,医生用超声探头定位,确定穿刺路径及深度,消毒皮肤,局部麻醉,穿刺获取胰腺组织后,拔出穿刺针,按压穿刺点20~30min,予无菌方纱覆盖,医生将取出组织放入固定液及做玻片涂片,送病理科检查。

6. 术后护理

（1）术后绝对卧床休息24h,避免用力动作如用力排便、咳嗽,以减少出血并发症的发生。

（2）观察穿刺部位有无渗血渗液。

（3）保持穿刺伤口清洁干燥，术后 24h 避免沐浴。

（4）术后禁食 24h,予静脉营养治疗；抽血查淀粉酶、脂肪酶结果正常,可从流质饮食逐渐过渡到正常饮食。

（5）药物应用：抗生素、止血药物、质子泵抑制剂及生长抑素等治疗（必要时）。

（6）预防感染、出血、急性胰腺炎等并发症的发生。观察有无发热、伤口红肿、渗血、血压偏低、腹痛等。

五、腹腔穿刺术的监测与护理

1. 适应证

（1）诊断性穿刺。①新发腹水：腹水检验可以协助明确病因,鉴别渗出液和漏出液,检测癌细胞等。②怀疑自发性或继发性细菌性腹膜炎。

（2）治疗性穿刺：①大量腹水引发的呼吸困难。②腹水引起的腹痛和腹压增高。③感染性及癌性腹水。④无感染的肝硬化大量或顽固性腹水。

2. 禁忌证

（1）昏迷、休克及严重电解质紊乱者。

（2）有明显出血倾向者。

（3）广泛腹膜粘连者。

（4）有肝性脑病先兆、棘球蚴病及巨大卵巢囊肿者。

（5）大量腹水伴有严重电解质紊乱者禁忌大量放腹水。

（6）精神异常或不能配合者。

（7）妊娠。

3. 操作前准备

（1）部位选择

①下腹部正中旁穿刺点：脐与耻骨联合上缘间连线的中点上方 1cm、偏左或右 1~2cm,此处无重要器官,穿刺较安全,且容易愈合。②左下腹部穿刺点：脐与左髂前上棘连线的中 1/3 与外 1/3 交界处,此处可避免损伤腹壁下动脉,肠管较游离不易损伤。③侧卧位穿刺点：脐平面与腋前线或腋中线交点处。此处穿刺多适于腹膜腔内少量积液的诊断性穿刺。

（2）体位：根据病情和需要可取坐位、半坐卧位、仰卧位,并尽量使患者舒服,以便能够耐受较长的操作时间。

4. 操作过程

（1）术中密切观察患者病情变化,如有头晕、心悸、恶心、气短、脉搏增快及面色苍白等,应立即停止操作,并进行适当处理。

（2）放液不宜过快、过多,一次放液一般不超过 3 000ml,放液过多可诱发肝性脑病和电解质紊乱。

（3）放腹水时若流出不畅,可将穿刺针稍做移动或稍变换体位。

（4）注意无菌操作,以防止腹腔感染。

（5）术后嘱患者平卧,并使穿刺点位于上方以免腹水漏出。

（6）抽取腹水,并留样送检。

（7）腹水为血性者于取得标本后,应停止抽吸或放液。

5. 术后护理

（1）嘱患者平卧休息 8~12h,观察患者有无不良反应。

（2）观察穿刺术后穿刺部位有无渗血渗液,如有腹水外溢,及时更换敷料,防止穿刺处感染。同时警惕肝性脑病的发生。

六、胃肠道 X 线钡餐造影的监测与护理

1. 适应证

（1）食管至回肠的消化道疾病或者胰腺癌。

（2）结肠器质性病变。

2. 禁忌证

（1）疑有胃肠道穿孔、肠梗阻。

（2）2 周内有消化道大量出血者。

3. 操作前准备

（1）X 射线钡剂灌肠者于检查前 2d 开始半流质低渣饮食,白天多饮水。

（2）检查前 1 晚服轻泻剂,如蓖麻油 30ml,并分次饮水 1 500ml。胃肠道 X 线钡餐造影前禁食 12h。

（3）检查当日早晨禁食,用生理盐水 1 000~1 500ml 清洁灌肠。

（4）向患者解释钡剂一般于检查后 3d 才能完全排出,在此期间粪便可呈黄白色。

4. 操作过程及配合　X 线钡餐造影由放射科医生在放射科完成,相关操作过程省略。

5. 操作后护理　检查后主要应观察患者的排便情况,特别是老年患者,有便秘者可用轻泻剂。

【知识拓展】

1. 肛周病变 MRI 检查　诊断敏感性高。

2. 细菌性肝脓肿诊治急诊专家共识　超声或 CT 引导下经皮肝脓肿穿刺置管引流是细菌性肝脓肿治疗的重要方法,应尽早实施引流。

（黄美娟）

第三章 消化系统疾病内镜/介入治疗与护理

第一节 消化道肿瘤内镜诊疗技术现状与展望

学习目标

完成本节内容学习后,学员将能:
1. 复述消化道肿瘤内镜诊疗技术的概念。
2. 列举消化道早癌的治疗方法。
3. 描述消化道肿瘤内镜诊疗技术、护理配合的展望。

受一些不良饮食结构和生活习惯的影响,消化道肿瘤呈逐年上升趋势。根据全国肿瘤登记中心收集的肿瘤登记数,2022年中国恶性肿瘤新发病例为482.47万(男性253.39万,女性229.08万),发病率为208.58/10万(男性212.67/10万,女性208.08/10万)。发病例数前5位的恶性肿瘤(肺癌106.06万,结直肠癌51.71万,甲状腺癌46.61万,肝癌36.77万,女性乳腺癌35.72万)占全部新发病例的57.4%。死亡例数前5位的恶性肿瘤(肺癌73.33万,肝癌31.65万,胃癌26.04万,结直肠癌24.00万,食管癌18.75万)占全部死亡病例的67.5%。恶性肿瘤的预后与肿瘤分期密切相关,早期胃癌内镜下治疗5年生存率超过90%,进展期胃癌约85%的患者可以接受手术治疗,但5年生存率却低于30%。延长肿瘤患者生存时间、改善生存质量、关注消化道早癌的诊治仍为重中之重的工作。

国家医学科技发展专项规划指出:为提高常见恶性肿瘤的早诊断、早治疗水平,提高治愈率,应将中晚期恶性肿瘤患者的治疗重心,转移至肿瘤一级预防(包括信息收集及危险因素控制)中来。其中消化道早癌筛查的主要手段便是内镜检查及治疗。

一、消化道早癌的概念

消化道早癌包括早期食管癌、早期胃癌及早期结直肠癌。食管早期癌,指病灶局限于黏膜层的食管浸润性癌,无论有无区域淋巴结转移,食管癌前病变包括食管鳞状上皮细胞异型增生和Barrett食管异型增生。

早期胃癌及早期结直肠癌泛指浸润深度不超过黏膜层及黏膜下层的消化道癌症,而不论其大小及是否有淋巴结转移。消化道黏膜下肿瘤(submucosal tumor, SMT)为起源于消化道黏膜层以下各层(主要包括黏膜肌层、黏膜下层、固有肌层)的隆起性病变。

二、消化道早癌的内镜治疗

消化内镜通过腔内靠近病灶、可进行精细观察,并通过辅助设备实施切除、扩张、止血、放置置入物等手术操作,其突出特点是微创和精准,对部分疾病的根治性治疗已取代外科手术,对无法耐受外科手术的患者亦可实施姑息性手术。目前,消化内镜手术范围已覆盖全消化道和胆胰管系统,并仍在不断拓展。其中结肠镜在结直肠癌的早期诊断和治疗上的地位日益凸显。研究表明腺瘤检出率(adenoma detection rate,ADR)及息肉检出率(polyp detection rate,PDR)是结肠镜检查质量的核心指标,较低 ADR/PDR 可能导致间期结直肠癌的发生。结肠镜可以直接发现结直肠病变,通过对病变组织的活检或夹除可明确病变的性质,进而实现肠道病变的早期诊断和治疗。WHO 推荐结肠镜为筛查监测结直肠癌的重要手段,早期诊断可使患者 5 年生存率达 90%。

行外科手术切除曾被认为是治疗消化道癌最适宜的方式,但目前国内外研究均表明,随着消化道早癌检出率逐年提高及高级别循证医学证据推动消化内镜下微创治疗的极速发展,内镜微创治疗已成为消化道癌治疗中的重要组成部分。通过各种内镜检查方式、辅助技术及活检病理结果相结合,可确认病变是否符合内镜治疗适应证。内镜治疗方法包括消融治疗和切除治疗,前者包括光动力疗法、氩等离子体凝固术、冷冻疗法、射频消融法,此类"烧灼"性的治疗方式因无法进行病理评估存在一定局限性;后者包括内镜黏膜切除术(endoscopic mucosal rection,EMR)、内镜黏膜下剥离术(endoscopic submucosal dissection,ESD),此两术式为非消融治疗,其中 ESD 治疗的整块切除率可达 92%~97%,5 年总生存率 96.2%~97.1%,5 年疾病生存率可达 100%。内镜下切除术方式有五种:内镜圈套切除术、内镜黏膜下挖除术、隧道法内镜黏膜下肿物切除术、内镜全层切除术、内镜和腹腔镜联合技术。目前国际上多项指南和共识均推荐内镜下切除术为早期胃癌的首选治疗方式,主要包括 EMR 和 ESD,并已在我国得到了广泛应用。EMR 是最早应用于早期胃癌的内镜下治疗方法,ESD 是在 EMR 基础上发展起来的技术,已成为内镜下治疗早期胃癌的标准治疗方式。然而,ESD 治疗早期胃癌易出现出血、穿孔等并发症,对内镜操作技术要求较高。一份 2012 年我国消化内镜治疗现状的调查报告显示,仅 14.8%(25/169)的被调查医院有能力独立开展 ESD 操作,且主要为省级医院。ESD 不仅可以达到与外科手术相当的治疗效果,而且具有创伤小、恢复快、花费少等优势,目前已经成为早期食管癌的首选治疗手段。如何预防食管大面积病变术后狭窄在国际上尚未形成统一的规范,对于已经形成的食管良恶性狭窄,内镜下治疗仍是首选。

针对早期的结直肠癌,原则上没有淋巴结转移或淋巴结转移风险极低、使用内镜技术可以完整切除、残留和复发风险低的病变均适合进行内镜下切除。早期结直肠癌常用的内镜切除技术主要包括常规内镜下息肉切除术、EMR、ESD;EMR 指内镜下将黏膜病灶整块或分块切除,用于胃肠道表浅肿瘤诊断和治疗的方法,EMR 主要适用于无溃疡性改变,且拟切除黏膜直径≤2cm 的病变;ESD 治疗早期结直肠癌的整块切除率和完全切除率更高,局部复发率更低,ESD 绝对适应证为病灶直径≤2cm、无合并溃疡存在的分化型黏膜内癌;ESD 相对适应证:①病灶直径 >2cm、无合并溃疡存在的分化型黏膜内癌。②病灶直径≤3cm、合并溃疡存在的分化型黏膜内癌。③病灶直径≤2cm、无合并溃疡存在的未分化型黏膜内癌。④病灶直径≤3cm 的分化型浅层黏膜下癌(黏膜下层浸润深度≤500μm)。

另外超声内镜（endoscopic ultrasonography，EUS）是目前评估 SMT 最准确的影像学检查，对于消化道各种类型 SMT 的鉴别诊断以及对肿瘤的定位和治疗方法的选择均有重要作用。研究显示，EUS 鉴别良恶性肿瘤的敏感度和特异度分别为 64% 和 80%，且对于直径 <2cm 的病变要优于 CT、MRI 等检查。激光共聚焦显微内镜（confocal laser endomicro scope，CLE）也已经应用并使内镜医师能够对胃肠道进行实时组织学评估。CLE 使用激光束作为其光源并通过处理器单元处理所获取的图像，实现了在内镜检查的同时在聚焦平面进行细胞成像和组织结构评估。与常规荧光显微内镜相比，由于没有聚焦于其他平面光源的干扰，CLE 图像的空间分辨率更好。因此，CLE 最大优点在于在内镜检查的同时可直接观察到组织细胞学形态，并提供无创组织病理学诊断，实现即时"光学活检"目的。内镜窄带成像技术（narrow band imaging，NBI）是目前较为为成熟的胃镜精查方法，已在临床广泛应用，其对上消化道早癌的诊断价值也得到了肯定。已有大量文献报道 NBI 对上消化道早癌的诊断特异度和敏感度均达到了 90% 以上。

消化内镜微创手术为多学科合作的医疗技术，消化内镜护理专科工作作为内镜诊疗工作的重要组成部分，其专业性和技术性强；在保障患者安全、促进康复和减轻患者痛苦方面担负着重要责任。护士在围手术期与患者接触最密切、接触时间最长，优质、高效的内镜护理可以提高内镜治疗的安全性和有效性，是治疗成功的关键因素之一。

三、总结及展望

消化道癌作为我国的高发恶性肿瘤，近年来随着国家对癌症筛查、早诊早治重视度增加以及新式内镜诊疗技术的普及和推陈出新，早癌的诊断率也迅速提高。消化内镜技术开拓创新，取得了欣喜的成绩，其中包括探头式激光共聚焦内镜、新型磁控胶囊内镜、内镜下射频消融缓解早期食管鳞状细胞瘤变等，内镜下的诊断治疗越来越向着创伤小、痛苦少、术后恢复快、并发症少的方向进展。展望未来，内镜下治疗将会以其操作简便、操作时间短、平均住院时间短等优势，成为越来越多的消化道早癌患者的选择。虽然消化内镜手术具有很多优点，但也存在一定的不足和局限，需要进一步研究探索。消化道病变内镜切除术的并发症包括穿孔、出血、感染以及术后狭窄等，早癌进行内镜下切除还要考虑其复发问题。由于设备、器械的局限，部分消化系统疾病的内镜手术治疗仍有待提高，以减少并发症发生，提高患者远期生存质量。内镜手术需要合格的内镜医师和内镜护士完成，但我国目前消化内镜人才培养形势严峻，消化内镜医师、护士水平参差不齐，一定程度上影响消化内镜手术质量，需进一步提升专业技术能力和水平。

内镜操作技术及微创革新技术带来的新型治疗手段发展迅速，因而对内镜专科护士的整体素质要求亦随之不断提高。内镜专科护士不仅要掌握基础理论和基本技能，还应具有一定的内镜器械操作能力，从而更好地配合内镜医师完成患者诊疗工作。内镜下治疗术中，内镜专科护士需与内镜医师进行一对一的配合操作，因此，内镜手术护理配合技术的规范性和标准化是日后消化内镜护理专科发展的必然方向，给予消化内镜护士专科化的认证也是势在必行。

（韦 键 丛雪）

第二节　超声内镜诊疗技术现状与展望

学习目标

完成本节内容学习后,学员将能:

1. 复述超声内镜(EUS)诊断及治疗的目的、定义。
2. 列举胰腺假性囊肿、胃空肠吻合术适用支架类型。
3. 描述 EUS 下血管介入治疗选择弹簧圈和组织胶的方法。
4. 描述 EUS 在肿瘤中的应用(碘 -125 粒子植入术、腹腔神经丛阻断术、肿瘤消融术、标记术、肿瘤细胞检测)。
5. 能够对行 EUS 下胰管引流、胆管引流、胆囊引流进行区分。

　　超声内镜通过将患者的胃、食管、肠道壁的结构以及邻近器官较好地显示出来,不仅可对消化道病变的起源、侵犯深度及病变性质作出初步判断,并能鉴别消化道壁内病变和壁外压,对消化道病变的诊断及治疗方案的选择具有重要的指导意义。目前,超声内镜已经被广泛应用于消化道肿瘤的分期、诊断、介入治疗等方面。

一、超声内镜概念

　　超声内镜技术(endoscopic ultrasonography, EUS)是一种将微型高频超声探头置于内镜前端,当该内镜插入体腔后,既可通过内镜直接观察管腔内的形态,又可同时进行实时超声扫描以获得管壁和周围邻近脏器的超声图像的技术。与传统经腹超声相比,EUS 的超声探头在体腔内更接近病变,缩短了声路,降低了声衰减,并采用了高频技术,因此能获得更高的图像分辨率,更易发现微小病灶。随着 EUS 的普及,EUS 引导下的穿刺、介入诊疗技术得到了迅速发展,现主要从 EUS 诊断、介入治疗这两方面探讨 EUS 的发展现状和前沿趋势。

二、超声内镜的诊断

(一)EUS 引导细针穿刺活检术

　　EUS 引导细针穿刺活检术(endoscopic ultrasonography guided fine needle biopsy, EUS-FNB)是近年来内镜领域的重大进展之一。线阵式 EUS 图像与镜身长轴平行,能实时监测细针进针,EUS-FNB 过程中可实时观察并有效避开血管和其他重要的组织结构。通过对病变穿刺取得的细胞和组织进行病理学研究,帮助确定病变的性质、组织学来源和病理学特征。当肿瘤的性质已经确定时,EUS-FNB 有助于鉴别淋巴结和其他器官的转移病灶,分期的准确性对治疗方案的选择至关重要。EUS 和穿刺器械的发展大大拓展了 EUS-

FNB 的应用范围,几乎包含了所有邻近胃肠道的病变,其组织细胞病理学诊断能力显著提高。

（二）EUS 引导经针基激光共聚焦显微内镜检查术

EUS 引导经针基激光共聚焦显微内镜检查术（endoscopic ultrasonography guided needle-based confocal laser endomicroscopy, EUS-nCLE）是一种可实时清晰成像微米级上皮细胞的技术。可用于诊断胃肠道黏膜下病变,如区分胃肠道间质瘤和平滑肌瘤,而对于胰腺囊性病变 EUS-FNB 和 EUS-nCLE 对提高其诊断率又有着重要的作用。

三、超声内镜的治疗

（一）EUS 引导下碘 -125 粒子植入术

通过 EUS 引导下穿刺技术可在瘤体内、亚肿瘤区域和可能转移的淋巴途径永久埋入放射性粒子,进行持续的放疗,为腹腔实体肿瘤的治疗开辟了新的手段。

（二）EUS 引导下腹腔神经丛阻断术

EUS 引导下腹腔神经丛阻断术（endoscopic ultrasonography guided celiac plexus neurolysis, EUS-CPN）利用 EUS 可以较为准确地对腹腔神经节进行定位的优势,在 EUS 引导下对腹腔神经节区域注射局部麻醉药、神经破坏剂或类固醇类药物,通过阻滞、毁损神经丛中断痛觉传导通路或消除局部炎症,达到止痛目的。主要适用于确诊腹腔恶性肿瘤且已无法切除者（如肿瘤已侵及血管、病理证实为转移瘤和患者不能耐受手术等）,疼痛症状明显、非侵入性治疗方法（如镇痛药）疗效不佳、预计生存期不长的患者,伴有持续性、顽固性腹痛的慢性胰腺炎患者。

（三）EUS 引导胰腺假性囊肿引流术

EUS 引导胰腺假性囊肿（pancreatic pseudo cysts, PPC）引流术逐步发展成熟,目前已取代了外科手术和传统引流术,成为 PPC 的一线治疗方法,具有创伤小、并发症少、术后恢复快等优点。EUS 引导 PPC 引流术的适应证为急性假性囊肿持续 4~6 周以上,囊壁成熟,最大径≥6cm,出现症状或并发症。塑料双猪尾支架为 PPC 引流的标准支架,该支架价格便宜、安全且易于获得,操作技术成熟且临床成功率 >90%。在 PPC 引流中使用自膨胀金属支架的研究越来越多,金属支架的潜在优点为使用较大直径的支架可以改善引流效果,减少支架阻塞的风险,使内镜直接进入囊肿,减少器械更换次数,还有可能缩短手术时间。

（四）EUS 引导胆管引流术

EUS 实时引导下,通过穿刺扩张的肝内外胆管借助支架建立胆管与消化道之间的通道,从而解决胆道梗阻。EUS 引导胆管引流术（endoscopic ultrasonography guided biliary drainage, EUS-BD）是一种替代性操作方法,可用作术后解剖结构改变或十二指肠狭窄、无法进行内镜逆行胰胆管造影术的患者的胆道引流方法。

（五）EUS 引导胰管引流术

EUS 引导胰管引流术（endoscopic ultrasonography guided pancreatic drainage, EUS-PD）是指在 EUS 实时引导下穿刺入扩张的胰管,并置入胰管支架以引流胰液的操作。适用于因胰管阻塞、术后解剖结构改变或十二指肠狭窄而无法行 ERCP 的患者。

（六）EUS引导胃空肠吻合术

EUS引导胃空肠吻合术（endoscopic ultrasonography guided gastrojejunostomy, EUS-GJ）是通过使用辅助器械确定胃腔与空肠距离最近的部位为穿刺点，然后在EUS引导下穿刺目标肠管并置入双蘑菇头金属支架建立胃肠吻合通路。适用于拒绝或不适合外科手术的胃流出道梗阻患者，不宜行内镜下肠道金属支架置入的胃流出道梗阻患者，以及各种原因导致的内镜下肠道金属支架置入失败的胃流出道梗阻患者。

（七）EUS引导下胰腺肿瘤消融术

EUS引导下胰腺囊肿的研究焦点主要集中在EUS引导的药物消融，消融的药物包括乙醇、紫杉醇、吉西他滨和聚桂醇。EUS引导下胰腺囊肿消融术可延长囊肿随访的间隔时间。

（八）EUS下血管介入治疗

主要指EUS引导下的食管胃底曲张静脉出血的治疗。主要包括EUS引导下氰丙烯酸盐黏合剂注射和弹簧圈置入。适用于门静脉高压所致静脉曲张，包括食管、胃和其他异位静脉曲张，以及门静脉高压所致的消化道出血。EUS引导下可以更加准确、有效地将合适剂量的黏合剂注射入曲张静脉，能提高止血率和降低异位栓塞的发生率。EUS引导下的弹簧圈置入治疗常作为治疗胃静脉曲张的一种备选方法。另外，弹簧圈和组织胶也可以联合应用，注射胶之前还可采用不锈钢弹簧圈注射，从而降低组织胶发生栓塞的风险。

（九）EUS引导标记术

EUS引导标记术（fiducial placement）是EUS实时标记置入病灶内作为立体定向放射治疗的靶标。目前国内的标志物长为4mm，直径约0.8mm，适用于19G穿刺针。主要使用于需要行立体定向放射外科治疗，如射波刀治疗的胰腺癌、肝左叶癌、腹膜后肿瘤、腹腔肿瘤。

（十）EUS引导下门静脉测压 / 门静脉循环肿瘤细胞检测

使用22G针和中心静脉压测试仪，其中肝静脉压力采用经颈静脉入路；从门静脉获得的肿瘤细胞可以进行生存期的预测。

（十一）EUS引导胆囊引流术

适用于在无法行急性胆囊炎手术的患者中应用，采用7Fr双猪尾支架联合鼻囊管置入，鼻囊管1周后拔出，其安全性和有效性已经得到证实。

四、总结及展望

超声内镜对于消化道系统的病理标本采集、癌症介入治疗等方面，其敏感性、特异性、安全性较高。目前已经成为诊断消化道肿瘤以及消化道附近组织肿瘤的主要方法。为患者实施超声内镜引导下各项操作时，加强护理的配合对降低患者并发症十分有益。因此应该注重专科护士的培养，使护士了解各项超声内镜诊疗技术，熟悉操作过程，提高护理配合技巧，以便更好地配合医生操作，提高检测的准确率，降低患者并发症的发生率，为患者的诊断和治疗提供参考依据。相信随着消化内镜学的发展，新理念日趋更新，超声内镜技术必将迎来更大的发展。

（韦 键 陶金冉）

第三节　内镜逆行胰胆管造影术围手术期护理

学习目标

完成本节内容学习后,学员将能:
1. 复述内镜下逆行胰胆管造影术(ERCP)的目的、定义、手术适应范围。
2. 列举 ERCP 术前手术物品器械准备、患者准备方法。
3. 描述 ERCP 术医生操作流程及相应手术的护理配合。
4. 列举 ERCP 术后护理内容及观察要点。
5. 能够对行 ERCP 的患者做好围手术期管理。

一、目的

内镜逆行胰胆管造影术(endoscopic retrograde cholangiopancreatography,ERCP)目前多数用于胰胆管病变的治疗或不明原因的探查。随着 CT、超声内镜和磁共振胰胆管成像(magnetic resonance cholangiopancreatography,MRCP)技术的进步,单纯诊断性的 ERCP 目前很少应用,更多应用于胰胆系统的内镜下治疗,主要用于胆总管结石、胆管狭窄导致的胆管的恶性梗阻、良性狭窄、胰腺炎等。

二、定义

ERCP 是指将十二指肠镜插至十二指肠降部,找到十二指肠乳头,由十二指肠镜活检管道插入造影导管至乳头开口部,注入对比剂后 X 线摄片,以显示胰胆管的技术。现更多是在 ERCP 的基础上进行胰胆系内镜下治疗,主要有内镜十二指肠乳头括约肌切开术(endoscopic sphincterotomy,EST)、内镜下鼻胆引流术(endoscopic nasobiliary drainage,ENBD)、内镜胆管支架引流术(endoscopic retrograde biliary drainage,ERBD)、胆总管取石术、内镜下胰管支架引流术(endoscopic retrograde pancreatic drainage,ERPD)等。

三、应用范围

(一)适应证
1. 胆总管结石的诊断和治疗。
2. 胆管良恶性狭窄的诊断和治疗。
3. 胰腺疾病,包括急性胆源性胰腺炎、微结石与胆泥、胰腺分裂、Oddi 括约肌功能障碍、胰管破裂和胰瘘、胰腺良恶性肿瘤、慢性胰腺炎、自身免疫性胰腺炎、胰腺囊肿等的诊断和治疗。

（二）禁忌证

1. 有上消化道狭窄、梗阻,估计不可能抵达十二指肠降段者。

2. 有心肺功能不全等其他内镜检查禁忌者。

3. 非结石嵌顿性急性胰腺炎或慢性胰腺炎急性发作期。

4. 有胆管狭窄或梗阻,而不具备胆管引流技术者。

四、操作流程和护理配合

（一）物品准备

1. **设备** 推荐常规使用设备包括 ERCP 专用 X 线机、内镜主机、电子十二指肠镜、二氧化碳气泵、注水泵、高频电外科系统、激光碎石机、胆道镜等。

2. **治疗附件** 所有的器械符合灭菌要求,一次性物品按有关规定处理,常用易损的器械均有备用品（图 2-3-1）。

3. **药品** 丁溴东莨菪碱、碘普罗胺等。

4. **其他用物** 注射器、纱布、棉签或镜头擦拭纸巾、固定用胶布、一次性引流袋等。

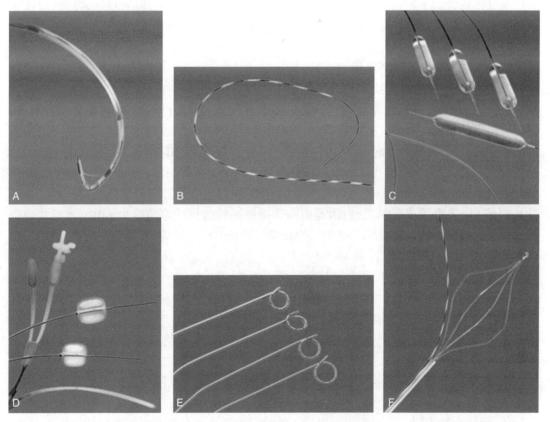

A. 十二指肠乳头切开刀；B. 导丝；C. 三级扩张球囊；D. 三腔取石球囊；E. 鼻胆引流管；F. 取石网篮。

图 2-3-1 ERCP 治疗附件

（二）患者准备

1. 完善检查化验 术前应完善各项检查化验，包括腹部 MRI，心肺功能测定、凝血功能、生化指标等。

2. 饮食准备 术前禁食水 8h。

3. 术前宣教 应在术前向患者详细介绍检查目的、方法、配合注意事项，同时可以介绍以往成功病例，让患者有充分心理准备，增强其自信心，积极配合。

4. 术前用药

（1）应用解痉药，减慢肠蠕动。

（2）口含利多卡因凝胶。

（3）有研究表明直肠应用吲哚美辛能显著降低术后胰腺炎的发生率。

（4）长期抗凝治疗的患者，在行 EST 前应考虑调整有关药物，如服用非甾体抗炎药（NSAID）、活血中药、抗抑郁药物等应停药 5~7d；服用其他抗血小板凝聚药物（如氯吡格雷、噻氯匹定等）应停药 7~10d；服用华法林者可改用低分子量肝素或普通肝素。

（5）患者体位：协助患者取左侧俯卧位，胸前垫一软枕，左手置于背后（头偏向右侧）。

5. 患者防护 在 ERCP 过程中，甲状腺、乳腺、生殖腺、眼睛等部位应有严格的防护措施。

（三）麻醉方式

在实际操作的过程中，ERCP 术将会带给患者不同程度的疼痛感受。因此，在进行手术治疗前临床通常给予麻醉。术前应对患者病情及全身状况作全面评估，根据实际情况选择合适的镇静和麻醉方法。操作过程中，给予患者心率、血压、脉搏及血氧饱和度等实时监测。

（四）操作方法

操作方法分为以下四个过程（图 2-3-2）：

1. 插镜至十二指肠乳头部 插管（胆管） 十二指肠镜为侧视镜，靠着咽后壁随患者吞咽进入。患者俯卧位时，稍左旋内镜以适应体轴的改变。进入胃腔后，尽可能吸出胃液，减少患者误吸的风险。稍注气膨胀胃腔，十二指肠镜进入幽门后，继续推进内镜进入十二指肠降段，在内镜视野清楚的情况下，将内镜拉成"短途"（距门齿 60~70cm），切忌在无视野的情况下拉直内镜，以免导致穿孔。将十二指肠镜插入到十二指肠降段，找到十二指肠乳头开口处。经乳头插入造影导管或乳头切开刀至胆总管，通过乳头切开刀导管注入对比剂。选择性插管是 ERCP 手术成败的关键，因此提高选择性插管的成功率与减少 ERCP 术后胰腺炎的发生是内镜医师的首要目标。经十二指肠镜活检孔道插入导管，使导管与乳头开口垂直，将导管插入乳头。明确插管的轴线（10 点至 11 点方向），忌"看见乳头就插管"，避免用力过猛过大，进入共同通道后使用导丝试探轻柔点插，插管成功。

2. 十二指肠乳头切开 在导丝引导下使用十二指肠切开刀进行乳头切开，严格掌握乳头切开方向，根据结石大小确定切开大小，以保证手术安全。

3. 胆管取石 根据胆管的直径、乳头的形态、结石的大小选择取石的耗材。遵循取石原则："先下后上"，避免一次性套取过多结石。

4. 放射线造影 在透视下经造影导管注入对比剂，在荧光屏上见到胆管显影，显示结石是否取净。尽量减少不必要的胰管显影，以防术后胰腺炎的发生。

5. 留置胆管支架 取石后根据患者具体情况为防止术后胆管炎可留置胆管支架引流，并进行拍片存储。

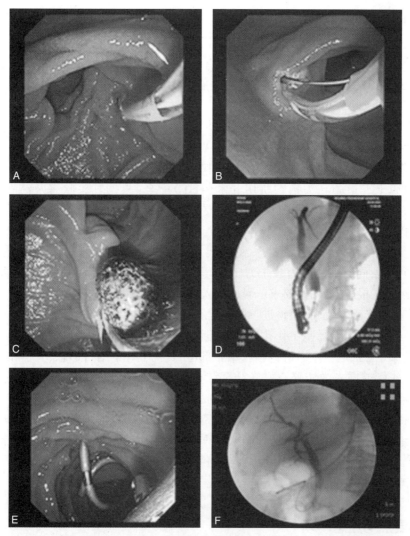

A. 经十二指肠乳头胆管插管；B. 十二指肠乳头切开；C. 结石取出乳头外；
D. 透视下取石球囊取石；E. 胆管支架；F. 鼻胆引流管。

图 2-3-2　ERCP 操作方法

6. 留置鼻胆引流管　取石后根据患者具体情况为防止术后胆管炎可留置鼻胆引流管引流，胆管显影后，进行拍片存储。

（五）护理配合

1. 术前准备

（1）术前评估：了解患者的病史，查看常规心电图、血尿常规、血淀粉酶、肝肾功能、凝血功能、腹部 CT 或磁共振检查结果及知情同意书的签署；询问过敏史；评估患者禁食禁水情况；评估患者是否摘除活动性义齿、金属饰品；评估患者是否含服麻药。

（2）建立静脉通道根据医嘱给药。

（3）调试高频电外科系统及内镜工作站，检查并准备所有术中可能会用到的相关器械及药物。协助患者摆放正确卧位，给予吸氧、心电监护，放好牙垫，做好隐私保护与放射防护,术中注意保暖。

2. 术中护理及配合

（1）进镜配合：指导患者配合操作，插镜经过咽喉部时嘱患者做吞咽动作，检查过程中让患者控制咳嗽，缓慢深呼吸，告知患者有分泌物流出，不耐受时则用手势示意。尽量放松，可减少胃肠蠕动及十二指肠乳头括约肌的活动，减少腹部不适症状，有利于手术的进行。

（2）插管配合：十二指肠乳头插管的成功与否，是 ERCP 成功的关键。当医生把切开刀插入乳头后，确定刀头所指方向，护士可以根据乳头皱襞的方向，凭手感和目测的经验进行尝试性插管操作，切忌用力过大、过猛，以免引起乳头水肿，增加插管的难度。

（3）内镜十二指肠乳头括约肌切开术（EST）配合：根据乳头状态及结石大小，进行EST，并调整手术切口于 11 点方向。护士需要注意手中切开刀的松紧度，勿过松或过紧，以保证切开的安全性。

（4）十二指肠乳头柱状气囊扩张术配合：行胆道柱状球囊扩张时，医生护士紧密配合，球囊应逐渐加压，同时关注压力泵压力、球囊进入胆管的深度、放射线下胆道狭窄处扩张情况，随时向医生汇报压力值，按要求球囊内注入稀释对比剂，不得注气注水。

（5）应用激光碎石机、胆道镜进行胆道碎石：插管成功后安装胆道镜成像导管的手柄部分，将成像导管经十二指肠镜工作孔道插入胆管，用灭菌水对胆总管进行灌洗，使视野清晰，将胆道镜成像导管推送至左右肝内胆管结石部位，直视下观察结石形态、大小和是否存在嵌顿。通过工作管道插入激光碎石机光纤至结石表面行激光碎石，操作时注意光纤易折损。用灭菌水灌洗泥沙样结石后，用取石网篮将剩余的结石取出。

（6）内镜下鼻胆引流术（ENBD）配合：ENBD 管留置到胆管所需位置时，护士须缓慢退出导丝，给予医生导管支撑力，护士与医生需同步交换内镜及导管，镜子头端全部退出患者口腔后护士应握住 ENBD 管，防止继续退镜将导管带出胆道。应用低敏性胶布固定导管，标注导管名称及留置长度。

五、观察要点与注意事项

（一）观察要点

1. 观察鼻胆引流管固定是否牢固，引流管外露的长度，胆汁引流是否通畅，引流液的颜色、性状及引流量等。

2. 密切观察患者生命体征变化、有无消化道出血的症状。

3. 观察患者有无腹痛、腹胀、发热等不适。

4. 观察患者黄疸改善情况，关注患者各项检查指标结果。

5. 并发症的观察

（1）急性胰腺炎：是 ERCP 手术最常见的并发症。密切观察患者体温，是否腹痛，有无恶心呕吐，测量生命体征，测血淀粉酶，做到早发现、早诊断、早治疗。

（2）出血：观察患者面色、是否呕血及解黑便，引流液性状，可定时监测血压及脉搏，发现异常立即报告医生，遵医嘱给予处理。

（3）穿孔：可致穿孔的危险因素很多，包括乳头变异（憩室旁乳头）、乳头括约肌过大切开、乳头括约肌扩张过度、取石操作不规范等。患者常表现为腹痛。

（4）感染：多为胆汁引流不畅所致。护理上主要注意无菌操作,监测患者体温及腹痛情况。

（二）注意事项

1. 术前

（1）病情评估：仔细询问患者既往史、麻醉史、过敏史,评估患者生命体征,是否合并严重心肺疾病、糖尿病病史及其他禁忌证;术前1周停服抗凝剂。术前签署麻醉和手术知情同意书,并告知可能获得的益处和风险。

（2）建立较粗的静脉通道,尽量选择右前臂静脉;患者穿宽松棉质衣服,去除金属制品;女性应取下带金属圈或扣的文胸。

2. 术中

（1）监测：术中密切监测患者生命体征,有无出血、穿孔等,及时发现并记录治疗过程中患者的反应,如出现血氧饱和度下降、血压下降、躁动等及时给予相应处理。

（2）辅助准备：粘贴高频电发生器的电极片于患者臀部或小腿部肌肉组织厚实处,避免与金属物接触。

3. 术后

（1）饮食：术后禁食24h。术后即刻、6h、12h、分别查血常规、淀粉酶。若淀粉酶正常,无腹痛、发热、黄疸等情况方可进食。由清流质过渡到低脂流质饮食,再到低脂半流质饮食。

（2）鼻胆引流管：记录导管外置长度,妥善固定防止脱出。保持引流通畅,观察引流液性质、量并记录。每日给予更换引流袋,注意无菌操作。

（3）术后用药：术后根据病情及术中情况遵医嘱予抗感染、止血、抑制胰液分泌、抑酸、护肝、输液等治疗。

六、展望

目前我国胆胰疾病的介入治疗水平已达国际水平,但就应用范围和开展技术的深度来讲,各级医院技术水平参差不一。主要源于部分医院ERCP医生、护士未受过正规及系统的培训,尤其是在操作技术熟练程度、规范化、并发症预防、临床资料总结、随访及深入研究等方面差别较大,有些困难操作仅能在少数医院及少数专家操作,特别是在某些胰腺疾病内镜治疗领域尚未开发,相信随着内镜及附属器械的迅速发展、先进仪器设备的不断推广、内镜操作技术的快速提升,规范系列的培训方法等,胆胰疾病的介入治疗将不断得到推广及普及。ERCP内镜护理也会随着越来越多的ERCP操作不断地提升与熟练,逐渐形成规范的培训体系,培养出更多更优秀的ERCP操作配合能力强的内镜护士,以提升医护配合默契度,缩短手术时间及X线暴露时间,减少术后并发症。

（韦　键　陈　琨）

第四节 经口内镜食管下括约肌切开术围手术期护理

学习目标

完成本节内容学习后,学员将能:
1. 描述经口内镜食管下括约肌切开术(POEM)的操作过程。
2. 列举 POEM 的术前、术中和术后的操作配合及护理要点。
3. 能够对行 POEM 的患者做好围手术期的管理。

一、目的

贲门失弛缓症(achalasia,AC)是一种原发性食管运动障碍性疾病。AC 的特征是食管肌间神经丛抑制性神经元减少或消失,引起食管蠕动异常和食管下括约肌(lower esophageal sphincter,LES)松弛不全或不松弛,从而出现进食哽噎和食物潴留于食管内,临床表现为吞咽困难、反流、烧心、胸骨后疼痛和体重减轻等。2007 年 Pasricha 等通过内镜在猪的食管上成功建立了黏膜下隧道并进行了食管黏膜下括约肌切开术。直至 2010 年,Inoue 等,首次报道将这种内镜治疗方式应用于 AC 患者。并将其命名为经口内镜食管下括约肌切开术(peroral endoscopic myotomy,POEM)。随着内镜技术的飞速发展,POEM 因其有着创伤小、住院时间短、恢复快、治疗效果好等优势,越来越多地应用于临床。

二、定义

POEM 是通过利用黏膜下隧道作为手术空间来实现内镜下跨越食管胃连接部(esophagogastric junction,EGJ)的肌切开,即破坏食管下括约肌(LES)的完整性,解除 AC 患者食管出口的梗阻问题,同时使食管黏膜保持完整。

三、应用范围

(一)适应证
AC 患者。
(二)禁忌证
合并严重凝血功能障碍、严重心肺等器质性疾病且无法耐受手术者,以及食管黏膜下层严重纤维化而无法成功建立黏膜下隧道者为 POEM 的禁忌证。食管下段或 EGJ 明显炎症或巨大溃疡者,作为 POEM 的相对禁忌证。

四、操作流程与护理配合

(一)物品准备

1. **设备**　推荐常规使用设备包括内镜主机、内镜(带副送水功能,粗钳道)、二氧化碳泵、注水泵、高频电外科系统等。还应需根据操作医生的习惯准备相应设备,如激光治疗仪、有海博刀功能的电切机等。

2. **治疗附件**　注射针、电凝止血钳、止血夹子、带有侧孔的透明帽、黏膜切开刀如 Dual 刀、三角刀、钩刀、IT 刀、海博刀等(图 2-3-3)。

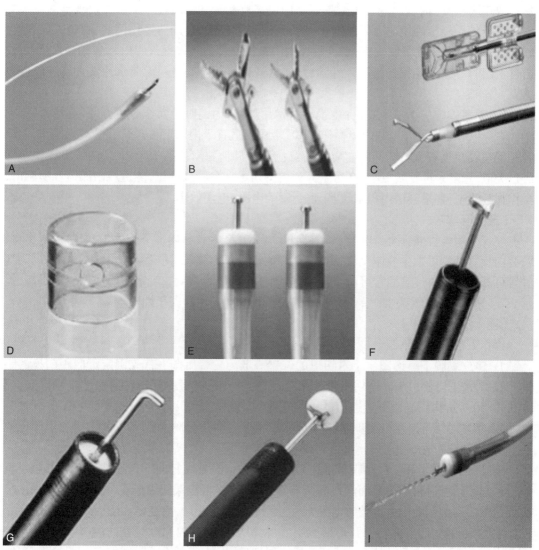

A. 注射针;B. 电凝止血钳;C. 止血夹子;D. 透明帽;E. Dual 刀;F. 三角刀;G. 钩刀;H. IT 刀;I. 海博刀。

图 2-3-3　POEM 治疗附件

3. **药品** 丁溴东莨菪碱、玻璃酸钠、0.9%氯化钠、亚甲蓝等。

4. **其他物品** 注射器、纱布、棉签或镜头擦拭纸巾、胃管、固定用胶布等。

（二）患者准备

1. **完善检查化验** 患者术前完善各项检查，包括食管测压、上消化道造影、胸部 CT、心肺功能等，术前常规查血尿便常规，凝血功能、生化指标等。

2. **饮食准备** 术前 3d 流质饮食，术前禁食禁水 12h 以上。

3. **术前宣教** 为患者充分讲解术前、术中、术后注意事项，操作流程等，减少患者焦虑情绪，增强对治疗的信心。

4. **食管冲洗** 虽然术前经过禁食禁水，但手术当日仍可见多数患者食管腔内潴留大量液体和食物。因此，麻醉前常规应用内镜清理食管腔内残留液体和食物。液体和流质食物可通过内镜下吸引、冲洗，彻底洗净；如果残留物量大、残渣无法抽吸的，应推迟手术，继续禁食或流质饮食；内镜通过时短暂扩张贲门可能有利于食物通过。少量无法吸出的蔬菜类残渣可吸住后轻推内镜送入胃腔或十二指肠；已经形成的食团需要用网篮、圈套器等勒碎，以利排入胃腔如果食管腔较直，也可尝试用内镜抵住食团轻轻推入胃内。清理食管及内镜，通过贲门时尽量避免损伤黏膜。麻醉后，隧道开口前还应反复用无菌水冲洗食管腔以避免感染。

5. **患者体位** ①左侧卧位：内镜检查常用体位，内镜医生操作时更方便、更熟悉，有利于在右侧壁、12 点位开口的内镜操作。②仰卧位：适宜于内镜下在食管后壁进行操作，但患者颈部扭转角度较大。③仰卧右肩抬高位：患者仰卧，右肩抬高 15°~20°，内镜下操作与仰卧位类似，患者颈部扭转更小，在后壁开凿的隧道不在食管最低位，隧道腔内液体容易流出，操作视野清晰，如果隧道内积水较多，也会影响电凝、电切效率。

（三）麻醉方式

建议采用气管插管全身麻醉（简称全麻）。POEM 等食管内镜下的手术操作，由于出血、管腔内反复冲洗可发生液体反流，引起窒息和肺部感染，食管穿孔后导致气胸、气腹、纵隔气肿等可影响呼吸。气管插管可防止误吸，监测气道内压力并调整呼吸机参数以保证供氧，提示必要时胸腔、腹腔穿刺排气，更有利于保证较长时间手术的安全性。

（四）操作方法

操作方法分为以下四个过程（图 2-3-4）：

1. **建立黏膜下隧道口** 手术切口的位置一般为食管后壁。首先确定贲门距门齿的距离，然后在贲门上约 10cm 处用生理盐水亚甲蓝混合液，进行黏膜下注射引起黏膜隆起，建立长 1.5~2.0cm 纵行黏膜下隧道切口。

2. **建立黏膜下隧道** 逐步纵行往下剥离黏膜下层，边分离边黏膜下注射，建立黏膜下隧道，根据解剖结构改变或者内镜直接观察等方法判断达到 EGJ 后，再往下剥离黏膜 2~3cm。

3. **环形肌层切开** 在黏膜下隧道口下方约 2cm 开始纵行向下选择性切开环形肌层至隧道底部。切开过程中由浅而深切断所有环形肌束，尽可能保留纵形肌束，避免透明帽顶裂纵形肌束。对于创面出血点随时电凝止血。完成肌层切开后，内镜能无阻力地通过贲门。

4. **封闭隧道口** 完整切开环形肌层后，将黏膜下隧道内和食管腔内液体吸尽，冲洗创面并电凝创面出血点和小血管，退镜至黏膜层切口，用钛夹夹闭黏膜层切口。留置胃管，留置胃管时应予内镜观察封闭创面情况，避免胃管沿着止血夹缝隙送至创面下。

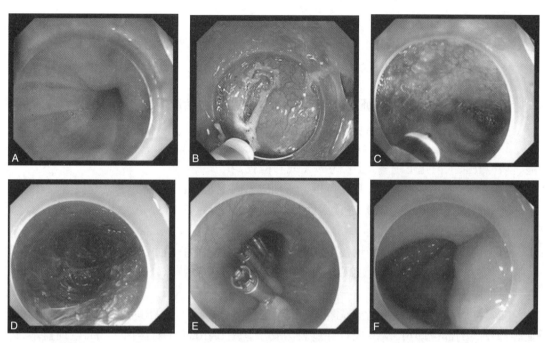

A. POEM 术前的贲门；B. 建立黏膜下隧道切口；C 建立黏膜下隧道；D. 黏膜下肌切开；E. 封闭黏膜下隧道口；F. POEM 术后的贲门。

图 2-3-4　POEM 操作方法

（五）护理配合

POEM 护理配合见表 2-3-1。

表 2-3-1　POEM 护理配合

操作时段	护理配合
术前准备	调试高频电外科系统及内镜工作站,检查并准备所有术中可能会用到的相关器械及药物。协助患者摆放正确卧位,给予吸氧、心电监护,放好牙垫,做好隐私保护及术中保暖措施
术中监测	在行 POEM 治疗过程中 1 名护士负责术中手术器械的传递与使用,集中精力与医生密切配合;另 1 名护士认真检查各种仪器设备确保性能良好,切换调节设备模式,协助麻醉医师密切监测患者意识、呼吸、血压及心率变化并作好记录,同时观察患者颈部是否肿胀,避免出现皮下气肿,积极吸痰保证呼吸道通畅,并为整个操作过程提供物品保障
术中配合	整个操作过程中护士注意始终与控制镜身的术者保持一致。在将食管黏膜切开、注射生理盐水分离黏膜下层时应充分,以便充分暴露术野;内镜直视下切开环形肌层过程中动作轻柔,尽量避开血管,如有渗血,及时负压吸引,充分清洁术野;术毕术者缝合隧道口时护士应判断准确,投递金属钛夹时注意做到时间精确、位置准确、缝合严密,由肛侧至口侧,并保持止血夹在同一直线上,避免引起食管梗阻,做到"一准、二快、三轻柔",利于切开口预后良好

五、观察要点与注意事项

（一）观察要点

1. 密切观察患者生命体征变化、麻醉后神志、肌力恢复情况。

2. 观察患者有无胸痛、恶心、反酸、呼吸困难等症状。

3. 动态观察患者各项检查指标结果。术前完善血常规、凝血、肝肾功能、心电图、肺功能、食管测压、上消化道钡餐造影、胸部 X 线等检查。

4. 注意置入胃管的长度、有无打折、是否通畅、固定是否良好，防止非计划拔管。

5. 待恢复饮食后注意观察进食后反应，听取患者主诉。

6. 并发症观察

（1）皮下气肿：术中应警惕皮下气肿的发生，注意观察患者面部、颈部、胸壁、阴囊等部位有无气肿；纵隔气肿胃镜可发现会厌部肿胀。一般不需要特殊处理，2~3d 气肿自行消退，必要时可皮下穿刺排气。

（2）气腹：注意观察患者有无腹部膨隆、腹胀明显；压力较高时可穿刺排气，穿刺点选在腹部较高的部位即可，从麦氏点穿刺较为安全。用 5~10ml 注射器抽 2~3ml 生理盐水，进针前拔出注射器芯，缓慢进针，皮下积气及腹腔内气体即可涌出。

（3）气胸：观察患者有无血氧饱和度下降、气道压力升高，警惕气胸的发生，必要时可行床旁急诊胸部 X 线检查。若肺萎陷在 30% 以上，或机械通气难以维持血氧饱和度，可行胸腔闭式引流后继续手术。

（4）疼痛：胸骨后疼痛是术后最常见的主诉，为慢性持续性疼痛，一般持续 1~3d 可缓解，告知患者疼痛与食管较长距离的环形肌全层切开有关，嘱患者放松心情，避免用力过猛及增加腹压的动作，如剧烈咳嗽、打喷嚏、用力排便等，并尽量选择腹式呼吸，以减少胸廓因为活动幅度较大而形成压迫现象。必要时遵医嘱给予服用镇痛药，服药前应排除患者存在气胸、急腹症或穿孔等。

（5）感染：包括黏膜下感染、纵隔感染和肺部感染，是 POEM 术后的严重并发症。术后应密切观察患者生命体征尤其是体温的变化，鼓励患者咳嗽咳痰，保持呼吸道通畅。患者一旦出现感染，应根据血培养或痰培养结果，选用具有针对性的抗生素。

（二）注意事项

1. 术前　病情评估：仔细询问患者既往史、麻醉史、过敏史，评估患者生命体征，是否合并严重心肺疾病、糖尿病及其他禁忌证；术前 1 周停服抗凝剂。术前签署麻醉和手术知情同意书，并告知可能获得的益处和风险。

2. 术中

（1）监测：术中密切监测患者生命体征变化及并发症，及时发现并记录治疗过程中患者的反应，如出现呼吸抑制、血压下降、躁动等及时给予相应处理。

（2）辅助准备：粘贴高频电发生器的电极片于患者臀部或小腿部肌肉组织厚实处，避免与金属物接触。内镜前端正确安装透明帽，防水胶布固定。

3. 术后

（1）体位：密切监测生命体征的变化，给予持续低流量吸氧，监测患者体温。严密观察患者有无胃内容物反流误吸情况发生。床头抬高 15°~30°。

（2）饮食：术后常规禁食水 3d，3d 后患者如无腹痛、腹胀、呕血、黑便等可给予温凉流质饮食，术后 2 周进食半流质饮食，逐步过渡到正常饮食。指导患者饮食少量多餐，细嚼慢咽，选择高热量、高蛋白、易消化的软食，避免进食粗糙、生硬、辛辣等刺激性食物，同时口服质子泵抑制剂 4 周。

（3）胃肠减压：放置胃管行胃肠减压，妥善固定胃管，防止脱落、打折，保持胃管通畅持续引流。记录引流液颜色、性质、量，如胃肠减压管内出现咖啡色液体时应警惕食管或胃黏膜是否有慢性渗血，如出现大量血性液体应警惕活动性出血，立即汇报医师，需要再次内镜止血及查明出血原因。

（4）术后用药：术后遵医嘱静脉予以质子泵抑制剂 3d，给予口服胃黏膜保护剂、补液治疗，静脉使用抗生素抗感染治疗，但用药总时间不应超过 48h；对有气胸、大量出血和高龄患者及免疫缺陷人群，可酌情延长。

（5）并发症：POEM 术后常见的并发症为纵隔及皮下气肿、气胸、胸腔积液、气腹、感染、出血等，术后严密观察有无相关并发症的发生，如有发生，通知医生并协助处理。

（6）随访：建立随访档案，协助患者安排复诊时间，随访患者居家后饮食状况、不适症状、体重变化等并予以宣教指导。

六、展望

随着 POEM 在临床上的广泛开展，有学者将 POEM 和隧道法内镜黏膜下肿物切除术（STER）统称为隧道内镜外科手术并加以规范化。目前国内已有一些文献表明 POEM 短中期能明显缓解患者临床症状，降低 LES 压力，改善食管蠕动功能，但由于是单中心研究成果，故尚未被国内外同行广泛接受。POEM 的长期疗效仍需前瞻性、大样本、多中心、随机对照临床研究的随访结果进一步验证。但 POEM 仍是治疗贲门失弛缓症最有前途的方法之一。

（韦 键 杜建枕）

第五节 经皮内镜下胃/空肠造瘘术（PEG/J）围手术期护理

学习目标

完成本节内容学习后，学员将能：

1. 描述 PEG/J 的适应证。
2. 复述 PEG/J 的操作流程并掌握手术配合要点。
3. 列举 PEG/J 的术后护理及并发症的护理。

一、目的

经皮内镜下胃/空肠造瘘术（PEG/J）是利用引入胃或空肠的造瘘管进行肠内营养或姑息性胃肠减压治疗，以改善患者营养状况，减少误吸、肺部感染等并发症的发生。该手术具有安全、简便、经济等特点，是目前中长期肠内营养支持最常用的方法之一。

二、定义

经皮内镜下胃造瘘术（percutaneous endoscopic gastrostomy，PEG）是在内镜辅助下，用套管针经腹壁穿刺进入胃腔，置入导丝，引导胃造瘘管经口腔、食管进入胃腔，从而形成胃造瘘，并在胃内放置胃造瘘管的技术。

经皮内镜下空肠造瘘术（percutaneous endoscopic jejunostomy，PEJ）是在PEG的基础上发展的内镜新技术。首先进行PEG，再由PEG管中插入1根较细的空肠营养管，到达空肠上段，从而达到肠内营养的目的。

三、应用范围

1. 各种原因引起的长期吞咽困难或进食困难而胃肠功能正常者。
2. 由于咽喉、食管、贲门肿瘤及纵隔肿瘤压迫食管导致进食困难者。
3. 由于中风等脑部病变而不能进食者。
4. 胃排空功能障碍。
5. 单纯PEG仍不能解决胃食管反流或伴有不全梗阻（如幽门、十二指肠狭窄等）的进食困难或者进食呛咳的患者需要行PEJ治疗。

四、操作流程与护理配合

（一）物品准备
1. **设备** 内镜主机、电子胃镜。同胃镜检查常规准备设备。
2. **治疗附件** 造瘘包：PEG/J管、手术切开刀、弯钳、圈套器、穿刺针、皮肤固定器、润滑油、洞巾、纱布、棉球、剪刀、缝合线和缝合针、Y形接头、外固定垫、卡扣、导丝，见图2-3-5。
3. **一次性耗材** 注射器、纱布、棉签或镜头擦拭纸巾、固定用胶布。
4. **抢救设备** 急救车、除颤仪等。
5. **其他** 皮肤消毒、局部麻醉的相关物品及器械。
（二）患者准备
1. **完善检查化验** 患者术前完善各项检查，包括上腹部超声、胸部X线检查、心电图等，术前常规查血尿便常规，凝血功能、生化指标等。
2. **饮食准备** 术前患者禁食水8~12h。

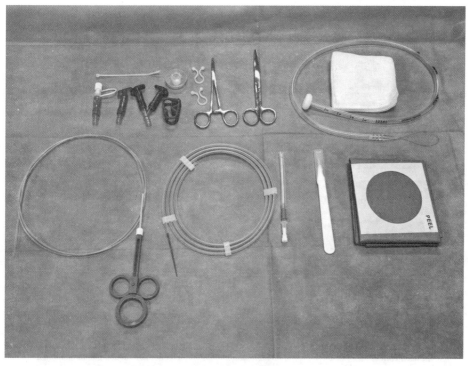

图 2-3-5 治疗附件

3. **术前宣教** 为患者充分讲解术前术中术后注意事项,操作流程等,减少患者焦虑情绪,增强对操作的信心。

4. **患者体位** 先采取左侧卧位,之后变换为仰卧位头转向左侧。

5. **建立静脉通道**

（三）麻醉方式

根据患者病情可选择局部麻醉、静脉麻醉或气管插管全麻。

（四）操作方法

以局部麻醉为例,完成 PEG/J 操作方法分以下过程:

1. **PEG 操作方法**（图 2-3-6）

（1）上消化道内镜检查:协助患者左侧卧位,将牙垫放入口腔。常规将胃镜插入胃内,进行上消化道内镜检查。

（2）确定造瘘部位:协助患者更换为平卧位并使头侧向左侧,双腿伸直,头部微抬高。使内镜前端处于胃体中上部或者窦-体交界处,并调节内镜使其前端面向胃前壁,向胃腔内充气,胃呈扩张状态,使胃前壁与腹壁紧密接触,助手观察自胃腔内射出的内镜头端光团,用手指按压局部腹壁,术者根据胃腔内观察到的自腹壁向胃腔内按压的隆起部分,指导助手移动指压位置,选择 PEG 的最佳位置,并进行体表位置标记,同时术者固定内镜前端并保持位置不变,持续充气保持胃腔内张力。

（3）穿刺腹壁至胃腔:进行 PEG 定位点周围皮肤局部消毒,铺洞巾;于定位点给予利多卡因行局部麻醉,用皮肤切开刀在定位点做小切口,穿刺针经定位点穿刺腹壁、胃壁入胃腔;术者经内镜观察到穿刺针前端,保持穿刺针外套管位置不变,抽出穿刺管内芯。

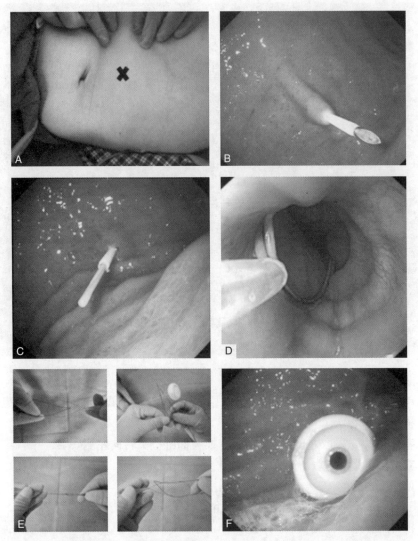

A. 确定穿刺部位；B. 穿刺腹部与胃腔；C. 经穿刺针外套管向胃腔内插入环形导丝；D. 圈套器牢牢圈住环形导丝；E. 环形导丝头端与 PEG 管前端牵引线呈"8"字形环扣；F. PEG 管经腹壁开口处轻轻拉出，蘑菇头于胃腔内。

图 2-3-6　PEG 操作方法

（4）连接环形导丝与造瘘管：经穿刺针外套管向胃腔内插入环形导丝，并使其暴露于内镜视野内。经内镜活检孔道插入圈套器牢牢圈住环形导丝，并逐渐回退内镜将环形导丝引出口腔；将环形导丝头端与 PEG 管前端牵引线呈"8"字形环扣。

（5）引入造瘘管及固定连接头：缓慢均匀用力牵拉导丝，直至拉出牵引线和 PEG 管引线（外套管随牵引线拔出），PEG 管经口送入胃腔，并经腹壁开口处轻轻拉出，直至蘑菇头贴近胃壁（见图 2-3-6），避免过度压迫胃黏膜导致黏膜缺血。固定外固定垫及卡扣，剪去 PEG 管多余部分（一般造瘘管留取 15cm 左右），连接 Y 型接头。

2. PEJ 操作方法（图 2-3-7）

经 PEG 管导入空肠营养管在胃镜辅助下将空肠营养管通过幽门送入空肠上段，或经

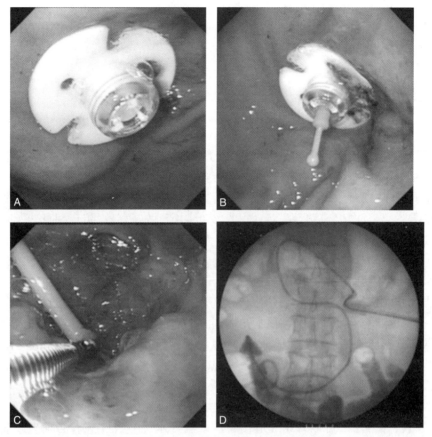

A. 置入胃造瘘管；B. 经胃造瘘放入空肠营养管；C. 持物钳将空场营养管放入所需
位置；D. X 线定位。

图 2-3-7　PEJ 操作方法

PEG 管插入导丝,经胃镜用持物钳将导丝插入十二指肠远端,后沿导丝置入空肠营养管至所
需位置,保持营养管位置不变,抽出导丝。必要时注入造影剂查看 X 线下营养管是否通畅
及位置是否准确。

（五）护理配合

1. 术前准备　调试好内镜工作站,准备并检查所有术中用物,确保设备功能正常,药品
耗材在有效期内。协助患者摆放正确卧位,给予吸氧、心电监护、放好牙垫,做好隐私保护及
术中保暖等措施。

2. 术中监测　在行 PEG/J 治疗过程中一名护士负责术中手术器械传递与操作,集中精
力与医生密切配合;另一名护士认真检查各种仪器设备确保性能良好,协助麻醉医师密切监
测患者意识、呼吸、血压及心率变化并做好记录,且为整个操作过程提供物品保障。

3. 术中配合　穿刺针刺破腹壁及胃壁,进入胃内时,从内镜视野中观察到穿刺针前端
后,固定好穿刺针外套管不动,拔出穿刺针内芯,防止穿刺针外套管脱出;环形导丝引入胃
腔时,圈套器牢牢圈住环形导丝直至从口腔引出,防止中途脱落;固定造瘘管及连接头时,
左手务必固定好穿刺针外套管,右手缓慢均匀用力拉出导丝和 PEG 管牵引线。保持胃腔内
胃壁和腹壁挤压张力适当,将拧锁或线结绕皮肤固定器固定造瘘管,须注意避免压力过大,

以避免造成压迫性胃黏膜或皮肤坏死、感染或造瘘管脱落。若进行 PEJ 时,操作步骤护理同 PEG,不同之处在于,当异物钳将营养管引入空肠适当位置后,勿立即松开钳子,直至内镜退至胃内后再放开,防止在退镜过程中将营养管脱出。

五、观察要点与注意事项

（一）观察要点

1. 穿刺点及造瘘管出血 少量渗血可给予局部换药,并适当拉紧胃造瘘管进行局部压迫止血,出血停止后 3h,适当放松拉紧的胃造瘘管,防止局部缺血。

2. 腹膜炎 注意有无腹膜炎症状和体征,如有需尽快明确原因并积极协助处理。

3. 管道脱出 注意交接管路置入深度,妥善固定,做好宣教,防止翻身、搬动等体位变化时将胃造瘘管意外拔出。

（二）注意事项

1. 术前 评估患者既往史、麻醉史、过敏史;评估患者生命体征,是否合并严重心肺疾病、糖尿病及其他禁忌证;术前 1 周停服抗凝药。术前完善血常规、凝血、肝肾功能、心电图、查血型以备急用。术前签署麻醉和手术知情同意书,并告知可能获得的益处和风险。

2. 术中 密切监测患者生命体征,观察患者呼吸、心率、血压、血氧饱和度、术中有无出血、腹部情况等,及时发现并记录治疗过程中患者的反应,如出现呼吸抑制、血压下降、躁动等及时给予相应处理。

3. 术后

（1）饮食:术后 24h 可以开始经造瘘管注入温开水,注意:①患者必须坐起或半卧,不可平躺,以防止误吸入气管。②先用 50ml 注射器回抽有无胃液:若胃液 >200ml,停止喂食;胃液 >100ml,减少喂食量,同时抽出的胃液返注入胃内。③每次注入 100~200ml,至少间隔 2h。④注入后保持坐位或半卧姿势约 30min。⑤可根据患者耐受情况,逐渐过渡至营养液或全流质饮食。⑥每次注入营养液 / 全流质饮食前后,注射器抽取 20~30ml 温开水冲洗造瘘管。⑦营养液注入完毕后及时夹闭造瘘管,防止液体反流。

（2）术后用药:必要时术后抑酸、止血治疗 2~3d。通常用注射器从侧管给药,水剂是最理想的,可以直接从侧管注入。片剂要弄碎并用 30~50ml 温开水充分溶解后才能注入。药喂完后用 50ml 开水冲洗侧管,以免管道阻塞。如果是持续性喂饲,从侧管喂药,不影响营养要素喂饲。

（3）术后造瘘管护理:①准备腹带固定造瘘管。②腹壁有缝线的患者,术后 2~3 周返院拆线。③注意造瘘管深度（管身有数字标记,可在该处用记号笔或胶带标记）,避免牵拉或弯折造瘘管。④使用带水囊造瘘管的患者,请注意不要将营养液注入水囊开口（注意接头处应有明确标识和文字提示）。⑤保持造瘘管内清洁通畅,不要使食物停留在造瘘管内;若发现注射阻力大（提示导管可能堵塞）,不要暴力注射冲管,及时返院处理。⑥保持造瘘口周围皮肤清洁干燥,定期更换造瘘口敷料（2~3d）,注意观察造瘘口有无渗出、皮肤有无红肿、疼痛,及时就医。⑦若无堵塞、脱落等情况,1 年后更换造瘘管或根据基础病情酌情拔除。

六、展望

PEG 具有创伤小、操作相对简单、安全性高、费时短且少有严重并发症等优点,在临床上应用日益广泛,对于经口进食困难而需长期经肠营养的病人是一种最合适的方法。但关于 PEG 管留置时间,产品说明书中建议 3 个月更换一次,目前临床工作中 1 年左右更换。更换时间的不确定和间隔时间短给患者带来的心理和经济负担不容忽视,期待我们研制保留时间更长的管道为患者提供肠内营养有效通道。

(聂 燕)

第六节 经颈静脉肝内门体
静脉分流术的护理

学习目标

完成本节内容学习后,学员将能:
1. 复述经颈静脉肝内门体静脉分流术(TIPS)的目的及定义。
2. 描述 TIPS 的应用范围。
3. 例举 TIPS 的护理配合。
4. 应用 TIPS 的观察要点与注意事项。

一、目的

经颈静脉肝内门体静脉分流术(transju-gular intrahepatic portosystemic shunt, TIPS)是药物和内镜治疗无效、肝功能差的门静脉高压所致的食管胃底静脉曲张破裂出血、腹水及等待行肝移植的患者的介入治疗方法。通过在肝内建立肝静脉与门静脉之间的人工分流通道,使部分门静脉血流直接进入腔静脉,从而降低门静脉压力,控制和预防食管胃底静脉曲张破裂出血,促进腹水的吸收。

二、定义

TIPS 是指经颈静脉插管,至肝静脉后,穿刺肝实质至肝内门静脉分支,将可扩张的金属支架置入后,建立肝内门静脉与下腔静脉之间分流道的介入放射学治疗方法。

三、应用范围

（一）适应证

1. 肝硬化门静脉高压，近期发生过食管胃底静脉曲张破裂出血者。
2. 经内镜治疗失败，再发上消化道出血的肝硬化门静脉高压患者。
3. 经内科治疗无效的肝硬化门静脉高压所致的上消化道出血者。
4. 等待肝移植患者受到致命性出血的威胁，亦用于对消化道出血的预防性治疗。
5. 顽固性腹水患者。
6. Budd-Chiari 综合征肝静脉广泛性闭塞而无法实施肝静脉成形术治疗者。

（二）禁忌证

1. 严重的心肾功能不全、重症肝炎。
2. 中、重度黄疸。
3. 难以纠正的凝血功能障碍。

四、操作流程与护理配合

（一）物品准备

1. 药物准备 盐酸利多卡因、0.9% 氯化钠液、肝素钠；必要时备多巴胺、地塞米松、生长抑素、质子泵抑制剂等。

2. 手术用物准备 介入造影手术包，包括大号托盘、治疗碗、小药杯、弯盘、小治疗巾、弯血管钳、尖头刀柄刀片、卵圆钳、纱布、一次性手术单、大洞巾、小洞巾、中单、无菌手术衣、无菌手套、无菌机器罩；介入治疗手术器材，包括穿刺针、6F 穿刺鞘、8F 穿刺鞘、5F 单弯导管、5F 猪尾导管、TIPS 穿刺套件、球囊导管（8~10mm）、支架推送器、支架（8~10mm）、弹簧钢圈、0.035in 导丝（150cm）（1in=25.4mm）、0.035in 加硬导丝（260cm）；一次性高压注射器、高压连接管、测压套件。必要时备抢救器材，包括急救车、心电监护仪、负压吸引器、吸氧装置、除颤仪等。

（二）患者准备

1. 术前检查 完善各项检查，血尿便常规检查、凝血时间测定、肝肾功能、心电图、腹部正位胸部 X 线、CT、B 超、胃镜检查等。

2. 备皮 范围为颈部上至耳垂，下至腋窝，前至胸骨正中，后至颈椎棘突，须行股静脉穿刺的备皮范围在右侧腹股沟区上至脐部，下至大腿上 1/3，包括会阴部并清洗。

3. 其他 做碘过敏试验、抗生素过敏试验及练习短时间屏气方法。训练床上解大小便。术前禁食水 6~8h。

4. 心理护理 耐心向患者及家属介绍此项手术具有安全性高、创伤小、恢复快的优点及简要的手术过程，消除其紧张、恐惧心理，不知病情的患者应注意执行保护性医疗制度。

5. 术晨准备 询问女性患者是否月经期，月经来潮则取消手术。测量患者生命体征。建立静脉通道，在左上肢穿刺静脉留置针。

6. 体位摆放及手术室准备 ①核对患者信息，手术部位及名称。②协助患者平卧手术台，摆好手术体位，包裹患者头发，给予头偏向左侧，放置头部固定架，便于观察患者神志、面色。③安抚患者,消除紧张情绪。④连接心电监护仪,吸氧,连接压力传感器装置并校零。⑤评估患者对屏气方法(平静呼吸,当听到指令"屏住气"时停止呼吸,勿隆起腹部,屏住呼吸,直至听到"出气"指令后正常呼吸)的掌握程度。⑥根据术者要求摆放手术显示屏及放射线脚踏板位置。⑦消毒患者手术区域皮肤,铺治疗巾,打开无菌包(剖腹单+手术包+器械盘+小切包)。⑧打开无菌物品置于手术台上,术中药品置于治疗操作台上;打开介入手术所用耗材。

（三）麻醉方式

多采取局部浸润麻醉加静脉输注镇静、镇痛药。

（四）操作方法和护理配合

1. 门静脉显像 安装高压注射枪,抽吸对比剂,调节、核对高压注射枪参数,嘱患者屏气,行肠系膜上动脉或脾动脉延时曝光间接门静脉造影显示门静脉。观察患者生命体征及有无过敏反应。

2. 颈内静脉穿刺 首选颈内静脉入路,通常选择右侧颈内静脉穿刺。配合医师调整摆放合适手术显示屏角度及放射线脚踏板;观察患者生命体征,询问患者有无胸闷、心慌、呼吸困难等症状。

3. 肝静脉插管并测量肝静脉压力梯度 通常选择肝右静脉插管,测量并记录肝静脉游离压或第二肝门下腔静脉压。测量肝静脉压力梯度(hepatic venous pressure gradient, HVPG)时,准确传递压力传感器并做好数值记录。

4. 门静脉穿刺(关键步骤) 穿刺针到达肝静脉后,嘱患者屏气,在透视下调整穿刺针在肝静脉的深度和角度,然后顺势穿入肝实质,穿刺有突破感,停止后稳持导管鞘,用注射器一边负压抽吸一边后撤穿刺针外套管。如顺利抽到回血,立即在透视下注入对比剂,以证实穿入门静脉。

5. 建立门腔通道 调节、核对高压注射枪参数,嘱患者屏气,行直接门静脉造影,并测压计算门静脉压力梯度(PPG),记录压力数值。

6. 球囊导管扩张术及腔内支架置入 选择合适型号的球囊导管和血管支架,沿导丝送入球囊导管并扩张穿刺道,结合球囊扩张时的切迹及血管造影结果选择合适的血管支架,定位后释放,支架置入后行直接门静脉造影。

7. 术后测压计算 PPG 在患者清醒或轻度镇静的状态下,分别在门静脉主干和支架上端处测压,计算 PPG 数值,并记录压力数值。

8. 门体侧支血管的栓塞 选择合适型号的弹簧钢圈、封堵器或明胶海绵,对侧支血管进行栓塞,栓塞在门腔静脉分流道建立前进行,也可在分流道建立后进行。

9. 术毕 术毕拔出导管,配合医师进行穿刺部位加压包扎,按压穿刺部位,妥善固定,平移患者下手术台。告知患者卧位要求;正确转运患者。

五、观察要点与注意事项

1. 介入术中护理

（1）评估患者屏气方法,并再次确认是否掌握,必要时练习指导。

（2）急诊患者行 TIPS 时,嘱患者出现不适,如呕血、便血,立即告知介入手术医师,保持患者呼吸道通畅,备血,遵医嘱快速输血、输液,做好抢救配合。

（3）操作中行门静脉穿刺时,密切观察患者血压、心率、呼吸变化,警惕因穿刺道的出血,患者出现失血性休克的表现,询问患者感受,如有疼痛不适,指导患者做深呼吸,保持手术体位,嘱患者切勿移动身体。

（4）治疗结束,配合介入手术医师正确按压穿刺部位,观察有无血肿、出血等并发症。

2. 介入术后护理

（1）生命体征监测:监测血压、脉搏、呼吸、氧饱和度 1 次 /30min,共监测 2h,若无异常变化,改为 1 次 /h,连续监测 24~48h。

（2）穿刺部位观察及护理:颈部穿刺部位使用 0.5kg 的沙袋压迫 2~4h,腹股沟穿刺部位使用 1kg 的沙袋压迫 6~8h,观察穿刺部位有无出血、血肿。观察术侧肢体足背动脉搏动情况,有无减弱或消失;肢体皮肤颜色、皮温有无改变;观察 24h,如有异常立即通知医生。

（3）观察患者消化道症状、尿量情况,如有异常遵医嘱对症处理。

（4）定时检查血常规、出凝血时间、电解质、肝肾功能,尽早期发现并发症。

（5）卧位护理:术后 6~8h 绝对平卧,手术肢体制动 6~8h,颈部制动 4~6h,卧床休息 24~48h。

（6）饮食护理:术后禁食、禁饮 4~6h,如无不适给予半流质饮食或低蛋白饮食。

（7）心理护理:术后患者对手术成功与否、术后是否会发生危险有很大疑虑,对手术高额费用有顾虑,易造成患者精神压力过大,影响术后恢复。关心体贴患者,与之多交流,并向其列举成功手术病例;操作治疗尽量集中进行,动作轻柔,及时解答患者提问,解除其焦虑、怀疑等不良心理。

（8）并发症观察及护理

1）腹腔内出血:①观察有无腹痛,进行性腹胀、气促、发绀及尿量减少。②观察有无血压下降、脉搏细弱、面色苍白、出冷汗、乏力等出血症状。③注意血常规变化,发现异常,立即通知医生并配合抢救。

2）肝性脑病。①观察意识:注意患者肝性脑病早期征象,如患者有无冷漠或欣快表情,理解力和近期记忆力减退,行为异常（哭泣、叫喊、当众便溺）,以及扑翼样震颤。观察患者思维及认知的改变,可通过定期唤醒或刺激等方法评估患者意识障碍程度。定期复查血氨、血生化,若有异常应及时处理。监测并记录生命体征及瞳孔变化、对光反射情况。②安全护理:保持呼吸道通畅,昏迷患者仰卧位,头略偏向一侧,防止舌后坠阻塞呼吸道;深昏迷患者气管切开排痰,维持氧气供给。落实基础护理,床单干燥平整,定时翻身按摩,防止压力性损伤,拉好床挡。对眼睑闭合不全、角膜外露者用生理盐水纱布覆盖眼部;尿潴留患者给予留置导尿,并详细记录尿量、颜色、气味。给患者做肢体被动运动,预防静脉血栓及肌肉萎缩。做到三防三护,三防:防走失、防伤人、防自残。三护:加床挡、使用约束带（家属签知情同意后）、戴乒乓球手套。③用药护理:注意观察药物效果和不良反应。长期服用新霉素可造成少数人听力或肾损害,故服用时长不宜超过 1 个月,应监测听力和肾功能。乳果糖从小剂量开始,以调整到每日排便 2~3 次,pH 值 5~5.5 为宜。常见不良反应有饱胀感,腹痛、恶心、呕吐等。应用谷氨酸钾和谷氨酸钠时,尿少时少用钾剂,明显腹水和水肿时慎用钠剂。不宜使用维生素 B_6,因其可使多巴在周围神经处转化为多巴胺,影响多巴进入脑,减少中枢神经系统的正常传导递质。大量输注葡萄糖时,预防发生低钾血症、心力衰竭。观察静脉通道是否通畅、有无外渗、穿刺点及周围皮肤情况等。④营养护理：给予高热量饮食维持正氮平衡，保证热量供应 5~6.7MJ/d。蛋白质摄入原则：急性期首日禁蛋白饮食，给予葡萄糖保证能量供应，昏迷不能经口进食患者鼻饲饮食。慢性肝性脑病患者无禁食蛋白质必要。蛋白质摄入量为 1~1.5g/（kg·d），少食多餐。增加蛋白质合成，可口服或静脉使用支链氨基酸制剂，调整芳香族氨基酸/支链氨基酸比值。蛋白质加双糖饮食可增强机体对蛋白质的耐受。植物和奶制品蛋白优于动物蛋白，前者含甲硫氨酸、芳香族氨基酸较少，含支链氨基酸较多，还可提供膳食纤维，有利于维护结肠的正常菌群及酸化肠道。

3）内支架再狭窄：观察患者有无呕血、便血或腹水及原有肝硬化门静脉高压症状再发，超声检查显示支架内无血流或血流过慢、过快。①遵医嘱静脉滴注肝素钠，每日监测凝血时间，凝血酶原时间保持在正常值的 1.5~2 倍范围内。及时调整肝素钠用量。②遵医嘱按时按量口服抗凝药，如华法林、阿司匹林肠溶片，根据凝血酶原时间、国际标准化比值，遵医嘱调整用药剂量，不得私自停药或调整剂量。③了解患者超声检查的结果，有无提示支架内血流速度减慢等异常情况。

4）急性心力衰竭：经颈静脉肝内门体静脉分流术后，大量门静脉血液回流，回心血量增多加重心脏负荷，心脏功能储备不足患者易出现心力衰竭。①给予患者半坐卧位，减少回心血量，防止或减轻心力衰竭。②给予吸氧，减轻呼吸困难。③遵医嘱给予强心、利尿、扩血管药物并观察疗效。

3. 健康指导

（1）饮食指导：宜高热量、高碳水化合物、含丰富维生素的饮食，如马铃薯、乳类、瘦肉等，限制蛋白质的摄入。

（2）休息与活动指导：①保证充足睡眠，增强抵抗力，预防上呼吸道感染，避免劳累和重体力劳动。②指导患者有规律生活，养成良好的排便习惯，尤其是早饭前后为宜，教会患者及家属制订按时排便表，排便结束后，能观察大便的颜色和量。③用药指导：根据医嘱指导患者服用药物（抗凝剂）6~12 个月，如出现鼻衄、牙龈出血、皮肤散在出血点等及时就诊。华法林、阿司匹林肠溶片宜饭后服，服药后可有胃肠道反应，如恶心，呕吐等，轻者不须特殊处理，严重者须及时就诊治疗。④病情监测指导：出现呕血、黑便、腹水、下肢水肿等症状，及时就医。

六、展望

TIPS 的使用曾因金属裸支架阻塞率较高，影响手术疗效而饱受争议，随着覆膜支架（PTFE-TIPS）的发展和应用，大大提高了支架通畅率和高顺应性，改善了 TIPS 治疗门静脉高压患者的预后。降低了术后短期再出血率，TIPS 的临床应用价值受到了肯定。支架的生物兼容性及预防再狭窄一直是临床不断努力的方向。放置内照射支架是一种新兴的防治支架再狭窄或闭塞的手段，于内支架金属丝周围涂抹一层适宜剂量的带有放射性的物质，缓慢释放射线直接杀灭以平滑肌细胞为主的各种细胞，达到防止分流道狭窄或闭塞的目的。另外尚有其他处于研究阶段的各种新型支架如基因内支架等。有学者通过改良支架放置技术，以金属裸支架连接门静脉与下腔静脉，定位肝实质段分流道后以覆膜支架精确覆盖，建立门腔分流体系，可通过选择不同直径的覆膜支架调控门静脉压力的降低幅度。支架内径的选择在考虑降低门静脉高压的同时，尽量选用对肝脏灌注量影响小的型号。2014 年我国《经颈静脉肝内门体静脉分流术治疗肝硬化门静脉高压共识意见》推荐.TIPS 用于急性 EGVB 和 EGVB 的二级预防。TIPS 还作为需要定期腹腔穿刺频繁住院(≥3 次/月)或肝移植的患者的过渡疗法。2019 年《中国肝硬化腹水及相关并发症管理指南》中推荐 TIPS 作为难治性腹水的二线治疗。

（宋汉歌）

第七节 胆系疾病介入治疗的护理

学习目标

完成本节内容学习后,学员将能:
1. 复述胆系疾病的常见病因及危险因素。
2. 描述胆系疾病的常见症状和体征。
3. 描述胆系疾病介入治疗的方法。
4. 应用胆系疾病介入治疗的术前术后护理措施。

【概述】

胆系疾病包括胆囊疾病和胆管疾病,在胆囊和胆管均可发生胆石症、胆系感染、胆道蛔虫病及胆系肿瘤。

胆石症和胆道感染是胆道系统的常见病和多发病,在我国,胆石症的发病率已达 10%,随着生活水平的提高、饮食习惯改变及卫生条件改善,胆固醇结石的比例已明显高于胆色素结石;胆道感染包括胆囊炎和不同部位的胆管炎,分为急性、亚急性和慢性炎症,胆道感染主要因胆道梗阻、胆汁淤积造成,胆道结石是导致胆道梗阻最主要的原因,胆道反复感染又可促进胆石形成并进一步加重胆道梗阻。

胆道蛔虫病是指由于饥饿、胃酸降低或驱虫不当等因素,肠道蛔虫上行钻入胆道引起的一系列临床症状。随着生活环境、卫生条件和饮食习惯的改善,胆道蛔虫病发病率已明显降低。

胆囊癌是指发生在胆管的癌性病变,是胆道系统最常见的恶性肿瘤。胆管癌是指发生在肝外胆管,即左、右肝管至胆总管下端的恶性肿瘤。

【病因与发病机制】

（一）胆石症

1. **胆道感染**

2. **胆道异物**

3. **胆道梗阻** 引起胆汁滞留,胆汁中的胆色素在细菌作用下分解为非结合胆红素,形成胆色素结石。

4. **代谢因素** 主要形成胆固醇结石。

5. **胆囊功能异常** 胆囊收缩功能减退,胆囊内胆汁淤积会导致结石形成。

6. **其他** 激素及遗传因素。

（二）胆系感染

1. **胆道结石** 结石阻塞胆囊管及嵌顿于胆管,造成黏膜损伤,胆汁排出受阻,胆汁淤积、浓缩,高度浓缩的胆汁酸盐具有细胞毒性,引起黏膜炎症、水肿甚至坏死。

2. **细菌感染**

（三）胆道蛔虫病

1. **蛔虫感染可通过以下几种途径** ①间接食入排泄在粪便里的蛔虫卵。②食用未经烹熟的含有蛔虫幼虫的猪或鸡的肝脏。③吸入空气中含有蛔虫卵的灰尘。④通过胎盘传播。后两种途径较为罕见。

2. 蛔虫进入胆道后,分泌多种多肽引起过敏反应,并刺激 Oddi 括约肌导致其强烈痉挛,出现典型的胆绞痛症状。

（四）胆系肿瘤

1. 70% 的胆囊癌与胆囊结石有关。

2. 胆管癌病因尚不明确,可能与肝胆管结石、原发性硬化性胆管炎、先天性胆管囊状扩张症、胆管空肠吻合术后、溃疡性结肠炎等危险因素有关。

【胆系疾病介入治疗】

（一）治疗方法

1. **内镜逆行胰胆管造影术** 详见本章第三节内镜逆行胰胆管造影术围手术期护理相关内容。

2. **经皮穿刺肝胆道成像**（percutaneous transhepatic cholangiography,PTC） 是在 X 线或超声监视下,用细针经皮肤穿刺将导管送入肝内胆管,注入对比剂使肝内外胆管迅速显影的检查方法,也可通过经皮肝穿刺胆道引流术（percutaneous transhepatic cholangial drainage,PTCD）或放置胆管内支架用作治疗,适用于高位胆道梗阻。

3. **经皮经肝胆囊穿刺置管引流术**（pereutaneous transatlantic gallbladder drainage,PTGD） 用于急性重症胆囊炎的减压引流。

（二）PTC 的目的

了解肝内外胆管病变部位、范围、程度和性质,必要时置管引流胆汁。

（三）PTCD 的适应证和禁忌证

1. **适应证**

（1）原因不明的梗阻性黄疸行 ERCP 失败者。

（2）术后疑有残余结石或胆管狭窄者。

（3）腹部超声检查提示肝内胆管扩张者。

2. **禁忌证**

（1）严重心肺功能不全。

（2）凝血功能障碍。

（3）急性胆道感染。

（4）对对比剂过敏者。

【护理评估】

1. **腹痛** 疼痛部位、性质、持续时间、发作时间,与进食、活动或体位变动的关系。

2. **恶心、呕吐** 恶心、呕吐发生的时间、频率、诱因、与进食的关系;呕吐物的颜色、性状、量。

3. **发热** 热型、体温峰值、每日发热时段是否固定等。

4. **黄疸** 皮肤、巩膜有无黄染。

5. **排泄** 大小便颜色、性状、量。

【护理措施】

术前护理

(一)遵医嘱完善相关检查

1. **实验室检查** 术前遵医嘱检测血常规、凝血功能、乙型肝炎病毒表面抗原、人类免疫缺陷病毒抗原 / 抗体联合检测、梅毒螺旋体抗体、丙型肝炎病毒抗体生化指标等,以了解患者红细胞、白细胞、血小板计数,凝血相关指标等,了解有无传染性疾病。

2. **其他辅助检查** 完善腹部 B 超、CT、MRCP 等检查,以明确肝内外胆管扩张的范围和程度、结石的分布、肿瘤的部位和大小、胆管梗阻的水平以及胆囊病变等。

(二)用药护理

1. **抗凝药** 长期抗凝治疗的患者术前应调整用药,如服用阿司匹林、非甾体抗炎药(NSAID)、活血化瘀中药、抗抑郁药等,应停药 5~7d;服用其他抗血小板聚集药物,应停药 7~10d。

2. **术前抗生素的应用** 根据病情遵医嘱术前应用抗生素。

3. **药物过敏史** 询问患者有无药物过敏史。做碘过敏试验(按照药物使用说明书的要求)。

(三)其他术前准备

1. 消化道准备,术前禁食水至少 6h。

2. 建立静脉通道,尽量选择前臂的粗、直静脉进行穿刺,以便于术中出现紧急情况时快速补液、补血治疗。

3. 有高血压病、心脏病的患者应服用抗高血压药及治疗心脏疾病相关药物。

4. 术前摘掉活动性义齿,摘掉各种饰品(项链、戒指、手链、手表、耳环)等。

5. 术前排空膀胱。

术后护理

(一)常规护理

术后平卧 4~6h,卧床休息 24h,避免增加腹压的动作,如剧烈咳嗽、用力排便等。遵医嘱按需给予吸氧,监测体温、生命体征及腹部体征,记录出入量。定时巡视患者,询问患者有无腹痛、畏寒、寒战等不适表现,有无心慌、出汗等低血糖表现,发现异常及时通知医生并给予处理。观察穿刺点敷料是否清洁、干燥,有无渗血、渗液情况,发现异常应及时给予局部换药,避免感染。

(二)用药护理

1. **抗生素** 术后遵医嘱应用抗生素,推荐使用广谱抗生素包括亚胺培南、美罗培南及喹诺酮类药物等,应按时、按量给药,以保证维持有效的血药浓度,注意观察药物不良反应及副作用。

2. 止血药 遵医嘱按需应用止血药,观察药物疗效。

(三)管路护理

1. 留置 PTCD 或 PTGD 管者妥善固定导管,使用记号笔做好标记,以便于查看导管是否移位;患者翻身及整理床单元时避免牵拉,防止管路滑脱,避免打折、受压,防止导管堵塞。

2. 观察引流液的颜色、性状、量并做好记录,正常引流液为黄色、黄褐色或深绿色,如出现暗红色或鲜红色,应警惕是否存在活动性出血;如引流量 <100ml/d 或 >1 000ml/d 时应及时通知医生,考虑是否有管路堵塞等异常情况;如引流液中出现脓性物质及絮状物,提示可能存在感染,应及时通知医生予以处理。

3. 患者下床活动时保持引流袋的位置在脐以下,防止逆行感染,使用别针将引流袋和盘曲好的引流管挂于置管同侧病员服上。卧床休息时将引流袋挂于床旁。

4. 拔管指征 胆道梗阻症状解除,黄疸、腹痛症状缓解或消失 3d 以上,体温、胆红素、血淀粉酶等指标正常后可考虑拔管。

(四)饮食护理

术后遵医嘱禁食禁饮,待腹痛症状缓解,血常规、淀粉酶等化验指标正常后可逐步恢复饮食,饮食应清淡、低脂,富含维生素及优质蛋白,如进食鱼肉、新鲜蔬菜、水果等,避免进食辛辣、过冷、过热等刺激性食物及肥肉、动物内脏、鱼籽、蟹黄及油炸类食物。

(五)心理护理

PTCD 及 PTGD 是局部麻醉下的侵入性操作,患者在未知的情况下会产生恐惧、焦虑的情绪,护士在术前应向患者和家属解释操作的目的、过程及药物的使用,向患者介绍以往介入治疗成功案例,减轻患者紧张情绪。术后应关心、安慰患者,及时巡视,发现并满足患者需求,向患者讲解介入治疗术后的治疗和护理措施的重要性,使患者积极配合治疗,促进康复。

(六)常见并发症的观察

1. 出血 出血可表现为心率增快、血压下降、呕血、黑便以及引流液转为暗红色或鲜红色;实验室检查结果表现为红细胞、血红蛋白持续下降,网织红细胞持续升高,粪便隐血试验阳性等。如发现以上情况,应及时通知医生予以处理。必要时给予补液、补血治疗。

2. 感染 术后监测患者体温变化,留置引流管的患者,观察有无脓性引流液及絮状物,如发现体温升高,引流液异常应及时通知医生,遵医嘱抽取血培养以及留取引流液进行细菌培养,必要时遵医嘱使用抗生素抗感染治疗。

3. 胆汁性腹膜炎及胆管炎 观察患者生命体征和腹部体征,有无发热、腹部压痛、反跳痛、肌紧张等表现,遵医嘱应用抗生素预防感染,腹痛剧烈时遵医嘱应用镇痛药。

【知识拓展】

胆道出血是由于各种原因导致胆管与伴行血管间形成异常通道(瘘管或病理性通道)引起的上消化道出血。胆道出血临床上并不多见,目前治疗胆道大量出血安全而有效的方法是经导管血管栓塞术(transcatheter arteriual embolization,TAE),该项技术是基于肝脏具有双重血供这一解剖学基础,栓塞剂有弹簧圈、吸收性明胶海绵、聚乙烯醇颗粒、微球及液体胶等,其中以弹簧圈及吸收性明胶海绵较为常用。TAE 治疗胆道出血的优点在于不需要麻醉、创伤小、安全性较高,保留导管可重复栓塞,较肝动脉结扎止血效果可靠且简单易行。但 TAE 不能处理梗阻性黄疸及胆囊炎,病情恶化时仍需手术解除胆道梗阻并引流。

(黄婵)

第八节 肝硬化脾功能亢进及破裂介入治疗的护理

学习目标

完成本节内容学习后,学员将能:
1. 复述脾功能亢进的定义及发病机制。
2. 描述肝硬化脾功能亢进的临床表现。
3. 列举肝硬化脾功能亢进及破裂介入治疗的护理措施。

【概述】

脾脏是人体重要免疫器官,其中含有大量巨噬细胞、淋巴细胞,为人体体液免疫和细胞免疫中心,占据全身25%的淋巴组织总量,同时也是血运丰富、质地脆弱、具有储血功能的实质性器官,在维持机体免疫功能方面具有重要作用。

脾功能亢进(hypersplenism)简称脾亢,是由不同疾病引起的脾脏肿大和血细胞减少综合征。当脾功能亢进或肿大时,可削弱机体免疫功能,抑制免疫分子分泌。而肝硬化患者因门静脉压力升高导致脾脏血液回流受阻,脾脏淤血肿大,继而发生脾功能亢进。

脾功能亢进的治疗包括手术切除、药物治疗、经皮注射、栓塞、消融及放疗等。随着对脾脏功能和脾切除术后暴发性感染的进一步认识,CT对脾脏损伤级别的准确判断、血管介入技术、超声介入技术的发展以及重症监护技术的不断进步,各种微创保脾治疗方法陆续出现并不断改良,在脾功能亢进治疗中占据重要位置,局部栓塞及热消融术目前应用最为广泛。有报道称83%~95%的脾破裂患者能够通过非手术或微创治疗达到挽救生命、保脾和微创的三重目标,同时由于微创治疗脾破裂具有快速、疗效确切、不良反应轻微、对人体创伤小、住院时间短等优点,易于被患者接受。

部分脾动脉栓塞术(PSE)已成为脾功能亢进首选的微创治疗方法,可以改善脾功能亢进,短期内有效升高白细胞及血小板,无严重并发症发生,恢复较快,为一种较理想可选择的治疗方法,尤其对于肝硬化引起的脾功能亢进,还可以进一步降低门静脉压力及降低上消化道出血的发生率。

【病因与发病机制】

脾功能亢进最常见病因包括肝硬化门静脉高压、血液系统疾病及部分遗传性疾病,尤以肝炎后肝硬化多见。肝硬化时门静脉高压所引起的血流动力学改变为脾功能亢进的重要因素,脾大后外周血一系或多系减少,出现骨髓造血细胞增生的不良反应,且脾大时肝硬化门静脉高压,可加重门静脉高压程度,形成恶性循环。

肝硬化发病机制为单种或多种因素引起的肝组织弥散性纤维化、结节形成、假小叶增生,伴随病情进展,可损害肝小叶正常组织结构,阻塞肝脏内部血液循环。若达到肝硬化失代偿期,会出现各种门静脉高压、脾脏增大或脾脏功能亢进。肝硬化脾功能亢进的病理基础是肝硬化肝脏内部结构改变导致门静脉压力增高,脾脏充血肿大而出现脾功能亢进。主要表现为血小板(platelet,PLT)及白细胞(white blood cells,WBC)数量减少,同时还有红细胞数量减少及血红蛋白降低。

脾脏破裂分为外伤性、医源性及自发性3类。自发性脾破裂少见,占全部脾破裂的3%~4%,主要发生于病理性脾脏。病理性脾脏包括传染性疾病、脾占位性疾病、血液性疾病及结缔组织病等。这些疾病严重影响了单核巨噬细胞系统,直接导致了脾脏的肿大及其脆性的增加,成为自发性脾破裂的病理基础。肝硬化脾功能亢进患者在做日常活动或生理运动时,由于膈肌、腹肌的强力收缩,腹内压急剧升高并作用于脾脏等腹内脏器。而脾周围的韧带则牵拉肿大、脆弱、被膜薄弱的脾脏,最终导致脾脏的破裂。

【临床表现与诊断】

（一）临床表现

1. 症状

（1）肝硬化:分为代偿期和失代偿期。

1）代偿期肝硬化:早期无症状或症状轻,以乏力、食欲减退、低热为主要表现,可伴有腹胀、恶心、厌油腻、上腹隐痛及腹泻等。患者营养状况一般或消瘦,肝轻度大,质地偏硬,可有轻度压痛,脾脏轻至中度大,肝功能多在正常范围或轻度异常。

2）失代偿期肝硬化:主要为肝功能减退和门静脉高压所致的全身多系统症状和体征。①肝功能减退的表现。全身症状和体征:疲倦乏力精神不振,消瘦,面色晦暗黝黑(肝病面容)、皮肤巩膜黄染;消化系统:食欲减退最为常见、黄疸;出血倾向和贫血;内分泌失调:男性性功能减退、男性乳房发育,女性月经失调、闭经、蜘蛛痣,肝掌等。②门静脉高压的表现:脾大、侧支循环建立与开放、腹水。

（2）脾功能亢进:门静脉高压致脾静脉压力增高,脾淤血而肿胀,一般为轻中度大,有时可为巨脾。可出现血小板减少、白细胞减少和贫血。

（3）脾破裂:持续性腹痛,多集中在左上腹;不剧烈的腹膜刺激征,腹部的压痛和反跳痛;失血性休克,血压低、脉搏跳动变细且快、四肢冰冷、意识模糊甚至昏迷。

2. 体征　脾脏淤血而肿胀,一般为轻、中度大,有时可出现巨脾。上消化道出血时,脾脏可暂时性缩小,待出血停止并补足血容量后,脾脏再度增大。

3. 并发症的评估　脾脓肿:常表现为继发性感染,主要为血源性感染,也可能经淋巴道感染或者直接经脾周围器官感染波及。脾脓肿患者缺乏典型的临床体征和症状,一般为亚急性起病,主要症状为发热,左侧胸膜、上腹部或下胸部疼痛并放射至左肩,左上腹常有触痛,体检可触及脾肿大,极少数可闻及脾摩擦音。对临床疑有脾脓肿患者,可考虑在B超或CT引导下行包块穿刺,脾脓肿者可抽得陈旧性积血或脓液。

（二）诊断

根据临床肝脾功能亢进症状及影像学做出诊断。

【治疗原则】

部分脾动脉栓塞术(PSE)是经皮股动脉穿刺插管,在DSA透视下将导管准确置入脾动脉主干,经导管注入适量栓塞剂,栓塞脾脏部分小动脉,使相应部位的脾组织缺血、梗死、固缩,进入脾脏的血液减少,从而使脾脏体积缩小,潴留和吞噬作用降低,破坏血细胞的抗体减少,最终外周血常规好转。这样既纠正了脾功能亢进,又保留了正常脾脏功能,具有损伤小、疗效好、恢复快、可重复治疗等优势,术后 24h 即可下床活动。

【护理问题】

1. 疼痛 与脾动脉栓塞术后局部水肿有关。

2. 体温异常 与栓塞术后部分脾坏死及坏死物的吸收有关。

3. 潜在并发症:脾脓肿 与脾栓塞后脾静脉血流减慢、肠道细菌逆流入脾组织及无菌操作不严有关。

【护理措施】

（一）监测

部分脾动脉栓塞术最常见并发症为栓塞综合征,主要包括发热、全身和脾区的疼痛不适、白细胞增多等。

1. 发热 术后 2~3d 常出现发热,主要与栓塞后脾梗死及坏死物吸收有关。体温低于 38℃时可不予特殊处理,体温高于 39℃需及时物理降温及退热药治疗,同时复查血常规及其他检查,了解有无合并感染。大部分患者体温均能在术后 1~2 周内恢复正常。

2. 术后脾区疼痛 是由于栓塞术后局部水肿、脾包膜牵拉、部分组织缺血坏死,导致患者左上腹疼痛,严重者可向左肩放射。疼痛可使呼吸运动受阻、支气管引流不畅而并发肺部感染及胸腔积液等。

（二）护理

1. 专科护理

（1）脾脏破裂的急救:①迅速建立两条及以上静脉通道,维持有效循环血量,确保大量、快速、加压输血输液的顺利进行及各种止血、抢救药物的及时应用,对纠正休克起到了关键性作用,为后续介入治疗赢得宝贵的时间。②仰卧位,抬高下肢,有利于有效循环血量回流,保证心脑等重要器官的血液供应。③头偏向一侧,保持呼吸道通畅,防止胃内积血突然呕出造成窒息。④持续吸氧,提高血氧含量,尽量避免脑细胞因缺血造成缺氧。⑤密切监测生命体征及病情变化,以判断出血是否停止、休克演变情况和抗休克治疗效果;每 15~30min 观察患者意识、瞳孔、皮肤色泽、肢体温度及尿量等。及时准确记录观察与监测的结果、抢救过程、用药及护理措施落实情况,发现问题及时报告;输血、输液过程中严密观察,保证抢救过程及时准确、规范有序进行。⑥及时拉好床挡和使用约束带,防止患者坠床及确保各项抢救措施的有效落实。

（2）部分脾动脉栓塞术的护理

1）术前护理:用通俗易懂的语言向患者和家属介绍手术方法、基本操作流程、术中注意事项及术后护理;及时安抚、疏导患者的紧张和恐惧情绪,使其了解、接受并配合手术。术前 4h 提醒患者禁食,对血型进行鉴定,条件允许时可以备血。

2）术中护理:协助患者平卧,充分暴露手术区,开放静脉通道;严密观察患者心率、血压、意识状况;患者头偏向一侧,防止窒息,及时清除呕吐物,保持呼吸道通畅;若使用对比剂后,注意观察患者有无不适,如患者出现胸闷、胸痛加重、意识改变、面色苍白、出冷汗、血压下降等情况,立即汇报医生及时处理。

3）术后护理

①发热:多开始于术后当日或次日,体温在 37.5~39.5℃,持续 1~2 周,为脾脏缺血坏死导

致的吸收热。室内通风,遵医嘱及时准确地使用抗生素。②预防出血:术后 6h 内密切观察患者的脉搏、血压等生命体征情况。穿刺部位加压包扎压迫 6h,穿刺侧肢体保持平直,不能弯曲,绝对制动 6h。观察穿刺点是否渗血及足背动脉搏动情况,如有渗血,应及时加压包扎更换敷料。6h 后可在保持术侧肢体伸直的情况下适当翻身活动,12h 后可在床上活动双下肢,24h 后方可下床活动。③预防感染:由于静脉回流减缓、压力降低,肠系膜静脉回流的血液可逆行至脾脏内,而引发脾脓肿。术后 5~10d 可常规应用双联抗生素(广谱抗生素和针对革兰氏阴性菌的抗生素),以预防感染。④恶心、呕吐:脾动脉栓塞时,少量栓塞剂可分流至胃短动脉及胰尾动脉,患者会出现不同程度的恶心、呕吐,经卧床休息、暂禁食、注射镇吐药后症状均能缓解。⑤疼痛护理:血管栓塞引起的缺血、缺氧导致部分脾脏梗死和炎性反应,渗出物刺激脾脏包膜,致左上腹脾区疼痛,通常在术后 1~3d 最为明显,7d 后逐渐减轻。术后及时评估疼痛部位、性质及程度,讲解疼痛的发生原因和处理原则,积极安慰并鼓励患者,减轻因疼痛造成的心理压力。与此同时,可通过变化体位、催眠、转移注意力等方法缓解疼痛。对于疼痛剧烈、难以忍受的患者,应及时报告医生、查明疼痛原因,必要时使用镇痛药及镇静剂。

4)并发症的观察与护理

①脾脓肿:当栓塞面积大、坏死组织难以吸收或术中导管及栓塞材料消毒不严格时,可能发生脾脓肿。一般认为脾脏栓塞面积超过 80% 时,脾脓肿发生率明显增高,因此栓塞剂注入应在实时监测下缓慢进行,同时进行多次复查造影,避免过度栓塞。②再次出血:重点观察生命体征和腹部体征,尤其注意腹腔引流管的观察和护理,引流液突然增多或引流液颜色变为新鲜血液往往提示脾脏栓塞后再次出血,需要再次造影、栓塞治疗或直接剖腹探查。③其他并发症:如血栓形成、腹膜炎、胸腔积液、腹水等,发现问题及时处理。

2. 饮食护理 术后 6h 无呕吐者给予高热量、高蛋白、高维生素、清淡易消化流质饮食,根据病情逐渐过渡到半流质饮食或普食。多饮水,保持大便通畅。

3. 心理护理 根据患者的个体特点,用通俗易懂的语言鼓励、安慰患者,协助医生向患者及家属讲解脾动脉栓塞术的目的、方法、术后注意事项及常见并发症。消除其恐惧、焦虑心理,以良好的心态配合治疗护理。

4. 健康指导 部分脾动脉栓塞术后脾脏破坏血小板的功能减退,血小板不同程度升高,出院后需要定期随访,指导口服抗血小板聚集药物,防止血液高凝状态导致的深静脉或脾静脉血栓的形成。患者出院后可多食用含铁、蛋白质、维生素丰富的饮食,如肉类、动物肝脏、大豆和新鲜蔬菜,以补充维生素,保持大便通畅。此外,日常生活中注意脾脏保护:为患者创建干净和安静的生活环境,保证充足的休息,选用健侧卧位,保证其下床活动适量,尽量减少弯腰动作。

【知识拓展】

针对肝硬化脾功能亢进的治疗包括手术切除、药物治疗、经皮注射、栓塞、消融以及放疗等。而影像学、介入技术、脾脏血管解剖学应用研究和创伤治疗理念的进展使得对肝硬化脾功能亢进脾破裂的治疗不再是"一刀切"——手术或者非手术治疗,而是结合患者血流动力学状态和影像学评估结果,对脾脏损伤做出客观评价,选择合适患者进行非手术操作或微创治疗。此外,在精准与数字医疗背景下,3D 模型打印、人工智能技术在医疗行业迅速发展,将为脾功能亢进、脾破裂介入治疗提供更为精准的术前参考。

(张春华 高 玲)

第四章　消化系统疾病专科技术操作

第一节　肠内/肠外营养支持的护理

学习目标

完成本节内容学习后,学员将能:
1. 复述肠内/肠外营养目的、定义、应用范围。
2. 描述肠内/肠外营养的健康宣教内容。
3. 列举肠内/肠外营养的操作流程,并发症的观察和干预方法。
4. 复述营养筛查评价方法。
5. 应用相关的仪器设备。

肠内营养支持的护理

一、目的

维持肠道黏膜屏障、促进胃肠道功能恢复、改善患者营养不良状况、降低患者感染率。

二、定义

采用口服或管饲等途径经胃肠道提供机体代谢需要的能量及营养基质的营养治疗。

三、应用范围

无法经口摄入足够的营养,具有完全或部分肠道功能,需要进行人工喂养的患者。

四、操作流程与护理配合

（一）物品准备

肠内营养液、肠内营养泵及电源线、专用泵管、治疗盘、治疗巾、棉签、纱布2块、一次性20ml注射器、胶布、温开水、肠内营养标识牌、弯盘、必要时备恒温加热器。

（二）患者准备

提前解大小便、协助患者取半坐卧位。

（三）操作方法和护理配合

1. 评估患者病情、意识及营养状况；核对医嘱，评估肠内营养总量及浓度；评估肠内营养管留置时间及置管长度，查看营养管有无脱出、堵管；评估上次输注有无不耐受情况，询问患者有无腹胀腹泻等不适。

2. 配置肠内营养液需洗手、戴口罩；在专门肠内营养配置洁净区域配置。按照医嘱要求配置肠内营养液，温度 37~42℃；双人核对。

3. 携用物到床边，查对患者和医嘱，查看肠内营养液制剂质量。

4. 向患者和家属解释肠内营养输注的目的、途径、可能出现的不良反应和配合的注意事项。

5. 如无禁忌证，协助患者取半坐卧位。

6. 铺治疗巾在患者肠内营养管输入端口下方。

7. 核对营养管标识、留置刻度、日期，检查管道有无脱出。

8. 连接泵与电源线，连接专用泵管与营养液瓶口，挂肠内营养液于输液架，将泵管置于泵内卡槽处，关闭泵门。打开开关键，排气，挂肠内营养标识牌。

9. 打开营养管端口，抽取 20~30ml 温开水脉冲式冲管，检查管道是否畅通。

10. 冲管后连接泵管和营养管，设置肠内营养泵输注参数，开始输注。

11. 妥善固定，必要时将恒温加热器夹在营养管距患者鼻部 20~30cm 处，避免烫伤。

12. 操作后查对，收拾用物，洗手，记录。

五、观察要点与注意事项

（一）严格查对

肠内营养液和其他输注途径液体分区放置，挂肠内营养标识牌，营养液瓶、营养管和输注泵管均要做标识，肠内营养液输注时不能与静脉给药用同一输液架。

（二）避免污染

专用的肠内营养配置区，配置环境清洁，遵守无菌操作规程，肠内营养液现用现配，24h 未用完丢弃。

（三）输注注意事项

输注过程应循序渐进，注意肠内营养液浓度、速度、温度和患者卧位角度，遵循浓度由低到高、容量从少到多、速度由慢到快的原则。初次输注速度 20~50ml/h 为宜，根据患者耐受情况调整输注参数，每日评估患者情况并记录输注量及速度，有无达到目标喂养量。

（四）观察并发症

1. **机械性并发症** 妥善固定营养管，必要时拍片定位，避免管道移位；选择质地柔软细口径的聚氨酯和硅胶导管，置管时动作轻柔；24~48h 观察胶布固定处的皮肤黏膜有无破损，更换粘贴部位，避免长时间压迫造成局部糜烂坏死；输注前后脉冲式冲管，输注期间每 4h 冲管 1 次；经营养管注入片剂药物要提前充分磨碎，推药前后用生理盐水或温开水 20ml 冲管，避免堵管。

2. **胃肠道并发症** 观察有无恶心、呕吐、腹胀、腹泻等情况,每 4~6h 监测肠鸣音情况,记录大便次数、性状和量。建议每 4~6h 监测胃残余量,伴有腹腔高压重症患者可测定腹内压,及时调慢输注速度或停止输注,必要时使用促胃肠动力药。

3. **代谢性并发症** 定期监测水电解质、血糖、肝功能等生化指标,注意有无高血糖、低血糖、低血钾、低血钠、低血镁、微量元素缺乏等症状。

4. **感染性并发症** 输注过程中取半坐卧位,并在喂养结束后保持半坐卧位 30min,观察患者有无反流,测定胃潴留量,避免误吸引发吸入性肺炎。一旦出现呼吸困难、心率加快、血氧饱和度下降等症状,立即停止输入,给予气管内吸引等急救措施。

5. **精神心理并发症** 通过营养管输注,患者自感失去味觉、吞咽食物等感受,观察患者意识和精神状态,有无烦躁、焦虑、忧郁,鼓励患者进行咀嚼运动,多活动,及时干预。

（五）健康教育

做好患者和家属健康教育,避免随意调节速度,不能随意拔除管道,了解肠内营养的目的意义和相关并发症,取得患者配合。

（六）营养评估

采用 NRS2002（附录 23）、人体成分评定（附录 24）和实验室检查定期监测白蛋白、前白蛋白、转铁蛋白、视黄醇结合蛋白等指标。

肠外营养支持的护理

一、目的

补充患者不能完全通过肠道给予所需的营养,维持机体营养状况。

二、定义

经静脉为无法或经胃肠道摄取和利用营养物质不足的患者提供包括氨基酸、脂肪、糖类、维生素及矿物质在内的营养素,满足人体所需营养的治疗方法。

三、应用范围（适应证）

胃肠道功能障碍和衰竭,如胃肠道梗阻、肠瘘、短肠综合征、炎症性肠病活动期等。

四、操作流程与护理配合

（一）物品准备

1. **环境要求** 配置间万级、操作台局部百级、压力差维持正压 >5~10Pa、温度 18~26℃、湿度 40%~70%,符合操作要求。

2. **输注准备** 肠外营养液、治疗盘、棉签、安尔碘、纱布、20ml 注射器、输液泵、弯盘。

（二）患者准备

无特殊准备,输注前如厕、取舒适卧位。

（三）操作方法和护理配合

1. 全静脉营养液液配置规程

（1）人员准备:①静脉药物调配中心工作人员须持上岗证并经授权后方可进入配置间。②进入配置间按规范穿戴专用洁净服,使用后的洁净服按规定分区放置,定期清洗,用于洁净区的服装与普通工作服应分开悬挂在指定位置。③配置前将所用物品准备齐全,避免因多次走动而增加污染的概率。④洁净室内不得使用化妆品,不佩戴首饰和戒指,严禁带入食物、糖果、口香糖等。⑤患有内科疾病或呼吸道、消化道疾病的人员禁止进入配置间,操作人员定期健康体检。

（2）药物混合调配:保证混合液中物质的稳定性和相容性,按一定的顺序混合配置。①首先将不含磷酸盐的电解质和微量元素加入到葡萄糖、葡萄糖氯化钠溶液中,充分混匀,避免局部浓度过高。②将磷酸盐加入到其他葡萄糖或氨基酸溶液中,并充分振荡混匀（钙剂和磷酸盐分别加在不同的溶液中稀释,以免出现沉淀）。③将水溶性维生素加入到脂溶性维生素中,充分混匀后加入到脂肪乳中混匀。若静脉营养液袋内不加脂肪乳,则不能使用脂溶性维生素;水溶性维生素溶解后加入葡萄糖溶液中,但此过程需注意避光。④关闭静脉营养输液袋的所有输液管夹,然后分别将输液管连接到葡萄糖溶液和氨基酸溶液中,倒转这两种输液容器,悬挂在水平层流工作台的挂杆上,打开这两根输液管夹,待葡萄糖输液和氨基酸溶液全部流入到静脉营养输液袋后,关闭输液管夹。⑤翻转静脉营养输液袋使这两种溶液充分混匀。⑥连接第三根输液管到含有维生素的脂肪乳溶液中,打开输液管夹,边流入边晃动营养袋;充分混匀。⑦将静脉营养袋中多余空气排出后关闭输液管夹,套上无菌帽。⑧挤压静脉营养输液袋,仔细检查有无变色、浑浊、沉淀、渗漏等现象,如有则须丢弃并重新配置。⑨整理用物,用 75% 乙醇擦拭操作台面并登记。⑩将配置好的营养液摆放,与输液护士进行交接并签名。

2. 全营养液输注规程

（1）查对,核对患者、医嘱、药液。

（2）评估患者中心静脉通道情况,有无堵管、脱出,有无渗液出血。

（3）向患者和家属讲解输注的目的、意义和配合注意事项。

（4）再次核对全营养液标签信息,检查药液质量,外包装有无漏液破损。

（5）把肠外营养液挂于输液架,安装输液泵,排气。

（6）消毒肝素帽,用 20ml 生理盐水注射器脉冲式冲管,冲管通畅。

（7）连接营养液,根据患者病情、年龄设置输液参数。

（8）操作后查对,收拾用物,洗手。

五、观察要点与注意事项

1. 输注过程中勤巡视,观察患者有无发热、心慌、恶心、寒战等不良反应。

2. 观察中心静脉导管相关并发症:如出血、感染、空气栓塞、导管移位等。

3. 输注期间,定期监测电解质、血脂血糖、肝肾功、微量元素等指标,避免水电解质酸碱平衡紊乱。

4. 检查输液泵运行状态,及时排除故障。

六、知识拓展

临床营养支持包括肠外营养（PN）和肠内营养（EN）。2016年美国重症医学会（SCCM）和美国肠外肠内营养学会（ASPEN）指出，对于成年危重症患者首选EN而非PN的营养供给方式。对于无法经口摄入足够的营养，需要进行人工喂养的患者，只要肠道有功能并能够应用，就应使用肠内营养。肠内营养分为口服营养补充和管饲营养支持治疗。如口服营养补充不足，考虑进行管饲营养支持治疗。常见的管饲途径有经鼻胃（肠）置管、经皮内镜下胃造口（PEG）、经皮内镜下空肠造口（PEJ）、外科手术造口。肠内营养制剂根据组成不同分为整蛋白配方、短肽或氨基酸配方；根据用途不同分为通用型和疾病特异型、组件型。目前喂养管多采用聚氨酯材质，患者耐受性好。采用肠内营养泵较以往重力输注或静脉注射，更加能够保证输注速度，减少患者肠道不耐受症状。

肠外营养是临床营养支持不可或缺的重要部分。因全营养混合液（TNA）的配置过程复杂，需要专门建立营养配置中心和专业的药师护士，高度重视药物的配伍合理性，严格执行无菌操作。肠外营养的输注途径有外周中心静脉导管（PICC）、中心静脉导管（CVC）、完全植入式静脉输液港等通路。

随着临床营养支持观念的不断发展，越来越多的医院成立了营养支持小组（NST），主要由医师、营养师、药剂师和护士组成，参与患者营养风险筛查评估和营养方案的制订、实施、监测、干预、评价和管理，提供更加专业的营养支持技术，减少患者在营养支持治疗过程中的并发症，全力保障患者营养支持治疗的安全性和规范性。

（靳 雁）

第二节 消化液回输方法及护理

学习目标

完成本节内容学习后，学员将能：

1. 描述消化液回输的定义和分类。
2. 列举消化液回输的护理配合和护理要点。

一、目的和意义

消化液中含有大量的消化酶、电解质等物质，消化液的大量丢失使肠内营养不能充分消化吸收，会导致胃肠道功能障碍，引起水、电解质和酸碱平衡紊乱、感染和器官衰竭等不良后果。

消化液回输的目的是恢复消化液在胃肠道内的循环，保持胃肠道的相对连续性和完整性,从而减少酶的丢失和水、电解质紊乱及并发症的发生;促进消化道对肠内营养物质的消化和吸收。同时,消化道空置时,胃肠蠕动减弱甚至消失,细菌大量繁殖并向上蔓延,会引起内源性感染和毒血症,而消化液回输可增加胃肠道血液供应,保护胃肠道正常菌群和免疫系统,对维持胃肠道正常结构和肠黏膜屏障及生理功能、减少细菌移位具有重要意义。

二、定义和分类

(一)定义

1. **消化液回输**　消化液包括胃液、肠液、胰液、胆汁等,消化液回输是指将引流或漏出的胃液、肠液、胰液、胆汁等消化液分别收集在无菌容器内,经处理后或直接回输入患者消化道内。

2. **胆汁回输**　能维持电解质平衡,减少补液、改善营养状况,在普通外科手术后进行胆汁回输,有助于患者肠蠕动恢复。胆汁回输途径可选择鼻胃管、鼻肠管、各类造口、引流管等。

3. **胃液、肠液回输**　有助于尽早恢复肠内营养,不但能改善营养吸收,减少液体、电解质的丢失,又能刺激胃肠道黏膜,恢复肠道功能、保护肠黏膜屏障,防止肠道细菌易位。胃液、肠液回输途径可选择鼻胃管、鼻肠管、胃肠造口等。

4. **胰液回输**　能减少液体及电解质丢失,维持酸碱平衡,并能完整保存胰液中的所有消化酶,保证营养吸收和保护肠黏膜屏障。胰液回输途径可选择鼻空肠管、空肠造口、引流管等。

(二)分类

1. **自体消化液回输**　收集患者自身分泌的消化液,经过或不经过处理再回输入患者消化道内,可用于消化液分泌量足够机体需要,且消化液无污染、细菌培养结果阴性者。

2. **异体消化液回输**　当患者本身消化液存在细菌感染、消化液污染或分泌量不足,不符合患者身体对营养的需求时,可利用从其他患者身上收集的消化液,回输入患者消化道内。

3. **开放式消化液回输**　从消化液收集到回输至体内过程中,消化液在采集、过滤等过程中与环境相接触,此方法容易引起消化液污染。

4. **密闭式消化液回输**　是临床常用的消化液回输方法,整个消化液采集、过滤、回输过程密闭,不与外界空气、环境相接触,以减少消化液受污染的概率。

5. **持续性消化液回输**　是指将收集到的消化液不间断地回输入患者体内。

6. **间断性消化液回输**　将消化液每隔一段时间收集回输 1 次,一般胃液、肠液每 2~4h 回输 1 次,胰液和胆汁每 4~6h 回输 1 次,临床上总体提倡消化液回输时间间隔不宜过长,回输距引流的时间越短,消化液成分变化越小,效果越好。

三、应用范围(适应证)

在实施消化液回输时患者需符合以下条件:早期机体未处于严重应激状态;肠道功能存在且合并消化液丢失(每日丢失量 >500ml);腹腔感染已控制;消化液无脓性分泌物。

四、操作流程与护理配合

（一）物品准备

消化液收集袋（负压吸引器或无菌瓶、无菌袋）、一次性输血器消化液输注管路（可选择一次性普通输液器）、一次性检查手套、肠内营养泵、肠内营养输注管路、50ml 注射器、纱布、生活垃圾桶、医疗垃圾桶、速干手消毒剂。

（二）患者准备

临床常将消化液与肠内营养液一同输入，或单独输注消化液，在消化液回输前，需提前留置好相关管路（鼻胃管或鼻空肠管、造瘘管及引流管等）并确定管路通畅在位。

（三）操作方法和护理配合

1. 操作方法

（1）操作前戴一次性检查手套。

（2）使用一次性无菌引流袋收集消化液，如有絮状物，应用纱布过滤到无菌瓶内，做好密封。

（3）消化液输注管路与肠内营养输注管路共同连接于肠内营养管路 Y 形接头，单独输注消化液时将消化液输注管路直接连接于相应管路，当消化液输注管路茂菲氏小壶内出现较多絮状物时，应给予更换。

（4）回输过程中使用泵调节速度，速度由慢到快，使用加热棒调节温度。

（5）回输过程中每 4h 使用温生理盐水冲洗管路 1 次，预防管路堵塞。

（6）每次回输完毕使用温生理盐水冲洗管路，在下一次回输前更换消化液输注装置。

2. 护理配合

（1）消化液回输管理

①回输原则：严格进行无菌操作是预防感染的主要措施。消化液在体外存留的时间越长，消化液中的有效成分越少，细菌培养的阳性率越高，应每 2~3d 对消化液做 1 次细菌培养，消化液被细菌污染时则不能输入，若不能按时、完全回输时，应及时弃去剩余消化液，待引流出新鲜消化液时再回输，收集和回输间隔不应超过 2h。收集的消化液若具有特殊的食物腐臭味，提示患者的消化功能已基本恢复，可考虑停止回输；当每日收集的消化液 <100ml 时，应停止消化液回输。②输注导管管理：临床上收集的消化液常与肠内营养一起输注，对于输注管道应妥善固定，保持管腔通畅，防止受压、打折、扭曲，协助患者翻身及整理床单元时，防止牵拉脱管。密闭式回输时，体外导管每 24h 更换 1 次，开放式回输时，体外导管每次收集回输时更换。输注前后使用温生理盐水 50ml 冲洗管道，回输期间每 4h 用温生理盐水 20ml 冲管 1 次。③回输过程中注意保持"三度"，即浓度、速度、温度。消化液黏稠时可加入适量生理盐水加温后输入，避免因消化液刺激引起不适。速度宜由慢到快，观察患者反应，开始速度 20ml/h 为宜，逐渐增加至 100ml/h。回输的消化液要保持恒定温度，以接近人体肠道温度为宜，一般 36~38℃，临床常使用加热棒控制温度。

（2）心理护理：消化液回输在临床上不如静脉输液那样普及，患者和家属知之甚少，同时，消化液的异味和颜色会让患者产生恐惧和厌恶感，开始输注时需要反复试验温度和速度等，患者会出现腹胀、恶心等不适，所以，消化液回输不易被患者接受甚至拒绝，护理过程中要向患者和家属解释消化液回输的临床意义和优势、必要性,以及回输过程中可能出现的不良反应,消除患者顾虑,向患者介绍以往消化液回输的成功案例,帮助患者树立信心,输注时勤巡视,及时主动发现问题并解决,鼓励患者积极配合治疗。

五、观察要点与注意事项

1. 观察回输是否通畅、消化液输注管路茂菲氏小壶内絮状物的量、是否有管路堵塞情况,如絮状物增多应及时更换。

2. 当引流出的消化液含有絮状物时,必须过滤后再回输。当消化液过于黏稠时,应稀释后再输入,避免堵塞输注管路,稀释液选择生理盐水。当消化液的收集量趋于减少时,可减少回输量。

3. 观察患者的症状及腹部体征,有无腹胀、腹泻、恶心、呕吐、肠鸣音亢进、有无腹部压痛等情况发生。

4. 收集的消化液若暂时不回输,应放于 4℃ 冰箱保存,保存时间最长不超过 24h。

5. 回输过程中不良反应

(1)导管堵塞:体外导管堵塞时及时更换,体内导管堵塞时可持续、反复、多次冲洗管腔,回输胃液堵塞可用碱性溶液冲洗(如碳酸氢钠注射液或乳酸钠注射液),回输肠液堵塞可用酸性溶液冲洗(如 10% 或 50% 的葡萄糖注射液),禁止使用导丝疏通体内导管,避免刺破导管引起消化道穿孔。

(2)腹胀、腹泻:腹胀、腹泻的发生一般与回输的温度、速度有关,患者发生腹胀、腹泻时可适当提高消化液的温度,降低输注速度,但温度不宜过高,以免破坏消化液中的酶类,症状严重时应停止回输,必要时遵医嘱给予促胃肠动力药促进肠蠕动以减轻腹胀、给予止泻剂以改善腹泻症状。

(3)恶心、呕吐:恶心、呕吐常见于经胃管进行消化液回输的患者,主要由于胃排空延迟、胃肠蠕动减慢等引起,可抬高床头 30° 或减慢输注速度。

六、知识拓展

消化液回输作为肠瘘患者早期营养干预、促进患者康复的重要手段,可促进患者对肠内营养物质的吸收,促进肠道蠕动,有助于机体内环境的稳定,并显著降低相关并发症的发生率。"当肠道功能恢复,且能安全使用时,就应使用肠道",已成为目前公认的营养支持原则。消化道回输适应肠内营养治疗理念,通过将近端肠管经口腔进食利用,远端肠管经瘘口回输利用;同时将消化液完全收集利用,避免内环境紊乱等并发症的发生。护理人员作为消化液回输的实施者,应掌握消化液回输的护理配合和观察要点,做好消化液回输的管理,从而促进患者更好地恢复。

(黄婵)

第三节 腹腔热灌注化疗的护理

学习目标

完成本节内容学习后,学员将能:

1. 列举腹腔热灌注化疗的观察要点和治疗后护理常规。
2. 描述腹腔热灌注化疗的目的及适应证。
3. 复述腹腔热灌注化疗的操作流程。

一、目的

利用肿瘤组织和正常组织对温度耐受的差异性以及热疗能增强化疗药物的热动力效应,将大容量灌注液与化疗药物混合加热灌注至患者腹腔,以(43±0.1)℃的灌注温度,400~600ml/min 的灌注速度,持续恒温循环灌注 60~90min,一般为 60min,利用热化疗的协同作用和大容量灌注的机械性冲刷作用,清除腹腔内游离癌细胞和亚临床病灶,预防和治疗腹膜转移癌。通过建立高精度、大容量、持续循环、恒温灌注的技术方法,实现精准控温、精准定位、精准清除,达到该技术安全有效的最大化。

二、定义

腹腔热灌注化疗(hyperthermic intraperitoneal chemotherapy, HIPEC)指通过将含化疗药物的灌注液加热到治疗温度、灌注到肿瘤患者的腹腔内,维持一定的时间,以预防和治疗腹膜癌(PC)及其引起的恶性腹水的一种治疗方法。

三、应用范围

(一)适应证

用于预防腹盆腔恶性肿瘤术后腹腔游离癌细胞(FCC)腹膜种植引起的 PC,治疗各种恶性肿瘤腹膜转移引起的 PC 及其并发的恶性腹水。

1. 适用于胃癌、结直肠癌、胆管癌、胰腺癌、肝癌、卵巢癌、子宫内膜癌、腹膜假性黏液瘤、腹膜间皮瘤等腹盆腔恶性肿瘤术后预防 PC 形成。

2. 适用于胃癌、结直肠癌、胆管癌、胰腺癌、肝癌、卵巢癌、播散性子宫肉瘤、子宫内膜癌、腹膜假性黏液瘤、腹膜间皮瘤等腹盆腔恶性肿瘤细胞减灭术(CRS)后残余 PC 的辅助治疗。

3. 适用于胃癌、结直肠癌、胆管癌、胰腺癌、肝癌、卵巢癌、子宫内膜癌、腹膜假性黏液瘤、腹膜间皮瘤等腹盆腔恶性肿瘤腹膜转移引起的 PC 及其并发的恶性腹水。

（二）禁忌证

1. 各种原因所致腹腔内广泛粘连者。

2. 吻合口存在水肿、缺血、张力等愈合不良因素。

3. 完全肠梗阻。

4. 明显肝肾功能不全。

5. 合并骨髓抑制，外周血白细胞、血小板低下。

6. 严重心血管系统病变。

7. 感染性疾病，尤其是严重腹腔感染。

8. 出血倾向或者凝血功能障碍。

9. 生命体征不稳定。

10. 恶病质。

四、操作流程与护理配合

（一）物品准备

1. 热灌注治疗仪。

2. 体腔热灌注治疗套管。

3. 灌注药物。

4. 无菌消毒物品。

5. 心电监护仪。

6. 吸氧装置。

（二）患者准备

1. **术前宣教**　介绍腹腔灌注的目的和优点、操作步骤和可能出现的各种不良反应，使患者有充分的心理准备；指导患者操作过程中勿翻动身体、咳嗽，以免穿刺针损伤膀胱、肠管。

2. **心理护理**　与患者多交流、沟通，关心、理解患者；建议患者与之前接受过该治疗的病友交流，克服恐惧情绪。

3. **营养支持**　术前使用 NRS2002（附录 23）筛查营养不良风险，有营养不良风险者再使用 PG-SGA 评分表（附录 25）评估患者的营养状况，观察水电解质失衡的程度；按需补充热量、蛋白质和维生素，保证氮平衡。

4. **落实术前准备**　备皮；指导患者有效咳嗽咳痰（先进行深而慢呼吸，吸气时腹肌上抬，屏气 3s 后张口，使用腹肌用力爆破性咳嗽 2~3 声，停止咳嗽，缩唇将余气尽量呼出，必要时结合拍背，重复以上动作，连续做 2~3 次后，休息和正常呼吸几分钟后再重复，帮助患者将痰液咳出）；沐浴；肠道准备（口服 PEG 或磷酸钠等肠道清洁剂）；治疗前禁食禁饮 6h 以上，术前 15min 排空膀胱。

5. **其他**　操作前，患者经使用镇静剂后处于镇静状态；生命体征及 SpO_2 稳定，取仰卧位，头部抬高 $10°~20°$，持续心电监护，吸氧。四条腹腔灌注管妥善固定。

（三）操作方法和护理配合

1. 开机前检查机器,检查水箱液位保持在安全范围内;如果水箱液位低于正常范围下限,必须及时补充,请勿添加超过安全上限的水量。水箱中补充的水为去离子水,严禁向水箱中补充盐水、糖水等液体。入体温度传感器(红色)和出体温度传感器(蓝色)未使用时请确保放置在保护套内,严禁折弯后过度伸曲以免短路损坏,将温度传感器放置在管路中测温孔时勿施加过大的力量,避免折弯或拧断,进出水软管使用完毕后请放在盘管处盘好。

2. 检查完毕后系统开机。

3. 软件启动,选择治疗模式及治疗部位,遵医嘱设置参数,填写患者信息。

4. 检查所有一次性用具,根据仪器类型正确安装管路。连接各管道时,操作者须按照无菌操作要求进行自身准备。准确启动蠕动泵,注入灌注液。

5. 灌注袋液体达 1 000ml 后预热至 36~37℃,方可让灌注液进入腹腔。

6. 循环通畅、腹腔内有一定的灌注化疗药液,方可开始治疗。操作者需注意加强自身职业防护、戴双层手套、眼罩,避免药物溅出。操作结束,用过的药物空瓶、注射器、手套、眼罩等用双层黄色密封塑料袋封好,按医疗垃圾处理。

五、观察要点与注意事项

（一）治疗中的观察要点与注意事项

1. **密切监测 T、P、R、SpO₂** 如 R、SpO₂ 异常,注意麻醉药物和灌注液用量,观察储液袋液面需保持稳定动态平衡;监测治疗曲线,灌注管和流出管平稳上升后保持稳定;进水出水温差 1℃以内,灌注液颜色应为正常淡红或淡黄,如流出鲜红或有粪渣样液体应停止治疗。

2. **出汗** 大部分患者会有出汗、心率增快。协助患者更换汗湿的衣物,必要时静脉补液。

3. **腹胀、腹痛** 因腹腔充分充盈保持压力,可能会有腹胀、腹痛。遵医嘱使用镇静镇痛药,减慢灌注液速度,安慰患者,减轻紧张情绪。

4. **恶心呕吐** 及时清理呕吐物,避免误吸,遵医嘱使用镇吐药。

5. **心理护理** 安慰和鼓励患者,注意观察其精神状态和面部表情,全程陪护,使其轻松地接受治疗。

6. **体位** 仰卧位,头部抬高 10°~20°,保证出水通畅的前提下可调整体位及进水口,达到最佳治疗效果。

7. **准确记录出入量。**

8. **其他** 使用顺铂者水化后,注意尿液颜色有无浑浊,防止尿路相关性感染;防止腹部高压导致误吸;注意观察引流管口渗液情况,保护引流管周围皮肤,及时清洗,避免化疗药物刺激损伤皮肤。

（二）治疗后的观察要点与注意事项

1. **病情观察**

（1）发热:定时监测体温变化,可行冰敷、温水擦浴,必要时使用药物降温。

（2）消化道毒性反应:观察患者是否出现食欲减退、恶心呕吐等症状,若患者呕吐应及时清理呕吐物,指导患者保持口腔清洁,遵医嘱使用镇吐药。

（3）腹部膨隆:术后测量腹围变化（术后减少 4~22cm）,关注患者是否出现化学性腹膜炎、肠麻痹、肠梗阻、肠粘连等并发症。

（4）血氧饱和度:予以吸氧,监测血氧饱和度及呼吸变化。

（5）高血糖:定时监测血糖变化,指导低糖饮食,控制血糖。

（6）大小便情况:观察患者大便情况,指导保持肛周皮肤清洁干燥,腹泻者遵医嘱使用止泻药;嘱患者多饮水（>2 000ml/d）,准确记录尿量,密切监测肾毒性反应的症状。

（7）生化指标异常:密切关注患者水电解质、白细胞、血小板等生化指标的变化。

2. 体位管理 操作结束后,协助患者变换体位（侧卧、仰卧、坐位交替）,每种体位保持 15min,使药液与腹腔各脏器及腹膜表面广泛均匀接触,注意防止引流管脱落。术后第 2 日鼓励患者下床活动,并做好首次下床活动的安全指导,避免直立性低血压引起虚脱,翻身和活动时须妥善固定引流管,预防意外脱管。

3. 疼痛护理

（1）准确进行疼痛评估（附录 37~40）,并根据患者疼痛程度积极采取止痛的措施。

（2）密切观察患者腹痛、腹胀程度,排气、排便情况。

（3）转移注意力,采用音乐疗法等转移患者对疼痛、腹胀等的注意力。

（4）健康指导,指导患者积极开展早期锻炼,鼓励早期下床活动。

4. 营养支持

（1）禁食期间开展全肠外营养支持,补充白蛋白,保障足够的热量供给。

（2）饮食建议少食多餐,清淡饮食,选择少油腻、易消化、刺激小和维生素含量丰富的食物,加强营养、增强抵抗力,部分患者可遵医嘱使用促胃肠动力药。

5. 腹腔引流管护理 腹腔热灌注化疗结束后,引流管分别接引流袋,定时挤压引流管 1~3 次 /h,并定时冲洗引流管以保持引流管通畅。如引流不畅,可转动引流管或在无菌操作下适当调整引流管位置;如仍然引流不畅,可挤压导管置热探头测温传感器控制出入温处。为避免腹水引起感染,每次灌注后穿刺点及导管以聚维酮碘消毒,无菌敷料加压包扎,保持局部皮肤清洁。每周更换敷贴 2 次,观察引流口有无感染迹象及渗液,周围皮肤有无红肿、淤血,及时更换管周敷料,必要时管口荷包缝扎以防腹水外渗。采取预防管道滑脱的集束化管理措施,预防意外脱管的发生。治疗周期结束时,拔除留置引流管。

六、知识拓展

1. 腹腔热灌注常用的化疗药物有 ①胃癌:紫杉醇、多西他赛、奥沙利铂、顺铂、5- 氟尿嘧啶和表柔比星等。②结直肠癌:丝裂霉素、奥沙利铂、5- 氟尿嘧啶和伊立替康等。③妇科肿瘤:顺铂、紫杉醇、多西他赛、奥沙利铂、卡铂、吉西他滨、伊立替康和培美曲塞等。④腹膜假黏液瘤:奥沙利铂、卡铂、顺铂、丝裂霉素和表柔比星等。⑤肝、胆、胰腺癌:紫杉醇、多西他赛、奥沙利铂、卡铂、顺铂、5- 氟尿嘧啶、丝裂霉素、表柔比星和吉西他滨等。⑥腹膜间皮瘤:顺铂、培美曲塞等。

2. 灌注液的选择 主要以生理盐水为主,也可采用 5% 葡萄糖液、林格液、代血浆、蒸馏水等。

3. 疗效评价标准　①肿瘤标志物检测：如 CEA、CA19-9、CA125 等，治疗前后的肿瘤标志物水平改变可一定程度上反映治疗效果。②卡氏功能状态（KPS）评分或美国东部肿瘤协作组（ECOG）评分：可根据患者治疗前后的生活质量改善情况评价临床治疗效果。③B 超、CT、MRI、PET-CT 等影像学检查：检测治疗前后 PC 的大小和范围、腹水多少等影像学数据评价肿瘤治疗效果，分为完全缓解（CR）、部分缓解（PR）、病情稳定（SD）和病情进展（PD）四个等级，及客观缓解率（ORR）、疾病控制率（DCR）等指标。④腹腔镜微创或开放手术探查：可直观评价原发病灶和 PC 经治疗后缩小的情况及腹膜癌指数（PCI）的变化。⑤患者生存期评估：常用总生存期（OS）、无病生存期（DFS）、无进展生存期（PFS）、无复发生存期（RFS）等指标。

（朱秀琴）

第四节　粪菌移植的护理

学习目标

完成本节内容学习后，学员将能：
1. 列举粪菌移植后观察要点。
2. 描述粪菌移植的目的及应用范围。
3. 复述粪菌移植的操作方法。

一、目的

粪菌移植（fecal microbiota transplantation，FMT）目的是恢复患者正常的微生物群并治疗疾病。

二、定义

粪菌移植是指将健康供者的粪便处理后经胃、小肠、结肠等途径输入到患者体内，以治疗由肠道菌群改变引起的疾病。

三、应用范围

FMT 治疗对于传统治疗无效且与肠道菌群紊乱有密切关系的肠道内外疑难疾病是一个新的、有深远影响意义的治疗选择。目前临床指南及共识推荐 FMT 治疗复发性或难治性梭状芽孢杆菌感染（CDI）之外，FMT 在消化系统的疾病（如 IBD、IBS、功能性便秘、肝性脑病等）神经精神系统疾病（如自闭、焦虑、抑郁症和帕金森疾病）、代谢性疾病（糖尿病、肥胖症、脂肪肝和高脂血症）和免疫性系统性疾病（如肿瘤免疫、过敏性疾病以及慢性疲劳综合征）等病种中，均显示出一定的临床疗效。

（一）适应证

1. **明确与肠道菌群紊乱有关的肠道内疾病**　肠功能障碍性疾病、肠道感染性疾病、肠道免疫性疾病等。

2. **明确与肠道疾病或者肠道菌群紊乱有关的肠道外疾病**　便秘合并帕金森病、便秘或腹泻合并孤独症、便秘或腹泻合并过敏性皮炎。

3. 充分理解 FMT 治疗过程及机制，并签署知情同意书的患者。

（二）禁忌证

1. 严重免疫抑制者（中性粒细胞 <1 500 个 /mm^3，淋巴细胞 <500 个 /mm^3）。

2. 肠黏膜严重破坏者。

3. 未能明确肠黏膜损伤病因者。

4. 当前诊断为重度溃疡性结肠炎或中毒性巨结肠者。

5. 因存在严重腹泻、显著纤维性肠腔狭窄、严重消化道出血、高流量肠瘘等原因，无法耐受 50% 热卡需求的肠内营养者。

6. 合并严重系统性感染，符合 SIRS 诊断标准者。

7. 合并肠外器官感染，必须使用广谱抗生素干预者。

8. 合并严重营养不良（体重指数 <15kg/m^2），严重低蛋白血症者（白蛋白 <25g/L）。

9. 先天或获得性免疫缺陷病患者。

10. 近期接受高风险免疫抑制 / 细胞毒性药物治疗者：例如利妥昔单克隆抗体、阿霉素或中高剂量类固醇激素（20mg/d 泼尼松或更高剂量）持续应用 4 周以上。

11. 妊娠或哺乳期女性。

四、操作流程与护理配合

（一）物品准备

1. **粪菌液制备工具**　供者粪便、生理盐水、搅拌器、粪菌智能分离系统。

2. **个人防护用物**　隔离衣、护目镜、无菌手套、口罩、帽子。

3. **灌注粪菌液用物**　治疗盘、50ml 注射器、经内镜肠道植管术（TET）管路。

（二）患者准备

1. 移植前 3d 常规经肠道给予万古霉素（0.5g，2 次 /d）作为主要的 FMT 前的抗生素预处理；特殊类型如 IBS 患者，可使用利福昔明，真菌感染则使用抗真菌药物等肠道去污方案；复杂肠道感染，应根据培养结果选择敏感抗生素。

2. FMT 前 24h 常规给予聚乙二醇（通常为 2L）清洁肠道。

3. 采用上消化道灌注者，术前禁食 12h，FMT 前遵医嘱给予质子泵抑制剂以减少胃酸分泌，予促胃肠动力药促进胃蠕动，缩短输注时间，预防反流和呕吐等不良事件。

4. 采用下消化道途径者，FMT 当日遵医嘱给予抗肠动力药物。

（三）操作方法和护理配合

1. **粪菌液制备**　收集供体 50g 新鲜粪便，用 3~5 倍体积的无菌生理盐水稀释，搅拌器搅拌后立即放入粪菌智能分离系统处理,按说明书操作,获取粪菌悬液1h内进行粪菌悬液灌注。如患者再次FMT,仍采用同一供体,粪便制备同前。粪菌液制备后放置-80℃冰箱内保存,有效期为6个月。在粪菌液的使用当日,需放置37℃水浴箱解冻,解冻后的菌液必须在6h内使用完毕。

2. FMT的护理配合

(1)评估患者病情及肠道准备情况,监测生命体征,同时注意保暖和保护患者隐私。

(2)移植途径分上、中、下消化道3种途径。上消化道主要为口服粪菌胶囊;中消化道为鼻肠管、经内镜孔道喷洒及经内镜肠道植管术(TET);下消化道为保留灌肠、经结肠镜孔道喷洒、经结肠镜置入TET管。经上、中消化道途径的患者:先置入鼻空肠管或胃镜下用钛夹把TET管固定在十二指肠降段肠壁,取坐位或侧卧位,上半身抬高30°,然后灌注足量的37℃新鲜粪菌悬液200~250ml,用避光注射器缓慢注入或使用肠内营养泵输注,注入结束后用生理盐水冲管,保持半坐卧位至少1h或保持右侧卧位至少30min方可平卧,再保持仰卧位至少1.5h方可坐立。经下消化道途径的患者,取左侧卧位,在结肠镜下用钛夹把TET管固定在回肠与盲肠的连接处或病变显著处,然后灌注足量的新鲜粪菌悬液200~250ml,治疗结束后保持卧位至少2h方可坐立。

(3)操作完毕,如经胃肠镜置管者,须吸尽空气,胃肠镜常规清洗消毒处理。

五、观察要点与注意事项

1. 密切监测病情及并发症 FMT治疗后需严密观察患者病情及体征变化。观察有无发热、腹痛、腹胀、腹泻、恶心等并发症,记录患者腹泻次数及量的变化,准确记录粪便的性状、颜色、量。

2. 体位管理 FMT后2h,嘱患者卧床休息,保持坐位或半坐卧位,尽量避免1h内排便。2h后可逐渐恢复正常活动,协助患者先行床边坐起,无头晕等不适症状时站起,再行床边缓慢活动。

3. 营养支持 FMT后禁食1h,禁食后无不适可进食适量流质食物,饮食量逐步增加,少食多餐以减轻肠道负担。根据患者胃肠功能恢复情况,必要时给予肠外营养支持,保证患者营养。

4. 用药指导 对治疗后坚持服药的患者,应告知其遵医嘱按时按量服药,不可自行停药。

5. 心理护理 贯穿患者FMT整个过程中:患者入院时做好入院宣教,包括对科室环境的介绍,消除患者陌生感,指导患者正确认识疾病的临床表现及常规治疗方式等;治疗前通过视频、图片等方式向患者详细介绍FMT的原理、操作方式、注意事项以及预后情况等,在选择治疗方式时,应该在与患者充分沟通的情况下尊重患者的选择;治疗后及时进行健康指导,出现身体不适时及时安抚患者情绪。

六、知识拓展

FMT临床治愈或缓解标准

1. 复发性CDI 治疗后8周临床症状持续完全缓解(成形粪便<3次/d)和艰难梭菌

A 和 B 毒素阴性,受体菌群多样性恢复至供体菌群多样性 50% 以上。

2. 慢性便秘 治疗后 8 周,完全自主排粪次数超过 3 次 / 周、肠道菌群多样性恢复至供体菌群多样性 50% 以上为治愈;排便次数较治疗前改善≥50%,但未达到治愈标准者为有效。

3. 克罗恩病 治疗后 12 周临床症状缓解,且菌群多样性恢复至供体菌群多样性 50% 以上。①缓解:克罗恩病活动指数(CDAI)<150 分为临床缓解标准。②有效:CDAI 下降≥100 分。

4. 溃疡性结肠炎 治疗后 12 周临床症状缓解,且菌群多样性恢复至供体菌群多样性 50% 以上。①缓解:UC 的改良 Mayo 评分为 0 分(临床症状消失,结肠镜复查见黏膜大致正常或无活动性炎性反应)。②有效:改良 Mayo 评分≤2 分,其中内镜的子项目≤1 分(临床症状基本消失,结肠镜复查见黏膜轻度炎性反应)。

5. 肠易激综合征 连续 3 个月未出现与排粪频率、排粪形式相关的腹痛或不适症状,且菌群多样性恢复至供体菌群多样性 50% 以上为治愈。满足下列任 1 条即为显效:①治疗开始后连续 1 周未出现腹痛或不适。②IBS-C 患者排硬或块状粪便 <25%,同时稀或水样粪便 <25%;IBS-D 患者排稀或水样粪便 <25%,同时硬或块状粪便 <25%;IBS-M 患者排硬或块状粪便 <25%,同时稀或水样粪便 <25%。

6. 孤独症 治疗第 12 周,孤独症行为量表(ABC)评分 <31 分,且临床总体印象量表 - 总体改善(CGI-I)评分 1 分,菌群多样性恢复至供体菌群多样性 50% 以上为治疗显效。治疗第 12 周 ABC 评分 <67 分,且 CGI-I 评分 1~2 分或 5 个 ABC 子量表中至少 2 个较基线有 50% 或更大的下降,而其他子量表均未出现 10% 或更大的上升为治疗有效。

(朱秀琴)

第五章　新技术在消化系统疾病中的应用

第一节　消化内镜人工智能

学习目标

完成本节内容学习后,学员将能:
1. 描述人工智能的定义。
2. 复述人工智能在消化内镜诊疗中的应用。

一、人工智能的定义

人工智能(artificial intelligence,AI)指计算机程序通过模拟某些认知功能和智能行为,如"学习"和"解决问题"的能力,来模仿人脑。计算机系统根据输入的训练数据自动构建数学算法,然后对真实世界中的事件做出决策和预测,即"机器学习"(machine learning,ML)。深度学习(deep learning,DL)是 ML 技术的一个子类,它由与人脑相似的多层人工神经网络算法构建而成,能够自动提取和学习训练数据集的特定特征,从而阐述具体的结果。卷积神经网络(convolutional neural network,CNN)是一类最常用的深度神经网络,用于分析包括医学图像在内的视觉图像。

二、人工智能在上消化道内镜中的应用

人工智能在消化内镜领域的应用主要有两大类,即以发现病变为主要目标的计算机辅助检测(computer-aided detection,CADe),和以判断病变性质为主要目标的计算机辅助诊断(computer-aided diagnosis,CAD)。另外,还有一些被用来改进内镜检查质量的系统,称为计算机辅助监测(computer-aided monitor,CADm)系统,和一些在内镜治疗过程中提供决策辅助的系统。

(一)胃息肉的检测

胃息肉大多是良性病变,但腺瘤性息肉有潜在的恶变倾向,需要及时发现并切除。人工智能在消化内镜中的应用有助于降低胃息肉的漏诊率。随着卷积神经网络在消化道息肉检测方面的引入,胃肠道息肉识别的准确性得到了很大的提高。

一个理想的自动息肉检测系统必须具有以下特点:①使用有代表性的数据集和进行严格的验证。②验证数据集应该从连续的患者中前瞻性地收集,不与训练数据集存在重叠。

③必须具有一致的高综合性能。④低延迟,以实现实时检测。

有学者开发的一种自动息肉检测系统,从内镜视频中捕获影像流,辅助胃肠道息肉检测。在标准公共数据库上的性能评价表明,该模型对息肉的识别准确率为98.65%,敏感性为98.79%,特异性为98.52%,优于以往的方法。

（二）幽门螺杆菌感染的诊断

幽门螺杆菌（helicobacter pylori, Hp）感染在胃癌的发病机制中起着至关重要的作用,它诱导了包括萎缩性胃炎、肠化生和最终癌变在内的多个步骤的癌变过程。Hp感染可增加胃癌的发生风险,根除Hp可降低胃癌的发病率。内镜评估对诊断Hp感染很有帮助,如内镜下发现弥漫性发红、点状发红、黏膜肿胀、皱襞粗大等表现,强烈提示Hp现症感染。而规则的集合小静脉（CV）和胃底腺息肉的存在是无感染的特征。但内镜评估Hp感染是耗时和主观的,这取决于内镜医生的经验。

在2004年,有学者设计的自动检测系统,对Hp感染诊断的敏感性和特异性分别为85.4%（35/41）和90.9%（30/33）,对胃萎缩、肠上皮化生、炎症的严重程度诊断的准确性超过80%（分别为83.8%,89.2%和83.8%）,以上均以病理结果作为诊断标准。其不足在于该系统仅纳入了30名患者的84张内镜图像作为训练集。

2017年,有学者设计了一种CAD系统,使用32 208张来自Hp阳性或阴性患者（分别为735和1 015名患者）的内镜图像数据集进行预训练,随后使用根据胃中8个不同解剖位置分类的内镜图像进行二次CNN训练。第一次CNN对Hp感染检测的敏感性为81.9%,特异性为83.4%,准确性为83.1%。第二次CNN的敏感性为88.9%,特异性为87.4%,准确性为87.7%,获得了比内镜医师检测更高的准确率。

（三）慢性萎缩性胃炎的检测

慢性萎缩性胃炎（chronic atrophic gastritis, CAG）是胃癌癌变过程中的一个重要阶段,其程度与癌变的发生风险相关。因此,检测CAG对于预防胃癌的发生发展至关重要。萎缩性胃炎诊断的重要标准是病理活检,其内镜下表现需要有经验的内镜医生进行判断,因此计算机辅助诊断萎缩性胃炎的出现是必要的。

2020年,有学者基于1 699例患者的5 470张胃窦图像（萎缩性胃炎3 042张,非萎缩性胃炎2 428张）设计了一个CNN模型,并与三位内镜专家的诊断进行了比较。CNN模型的诊断准确性、敏感性、特异性分别为0.942、0.945、0.940,性能得分优于专家。根据病变严重程度,轻度萎缩性胃炎检出率为93%,中度萎缩性胃炎检出率为95%,重度萎缩性胃炎检出率为99%。

（四）胃癌的检测

胃癌是全球第五大最常见的癌症,也是癌症死亡的第三大原因。胃癌的发病率存在很大的地域差异,与其他地区相比,东亚的发病率明显较高。胃癌的主要危险因素是Hp感染。与晚期肿瘤的高死亡率和不良预后相比,早期诊断和治疗胃癌可以使5年生存率提高到96%。因此,早期诊断胃癌是改善胃癌预后的重要一步。某研究团队开发的人工智能系统,对良性和恶性胃溃疡进行分类,准确率为86.6%,超过了医生的表现。

评估肿瘤浸润深度是决定早期胃癌患者选择内镜下切除还是外科手术的必要条件。为此,某研究团队在2012年首先研发了一种CAD系统,该系统可以通过内镜图像识别胃肿瘤侵袭胃壁的深度,该系统是由902张内镜图像创建而成的模型,其T1分期诊断准确率为 77.2%（346/448），其中 T1a 68.9%（157/228），T1b 63.6%（140/220），T2 分期诊断准确率为 49.1%（52/106），T3 分期诊断准确率为 51.0%（76/149），T4 分期诊断准确率为 55.3%（110/199）。

某研究团队开发的一个基于预先训练的 CNN 架构的 CAD 系统，能够区分浅表浸润的早期胃癌和黏膜下浸润较深的胃癌，从而减少对浸润深度的过高估计，避免不必要的外科手术，改善患者的预后和生活质量。该系统的 AUC 为 0.94。当阈值为 0.5 时，模型的敏感性为 76.47%，特异性为 95.56%，总体准确率为 89.16%，阳性预测值和阴性预测值分别为 89.66% 和 88.97%。

（五）CAD 在色素内镜中的使用

色素内镜又称染色内镜，是指将试剂或色素配制成一定浓度的溶液对消化道黏膜进行染色或应用电子染色进行观察、诊断的方法。与白光内镜相比，色素内镜可对病变表面微细结构进行更细致的观察，以及能更好地确定病变的边界。Ali 等使用公开数据库的色素内镜图像（部分用于训练，部分用于测试），开发了人工智能软件，其区分正常黏膜和异常黏膜（化生和异型增生）的敏感性为 91%（110/121），特异性为 82%（45/55），准确性为 88%（155/176），曲线下面积 0.91。这些结果表明，该系统可用于协助内镜医生进行胃肿瘤性病变筛查。

（六）CAD 在 NBI 中的使用

放大内镜窄带成像技术（magnifying endoscopy with narrow band imaging, ME-NBI）能清晰展现胃黏膜病变的表面微结构和表面微血管，可用于提高早期胃癌的诊断。但对于经验不足的内镜医师，ME-NBI 对早癌诊断提供的帮助有限。Kanesaka 等开发的 CAD 系统，能辅助内镜医师提高 ME-NBI 诊断早期胃癌的效率以及判断癌变的边界，其诊断的准确率 96.3%，阳性预测值为 98.3%，敏感性为 96.7%，特异性为 95%。

Horiuchi 等的研究中，以 1 492 张早期胃癌、1 078 张胃炎的 ME-NBI 图像作为训练集，以 151 张早期胃癌、107 张胃炎图像作为测试集，开发的 CAD 系统，该系统诊断早期胃癌的准确率为 85.3%，敏感性为 95.4%，特异性为 71.0%，阳性预测值为 82.3%，阴性预测值为 91.7%。此外，7/151 早期胃癌被误诊为胃炎（假阴性），31/107 胃炎图像被误诊为早期胃癌（假阳性）。误诊的主要原因为局部萎缩、胃底腺萎缩和肠上皮化生。这些结果表明 CAD 系统采用 ME-NBI 存储的内镜图像，对鉴别早期胃癌和胃炎，敏感性和预测值阴性均较高，能辅助内镜医师提高对早期胃癌诊断的准确性。

（七）食管病变的检测

食管癌发病率在恶性肿瘤中位列第七，死亡率位列第六，在东亚地区食管癌的发病率更高，组织学类型以鳞状细胞癌为主，腺癌在高加索人群中高发。食管癌恶性程度高，晚期食管癌 5 年生存率低于 25%。早期诊断和选择最佳治疗方式对改善食管癌的预后至关重要。CAD 系统在食管病变中的应用主要是两方面：①巴雷特食管相关异型增生的诊断。②早期食管鳞癌的诊断。

巴雷特食管是食管腺癌发生的危险因素，自动识别巴雷特食管相关异型增生是 CAD 在胃镜领域的研究热点之一。巴雷特食管的诊断主要靠活检，指南推荐每 1~2cm 行四象限活检。但异型增生在白光内镜下难以鉴别，随机活检发现异型增生的敏感性仅约 64%，需要大量活检才可能避免病变漏诊，而高精度的靶向活检能尽可能减少活检次数，提高诊断的准确性。但靶向活检对内镜医生的要求较高,2016 年,美国胃肠内镜学会(ASGE)要求靶向活检必须达到每个患者的敏感性≥90%,阴性预测值(NPV)≥98%,特异性>80%,而这需经验丰富的内镜医生使用高质量内镜和成像技术才可能进行。Van der Sommen 等研发的一种用于巴雷特食管相关异型增生检测的 CAD 系统,使用 44 例巴雷特食管患者的 100 张图像评估了他们的算法。该系统通过每张图像分析识别异型增生,敏感性和特异性为 83%,较随机活检的准确性有显著提高。

Lugol's 碘染色内镜目前被认为是在胃镜检查中诊断鳞状细胞癌的重要筛查方法,其敏感性高达 90%,但特异性较低,约为 70%。这种相对较低的特异性主要是因为炎性病变的假阳性发现,内镜下很难与肿瘤病变区分。NBI 在诊断早期食管鳞癌方面具有高敏感性和无创的优势,但同样特异性仅为 50% 左右。Everson 等开发了一种经过 7 046 次连续高清晰度内镜 NBI 训练的 CAD 系统,对上皮乳头内毛细血管袢(intraepithelial papillary capillary loop, IPCL)进行分型。CNN 能够准确地对异常 IPCL 进行分型,其敏感性和特异性分别为 89% 和 98%。Nakagawa 等开发了一种基于深度学习的人工智能算法,使用了来自 804 名患者的超过 14 000 张放大和非放大的内镜图像,预测早期食管鳞癌浸润深度的敏感性为 90.1%,特异性为 95.8%。Guo 等使用 6 473 张 NBI 图像训练的 CAD 系统,用于食管早期癌的实时自动诊断。静态 NBI 图像识别的敏感性为 98%,特异性为 95%。在视频分析中,非放大图像的每帧灵敏度为 60.8%,放大图像的每帧灵敏度为 96.1%。每一病灶的敏感性为 100%。该模型在静态图像和实时视频中均具有较高的灵敏度和特异性,为开发更好的早期食管癌实时检测模型奠定了基础。

（八）上消化道内镜的质量控制改进

高质量的胃镜检查对于提高患者的诊断准确性和预后是必不可少的。不同专业协会的许多指南已经制订了上消化道内镜检查的质量标准,但由于内镜医师检查水平的显著差异(导致癌前病变和恶性肿瘤的检出率和漏诊率的差异),在实际操作中这些标准往往不能得到很好的执行。计算机辅助监测系统(CADm)的出现,能够改进上消化道内镜检查的质量。

WISENSE 是一种基于深度 CNN 和深度强化学习(deep reinforcement learning, DRL)的方法开发的内镜实时质量改善系统,其监测上消化道内镜视频盲区的准确率为 90.40%。在一项单中心随机对照试验中,与对照组相比,WISENSE 组盲区率明显降低(5.86% vs. 22.46%)。此外,还有效地增加了检查时间。该系统改进后(ENDOANGEL)使用虚拟胃模型对盲点区域进行实时评估,并告知内镜医生检查时间。其进行的另一项单中心研究,将纳入的患者随机分为镇静组、非镇静组、超细内镜组,随后每个组的患者随机接受有 / 无ENDOANGEL 系统辅助的上消化道内镜检查。结果显示 ENDOANGEL 系统的使用,有效降低了三组的盲区率,其中镇静组降低 84.77%,超细内镜组降低 27.24%,非镇静组降低26.45%。该系统可用于内镜操作培训和评估内镜医生的操作水平。

三、人工智能在结肠镜中的应用

在世界范围内,结直肠癌(colorectal cancer, CRC)是癌症相关死亡的一个主要原因。降低结直肠癌发病率和病死率的可靠手段是早期切除肿瘤病变。结直肠息肉恶变是结直肠癌形成最重要的途径,因此早期发现结直肠息肉并切除对降低结直肠癌发病率和病死率尤为重要。腺瘤检出率(adenoma detection rate, ADR)与结肠镜检查后发生的结直肠癌及其病死率呈负相关,因此被认为是结肠镜检查的重要质量指标。据报道,每增加 1% 的腺瘤检出率(ADR),就可降低 3% 的结直肠间期癌(在前一次结肠镜筛查之后与后一次筛查之前的监测间期被诊断的结直肠癌)发生率。如何提高 ADR,是改善结肠镜检查质量,降低结直肠癌病死率的关键。然而,结肠镜检查的质量取决于内镜医生的专业知识和操作经验,不同内镜医师的腺瘤检出率有显著差距,多项研究表明,目前内镜医师的腺瘤检出率多数在 11%~20%。

人工智能在结肠镜中的应用主要在两个方面:计算机辅助检测(computer-aided detection, CADe)和计算机辅助特征描述(computer-aided characterization, CADx)。CADe 的主要作用是在结肠镜检查中实时显示息肉的位置,辅助内镜医师发现结肠镜检查中容易遗漏的息肉。CADx 的主要作用是预测息肉的内镜和病理分型,达到光学活检的目的,从而指导息肉的下一步治疗。

（一）CADe 在结肠息肉检测中的应用

近年来,多个研究团队开发了辅助结肠息肉检测的人工智能系统,Wang 等对 1 058 例患者(536 例患者使用 CADe 辅助,522 例患者不使用 CADe 辅助)进行的一项随机对照试验,发现 CADe 组 ADR 显著高于对照组(29% vs 20%, P<0.001)。Su 等开发了一种 CADe 系统,既能检测息肉,又能评估结肠镜检查的质量(如肠道准备、盲肠插管率),通过对 CADe 组的 308 例患者和对照组中的 315 例患者进行比较,CADe 组的 ADR 显著高于对照组(29% vs 17%, P<0.001)。Liu 等也进行了一项随机对照试验,同样发现 CADe 组的 ADR 显著高于对照组(39% vs 24%, P<0.001)。这些研究的不足之处在于,进展期腺瘤检出率未有显著提高,而微小腺瘤的检出率有显著提高,此外由于是开放性试验,因而难以避免研究者的主观偏倚。

随后各个研究团队又进行一系列改进的临床试验,有效地避免了上述的缺陷。Gong 等研发的 CADe 系统显著提高了进展期息肉(直径大于 1cm 的息肉)的检出率,此外,该系统还能识别回盲部和记录退镜时间。该系统提高进展期腺瘤检出率的原因可能是监测退镜时间和镜身滑出的功能,避免了大面积盲区的遗漏。而 Wang 的研究团队基于前期的研究,进行的一项双盲随机对照试验,利用输出"假提示"的 AI 辅助系统,有效避免了主观偏倚,进一步验证了 CADe 系统能显著提高 ADR(34% vs 28%, P=0.03)。该研究团队随后进行的一项前瞻性研究,证实了使用 CADe 系统辅助,可显著降低息肉漏诊率(CADe 13.89% vs 对照组 40.00%, P<0.001)。

（二）CADx 在结肠病变诊断中的应用

1. **白光内镜** 白光内镜是内镜诊断的基础,但因其诊断信息量不如色素内镜或 NBI,故 CADx 辅助白光内镜诊断的准确性不够高,研究也较少。目前的几项针对 CADx 辅助白光内镜区分腺瘤性病变的研究,准确性约为 75%,不能满足日常诊断的需要,因此尚需进行进一步研究。

2. **图像增强内镜** 主要有窄带成像技术(narrow band imaging, NBI)和蓝激光成像技术(blue laser imaging, BLI),其主要作用是更清晰显示黏膜表面微结构和表面微血管,其评估病变性质和深度准确性优于白光内镜。CADx 辅助 NBI 诊断的研究最早由 Tischendorf 和 Gross 报告,他们的 CADx 系统算法基于从大量 NBI 放大图像中提取的血管特征如长度、亮度、周长等构建而成,然后将这些特征区分为两类病理性质:肿瘤性或非肿瘤性病变,其诊断准确率分别为 86.2% 和 93.1%。Chen 等开发了一种 CADx 系统,经过 2 157 个图像训练,可区分腺瘤和增生性息肉。他们比较了 CADx 和内镜医生对小息肉病理性质的诊断准确性,CADx 诊断腺瘤的准确率为 90.1%,而参与的初级内镜医师的诊断准确率为 80.3%~88.0%。Tamai 等使用 CADx 预测早期结直肠癌的浸润深度,其算法基于 NBI 放大图像的黏膜表面微血管特征,如直径、长度、血管密度等,对 121 个结直肠病变进行深度预测,其黏膜下深浸润诊断的准确性达到 82.8%。这些研究表明,CADx 对辅助 NBI 区分肠道腺瘤性病变和非腺瘤性病变,提高内镜医生诊断准确性,实现光学活检有重要的作用,目前尚需大规模前瞻性随机对照临床试验进一步研究。

3. 色素内镜 色素内镜下观察肠道黏膜病变,利用腺管开口形态分型(pit pattern 分型)(附录 42),对病理类型和病变浸润深度的判断均优于 NBI,CADx 辅助色素内镜诊断肠黏膜病变性质具有广阔的前景。但目前关于 CADx 在色素内镜中应用的研究较少。Takemura 等开发的 CADx 系统,可提取黏膜腺管开口的特征,对腺管开口的类型进行预测,PP 分型的准确性达到 98.5%(研究的缺陷是排除了 V 型腺管的病变)。这类研究的难点在于,色素内镜需要内镜医生喷洒结晶紫对黏膜进行染色,喷洒染料的多少决定了染色的程度,故而很难获得质量一致的染色图像,对 CADx 系统的开发提出了挑战,所以目前研究较少。

(三)在结肠镜中同时使用 CADe 和 CADx

在结肠镜检查中同时使用 CADe 和 CADx,既可以辅助结肠息肉检测,又可以对检测出的息肉病理类型进行判断,是一种理想的模式。Ozawa 等研发的系统以 4 752 个息肉中提取的 16 418 张图像进行训练,可以对检测的息肉进行病理类型预测(腺瘤、增生性息肉、无蒂锯齿状病变、癌、其他)。他们的系统检测结直肠息肉的敏感性 92%,对病理类型诊断的准确率为 83%。

(四)CAD 在炎症性肠病中的应用

内镜下评估溃疡性结肠炎(ulcerative colitis,UC)患者的黏膜炎症状态是预测溃疡性结肠炎临床结局的重要指标,但不同的内镜医生评价黏膜炎症的差异较大,缺乏客观标准,而 CAD 系统有助于提供客观的评价标准评估溃疡性结肠炎患者的黏膜状态。Stidham 等开发的 CAD 系统,以 3 082 例 UC 患者的 16 514 张图像作为训练集,以改良 Mayo 评分(附录 17)(对溃疡性结肠炎活动度进行评估)作为标准,用真实结肠镜检查视频验证,AUROC 为 0.976 6。还有一些类似的评估溃疡性结肠炎患者黏膜炎症的 CAD 系统,在预测内镜缓解和组织学缓解方面均有较高的准确性,但还需要进一步临床试验验证。

(五)CAD 在结肠镜质控中的应用

主要是监测肠镜检查中遗漏的盲区,以及识别回盲部、退镜时间等,内镜医生可以在检查时获得实时的反馈,从而改进自己的操作。Gong 等开发的 CAD 系统集成了盲肠识别、镜身滑移识别和退镜时间监测三个功能。在一项使用该系统的前瞻性随机研究中,CAD 组的 ADR 较对照组明显提高(16% *vs* 8%,*P*=0.001)。

四、CAD 系统在消化内镜中的应用前景

尽管目前的研究 CAD 系统在检测和诊断方面都取得了良好的效果,但仍然存在一些问

题。第一,由于人工智能在消化内镜中应用的最终目的是降低消化道肿瘤的发病率和病死率,但目前为止的研究还不能明确 CAD 是否能达到这个目的;第二,所有的 CAD 系统均是由研发者进行评估,难以完全避免主观偏倚,故而为了验证 CAD 系统的有效性,有必要进行长期的大样本前瞻性多中心临床试验;第三,多数的 CAD 系统在验证时依赖于高质量的内镜图像,但考虑到真实的临床实践,应充分验证 CAD 系统在不够理想的使用环境下(如缺乏经验的内镜医生、不充分的肠道准备)的作用。

五、展望

人工智能作为一个新兴的领域,随着内镜设备的发展和人工智能算法的改进,CAD 针对消化道病变的检测和诊断方面,其速度和准确性将不断提高,并使内镜检查操作标准化,从而改进内镜检查的质量,提高内镜医师的工作效率。高质量的 CAD 系统也将在内镜检查时为操作者提供实时决策,如发现息肉,通过"光学活检",决定将息肉切除或是保留随访。从卫生经济学的角度考虑,避免不必要的内镜下治疗,减轻患者和医保的负担。

(周冠宇)

第二节 粪菌移植与肠道微生态

学习目标

完成本节内容学习后,学员将能:

1. 复述肠道微生态的概念及主要功能。
2. 复述粪菌移植的概念及相关安全问题。
3. 描述肠道微生态与疾病的关系及意义。
4. 列举肠道微生态在疾病预防与治疗方面取得的主要进展。

人类胃肠道被许多微生物定植,这些微生物具有帮助消化、协助营养供应、促进结肠上皮细胞成熟和保护机体免受病原体攻击的功能。肠道微生态是指多达 $10^{13} \sim 10^{14}$ 种微生物聚集在营养丰富的肠道中,共同构成了具有复杂且相对平衡的富有多样化特征的微生物群。肠道微生物参与物质代谢和宿主生理活动,抑制病原微生物的生长。肠上皮细胞和黏液层与共生微生物共同构成肠上皮黏膜屏障维持肠道微生态稳态。肠道微生态失衡对多种系统疾病有重要影响,尤其是炎性肠道疾病。因此研究肠道微生态与人类健康的关系非常重要。

一、肠道微生态特点、与疾病的关系

人类肠道微生物群因个体不同而有差异并且随时间的推移有相对稳定性和变化的可调控性,然而,环境因素,包括饮食、益生菌、益生元、病毒和药物,特别是抗生素,可以改变其组成。

肠道微生态对人体健康的作用是多维度、动态、复杂且广泛的,在肠道与微生物构成的共生生态系统中,肠道为微生物提供广阔、无氧或低氧、富含营养、恒温的环境,微生物帮助宿主提高营养物质的分解效率、增加有益物质的吸收、合成人体所需的营养物质(如多种维生素)、维护神经系统的稳定性、促进免疫系统的建成等。同时肠道微生物保护肠道上皮细胞屏障并调控细胞的增殖、分化和凋亡。而异常或紊乱的肠道微生态对人体有负面作用甚至促进某些疾病的发生,如能够将胆汁酸代谢成二级胆汁酸并诱发非酒精性脂肪肝,将胆碱类物质转变成三甲胺(TMA),后者在肝脏转变成氧化三甲胺(TMAO),增加心血管疾病的患病风险。

肠道微生态与疾病的关系更强调肠道微生态作为整体与疾病的系统关系,肠道微生态的紊乱与多种疾病,如代谢性疾病、炎症性肠病、神经系统及精神类疾病、免疫失调疾病、传染性疾病及癌症等关系密切,肠道微生态在上述不同疾病中的作用方式不尽相同并与病情发展、治疗方式及治疗效果联系密切。但是,肠道微生物生态失衡是否反映了由此引起疾病本身的变化,或其是否应被视为发病机制的驱动步骤,尚不清楚。

二、肠道微生态治疗理念

基于人体微生态的疾病预防和治疗研究已经取得了重要进展,某些治疗方法和技术甚至已经得到了临床应用。肠道微生态治疗是一个现代医学新理念,主要以菌群移植技术为依托,综合益生菌、益生元、营养支持等治疗手段,以期恢复肠道自身消化免疫功能。

首先,调节肠道菌群在临床感染性疾病的预防和治疗上已经获得了良好的应用。研究发现,利用口服益生菌来维持 H7N9 禽流感感染患者肠道菌群平衡,能够促进患者康复、降低病死率,以及粪便移植在治疗艰难梭菌感染方面比抗生素的效果更佳。其次,肠道菌群调节在肝脏疾病防治中的作用研究也有了重要进展。例如,一项临床试验表明,口服益生菌 VSL#3 可以缓解肝硬化患者的疾病严重程度和减少住院时间。再次,研究发现肠道微生态调节在治疗感染性腹泻、抗生素相关性腹泻、炎症性肠病和坏死性小肠结肠炎中具有重要的作用。例如,给成年小鼠口服源自人体肠道菌群的 17 种梭状芽孢杆菌混合物,能够缓解结肠炎和过敏性腹泻。然后,对肠道菌群的调节也可能有助于治疗癌症。一项研究表明,癌症治疗的最佳反应需要一个完整的共生微生物群,来调节肿瘤微环境下骨髓来源细胞的功能。另一项研究表明,肠道微生物可以帮助塑造环磷酰胺的抗癌免疫反应。最后,许多临床研究表明,益生菌及其制品也对过敏性疾病尤其是婴儿过敏性疾病具有显著疗效。

三、粪菌移植技术

肠道内生态的失衡导致代谢途径的紊乱及损害免疫因子的有效生物活性,菌群移植作为一种新型的重建肠道菌群的治疗手段,可以恢复这些过程。菌群移植主要包括粪菌移植(fecal microbiota transplantation,FMT)和选择性菌群移植(selective microbiota transplantation,SMT)。目前认为 FMT 是重建肠道菌群的最有效手段。FMT 是一种将健康供体的粪便以一定的方式放入另一个患者胃肠道内,直接改变受体肠道微生物群以使其正常化,从而获得治疗效益的方法。自 2013 年 FMT 被写入治疗复发性艰难梭菌感染(*Clostridium difficile infections*,CDI)的临床治疗指南起,FMT 成为研究热点,在临床治疗中得到前所未有的重视。从此,粪菌移植应用的范围迅速扩大,不仅用于胃肠道疾病,而且用于胃肠外疾病。

（一）FMT 的安全性

相对于 FMT 临床应用的快速发展,评估安全性的研究相对滞后。当前已发表的研究提示,可能存在的不良反应可以分为短期和长期,其中短期不良反应又可以分为移植途径引起和 FMT 自身引起两种。

1. 短期不良反应　目前认为,FMT 短期是相对安全的,尤其是考虑到其治疗 CDI 的疗效时。接受 FMT 立即产生的轻微不良反应是很常见的,包括腹部不适、腹胀、胃肠胀气、便秘、肠鸣音活跃、呕吐及短暂发热等。FMT 相关的严重不良反应与实施途径有关,不过很少发生,包括内镜引起的并发症如穿孔和出血,镇静相关的误吸等。但是,有关短期安全性的结论判定必须要谨慎,因为目前大部分的数据都是来自回顾性病例系列研究,并且这些研究的评估方法各异,且试验后续又存在着或多或少的并发症。同时,评估 FMT 自身安全性有很大难度,因为 CDI 接受 FMT 治疗者往往还共患有其他病症。

2. 长期不良反应　是评估 FMT 安全性时需要着重考虑的,包括 FMT 相关的病原体传播及肠道菌群改变引起的相关疾病。由于肠道菌群改变而导致的慢性疾病的风险在理论上大于感染,这些风险包括肥胖、糖尿病、动脉粥样硬化、炎症性肠病、结肠癌、非酒精性脂肪肝、哮喘、IBS 以及孤独症。致动脉粥样硬化的代谢物氧化三甲胺是依靠肠道菌群产生的,它的增加会导致心血管事件发生的风险增加。因此,使用 FMT 疗法时,长期随访结合对供者受者粪便样品的分析,将会对评估 FMT 的长期安全性有重要意义。

3. FMT 的安全性管理　由于目前全球出现对该领域的极大关注,因此越来越迫切地需要监管 FMT。全球范围内对 FMT 有着截然不同的规定,美国食品药品监督管理局(FDA)批准 FMT 由生物制品和用于诊断、缓解、治疗或预防疾病或影响身体结构或功能的药物组成;加拿大卫生部将 FMT 视为"新生物药物",并宣布所有临床研究都必须通过临床试验申请,以确保其符合质量和安全标准;在英国 FMT 也被批准用于治疗 CDI,它被认为是安全有效的,但除了治疗 CDI 之外的任何 FMT 应用都被视为"标签外"。因此,必须认真考虑临床实践的益处和风险,除法律法规外,另一个重点是需要明确解释利益、风险、过程和后续过程,并在 FMT 前应向被移植者提供 FMT 的知情同意书。

（二）展望

尽管 FMT 在临床上具有明显的有效性和安全性,而且我们对人体肠道细菌数量有了更多了解,但是对肠道中的病毒或真菌组成甚至肠道细菌的功能知之甚少。此外,FMT 的另一个不确定性是活性微生物群的高度动态组成,其对饮食和药物等外部因素敏感。因此,未来的研究应侧重于识别肠道微生物群,确定其功能,并进一步调控肠道微生物群,同时开展更高质量的多中心临床随机对照试验研究和长期随访来明确 FMT 的治疗时机、治疗指征、治疗方法和长期安全性的统一标准。伴随 FMT 发展所带来的伦理学进展也需要跟进。还应成立国家粪菌移植注册中心数据库,建立儿童粪菌移植的粪便标本库,以及收集随访结果及并发症的长期数据。希望未来将根据不同的宿主和疾病基因型/表型,针对不同患者和病症实施个性化 FMT。

（席惠君）

第三节　基因组学、生物芯片与消化系统疾病研究

学习目标

完成本节内容学习后,学员将能:
1. 复述基因组学、生物芯片相关概念。
2. 描述基因组学、生物芯片在护理学专业实践中的发展现状及未来发展趋势。
3. 描述基因组学与生物芯片在消化系统疾病研究中的应用现状。

人类基因组计划从 1990 年启动,2003 年完成,为生物学和医学带来了深刻变革。新型冠状病毒的发现、鉴别和溯源乃至疫苗研发,都离不开人类基因组计划引发的 DNA 测序技术的飞速发展。近年来,以高密度基因芯片和高通量测序为核心的基因组学技术迅速发展,已广泛应用到生物医学的各个领域并取得突出进展,使我们对于疾病的分子与遗传学基础的认识达到了一个新的水平。这些研究成果对于阐明疾病的病因、解析疾病发生的分子机制、寻找疾病特异的生物标志物和药物靶点,进而提升疾病的预防、诊断和治疗水平具有重要意义。

一、基因组学与生物芯片相关概念

基因组学（genomics）是对所有基因进行基因作图、核苷酸序列分析、基因定位和基因功能分析的一门学科,包括基因与基因之间,基因与环境之间,基因与心理、社会、文化因素之间的交互作用。

基因组学包含结构基因组学（structural genomics）和功能基因组学（functional genomics）,前者研究基因的序列、结构和定位,后者研究基因的功能。功能基因组学在结构基因组学的基础上,利用已有的数据库,在系统水平上全面研究基因的功能,主要工作将集中在两个方面的研究:转录组学研究和蛋白质组学研究,即描绘特定细胞或组织在特定状态下的基因表达种类和丰度信息,探索蛋白质表达模式及功能模式,在蛋白质水平定量、动态、整体性地研究生物体,从而为药物开发、新陈代谢调节控制途径等提供理论依据和基础。在结构基因组学向功能基因组学过渡的时期,生物芯片技术渗透到基因组学研究的各个领域,帮助人们认

识、掌握和利用生命科学的规律。

生物芯片（biochip）是指处理分析生物信息的芯片技术，狭义主要指通过缩微技术，根据分子间特异性相互作用的原理，将生命科学领域中不连续的分析过程集成于硅芯片或玻璃芯片表面的微型生物化学分析系统，以实现对细胞、蛋白质、基因及其他生物成分（biotic components）的准确、快速、大信息量的检测。生物芯片包含基因芯片（gene chip）、蛋白质芯片（protein chip）、细胞芯片（cell chip）、组织芯片（tissue chip）和小分子芯片（small-molecule microarray）及芯片实验室（lab-on-a-chip）或微流芯片（microfuidics）等种类。生物与信息技术是 21 世纪科技发展的制高点，两者融合形成的生物芯片技术具有战略性新兴技术的显著特征。

二、基因组学与生物芯片的历史

（一）基因组学

从 1990 年人类基因组计划启动到 2003 年完成的几年间，基因组技术取得了巨大进展。DNA 测序通量从每日 1 000 个碱基对增加到每秒 1 000 个碱基以上，这为低成本测序技术打开了大门，使基因组研究领域的进展可以应用于常规医疗。基因组研究已经从试图理解人类遗传密码的基本原理发展到分析上述密码在不同人之间的差异，并将这一知识应用于精准针对疾病病因定制干预措施。

（二）生物芯片

生物芯片的技术来源可追溯到一个多世纪之前，Ed Southern 先生发现被标记的核酸分子能够与另一被固化的核酸分子配对杂交。因此，Sputhern blot 可被看作是最早的生物芯片。在 20 世纪 80 年代，Bains 等就将短的 DNA 片段固定到支持物上，借助杂交方式进行序列测定。

但真正意义上的生物芯片诞生于 20 世纪 90 年代初，它是一种能对生物分子进行快速并行处理和分析的薄型固体器件。它只有指甲盖大小，材料一般为玻片、硅片、尼龙膜、塑料等。就像计算机芯片是为了制作计算机一样，生物芯片技术是为了制作能够把样品制备、生化反应和结果检测三步集成在一起的微型全分析系统，也称作芯片实验室系统。

三、基因组学与生物芯片在消化系统疾病研究中的应用

2006 年至今，基因组学经历了从大块组织到单细胞基因组学再到空间基因组学的演变，在精准医疗成为主流的未来，空间基因组学很大概率将重新定义转化医学、药物开发，乃至临床诊疗。新加坡研究机构通过结合单细胞测序和空间转录组的应用，成功揭示了肝细胞癌的肿瘤微环境中的内皮细胞和巨噬细胞的发展机制与胚胎肝脏发育的机制高度相似。2020 年，麻省理工学院某研究团队通过应用单细胞核 RNA 测序以及空间全转录组学技术，分别对接受了术前治疗和未接受术前治疗的胰腺导管癌样本进行了细胞群落、分子生物标志物和空间转录水平的深度解析，不仅利用单细胞核 RNA 测序技术在高度异质性的肿瘤细胞群落中提取了对诊疗和预后性有指导意义的分子标记物，更通过空间上的全转录组分析和数据映射让单细胞核 RNA 测序的数据具有了空间分布的意义。

而通过生物芯片技术,可以快速、高通量地获取基因、蛋白、细胞等信息。生物芯片上集成有成千上万密集排列的分子微阵列,通过自动化的检测软件,能够在短时间内分析大量的生物分子,使人们快速准确地获取样品中的生物信息,效率是传统检测手段的成百上千倍。由此,生物芯片可应用于基因测序、基因表达与诊断、病原体诊断及检测、药物研究等方面。

（一）在消化道肿瘤中的应用

基因芯片技术通过大批量基因筛选,在判断食管肿瘤预后、考察化疗效果等方面显示出了客观、高效、准确的优势。随着芯片技术不断提高,通过检查胃癌的染色体拷贝数异常,能够预测淋巴结状况和生存率。通过基因芯片技术对结直肠癌基因表达谱的筛选,可以发现若干与癌发生、发展有关的基因表达变化,将这些特异性表达变化的基因序列重新排列用于结直肠癌的诊断,观察环境和药物对结直肠上皮或癌组织基因表达的影响,对于药物作用机制研究及新药的开发也有所帮助。胰腺癌为多基因变异疾病,由于胰腺癌与正常组织相比具有肿瘤特异的基因表达谱,通过检测体内大量基因的变化水平,可以协助肿瘤的诊断。利用高通量分析的基因芯片工具研究胰腺癌化疗耐药的分子机制,为将来选择治疗方案、进一步生产更为敏感的药物或通过基因治疗缓解耐药提供理论基础。

（二）在病毒性肝炎研究中的应用

为了正确选择抗病毒治疗药物及评价其临床疗效,除了生化、免疫和病理指标外,还必须明确肝炎病毒的核酸结构和体液病毒核酸的含量。通过对所有肝炎病毒的分型、变异、突变和病毒核酸含量进行高通量、平行检测,生物芯片技术在肝病发病机制、肝炎病毒的致病机制、肝病诊断、疗效评估、预后判断、药物作用及毒理学等方面的研究提供了强有力的工具。

（三）在幽门螺杆菌感染相关性疾病研究中的应用

Hp 感染的诊断至今仍然存在诸多问题,最根本的原因在于目前的方法不能同时兼备很高的灵敏性、特异性和易操作性。通过基因芯片技术,用多种多点同步杂交法监测靶基因和自动化检测可确保检测的特异性和客观性,还可以对结果进行定量,对研究 Hp 与消化系统疾病的关系,指导 Hp 相关性疾病的治疗有重要价值。

目前生物芯片主要用于体外诊断产品（in vitro diagnostic products, IVD）,如针对特定疾病的诊断、治疗、预防等制作的特异性生物芯片。随着 3D 打印、器官集成芯片与器官仿生、药物活性 / 毒性研究等技术的发展,生物芯片将会得到更长足的发展及更广泛的应用。其中器官芯片（organ-on-a-chip）作为 2012 年后发展的新技术方向,由微流控（芯片）技术和 3D 细胞培育技术集合而成,能够精确地控制多个系统参数,如化学浓度梯度、流体剪切力等,开放性系统可以连续不断地从芯片血管通道和实质通道中取样,从而保证了实时生物标志物检测。同时,可以构建 3D 细胞培养、组织 - 组织界面与器官 - 器官相互作用等,因而可以在微流控芯片上构建三维的人体器官复杂结构、微环境和生理学功能。目前,科学家已经构建了肝芯片、肺芯片、肾芯片、心脏芯片、肠芯片、脑芯片以及多器官芯片等人体器官芯片。

四、基因组学、生物芯片与护理学专业实践

在整个卫生保健中,基因组学对疾病的筛查、诊断、易感性、预后和治疗决策以及监测疾病复发方面均有影响,在主流医学环境中进行广泛的基因组学检测,可以更有效地预测疾病

风险、进行疾病管理和疾病的个性化治疗。同时,可以以更低的成本实现最好的护理结果,提高护理的安全性。包括护士在内的卫生保健专业人员应开始从基因组学的角度来看待健康和疾病,不断地学习基因组学护理的知识,尝试发展一支可以提供基因组学护理的队伍,从而推动其更好地发展。

近些年,生物芯片技术已广泛地应用到健康评估、临床诊断、个体化诊疗、生命科学研究、药物开发、分子育种、食品安全、司法鉴定等领域,尤其是在指导人类健康、探索生命未知的道路中,一大批针对出生缺陷防控、临床诊断、老年慢病管理等的生物芯片产品和服务已经为国家和百姓带来了巨大的经济和社会效益。

为了使护理研究者明确基因组学相关的研究资源和机会,并将基因组学融入护理研究,美国国立护理研究所(National Institute of Nursing Research, NINR)制订了该领域的 5 个相关研究领域:①形成健康的生活方式和行为习惯。②控制慢性疾病,提高健康水平与生活质量。③制订有效策略,减少健康差距。④利用基因组学研究新技术,满足患者需求。⑤改善患者和家属的临终体验。在临床护理实践过程中主要包含以下几个方面:

（一）护理评估

有效的资料收集和评估对后续护理程序的实施至关重要。重视患者基因层面信息和生活动态监测数据有助于深入理解疾病的生物学机制,从而精确识别最佳获益人群,并采取针对性护理措施。目前已明确的结直肠癌常见突变基因达十多个,护理团队除给予相关常规护理外,注重分析关键的致病基因信息、确定与遗传易感相关的环境因素、明确形成健康生活方式的促进和阻碍因素、采集详细的患者既往史和家族史,并建议亲属配合进行基因检测和家系研究。通过以上评估和分析,筛选高风险的患病个体、识别部分可控的环境因素、强化健康促进的生活方式,可实现对特定患者的个体化精准照护。

（二）症状管理

不良症状的有效管理对于改善患者生活质量至关重要。对复杂症状或症状群的潜在生物学机制进行解析,理解其对患者的影响及患者对干预反应的生物和行为学基础。个体基因差异、生物标志物、影像学特征及特异的临床因素等,可用于识别特定的症状易感者,并基于疾病症状生物路径调节模式制订个体化的症状管理措施。此外,护理研究者正积极探寻借助现代通信技术(如应用程序、社交媒介、可穿戴设备等)实施数字化精准症状管理,并致力于将其与临床护理工作流程相衔接。有学者通过分析多种心理因素与肠易激综合征患儿腹痛严重程度的关联机制发现,躯体化症状和疼痛灾难化是患儿焦虑/抑郁情绪与腹痛程度的介导因素,提示躯体化症状和疼痛灾难化可作为疼痛管理的更佳干预目标。

（三）针对个体用药精准督导

参与体内药物吸收、分布、代谢和排泄过程的各种编码基因的遗传差异,是引起药物临床效应多样性的关键因素之一。利用基因组学知识指导个体用药,有助于避免药物不良反应和最大化疗效。药物治疗无效是患者依从性差的重要原因,例如,二甲双胍的降糖反应存在显著的个体差异,多达三分之一的患者对其降糖反应不理想,而这种个体差异与遗传因素(如转运蛋白基因变异)具有重要关联。医护人员如果忽略个体基因层面的差异,就可能片面地认为是患者治疗依从性差。

（四）基因信息助推的精准健康教育

基因组学相关研究促成了一个前所未有的生物大数据时代,结合计算机与信息化技术可从本质上揭示疾病的发生、发展和遗传机制，为健康教育提供了丰富的个体化素材。护理研究者将探索和验证新的临床策略，致力于帮助患者和家庭易感人群理解基因检测的必要性及测序结果的含义，综合考虑患者遗传易感性、所处环境、生活方式、促进和阻碍健康行为的因素，为其量身定制健康教育方案。

在发达国家，基因组学护理已经在由基因与环境因素的相互作用而发生的慢性疾病方面引起重视。有学者在其研究中根据相关指南对癌症患者如何实施基因组学护理进行了总结，即护士首先应对患者进行风险评估，判断患者发生遗传易感性的可能性和存在的风险因素，并对患者罹患某种疾病的风险进行分类；其次对患者所患疾病是否具有遗传特征进行分析，判断是否进行基因检测，并将分析结果交由专业遗传学家；然后对患者进行心理评估和护理；最后，对基因检测后的患者进行咨询和随访，并协助对需要行基因检测的患者家属进行进一步的检测。该研究发现，将基因组学护理应用于癌症患者中，既提高了护士和患者相关知识的知晓水平，又提高了护理质量和随访质量。一项研究指出，护士将基因组学护理应用于癌症患者中，并对其进行遗传评估，然后将结果传送给遗传学家，可以有效提高癌症的基因检测率，促使医生更好地决定是否为患者进行手术以及进行何种手术。另有学者研究发现，将基因组学护理应用于患者中，可以提高患者基因组学知识的知晓率，帮助其家庭成员判断是否处于疾病危险当中。

基因组学护理的重要性随着世界卫生保健系统的不断发展也显示出越来越重要的作用。基因组学护理向临床环境过渡的速度在大规模证据生成的推动下会继续加快，然而护士、护生和护理教育者基因组学相关知识缺乏，能力不足。因此，护士和护理专业的学生应考虑如何将基因组学的相关知识与护理实践相结合，不断学习相关知识；护理教育者需要积极主动地探索如何更好地开展基因组学的教育课程；各个国家之间应该加强合作，相互学习，相互支持，减少重复努力，共同推动基因组学护理的发展。

五、展望

目前生物芯片技术已广泛应用于基因组学与蛋白质组学的科学研究、临床疾病诊断、新药研发、司法鉴定和食品安全等领域。随着基因组学和大数据时代的来临，精准医学将成为医学发展的必然趋势。在此新形势下，医务人员的观念和行为方式将发生深刻变化。护理是医疗工作的终端服务，因而基因组学也必然改变护士的职业人生，护士将成为整合多学科的核心成员。国内的护理专家亦已注意到这一重要领域，提出"基因组护理学：现代护理学发展的动力"。

基因研究已经取得重大进展，基因组学相关的卫生保健研究也正在迅速发展。护理研究正处于共享基因组学研究前景，以实现临床结局最优化的重要时机。然而，当前大多数的执业护士在护理患者中尚缺乏应用基因组学的技巧，不具备应用基因组学知识观察评估疾病风险、向患者及其家庭提供有关健康知识和自我护理的能力。今后应将基因组学内容纳入护理教学的课程设置中，并进行在职护士的强化培训。在近期能够培养出具有学术创新思维的带头人是开展基因组学护理的关键。

（陈佳云）

第三篇
疑难病例综合分析

第一章　一例恶性气管食管瘘患者的护理

【病历摘要】

1. 病例介绍　患者男性，62 岁。因"反复咳嗽、咳痰 2 年，加重伴气喘、胸痛 20d"入院。2 年前患者每遇受凉后出现咳嗽，呈阵发性，以夜间为主，右侧卧位较左侧显著，咯少量白色黏痰，易咳出。无痰中带血，无心慌、胸闷，无吃流质食物及饮水时呛咳。经常感觉腹胀，呃逆后可稍减轻，按气管炎抗感染治疗后症状减轻。近 2 年来，因症状反复发作，曾在多家医院诊断为"肺结核"而行标准四联抗结核（异烟肼、利福平、吡嗪酰胺、乙胺丁醇）治疗，症状缓解或减轻。20d 前患者受凉后咳嗽加剧，呈阵发性刺激性咳嗽，咳白色黏痰，每次 3~5ml，每日 10 余次，无痰中带血，无心慌、胸闷，无声音嘶哑，无盗汗，自觉乏困无力，腹胀较前加剧，活动后感气短、气喘，精神差。

在外院静脉滴注"头孢唑啉（5.0g/d）"治疗 6d 后咳嗽、咳痰减轻，气喘、气短无明显变化，遂来我院以"急性支气管炎"收住院。

2. 症状及体征　本次发病以来反复咳嗽、咯白色黏痰，呈阵发性，以夜间为主，右侧卧位较左侧显著，伴气喘、胸痛。无痰中带血，吃流质食物及饮水时无呛咳。经常感觉腹胀，呃逆后可稍减轻，无发冷、发热；无盗汗；无头晕、头痛；无恶心、呕吐；无腹痛、腹泻；食纳、夜间睡眠差，二便正常。既往身体健康。查体体温 36.5℃，血压 140/100mmHg。神志清，精神差。全身皮肤黏膜未见黄染、皮疹及出血点。各浅表淋巴结未触及肿大。咽红充血，双侧扁桃体无肿大。颈软。左肺呼吸音低，肺底可闻及散在于湿性啰音。右肺呼吸音粗，未闻及干湿性啰音。心率 80 次 /min，律齐。腹部平坦，无压痛，肝脾肋下未触及。双下肢无水肿。

3. 辅助检查

（1）实验室检查：肝功、肾功、血脂、血糖、电解质、肝炎标志物正常。血沉：22mm/h，C 反应蛋白（CRP）：15mg/L。尿、大便常规正常。结核菌素纯蛋白衍生物（PPD）皮试阴性。痰培养：摩根菌。肿瘤标志物系列检查正常。

（2）影像学检查：①心电图：窦性心律，电轴不偏，Ⅱ、Ⅲ、aVF 导联 T 波降低。②心脏彩色多普勒超声检查（简称彩超）：射血分数（EF）60%，左心房略大，左心室舒张及收缩功能正常。③腹部 B 超：脾大，肝、胆、胰未见异常。④胸部 CT：左上叶后段、下叶背段及下叶可见斑片状密度增高影及纤维条索状影，提示左肺结核；食管腔扩张。⑤气管镜：左主支气管内侧壁距隆突约 2cm 处可见异常开口，约 4mm×4mm 大小，在其开口处可窥见食管黏膜组织。气管镜刷片未见细菌、结核分枝杆菌及瘤细胞。⑥胃镜：距门齿约 30cm 处于食管左前壁可见大小约 4mm×4mm 瘘口。

4. 诊断

（1）初步诊断：左肺吸入性肺炎，肺结核可能。补充检查后，进一步诊断为先天性气管食管瘘、左肺吸入性肺炎。

（2）鉴别诊断：①肺结核：结合患者 2 年病史，咳嗽、咳痰大于 2 周，伴少量白色黏痰、胸痛；全身症状，患者倦怠、乏力、食欲减退、精神差；胸部 CT 结果提示左肺结核；外院抗结核治疗症状可减轻。不支持点：患者 PPD 结果阴性，无午后低热、咯血等呼吸系统表现，且抗结核治疗后症状减轻不明显。②气管食管瘘：患者咳嗽，呈阵发性，以夜间为主，右侧卧位较左侧显著，咳少量白色黏痰，易咳出。但气管食管瘘一般进食后咳嗽咳痰加重，患者主诉无吃流质食物及饮水时呛咳。

5. 诊疗及护理经过

（1）初步治疗

1）一般治疗：卧床休息，禁食，经外周静脉补液治疗，补充维生素和钙。积极改善营养，加强患者抵抗力，是治疗基础。腹胀症状减轻后，逐渐过渡至流质饮食。

2）抗结核药物治疗：遵循治疗原则，早期、联合、适量、规律、全程使用，异烟肼、利福平、吡嗪酰胺、乙胺丁醇四联抗结核药，快速杀死繁殖期、生长缓慢期结核分枝杆菌。

3）抗生素：使用头孢哌酮钠舒巴坦钠及替硝唑联合抗感染治疗。

4）对症治疗：协助患者排痰，使用浓氯化钠注射液＋生理盐水雾化治疗，促进痰液排出。

（2）进一步治疗

1）使用头孢哌酮钠舒巴坦钠及替硝唑联合抗感染治疗好转后转外科手术。

2）手术证实有瘘管形成，结合病理特点（无肿瘤及感染证据，瘘管内壁为鳞柱混合上皮，其下有平滑肌纤维），可诊断为先天性左主支气管食管瘘，而非感染等所致的后天性支气管食管瘘。

（3）护理：一经发现气管食管瘘，立即给予禁食禁水，采取肠外及肠内营养，床头抬高30°或取坐位，避免消化液侵蚀瘘口。留置胃管、空肠营养管，进行鼻饲，鼻饲时取坐位或半坐卧位，防止反流；肠内营养的主要不适为胃肠道症状，如恶心、呕吐、腹痛、腹泻、腹胀等，应注意观察并予以相应处理，其处理方法包括解痉止泻、调整温度、控制速度及保证营养液的有效期和质量、预防感染等。积极治疗肺部感染，按照要求禁食禁水，有唾液时吐出，避免食物及液体经瘘口流入气道，防止发生吸入性肺炎加重肺部感染；协助患者有效咳嗽、咳痰，必要时雾化吸入治疗，协助患者翻身、叩背，叩背时自下而上，从边缘到中央，手掌蜷曲成杯状，以增加共振力量，使痰液松动，便于痰液咳出；遵医嘱应用抗生素，必要时进行痰细菌培养，根据药敏试验结果选择敏感抗生素。加强气道护理，遵医嘱予氧气吸入改善患者氧合状况，床旁备负压吸引。给予心理护理，患者因疾病导致进食呛咳、肺部感染，不能饮水、进食，易产生紧张、焦虑、恐惧心理，甚至对生活绝望。护士要体贴、关心患者，应加强患者心理疏导，对患者予以同情和支持，以热情、亲切、诚恳的态度与之交谈，避免不良刺激。

完善内镜操作前各项检查，做好宣教，指导患者术中配合。术后做好饮食指导，禁食禁水 24h，加强观察及并发症护理。

【疾病介绍】

1. 概述 气管食管瘘是指由于多种原因导致的气道壁损伤、坏死，造成气道壁和食管壁之间异常连通，使胃内容物可通过气管食管瘘涌入气管或支气管，导致胃液腐蚀气管壁，继发感染和窒息死亡等并发症。

根据发生部位，可分为气管食管瘘和支气管食管瘘。研究提示，50% 以上的瘘位于气管，其次是主支气管（40%），少部分直接与肺实质交通。此外，还可分为先天性或后天性，先天性者多合并有食管的其他畸形如食管闭锁，其发病率在活产婴儿中为 1∶4 500~1∶2 400，占消化道畸形病例的18.3%,男性多于女性,一般在婴幼儿时期即可诊断,而单纯性气管支气管食管瘘比较罕见,占总患者数的1%~4%,一般延迟至成年才可诊断。后天性多见于晚期食管癌、食管异物、气管切开损伤气管后壁、胸外伤、器械损伤(食管镜手术)、食管腐蚀伤、特异性感染等。

CT检查、支气管镜、食管镜,支气管造影(碘油)及食管造影(碘油、钡)可以帮助明确瘘管部位和形态。治疗主要依赖手术(包括微创),无法耐受外科手术者,可试用医用胶封闭治疗。

2. 病因及发病机制 先天性气管、支气管食管瘘的形成原因有较多争议。一般认为,上消化道和呼吸道同来自胚胎前肠,若两者在发育的过程中未完全分开,就会形成异常通道。这种情况一般发生在胚胎发育的第3~6周。也有研究认为,本病是由外部环境和基因改变综合因素作用下导致的。叉头框(forkhead box,FOX)基因组的缺失是导致这一畸形的基础,并且FOX基因组的缺失常导致VACTERL联合征。

成人先天性气管、支气管食管瘘一般病程较长。国外有学者报道患者确诊前病程为6个月至50年不等。其延至成人发病的主要原因为:①瘘口细小。②瘘口处形成黏膜皱襞,且与吞咽方向一致遮盖瘘口,食物无法进入肺内。③瘘管斜行呈N形,食管瘘口低于支气管瘘口,坐位或站立位饮食不易逆流入肺。④瘘管内存在膜状分隔,致食物不易进入肺内使症状不明显。⑤瘘管周围有平滑肌包绕,其收缩可使管腔变窄或完全阻断,但随着年龄增大或反复感染使瘘口方向改变或瘘管内膜状物破裂,瘘管内径扩大,食物可以顺利进入支气管使支气管、肺反复发生感染。⑥部分患者因黏液或分泌物堵塞瘘口而使瘘口无法清晰显示,导致支气管镜及胃镜难以发现瘘口而漏诊。

气管食管瘘口一般位于气管隆突周围,按照Gross分型方法,将其分为5种病理类型见表3-1-1。

表3-1-1 Gross分型方法

病理分型	症状
Ⅰ型	食管闭锁,无气管食管瘘,通常闭锁两盲端相距较远(>2个椎体)
Ⅱ型	指食管闭锁伴近端气管食管瘘
Ⅲ型	指食管闭锁伴远端气管食管瘘
Ⅳ型	指食管闭锁同时伴近端和远端气管食管瘘
Ⅴ型(又称H型)	指无食管闭锁但伴气管食管瘘,一般情况下瘘管起自气管后壁,斜向尾侧走行直达食管前壁,气管、瘘管和食管三者之间的空间关系颇像英文字母"H",故又称为H型气管食管瘘

注:根据上述Gross分型方法,Ⅲ型在临床中最多见,占病例的90%以上。

3. 临床表现与诊断

(1)临床表现

1)症状:饮水或进食时剧烈呛咳和哽气,可伴有咳嗽、痰多或发热。

2)体征:可有胸骨后疼痛或肩部牵涉性疼痛。

3)实验室及其他检查:支气管碘油造影、食管碘油(钡)造影可发现瘘管。支气管镜、食管镜检查可观察瘘管部位、大小、周围情况,还可取组织做病理检查确定病因。

（2）诊断：气管食管瘘。

4. 治疗原则 将消化道与呼吸道隔断、营养支持、控制肺部感染。内镜下食管支架置入术,欧洲胃肠内镜学会推荐（强烈）食管支架置入术作为气管食管瘘的首选治疗方法。①内镜治疗：小瘘孔者（<2.5mm）可在食管镜内使用三氯醋酸腐蚀其边缘,在支气管镜内做烧灼治疗。②手术治疗：是治疗气管食管瘘的常用方法,适用于良性瘘及早期食管肿瘤患者。③内科保守治疗：保守治疗主要包括抗生素控制感染和营养支持。营养支持分为胃肠内营养和胃肠外营养,胃肠内营养是胃肠功能正常患者营养支持治疗的首选方案,胃肠内营养经胃空肠营养管进行鼻饲,长期置入胃空肠营养管可导致食管黏膜损伤、糜烂、溃疡形成、食管狭窄、吸入性肺炎等并发症,故对需胃肠内营养的患者建议使用胃造口或空肠造口以减少并发症。

【护理问题】

1. 清理呼吸道无效 与无效咳嗽、痰液黏稠有关。

2. 体温过高 与肺部感染有关。

3. 营养失调：低于机体需要量 与进食困难有关。

4. 潜在并发症：窒息、疼痛、呕吐、出血、再次瘘等。

【健康史】

就医经历：患者 2 年病史,外院胸部 CT 结果提示左肺结核；抗结核治疗症状可减轻。此次入院咳嗽、咳痰大于 2 周,伴少量白色黏痰、胸痛,诊断为先天性气管食管瘘,来院采取内镜下食管支架置入术。既往史：无。心理状况：焦虑、紧张。

【护理计划】

根据患者诊断、既往史、辅助检查、综合评定给予相应护理措施。

【护理措施】

1. 一般护理 一经发现气管食管瘘,立即给予禁食禁水,采取肠外及肠内营养,床头抬高 30° 或取坐位,避免消化液侵蚀瘘口,留置胃管、空肠营养管,进行鼻饲,鼻饲时取坐位或半坐卧位,防止反流；用 H_2 受体拮抗剂或质子泵抑制剂进行抑酸治疗,以降低胃酸的酸度和体积。

2. 肠内营养的护理 肠内营养并发症观察,如恶心、呕吐、腹痛、腹泻、腹胀等不适症状,应注意密切观察并予以相应处理,其处理方法包括解痉止泻、调整温度、控制速度及保证营养液的有效期和质量、预防感染等。

3. 积极治疗肺部感染 按照要求禁食禁水,有唾液时吐出,避免食物及液体经瘘口流入气道,以免发生吸入性肺炎加重肺部感染；协助患者有效咳嗽、咳痰,必要时雾化吸入治疗,协助患者翻身、叩背,叩背时自下而上,从边缘到中央,手掌要蜷曲成杯状,以增加共振力量,使痰液松动,便于痰液咳出；遵医嘱应用抗生素,必要时进行痰细菌培养,根据药敏试验结果选择敏感抗生素。加强气道护理,遵医嘱予氧气吸入改善患者氧合状况,床旁备负压吸引。

4. 心理护理 患者因疾病导致进食呛咳、肺部感染,不能饮水、进食,身体各方面条件差,易产生紧张、焦虑、恐惧心理,甚至对生活绝望。护士要体贴、关心患者,护士应加强患者心理疏导,对患者予以同情和支持,以热情、亲切、诚恳的态度与之交谈,避免不良刺激。

5. 完善内镜操作前各项检查,做好宣教,指导患者术中配合。术后做好饮食指导,禁食禁水 24h,加强观察及并发症护理。

6. 内镜下食管支架置入术护理

（1）术前护理

①心理护理:大多数患者对自身疾病缺乏了解,因疾病导致进食呛咳、肺部感染,不能饮水、进食,身体各方面条件差,易产生紧张、焦虑、恐惧心理,甚至对生活绝望。护士要体贴、关心患者,介绍手术步骤、目的及术中注意事项,介绍成功经验,消除患者及家属的心理顾虑。②加强口腔护理指导:患者术前 3d 使用含漱液进行口腔消毒,每次 15ml,保持含漱5min 以上,2 次/d。③纠正营养不良及水、电解质紊乱:癌性气管食管瘘患者往往因进食障碍致营养不良和脱水。遵医嘱给予静脉营养支持治疗,纠正水电解质紊乱,改善患者的营养情况,为手术创造条件。④术前指导:协助患者取左侧卧位,予以心电监护,去除假牙,告知患者术中配合的注意要点。因插管时刺激咽喉部,会使患者频繁出现恶心等症状,嘱其做深呼吸和吞咽动作。

（2）术中护理:咽部局部麻醉,吞对比剂,胃镜下测量并记录瘘口上下缘距门齿的距离,估算瘘口长度,选择合适的支架,送导丝入胃内,引入支架及输送器于病变处准确释放适宜长度的支架,支架覆膜部分超出瘘口两端 20mm 以上。

（3）术后护理

1）一般指导:术后 24h 内协助患者取半坐卧位以减少反流。告知患者术后会出现胸部不适,多表现为短期的轻度胸闷、胸痛,是由于狭窄部位被支架扩张所致,多数 7d 内可自行缓解。

2）饮食指导:支架置入后 20h 才能完全打开,为避免支架移位要禁食 24h,1 周内进食流质饮食,之后再改为半流质饮食、软食、普食,少食多餐、细嚼慢咽,不要进食干、硬、大块及高膳食纤维的食物,忌热、冷及酸性食物,防止食管支架热胀冷缩或腐蚀,造成支架变形、移位或脱落。进食前后饮少量温水冲洗食管,以免食物滞留堵塞支架。由于金属支架热胀冷缩的物理性质,放置全覆膜金属支架的患者忌进食温度过低的食物和饮品,以防支架变形移位。为防止胃内容物反流,嘱患者进食后要保持坐位或立位 1h,睡眠时床头抬高 15° ~30°。

3）对症处理:避免剧烈咳嗽、呕吐,原有咳嗽患者给予抗感染、镇咳处理;有恶心、呕吐时,立即遵医嘱予以止吐治疗,以免造成支架移位;由于食管非吞咽时的生理状态是松弛的,支架置入术后支架的支撑作用使食管变为了永久的扩张状态,加之金属支架对食管壁的机械刺激,因此不同程度出现胸骨后疼痛或异物感,护理人员可帮助患者取舒适体位,转移其注意力,若胸痛剧烈,可以遵医嘱使用镇痛药,如消炎痛栓等。

4）并发症观察及护理

①出血:监测患者生命体征,评估其呕吐物及排便颜色,了解有无呕血、黑便等出血的表现,如有异常及时与医师联系。②支架移位和脱落:是术后较严重的并发症。主要原因有支架直径选择过小、支架放置前病变水肿或炎症较明显,安放后炎症、水肿消退支架相对直径变小、安放记忆合金支架后,较短时间内食用冷饮、冷食或非流质食物等。因此,医生要全面评估病变的性质、部位、范围等因素,正确选好支架的直径,同时护士还要向患者做好饮食指导,术后忌食过冷或过热的食物,因支架是镍钛记忆合金制成,遇冷遇热易引起变形;术后忌饮食过急或暴饮暴食,一般普食应在 1 周以后,一旦发生移位或脱落应在钡餐造影后重新安放支架。

5）术后遵医嘱常规予以止血剂、抑酸药、抗感染、抗反流及补液治疗。

【护理评价】

住院期间，患者体温维持正常，感染消失，食管、气道异物感可耐受，无支架移位、出血、窒息等并发症发生。患者接受饮食、并发症等的健康宣教，能够复述出 80% 以上重要内容。

【案例启示】

1. 气管食管瘘发生率低，迁延至成人发作的概率更是大大降低，往往表现为长期的咳嗽、咳痰，很容易与肺结核、肺炎等混淆，不能从根本上杜绝肺部感染的发生。因此，在临床护理工作中，不仅要密切关注肺部感染患者的体温、咳痰等的情况，还要关注除此以外的其他症状体征，如呛咳等，为医生的准确诊断及优质有效的针对性护理提供有力支持。

2. 鼻空肠管也是目前临床常用治疗措施，可有效供给机体营养，缓解营养不良状态，增强免疫功能，减少感染，缓解吞咽障碍，促进瘘口愈合，改善生存质量。但患者长期留置营养管，易引发咽部不适、疼痛等，增加痛苦。有研究表明，瘘口较大者接受营养支持治疗效果不佳，瘘口愈合难度较大，部分患者最终会衰竭死亡，且即使瘘口愈合，瘢痕形成可导致瘘口部位狭窄，继而需反复治疗，加重患者痛苦。因此，应用有一定局限性。

目前指南推荐的规范化营养支持疗法，营养筛查是第一步。对患者使用 NRS2002 进行营养筛查评估（附录 23），请营养科会诊。喂养过程中给予能量监测，以避免能量摄入不足和能量相对过剩（如再喂养综合征）。营养科每日评估患者能量的摄入，标准配置肠内营养，密切观察肠内喂养情况，无不良反应后逐渐过渡到匀浆膳食。如胃残余量 ≤200ml，维持原速度泵入或根据患者营养需求增加泵速，固定每日 9:00（在每日喂养之前）监测 1 次。当胃残余量 >200ml 时，遵医嘱暂停肠内营养，进行腹部按摩，再次进行超声测量。

3. 支架置入能封闭瘘口，减少感染源，恢复消化道、呼吸道独立性，防止肺部反复感染、保证营养供给，提高生存质量，进而延长患者生存期。有研究指出，覆膜支架治疗可显著改善食管瘘患者感染症状，有效率可达 90% 左右。

临床当中，支架的置入配合肠内营养液也较为多见，一方面恢复患者消化道正常生理功能，保证营养的摄取，另一方面更有针对性和有效性地为患者补充相应营养素。

4. **食管支架类型选择**

（1）对于中上段气管食管瘘及距离隆突 2cm 以外的左 / 右主支气管的瘘口，主要选择直筒支架；对于下段气管食管瘘及距离隆突 2cm 以内左 / 右主支气管的瘘口主要选择 Y 形支架。

（2）在支架类型选择上，主要有覆膜金属支架和金属支架两种。对于气道瘘患者主要给予覆膜金属支架。覆膜金属支架不能形成局部上皮化，容易引起痰液附着，形成局部痰栓，不利于排痰，增加咳嗽次数，需定期进行支气管镜下清理，同时长期局部雾化吸入乙酰半胱氨酸可以缓解痰液潴留。有研究显示，气管食管瘘患者的气道直径普遍偏大，往往需要较大尺寸的支架封堵。与国内大多数医院常用经支气管镜直接放置金属支架相比，在硬质支气管镜下放置支架更加方便，耗时更短，尤其是在 Y 形支架放置中优势明显。研究显示，无论是直筒支架还是 Y 形支架置入，均可以迅速完成，减少了操作和麻醉相关并发症的发生风险，有利于患者早日康复。在常规直筒支架操作过程中，部分患者置入支架不能立即膨胀,此时可应用球囊适当扩张气道,利于支架释放。同时,研究发现支架置入气道内时,如果不能充分膨胀,其长度会适当延长,有可能遮蔽主支气管或段支气管开口,故支架的长度以能够解决最主要狭窄部分即可。Y形支架必须事先订制,同时在置入过程中操作者必须熟悉支架推送器结构及释放步骤,以上两条是成功的关键因素。

（关玉霞）

第二章　一例食管异物误诊为冠心病患者的护理

【病历摘要】

1. 病例介绍

（1）现病史：患者，男，51岁，体重71kg。因"饱餐后胸骨后疼痛，放射至颈、肩、背及上臂，逐渐加重，胸闷、气短"急诊科就诊。患者大汗，表情痛苦，行心电图检查：窦性心律，T波倒置。测血压130/90mmHg，血氧饱和度94%。急查患者心肌酶：肌酸激酶同工酶（CK-MB）14U/L、肌红蛋白：48ng/ml、肌钙蛋白Ⅰ：0.42/ml，D-二聚体：368ng/ml；血常规：白细胞 8.9×10^9/L、红细胞：4.9×10^{12}/L、血小板：129×10^9/L。患者休息1h后持续性胸痛仍无明显缓解，考虑患者心电图无ST段抬高，未给予溶栓治疗，为排除胸主动脉夹层、气胸、肺栓塞、急腹症、急性心包炎、胸膜炎等，急诊行心脏彩超各心腔未见明显异常，腹部B超：肝、胆、脾、胰未见异常，胸部CT检查未见明显异常。

（2）既往史：高血压病1级（中危）3年，高甘油三酯血症2年，吸烟25年，无精神异常病史，无食物、药物过敏。

2. 症状及体征
T 36.9℃，P 68次/min，BP 130/90mmHg，R 21次/min。胸骨后疼痛，放射至颈、肩、背及上臂，逐渐加重，胸闷、气短，伴大汗；痛苦面容，鼻咽部结构对称，未见新生物。间接喉镜下见会厌抬举可，未见新生物、异物。双侧室带及梨状窝结构对称，未见异物。腹软、中上腹轻压痛，无反跳痛。

3. 辅助检查

（1）初步检查，心肌酶谱：CK-MB 14U/L、肌红蛋白：48ng/ml、肌钙蛋白Ⅰ：0.42ng/ml、D-二聚体：368ng/ml；血常规：白细胞：8.9×10^9/L、红细胞：4.9×10^{12}/L、血小板：129×10^9/L。

（2）进一步检查：复查心肌酶CK-MB 20U/L、肌钙蛋白Ⅰ 0.065ng/ml、肌红蛋白78ng/ml。

（3）影像学检查：①心电图：窦性心律，T波倒置。②心脏彩超：各心腔未见明显异常。③腹部B超：肝、胆、脾、胰未见异常。④胸部CT：检查当时未见明显异常。

后续再做进一步检查：①心电图：T波无倒置。②胸部CT：食管嵌顿异物影像。③胃镜检查：距门齿37cm见一长2.7cm有弯度鸡骨头嵌顿，尖端有刺入食管黏膜。

4. 初步诊断
误诊为"急性冠脉综合征（acute coronary syndrome，ACS）"。

5. 诊疗及护理经过

（1）建立静脉通道，急查患者心肌酶：CK-MB 14U/L、肌红蛋白48ng/ml、肌钙蛋白Ⅰ 0.42ng/ml，D-二聚体368ng/ml，血常规：白细胞 8.9×10^9/L、红细胞 4.9×10^{12}/L、血小板 129×10^9/L。

（2）嘱患者卧床休息，禁食水，吸氧，持续床旁心电监护，监测生命体征。

（3）遵医嘱予患者舌下含服硝酸甘油0.5mg，立即口服硫酸氢氯吡格雷75mg和阿司匹林肠溶片100mg。

（4）患者仍持续性胸痛，服药时无明显哽噎感，给予注射用单硝酸异山梨酯 50mg 缓慢静脉滴注 30min。

（5）患者休息 1h 后持续性胸痛仍无明显缓解，考虑患者心电图无 ST 段抬高，未给予溶栓治疗。

（6）为排除胸主动脉夹层、气胸、肺栓塞、急腹症、急性心包炎、胸膜炎等，急诊行心脏彩超各心腔未见明显异常，腹部 B 超：肝、胆、脾、胰未见异常，胸部 CT 检查当时未见明显异常。

（7）遵医嘱予患者继续舌下含服硝酸甘油片（不超过 1.5mg），胸痛仍持续无明显缓解。

（8）进一步诊疗：胃镜下取异物后，患者胸痛明显缓解。

【疾病介绍】

1. 概述　食管异物（esophageal foreign body，EFB）是耳鼻咽喉科的常见急症之一，食管异物可发生于任何年龄，多见于儿童及中老年人，可导致胸痛，若处理不及时可能导致严重的并发症，如纵隔炎、假性动脉瘤、主动脉食管瘘等，并发症的发生与异物类型和出现时间密切相关，可危及患者的生命。因此，早期诊断和及时治疗对于预防严重并发症至关重要。

2. 临床表现与诊断

（1）临床表现

1）症状：①吞咽困难（主要），异物阻塞感，异物嵌顿于环后隙及食管入口时，吞咽困难明显。重者滴水难咽，常张口流涎，同时感胸骨后部有物阻塞。②吞咽疼痛、胸痛：疼痛的位置与异物嵌顿的位置通常一致，位于食管上段，疼痛部位多在颈根部或胸骨上窝处。位于食管中段，多为胸骨后疼痛并可放射到背部。③部分伴有恶心、呕吐、反酸、烧心等胃肠道反应。④呼吸道症状：压迫气管后壁或压迫喉部发生呼吸困难、发绀、咳嗽等。⑤并发症：发热，则提示并发感染；呕血或呕吐物带有血块，除提示黏膜存在食管黏膜糜烂损伤外，还需警惕大血管破损、穿孔；严重并发症主要为继发于穿孔的颈部脓肿、纵隔脓肿（炎）、食管主动脉瘘或假性动脉瘤相关的致命性大出血、气管食管瘘相关的呼吸障碍，甚至心包积液等。

2）体征：嘱患者作咽口水动作，面部可立即出现痉挛性的痛苦表情，转头缩颈，手扶痛处，严重者可出现痛苦面容，伴大汗、发绀等。

3）实验室及其他检查：①实验室检查：血常规、肝肾功能、凝血、心肌酶谱等。通常情况下，食管异物为急症，血常规能够提示是否存在出血、感染等情况，凝血功能、肝肾功能有助于评估内镜、手术等操作风险。在食管异物嵌顿时间较长的情况下，感染风险增加，此时更需重视实验室检查结果。②喉镜检查：梨状窝有唾液滞留，或杓状软骨呈水肿隆起，应认为有食管异物可能。③胸部 X 线检查：临床考虑食管异物，应立即进行胸部 X 线片，对金属不透光异物或大块致密骨质可以确诊，一般在透视及摄片中就能发现异物的大小、位置及形态。由于食管横径较前后径大，如异物大而扁平（如硬币），其最大径面通常于冠状位显示，侧位则呈条状或线状。对较小的骨片或骨刺，可见到颈椎前部软组织肿胀或有气体等异物并发的征象。但 X 线片敏感性、阳性率较低，且不能显示异物与周围组织的关系。④钡餐造影：对较小、不显影、非金属异物可用钡餐造影。钡棉造影主要显示刺入食管壁的刺状物，可见异物处纵行长条状或柳叶状钡棉悬挂现象，重复吞咽或口服清水仍然不能排除。注意口服钡剂、吞入钡棉可提高能透 X 线的异物检出率，但硫酸钡覆盖在异物上，容易掩盖异物本身的形状，以致检出率差。除此以外，若有潜在的穿孔，硫酸钡可经穿孔部位流入食管周围组织如颈部软组织、纵隔等,因其不易被清除,可能会对后续的感染控制造成不良影响,故食管异物且怀疑食管穿孔的患者,钡餐造影应列为禁忌证。⑤碘造影检查:如果颈椎前出现软组织增宽,纵隔积气,积液等则考虑为穿孔或继发感染及其他并发症,食管穿孔时应改用碘造影。⑥胸部CT:食管异物首选检查手段。可见纵隔内异物密度影,或者形成纵隔脓肿出现气液平面。异物停留处食管壁一般均有不同程度的水肿增厚,有的食管壁可见不规则低密度区,食管周围形成低密度软组织肿块,肿块内有时可见气体存在,表明异物刺破食管壁继发感染,食管壁及食管壁外脓肿形成,此时尚可见局部食管周围脂肪层模糊消失。CT能准确地显示异物、腔内情况以及异物与大血管的关系,对于指导手术有独特的意义。⑦胃食管镜检查:胃食管镜具有诊治双重作用,当CT检查未发现异物,而患者症状持续存在时,可行胃镜进一步明确诊断。⑧多排螺旋CT(multi-detector spiral CT, MDCT)/双源CT(dual source CT, DSCT):近年来,有学者提出MDCT/DSCT检查能清楚地显示嵌顿于胸部的尖锐食管异物,能够更好地辅助诊治合并有并发症的患者。

(2)诊断:食管异物。还需要与以下疾病进行鉴别:①上呼吸道感染及支气管肺炎:食管异物较小,未完全堵塞食管通道,食管壁与异物间存在空隙,流质及半流质饮食仍能通过,因此,患者无明显吞咽困难。特别是幼儿不能说出实情,家属或接诊医生未注意或不重视患儿的饮食变化,甚至即使知道误吞咽异物,但不影响进食,主观上认为异物已进入胃内而未加重视。有时因进食较快致食物反流吸入呼吸道引起咳嗽、发热及肺部啰音等症状,易误诊为支气管肺炎等呼吸道感染性疾病。②冠状动脉粥样硬化性心脏病:冠心病临床表现为胸骨部位压迫感或针刺感,休息后可缓解,为鉴别诊断需完善心电图、心肌标志物、冠脉CT甚至冠脉造影等检查。

3. **治疗原则**　①内镜治疗:我国由于食管异物的类型以硬质骨性异物或果核类异物较为多见,因此内镜处理比例较高。研究显示,无法自行通过食管的异物,其滞留时间越长,尤其是超过24h后,并发症发生的概率越高,因此,异物滞留24h内尽快取出,有助于改善患者预后。与外科手术相比,通过内镜取出食管异物的创伤小、费用低、医源性并发症少、患者的住院时间也相对较短,因此可作为首选治疗措施。②手术治疗:一般而言,外科手术作为食管异物取出的"最后一道防线",是内镜操作失败后的最终治疗方案。因其创伤大,术后感染风险高,只针对极少数复杂高危患者采用手术治疗。③动脉覆膜支架置入:若CT高度怀疑食管异物穿孔入大血管,则可于大血管内置入覆膜支架进行血管修补后,再行异物移除操作,有利于预防异物穿孔相关大出血。④抗感染治疗:食管异物若损伤食管黏膜,造成出血、溃疡、穿孔等,可使周围组织发生水肿或感染,一旦并发肺部感染、纵隔感染或脓肿等,将会威胁患者生命安全。因此,实验室检查或影像学检查高度提示并发感染的患者,需及时给予足量、有效的抗生素进行抗感染治疗,同时行有效引流。⑤对症支持治疗:休克的患者,需及时建立静脉通道,给予止血、扩容等对症支持治疗,并监测生命体征;对于老年患者或患有严重基础疾病的危重患者,应及时进行气道保护,加强心电监护,以防吸入性肺炎及急性心血管事件所引起的致命危险。

【护理问题】

1. 感染的危险　与食管异物损伤食管黏膜,造成出血、溃疡、穿孔等有关。

2. 疼痛　与异物梗阻食管引起内脏痛觉神经敏感有关。

3. 潜在并发症:肺部感染、纵隔感染或脓肿。

4. 吞咽困难 与异物完全 / 部分梗阻食管有关。

【健康史】

患者因"饱餐后胸骨后疼痛,放射至颈、肩、背及上臂,逐渐加重,胸闷、气短"急诊科就诊。患者大汗,表情痛苦,行心电图检查:窦性心律,T 波有倒置,测血压 130/90mmHg,血氧饱和度 94%,急查患者心肌酶:CK-MB 14U/L、肌红蛋白:48ng/ml、肌钙蛋白Ⅰ:0.42/ml,D- 二聚体:368ng/ml;血常规:白细胞 8.9×10^9/L、红细胞:4.9×10^{12}/L、血小板:129×10^9/L。急诊行心脏彩超各心腔未见明显异常,腹部 B 超:肝、胆、脾、胰未见异常,胸部 CT 检查未见明显异常。高血压病 1 级(中危)3 年,高甘油三酯血症 2 年,吸烟 25 年,无精神异常病史,无食物、药物过敏。

【护理计划】

根据患者诊断、既往史、辅助检查、综合评定给予相应护理措施。

【护理措施】

1. 食管异物梗阻急性期,绝对卧床,床头抬高 15~20cm,降低发生误吸的风险。

2. 对症处理,及时解除异物梗阻。

3. 监测生命体征的变化,观察呼吸形态,防止窒息发生。遵医嘱积极完善术前检查,关注血液检查结果,做好术前准备工作。

4. 如体温升高、疼痛明显加重,则提示有感染存在,遵医嘱予患者建立静脉通道,积极抗感染治疗,予以禁食,静脉输液以补充营养,维持水、电解质平衡。

5. 警惕并发症的发生 如发现患者出现高热、全身中毒症状明显、局部疼痛严重、吞咽时呛咳及大量呕血或便血等表现时,则提示有并发症发生,应立即报告医师,遵医嘱及时予以对症处理。

6. 对于确定进行食管镜检查者,应配合医生做好各项工作,包括禁食、术前用药等。还应向患者及家属介绍手术方法、可能出现的情况、注意事项及如何配合等,并获得患者及家属同意手术的承诺;对于焦虑较重的患者及家属,应予以安慰和开导,使其了解病情和治疗方法,消除紧张情绪和焦虑心理,积极配合治疗,做好心理护理。

7. 积极完善术前检查,关注血液检查结果,做好术前准备工作。

8. 术后护理 生命体征的监测,保持呼吸道通畅,防止窒息的发生。观察有无呕血及咯血、吐出的分泌物中是否带有鲜红色的血丝和少量鲜血。做好口腔护理。遵医嘱抗感染与保护胃黏膜抑酸治疗。

【护理评价】

住院期间,患者体温维持正常,未发生感染。患者接受饮食、相关方面的健康宣教,能够复述出 80% 以上重要内容。

【案例启示】

1. 误诊原因

(1)食管异物误诊为冠心病的原因主要在于该类患者活动或饱餐后出现胸痛、胸闷等冠心病症状,而且部分患者口含硝酸甘油症状可缓解,往往首诊于心血管科。此外,医生查体及询问病史局限于冠心病为主,与冠心病鉴别诊断困难。

(2)临床上,胸痛发生最多的区域是胸骨正中和胸骨左侧乳头周围区域,这两个区域也是冠心病所导致胸痛的最常见区域,初诊时容易误诊。

（3）有资料表明，反复发作的胸骨下或胸骨后疼痛被怀疑心绞痛的患者，经冠状动脉造影等检查，1/4~1/3者无阳性发现。

（4）关注既往史、现病史的评估。由于患者存在冠心病相关既往史或中高危因素，对现阶段疾病的诊断存在一定干扰。

2. 如何避免误诊　胸痛，最常见的是"心前区疼痛"。然而，随着生活方式的转变，非心源性胸痛越来越常见，除了心脏之外，胸部解剖结构的异常及病变都可能引起胸痛，包括皮肤、骨骼、肌肉、神经系统和肺部病变等，在非心源性胸痛的诸多病因中，最常见的是消化系统疾病，其中又以胃食管反流病和食管运动障碍最为常见。对于胸痛的诊治，查找病因是关键，也是制订正确治疗方案的有力依据。

因此对于患者胸痛的鉴别诊断，必须详细问诊，包括胸痛症状的部位、性质、诱因、有无放射痛、持续时间和缓解方式等，结合全面体格检查，进行综合分析。诊断除依据临床特征外，须行必要的辅助检查，包括：食管钡餐造影、胃镜、24h食管pH值测定、食管测压、食管内气囊扩张试验等。

3. 临床护理工作中的重点难点　急诊入院的患者往往病情较为危重，迫切需要帮助。针对此类表现为心血管系统疾病急性发作的患者，应立即根据规定进行抢救或治疗，尽可能确保其生命安全，而后观察其后续发展情况，必须详细问诊，包括胸痛症状的部位、性质、诱因、有无放射痛、持续时间和缓解方式等，全面体格检查，综合分析。诊断除依据临床特征外，可选择必要的辅助检查，包括：食管钡餐造影、胃镜、24h食管pH值测定、食管测压、食管内气囊扩张试验等鉴别诊断，帮助临床判断诊断的正确性。

【知识拓展】

非心源性胸痛（non-cardiac chest pain, NCCP），是指除心脏疾病外，其他原因所致的反复发作的颈部以下和腹部以上区域来源的疼痛。根据人群统计数据分析，患者主诉胸痛最多的区域是胸骨正中区域和胸骨左侧乳头周围区域，这两个区域恰恰是冠心病所导致胸痛的最常见区域。

NCCP常见的原因包括食管源性，主要为胃食管反流病（GERD），食管动力功能异常如胡桃夹食管、弥漫性食管痉挛、贲门失弛缓症等，其他原因如骨骼肌肉因素，肺源性因素，胃/胆道疾病，精神因素如恐慌发作，抑郁、焦虑等。其中食管源性因素较为常见。

食管与心脏的神经支配一致，均受交感神经支配，两者的痛觉纤维和胸部躯体组织痛觉纤维在中枢神经系统内有时发生重叠交叉，当食管黏膜上皮的化学、物理或温度感受器受刺激时，可引起类似心绞痛样胸痛。

胃酸可刺激迷走神经，经内脏迷走神经反射引起冠状动脉痉挛收缩，心肌缺血缺氧，故心电图可出现一过性ST-T段改变和/或心律失常，食管高敏感性也与胸痛产生机制有关。

（关玉霞）

第三章 一例金属支架置入治疗原发性十二指肠癌伴梗阻患者的护理

【病历摘要】

1. 病例介绍 患者任某某,男,72岁,因"确诊十二指肠癌1年余,食欲减退1月余"于2021年6月11日入院。患者于2019年10月12日在我院行内镜检查,提示十二指肠占位,活体组织病理检查结果提示:中-低分化腺癌。于2020年6月在外院行上腹部增强CT示:胰头区胆总管扩张,十二指肠乳头区异常强化,主胰管扩张。于2020年8月因黄疸、发热就诊于我院,诊断为胆管恶性狭窄,后行胆道覆膜金属支架置入,术后黄疸消退,未再发热。2021年1月11日因"上腹胀、食欲减退"于本科室行十二指肠金属裸支架置入术,症状缓解后出院。既往史:"溃疡性结肠炎",规律治疗,目前仍有间断腹泻,无脓血便。入院查体:T 36.7℃,P 69次/min,R 19次/min,BP 104/62mmHg。全身皮肤黏膜及巩膜无黄染,双肺呼吸音清晰,未闻及干、湿性啰音。心律齐,心率69次/min,各瓣膜听诊区未闻及病理性杂音,腹软,上腹部轻度压痛,无反跳痛,无肌紧张,移动性浊音阴性,肠鸣音正常。

2. 症状及体征 2020年6月患者间断上腹不适、恶心,上腹部轻压痛。2020年8月出现黄疸、发热,全身皮肤中度黄染。2021年1月及6月先后2次出现上腹胀、食欲减退,上腹部轻度压痛。

3. 辅助检查 2019年10月12日,内镜提示十二指肠占位,活体组织病理检查结果提示:中-低分化腺癌。

2020年6月,检查血清CA19-9显著高于正常。

2020年6月,外院上腹部增强CT检查显示:肝囊肿,肝内钙化灶,胆囊体积增大,胰头区胆总管扩张,十二指肠乳头区异常强化,主胰管扩张,胰头略膨大。

2020年8月,查血清总胆红素197μmol/L↑,血清直接胆红素160μmol/L↑。

2021年6月7日,胸腹部增强CT:与前(2021年5月1日)对比:十二指肠降部肠壁结节样增厚明显,强化较前变化不明显;十二指肠支架、胆道支架置入术后改变;肝内外胆管扩张大致同前,新增胆囊及部分肝内外胆管多发积气;胰管扩张较前明显;腹腔及腹膜后多发肿大淋巴结大致同前。少量盆腔积液大致同前。

2021年6月12日,检查血常规:白细胞计数4.67×10⁹/L,红细胞计数3.62×10¹²/L,血小板计数257×10⁹/L,中性粒细胞百分比0.715,血红蛋白106g/L。肝功能:胆红素18.2μmol/L、谷草转氨酶48U/L、碱性磷酸酶663U/L、谷丙转氨酶91U/L,血凝、术前感染未见明显异常。

4. 初步诊断 ①十二指肠癌伴狭窄。②十二指肠支架置入术后。③胆管支架置入术后。

5. 诊疗及护理经过 结合患者病史、目前症状及辅助检查,考虑患者十二指肠金属裸支架堵塞,拟再次置入十二指肠支架。患者入院后予以能量支持,遵医嘱应用营养支持药物,观察有无用药反应;给予宣教指导;完善相关检查;评估内镜十二指肠支架置入术风险,充分与患者及家属沟通,告知可能出现:心脑血管意外、出血、感染、穿孔等并发症,且存在远期风险包括支架堵塞、移位等,若十二指肠支架置入术后再次出现梗阻性黄疸,届时须行PTCD。协助完善术前检查、知情并签字、完成术前指导、术中宣教等准备工作;2021年6月15日10:30行十二指肠支架置入术,术中置入18~100mm金属裸支架跨越狭窄处,支架扩张到位。术后生命体征平稳,腹胀等症状明显减轻,术后无并发症发生。其他护理:患者入院收集病史资料,如:生命体征、住院史、过敏史、输血史、用药史、询问有无基础疾病,评估皮肤黏膜、神志、自理能力、心理状况等;术后饮食活动指导及相关护理;完善护理相关记录;宣教出院自我护理方法、随访指征及方式。

患者完善胃镜、上腹部CT及病理等检查明确诊断"十二指肠癌",先后出现胆道及十二指肠梗阻,因患者年龄大、一般情况欠佳,同时拒绝行外科手术治疗,故本科室先后行ERCP+胆总管金属裸支架置入术、十二指肠金属裸支架置入术等,以缓解胆道及十二指肠梗阻、提高生存质量。此次因十二指肠支架堵塞,再次置入了十二指肠支架,该治疗手术时间短、创伤小、恢复快、临床症状缓解明显。进一步印证了美国胃肠内镜学会(ASGE)指南:对于接受姑息性介入治疗的不可切除恶性肿瘤患者推荐内镜下支架置入治疗。

【疾病介绍】

1. 概述 原发性十二指肠癌(primary duodenal carcinoma, PDC)是指原发于十二指肠各段的恶性肿瘤,不包括肝胰壶腹、胆总管下段以及胰头部的肿瘤。其患病人数约占胃肠道恶性肿瘤的0.35%,占小肠恶性肿瘤的33%~48%,远低于胃癌及大肠癌。高发年龄在60~80岁,平均年龄在66岁,且多发于男性。

2. 病因与发病机制 原发性十二指肠癌的致病因素尚不明确。可能与胆汁酸在肠道细菌作用下形成致癌作用的胆蒽和甲基胆蒽有关,也可能因胆汁和胰液的分泌紊乱和十二指肠液酸碱度异常造成十二指肠黏膜损伤病变有关。该患者致病因素尚不明确。目前发病机制不明确。

3. 临床表现与诊断

(1)临床表现

1)症状体征:十二指肠癌早期临床症状不典型,随病情发展和发生部位及生长方式的不同则有不同的临床表现。常见症状体征有:

①上腹部疼痛及不适:上腹痛为原发性十二指肠癌的主要症状,可呈烧灼样痛或钝痛,酷似十二指肠溃疡,但无规律性,进食及抑酸药不能缓解。当肿瘤波及胰腺或后腹壁时,疼痛常放射至腰背部。该患者2020年6月出现间断上腹不适,本次住院无此症状。②黄疸:黄疸的出现取决于病变部位,乳头周围癌可侵犯或阻塞胆总管开口部而早期出现黄疸,发生率可达75%~80%,有文献报告达94%。可有发热、肝脏和胆囊肿大,易误诊为胰头癌或其他壶腹部肿瘤。黄疸随病程进展可进行性加剧,患者常有皮肤瘙痒、陶土样便和红茶样尿等胆道梗阻表现。该患者2020年8月出现黄疸、发热,全身皮肤中度黄染。③消化道梗阻:乳头上区癌多为隆起型,肿块可阻塞十二指肠腔,乳头下区癌多为环状型,肿瘤环绕肠壁生长,使十二指肠腔阻塞或狭窄。上述两部位癌均可致十二指肠梗阻。④消化道出血:尤其是乳头下区癌,多有出血症状,可发生大出血,以血便多见,亦可发生呕血。据报道十二指肠癌患者粪便隐血试验阳性者占60%~80%。⑤腹部肿块:常见于息肉型十二指肠癌。⑥其他:腹胀、消瘦、恶心、呕吐、乏力、体重减轻、贫血及恶病质等。该患者2021年1月及6月先后2次出

现上腹胀、食欲减退。本次住院出现食欲减退,未见腹胀、恶心、呕吐症状。

2）实验室及其他检查:①部分患者可出现血清胆红素、碱性磷酸酶和 CA19-9 升高,但无特异性。该患者 2020 年 8 月血清总胆红素 197μmol/L,血清直接胆红素 160μmol/L。本次住院结果未见明显异常。②胃十二指肠镜检查:内镜可直接观察病变形态,并取材活检做出组织学诊断,确诊率达 89%。该患者 2019 年 10 月 12 日行检查显示:中 - 低分化腺癌。③B 超、CT 和 MRI:此类影像学检查除可发现十二指肠局部肠壁增厚和巨大肿块外,尚可见胆管、胰管梗阻扩张等间接征象,有助于诊断。还可提示肿瘤浸润深度、区域淋巴结及肝脏等脏器转移情况,对鉴别诊断、临床分期、指导治疗及预后判断均有一定的参考价值。其中多层螺旋 CT(MSCT)多平面后处理中冠状位重建能较好显示十二指肠肿瘤以及与周围胰腺、腹主动脉及肠系膜血管关系。该患者上腹部增强 CT 显示:肝囊肿,肝内钙化灶,胆囊体积增大,胰头区胆总管扩张,十二指肠乳头区异常强化,主胰管扩张,胰头略膨大。④选择性腹腔动脉造影(selective celiac arteriography,SCA)和内镜逆行胰胆管造影术(ERCP):SCA 可显示十二指肠肿瘤的染色及附近血管侵犯情况,用于术前评估可切除性以及在血管侵犯时准确显示受侵部位。ERCP 不仅可于内镜下直接发现乳头周围区的病变,还能显示胆胰管下端梗阻、扩张及充盈缺损等改变,对乳头周围区肿瘤和合并梗阻性黄疸的诊断尤为重要。该患者 2020 年 8 月行 ERCP 并置入胆道支架。⑤超声内镜(endoscopic ultrasonography,EUS)是确定肿瘤浸润深度比较有效的方法,它能对消化道管壁准确分层,显示病灶与十二指肠壁各层次的关系,从而判断肿瘤的起源、大小、边界、有无肌层和周周血管的浸润。该患者未进行该项检查。

（2）诊断:十二指肠癌的诊断主要依据临床表现及内镜检查等辅助检查。内镜对十二指肠癌的确诊率高,是最主要的诊断手段之一,可以直接观察病变的部位、大小、外观,且通过内镜行活体组织检查,对诊断具有重要价值。十二指肠第 3、4 段的肿瘤是内镜检查的"盲区",需结合十二指肠造影来提高诊断率。CT 扫描能了解肿瘤位置、分期、浸润程度及与邻近器官的关系,确定有无远处转移,在制订治疗方案上有重要意义。ERCP 和 PTC 主要用于诊断十二指肠乳头周围癌以及与胆总管下段癌和胰头癌的鉴别诊断。检查提示:中 - 低分化腺癌;确诊"十二指肠癌"。

4. 治疗原则

（1）外科手术:手术治疗是目前十二指肠癌最有效、最根本的治疗方式。根治性手术切除主要包括胰十二指肠切除术和十二指肠部分切除术。术式的选择主要依据肿瘤的部位和浸润的深度及淋巴结转移情况。该患者年龄偏大、一般情况不佳,且患者及家属拒绝外科手术治疗。

（2）化疗:近年来,随着基因检测技术的发展,对十二指肠癌病理生物学特性的认识、药物的变革,化疗对延长十二指肠癌患者的生存期有了长足进步。但目前十二指肠癌尤其是十二指肠腺癌缺乏标准的化疗方案,十二指肠腺癌化疗方案以 FOLFOX(氟尿嘧啶 + 亚叶酸钙 + 奥沙利铂)方案多见,也有部分研究报道了一线采用 GEMOX(吉西他滨 + 奥沙利铂)方案。辅助性放化疗对十二指肠癌的治疗作用尚不明确。该患者未进行化疗。

（3）内镜下治疗:近年来,随着内镜技术的不断提高,对于早期十二指肠癌可以尝试通过内镜下进行切除。针对不能手术、接受姑息性治疗患者 ASGE 推荐内镜支架置入治疗,其创伤小,手术时间相对较短,恢复快,相较于营养管及造口等可保留患者经口进食,明显提高患者生存质量。该患者 2020 年 8 月行胆道覆膜金属支架置入,2021 年 1 月行十二指肠金属裸支架置入,本次住院计划再置入金属裸支架。

【护理问题】

1. 营养失调:低于机体需要量 与食欲减退有关。

2. 潜在并发症:出血、穿孔。

3. 知识缺乏:缺乏有关支架置入后自我观察的知识。

4. 焦虑 与疾病有关。

【健康史】

1. 患者"溃疡性结肠炎"病史 20 余年,多次住院药物治疗有效;2020 年 8 月于我院诊断为"胆管恶性狭窄",并行胆道覆膜金属支架置入;2021 年 1 月 11 日因"上腹胀、食欲减退"于本科室行十二指肠金属裸支架置入术;否认高血压病、心脏病、糖尿病史。

2. 无吸烟史、饮酒史、输血史、过敏史;否认家族遗传性疾病史。

3. **心理状况** 患者因病程长,反复多次住院,家庭经济负担重,行汉密尔顿焦虑量表(HAMA)(附录 29)评分为 14 分,存在焦虑情况。

【护理计划】

根据患者目前诊断、相关辅助检查、既往史、住院目的、一般状况,计划围手术期护理干预措施,即术前、术中、术后护理。

【护理措施】

1. **术前护理**

(1)患者准备:①完善术前相关检查。②胃肠道准备:指导患者术前禁食禁饮 6~8h,如有胃潴留,术前需禁食禁饮 12h 以上,必要时行胃肠减压。③休息与活动:术前一晚嘱其保证充足睡眠,避免引起血压升高、心率过快而影响次日手术。如遇高血压病患者,指导患者口服常用抗高血压药物。④嘱患者取下活动性义齿,以免误吸或误咽,嘱其取下全身金属纽扣、腰带及其他金属饰物。

(2)护士准备:①准备相关检查及化验报告,如:血常规、生化、心电图、上腹部 CT 等。②术前宣教:指导手术时间、地点,安全注意事项,要求家属能复述,必要时安排护士一同前往;教会患者张口呼吸,练习如何配合医生完成吸气呼气动作,指导患者学会左侧卧位、俯卧位等。③心理护理:向患者及家属讲解十二指肠梗阻的原因、解剖结构和支架置入术的路径,介绍手术的目的、方法及注意事项,讲解成功案例;消除疑虑,减少紧张情绪,取得信任积极配合治疗。从而改善机体免疫力,提高手术成功率。

(3)用物准备:指导家属携带干毛巾、卫生纸、轮椅陪同前往。

(4)其他支持:①遵医嘱补液、纠正水电解质紊乱和酸碱失衡。②联系手术专梯与手术室做好无缝衔接,确保患者安全。

2. **术中护理**

(1)检查口腔,去掉义齿及全身金属物品。

(2)器械准备:备齐所需的各种导管、导丝、器械,熟练掌握其性能及用途。

(3)核对患者姓名、住院号;查看心电图、出凝血时间、凝血酶原时间、血常规,心肺功能异常者、年老体弱者应在严密监护下进行手术和治疗。

(4)协助患者取左侧卧位,两腿向前弯曲,脸颊处放置毛巾或棉垫避免压伤,口中放置牙垫做好固定,让口水自然流入弯盘,保持呼吸道通畅,如需麻醉,应严密观察患者麻醉情况,监测生命体征变化,发现异常及时处理。

（5）配合要点:内镜下手术对护理配合要求高,医生使用内镜时注意力集中在显示屏及X线图片上,护士使用内镜附件要与医生配合默契,正确理解医生意图,眼到手到。当支架跨越狭窄段后开始释放,十二指肠金属裸支架推送时要求护士用力推动支架推送器,用力的大小根据梗阻的严重程度、医生推进的速度及护士的手感而定,其间保持导丝位置良好,助手根据医生的指令在X线实时监视下释放支架。

（6）与病房护士做好患者及记录交接。

3. 术后护理

（1）体位及活动指导:术后指导患者自主卧位,术后24h下床活动,避免剧烈运动,防止支架移位。

（2）饮食护理:术后禁食水6~8h,8h后患者无不适,可进温水、流质饮食,逐渐过渡为半流质饮食,注意补充足够的营养,食物温度适中,不宜过冷过热,避免粗糙饮食,嘱患者少食多餐,保持大便通畅。

（3）用药护理:术后遵医嘱应用抗感染药物如注射用头孢噻肟钠舒巴坦钠、抑酸药物如注射用艾司奥美拉唑钠及补液营养支持药物,观察患者静脉穿刺部位及用药后反应。

（4）预防并发症的护理

①腹痛、腹胀:因金属支架逐渐膨胀,患者术后1~3d多有腹胀不适感,需准确评估病情,向患者及家属解释腹胀的原因,如能耐受无须特殊处理,一般情况下术后1~2周腹胀逐渐减轻或消失,腹痛严重者密切观察生命体征,须排除穿孔并发症后使用镇痛药,该患者术后轻微腹胀可耐受,未行特殊处理,主管医生及责任护士向患者讲解支架置入后相关知识,患者自我调整心态24h后症状消失。②出血、穿孔:狭窄部位的肿瘤组织一般较脆,加上支架的挤压,术后可能出现出血、穿孔等并发症,临床护理中密切观察患者面色,监测生命体征,观察患者有无呕血、黑便情况,观察腹痛性质、程度,如有异常立即汇报医生紧急处理。该患者术后无呕血、黑便情况。③支架移位、脱落或梗阻:金属支架的持续膨胀状态及两端膨大的喇叭口设计可有效预防移位。剧烈活动、进食过冷过热的食物或暴饮暴食以及肿瘤生长均可使支架移位、脱落、梗阻,临床表现为再次恶心、呕吐。因此,对患者及家属严格的饮食管理及健康教育极其重要。该患者病史中有此类情况发生,患者自2021年1月11日至2021年6月11日期间发热3次,体温最高达39.0℃,伴有寒战,给予对症处理后体温降至正常,不排除支架梗阻原因,故强化术后宣教为此次护理重点。④感染:术后监测体温,合理使用抗生素,注意鉴别肿瘤吸收热与感染引起的发热。该患者术后给予抗感染支持治疗,体温正常。

（5）心理疏导:依据患者术后手术报告,医生给予后续治疗方案,以人文关怀形式与患者深入沟通,树立其战胜疾病的信心,有助于术后康复,从而提高生活质量。

（6）症状护理:支架置入后部分患者仍有恶心、呕吐症状,在排除梗阻及支架不张堵塞情况后,轻者不须特殊处理,严重者遵医嘱应用镇吐药;保持口腔清洁;如皮肤有瘙痒切勿用手抓挠,使用温水擦洗减轻症状,保持皮肤清洁,床单元整洁干燥;观察患者神志、尿量、治疗情况。该患者无不适主诉。

【护理评价】

1. 术前

（1）患者术前已完善相关检查；夜间休息可，生命体征平稳；未携带金属物品，未佩戴义齿；按时间要求未进食水。

（2）患者相关检查报告及病历准备齐全；患者及家属知晓手术时间、地点及注意事项。

（3）患者及家属积极配合治疗，肯定术前沟通效果。

（4）用物准备充分，保证手术顺利进行。

2. 术中

（1）患者顺利配合医生完成手术操作。

（2）护士与医生配合默契，手术顺利。

（3）与病房护士交接仔细，包括患者交接、记录交接等。

3. 术后

（1）患者未进行剧烈运动，24h后进行了室内活动，病情平稳。

（2）患者饮食规律，以半流质饮食为主，未暴饮暴食，未食坚硬刺激、过冷过烫等食物。

（3）患者未出现术后并发症。

【案例启示】

十二指肠癌伴梗阻是一种临床并不少见的恶性疾病，因其临床表现特点：腹痛、恶心、呕吐、黄疸、发热等症状，又因该患者同时伴有"溃疡性结肠炎"病史多年，常年病痛折磨，患者迫切希望通过微创治疗改善生活质量，故十二指肠金属裸支架置入成为患者的希望。内镜下治疗已日趋成熟，本科室成功为患者解决该问题，术后无严重并发症发生，患者食欲增进，无发热、腹痛、恶心等症状。出院后的自我护理、自我观察、注意事项知晓情况已成为临床需重点讨论话题。此案例警醒护理工作者：该患者反复住院，需足够重视出院后随访工作。制订个性化支架置入术后宣教内容及复诊流程体系，专人负责，定期电话随访，指导患者坚持家庭用药、合理饮食活动、按时门诊复诊等，进一步使患者获益，提升患者满意度，降低患者再入院率。

（胡雪慧　王海英）

第四章　一例急性腹痛为主伴有Hp感染的小肠克罗恩病患者的护理

【病历摘要】

1. 病例介绍　患者,青年男性,慢性病程急性发作。6年前无明显诱因间断出现腹泻,大便为黄色不成形糊状,无黏液脓血,4~5次/d,无里急后重;伴下腹部绞痛,便后可缓解;无恶心、呕吐,无反酸、烧心;无腹泻便秘交替出现;无低热、盗汗、乏力;无咳嗽咳痰、胸闷胸痛等症状。前往医院就诊行胃镜和结肠镜检查未见明显异常,小肠镜检查示回肠多处纵行或地图样溃疡,考虑小肠克罗恩病。予美沙拉秦缓释颗粒治疗原发病,以及抗炎、抑酸对症治疗好转后出院,并规律服用美沙拉秦缓释颗粒3年后停药,其间仍有间断腹泻,腹痛好转。近半月患者再次无明显诱因出现间歇性阵发性下腹部绞痛,与进食无关,疼痛持续5~10min可自行缓解;伴有腹泻,为黄色不成形糊状便,6~7次/d,无黏液脓血,无里急后重;伴间断高热,体温最高达40.0℃,同时伴有乏力、纳差,近半月来体重下降5kg。患者既往回肠部分切除术后、阑尾切除术后。

2. 症状及体征　腹痛、腹泻伴发热,查体:腹平坦,无静脉曲张,未见胃肠型及蠕动波。腹软,下腹部压痛,无反跳痛及肌紧张,未触及包块,肝、脾肋下未触及,麦氏点压痛(−),Murphy征(−),输尿管点压痛(−);肝、脾区无叩击痛,移动性浊音(−);肠鸣音3次/min,未闻及血管杂音、气过水声及振水音。脊柱四肢无畸形,无叩击痛;关节无红肿、压痛,双下肢不肿。

3. 辅助检查

(1)血常规+C反应蛋白(CRP):血小板(PLT)395×10⁹/L,血红蛋白(Hb)111g/L,白细胞(WBC)10.44×10⁹/L,CRP 27mg/L。

(2)血型:B型Rh阳性。

(3)尿常规:红细胞(RBC)56/μL,未分类结晶(UNCX)36/μL,黏液丝(MUCS)259/μL。

(4)大便常规、粪便隐血试验、便培养、便找寄生虫、便球杆比:未见异常。

(5)生化C21:白蛋白(Alb)30.3g/L,乳酸(LA)2.56mmol/L,尿素氮1.88mmol/L,总胆固醇(CHOL)3.75mmol/L,甘油三酯(TAG)2.12mmol/L,高密度脂蛋白胆固醇(HDL-C)0.59mmol/L,低密度脂蛋白胆固醇(LDL-C)2.23mmol/L。

(6)凝血功能:凝血酶原活动度(PTA)78.20%,抗凝血酶Ⅲ(AT-Ⅲ)73.5%,纤维蛋白原(Fbg)4.13g/L。

(7)血沉:血沉(ESR)28mm/h。

(8)ANA、可提取性核抗原(ENA)、免疫球蛋白+补体:大致正常。

(9)CMV、EB病毒(EBV)、结核抗体阴性。

(10)¹³C呼气试验:阳性。

4. 初步诊断　①小肠克罗恩病。②回肠部分切除术后。③Hp感染。④阑尾切除术后。

5. 诊疗及护理经过 患者入院期间完善相关检查,腹盆腔增强 CT+ 小肠重建:部分小肠肠壁增厚,考虑炎症性肠病可能大。胃镜:糜烂性胃炎,十二指肠霜斑样溃疡。结肠镜:结合病史考虑小肠克罗恩病可能性大。经肛小肠镜提示:回肠多发溃疡性病变,克罗恩病?

患者入院后遵医嘱予一级护理,禁食,胃肠镜及小肠镜检查前、后护理,医疗建议患者行英夫利西单抗治疗,患者因经济原因无法使用,改为美沙拉秦缓释片 1g 4 次 /d+ 醋酸泼尼松 60mg 1 次 /d 治疗(每 2 周减 5mg),并予抗感染、抑酸、全肠外营养支持等对症治疗。患者对激素治疗抵触,予患者行用药宣教、心理宣教,讲解激素治疗克罗恩病的疗效及最新进展,讲解临床成功病例,患者同意应用激素治疗。应用药物 4d 后,患者腹痛较前明显缓解,腹泻症状改善,排黄褐色软便 1 次 /d,体温可降至正常。1 周后改为二级护理,流质饮食,给予患者饮食护理,指导患者进食高蛋白、低脂、少渣流质饮食,患者进食 2d 后未诉不适,遵医嘱改为半流质饮食,患者大小便正常,未诉腹痛,体温正常,遵医嘱患者出院。建议患者病情平稳 2 周后复查,如症状无反复,遵医嘱择期行根除 Hp 的四联疗法(PPI+ 铋剂 + 两种抗生素共应用 14d)治疗,并定期随访及复查胃肠镜。

【疾病介绍】

1. 概述 克罗恩病是一种原因不明的胃肠道慢性炎症性疾病,在胃肠道的任何部位均可发生,病变局限于小肠(主要为末端回肠)和结肠,二者也可同时累及,可贯穿肠壁各层,侵犯肠系膜和局部淋巴结,呈节段性跳跃性分布。临床表现为腹痛、腹泻、肠梗阻,伴有发热、营养障碍等肠外表现。病程多迁延,反复发作,不易根治。病理变化分为急性炎症期、溃疡形成期、狭窄期和瘘管形成期(穿孔期)。

2. 病因与发病机制 本病病因不明,可能与感染、体液免疫和细胞免疫有一定关系。

3. 临床表现与诊断

(1)临床表现

1)症状

①消化系统症状。腹痛:评估患者腹痛的位置,疼痛性质,腹痛持续的时间,有无间歇性发作,腹痛发作时是否伴有肠鸣音活跃,有无餐后加重,便后缓解等症状。腹泻:评估患者排便的次数、量和性质;评估患者有无间歇发作,持续性糊状便,有无黏液血便及里急后重感。评估患者有无腹部包块(是由肠粘连、肠壁与肠系膜增厚、肠系膜淋巴结肿大、内瘘或局部脓肿形成所致)。瘘管:评估患者病变有无穿透肠壁全层至肠外组织或器官,形成瘘管,瘘管形成是克罗恩病临床特征之一。肠梗阻:评估患者腹部有无阵发性绞痛,有无腹胀、便秘、呕吐,无法排便排气等。肛门直肠周围病变:评估患者有无肛门、直肠周围瘘管、脓肿形成,肛裂等。

②全身相关表现评估。发热:评估患者有无发热,体温波动情况。营养障碍:评估患者有无消瘦、贫血、低蛋白血症、维生素缺乏、缺钙、骨质疏松等症状。在疾病急性发作期,注意评估患者有无水电解质、酸碱平衡紊乱。

③肠外表现:除肠内表现外,还要注意患者有无其他肠外表现,如虹膜睫状体炎、葡萄膜炎、杵状指、关节炎、结节性红斑、坏疽性脓皮病、口腔黏膜溃疡、慢性肝炎、胆管周围炎、硬化性胆管炎等,偶见淀粉样变性或血栓栓塞性疾病,需注意观察。

2)体征:评估患者有无腹肌紧张、压痛、反跳痛,有无贫血貌等。

3)实验室及其他检查

①血液检查:可见白细胞计数增高,红细胞及血红蛋白降低,血细胞比容下降,血沉增

快。黏蛋白增加、白蛋白降低。血清钾、钠、钙、镁等可下降。②粪便检查：可见红细胞、白细胞，粪便隐血试验呈阳性。③肠吸收功能试验：因小肠病变做广泛肠切除或伴有吸收不良者，可做肠吸收功能试验，以进一步了解小肠功能。④结肠镜检查：是诊断克罗恩病最敏感的检查方法。主要风险为肠穿孔和出血。⑤经肛小肠镜检查：回肠多发溃疡性病变（克罗恩病？）⑥钡剂灌肠检查：钡影呈跳跃征象。用于不宜做结肠镜检查者。⑦X 线小肠造影：通过观察小肠的病变，确定肠腔狭窄部位。⑧CT 检查：可同时观察整个肠道及其周围组织的病变，对于腹腔脓肿等并发症有重要的诊断价值。

（2）临床诊断：依据克罗恩病患者的临床表现、放射影像学检查、内镜和病理表现等，世界卫生组织（WHO）推荐克罗恩病诊断标准（表 3-4-1），目前主要是根据此诊断标准进行诊断。

表 3-4-1　世界卫生组织推荐的克罗恩病诊断标准

项目	临床表现	放射影像学检查	内镜检查	活组织检查	手术标本
①非连续性或节段性改变	－	阳性	阳性	－	阳性
②卵石样外观或纵行溃疡	－	阳性	阳性	－	阳性
③全壁性炎性反应改变	阳性	阳性	－	阳性	阳性
④非干酪性肉芽肿	－	－	－	阳性	阳性
⑤裂沟、瘘管	阳性	阳性	－	－	阳性
⑥肛周改变	阳性	－	－	－	－

注：具有①②③者为疑诊，再加上④⑤⑥3 项中任何一项可确诊。有第④项者，只要加上①②③中任何两项亦可确诊。初发病例，根据临床、影像学或内镜表现及活检改变难以确诊时，应随访观察 3~6 个月。与肠结核混淆不清者应按肠结核做诊断性治疗，以观后效。

4. 治疗原则　主要是控制病情，缓解症状，减少复发，防治并发症。

（1）一般治疗：缓解期，以支持治疗为主。活动期宜卧床休息，高营养、低渣饮食。严重者宜暂禁食禁饮，采用肠内或肠外营养支持，维持水、电解质、酸碱平衡。积极纠正贫血、低白蛋白血症等。

（2）药物治疗

①水杨酸类：柳氮磺吡啶（SASP）和 5- 氨基水杨酸（5-ASA）适用于慢性期和轻、中度活动期患者。一般认为 SASP 不能预防克罗恩病复发。对直肠和乙状、降结肠病变可采用 SASP 或 5-ASA 制剂灌肠，经肛门用药。严重肝、肾疾患，婴幼儿、出血性体质以及对水杨酸制剂过敏者不宜应用 SASP 及 5-ASA 制剂。②肾上腺皮质激素：常用于中、重症或暴发性患者，对不能耐受口服者，可静脉滴注氢化可的松或甲泼尼龙或 ACTH，14d 后改口服泼尼松维持，通常在急性发作控制后遵医嘱逐渐停用，也可采用隔日口服泼尼松或合用 SASP 或 5-ASA 作为维持治疗。对直肠、乙状结肠、降结肠病变可采用药物保留灌肠，如氢化可的松琥珀酸钠、0.5% 普鲁卡因，加生理盐水，缓慢直肠滴入，也可与 SASP、5-ASA 或锡类散等药物合并使用，妊娠期也可应用。③免疫抑制剂治疗：对肾上腺皮质激素或水杨酸类治疗无效者，可改用或加用硫唑嘌呤、6- 巯基嘌呤（6-mercaptopurine）、环孢素、他克莫司（FK506）等其他免疫抑制剂，也可合用左旋咪唑、干扰素、转移因子、卡介苗及免疫球蛋白等免疫增强剂。④生物制剂：对于出现肠道狭窄等并发症或激素类控制不佳或频繁复发时，及时选择生物制剂。

（3）外科手术：手术治疗主要用于完全性肠梗阻、肠瘘与脓肿形成、急性穿孔或不能控制的大出血，以及难以排除癌肿的患者。

【护理问题】

1. 疼痛：腹痛　与肠内容物通过炎症狭窄肠段而引起局部肠痉挛有关。

2. 体温过高　与肠道炎症及继发感染有关。

3. 腹泻　与病变肠段炎症渗出、蠕动增加及继发性吸收不良有关。

4. 营养失调：低于机体需要量　与长期慢性腹泻及吸收障碍有关。

5. 有体液不足的危险　与肠道炎症致长期频繁腹泻有关。

6. 焦虑　与疾病病程长，疾病反复发作有关。

7. 知识缺乏　与缺乏自身疾病相关知识有关。

8. 潜在并发症：肠梗阻、消化道出血、腹腔脓肿、肠穿孔、吸收不良综合征。

【健康史】

采集患者的一般资料，主诉、现病史、既往健康史、用药史、家族史等，并进行系统性回顾。同时，关注患者查体情况、近期进行的实验室检查和其他检查结果、社会文化状况等。

【护理计划】

分析患者病情，患者青年男性，克罗恩病诊断明确，病程长达 6 年，其间间断腹泻、腹痛，3 年前停药，近半月来患者病情加重，腹痛伴腹泻，体温升高达 40℃，同时伴有乏力、消瘦，且合并 Hp 感染、十二指肠溃疡。因患者病程较长，此次急性发作，病史复杂，病情较重，因此患者入院后伴有轻度焦虑。结合患者目前的情况，在护理方面，除了关注患者腹痛、腹泻、体温变化的情况，同时应重点关注患者的营养及心理状况。患者克罗恩病诊断明确，病变累及小肠，病变位置影响患者营养物质的重吸收。此外，患者因病症和治疗的影响，存在复杂的心理情绪，不良情绪会反作用于患者的躯体，影响疾病治疗进展。所以对患者提供必要的心理支持和心理疏导至关重要，通过对患者介绍疾病相关的知识和治疗方法等，提高患者对于自身病症的认知。从病史中得知，患者 3 年前停药，未规律定期复查，可见患者依从性较差，应着重予患者进行健康宣教。患者病情稳定后需进行根除 Hp 治疗，应关注患者服药情况，指导患者定期复查。

【护理措施】

1. 疼痛护理

（1）评估患者疼痛的性质、部位、持续时间，依据疼痛评分量表对患者疼痛进行评分，给予针对性护理措施。临床上常用的疼痛评估方法为数字疼痛评估量表（NRS）（附录 37），其用 0~10 代表不同程度的疼痛，0 为无痛，10 为剧痛。

（2）加强巡视病房，给予心理支持，耐心倾听患者主诉，腹痛发作时指导患者转移注意力，如看书、听音乐等。

（3）遵医嘱予患者应用止疼药物，使用药物后应加强观察患者腹痛症状有无缓解。

（4）患者疼痛时指导患者卧床休息，采取半坐卧位。

（5）根据医嘱指导患者进食易消化性食物，减少食物对胃肠道的刺激。

（6）此外，如患者出现腹痛性质突然改变，应警惕肠梗阻、中毒性巨结肠、肠穿孔等并发症的发生。

2. 发热护理

（1）观察患者病情变化：加强巡视，观察患者面色、体温、脉搏、呼吸，有无寒战、大汗。

（2）降温：予物理降温，患者高热时遵医嘱予乙醇擦浴（25%~30%，30℃）、温水擦浴（32~34℃），物理降温时注意密切监测患者体温变化。必要时遵医嘱应用退烧药。同时积极治疗原发病。

（3）遵医嘱补充电解质和水分，患者疾病活动期禁食，遵医嘱予肠外营养支持补充电解质，同时监测患者实验室检查结果，防止电解质紊乱。

（4）监测患者血常规、C 反应蛋白、血沉等实验室检查指标，遵医嘱予患者应用抗感染药物。

（5）指导患者疾病活动期以卧床休息为主，减少体能消耗，加强活动安全指导。

（6）协助患者生活护理，勤换衣物床单，保持床单元清洁干燥，每日可予生理盐水进行口腔护理。

3. 腹泻护理

（1）观察患者每日腹泻的次数、性质，腹泻伴随的症状，如有无发热、腹痛，监测患者的粪便检查结果。

（2）遵医嘱予患者应用药物，积极治疗原发病。

（3）关注患者实验室检查结果，关注电解质变化，防止水电解质平衡紊乱。

（4）注意肛周皮肤护理，每次排便后指导患者用温水清洁肛周皮肤，软巾擦拭干燥，局部涂抹凡士林保护皮肤。

4. 营养护理

（1）根据患者病情，定期予患者进行营养风险筛查，采用 NRS2002（附录 23），总分≥3分表示存在营养风险；体重指数 <18.5 为营养不良。根据患者病情，营养风险筛查评分显示存在营养风险，遵医嘱给予患者营养支持治疗。

（2）患者疾病急性发作期禁食禁饮，遵医嘱予患者肠外营养支持治疗，密切关注患者的电解质情况及营养状况。

（3）患者疾病缓解期，腹痛、腹泻症状缓解，遵医嘱经口进食，指导患者过渡饮食，保证患者每日摄入所需的热量，根据患者病情给予患者针对性的饮食指导，进食低脂、少渣、高蛋白、易消化食物，遵医嘱适当补充维生素和微量元素。

（4）指导患者记录饮食日记，记录每日饮食情况及腹部症状、排便情况，排除不耐受食物。

（5）监测患者的体重及相关营养指标。

5. 补液护理

（1）监测患者的生命体征及神志，严格记录出入量；疾病活动期注意观察患者有无口渴、口唇干燥、皮肤弹性下降、尿量减少、神志淡漠等情况。

（2）遵医嘱予患者补充液体量及电解质，以满足患者的机体生理需要。

（3）及时关注患者相关血生化实验室指标，避免电解质紊乱。

6. 心理护理 克罗恩病病程多迁延，反复发作，目前尚无根治的方法。所以患者多表现出焦虑等负面情绪，不良情绪也会导致患者出现新的心身症状，影响克罗恩病的治疗，因此对克罗恩病患者进行心理干预是非常迫切及必要的。针对此患者的情况，采用焦虑自评量表（SAS）（附录27）实时评估患者的焦虑情绪严重程度,耐心解释疾病的特点,讲解积极配合治疗的方法和注意事项,适当诱导,提高患者对疾病的认知能力及配合治疗的行为能力,解除其思想顾虑,鼓励患者树立信心,积极配合治疗。

7. 健康指导

（1）评估该患者的文化程度,知识缺乏的内容与程度,制订个体化的健康教育计划。

（2）讲解Hp感染、消化性溃疡、克罗恩病等疾病的临床表现、治疗原则、配合要点等相关知识。

（3）饮食指导:告知患者按时进餐,采取分餐制,禁食生冷、辛辣、坚硬、粗糙、刺激、油炸性的食物,宜进食低脂、易消化软食,规律进食,切忌暴饮暴食,忌烟酒。

（4）活动与休息:疾病活动期以卧床休息为主,减少体力活动,卧床期间进行床上主动运动,预防VTE;疾病缓解期运动以不感疲惫为宜,可酌情适量增加运动量,避免剧烈活动,规律作息,避免精神紧张。

（5）用药指导:按时按量服药,指导患者不可私自停药及换药,尤其是激素,严格遵医嘱用药,绝不可自行停药或减量,避免造成疾病反复。

（6）疾病自我观察:如患者出现呕血、黑便、血便、便秘、呕吐、腹痛加剧、腹肌紧张、腹部包块,应及时就诊。

（7）按时复查:定期复查胃肠镜。此外,定期复查血钙,预防服用激素后引起的低钙血症。

8. 并发症的护理 ①密切关注该患者腹部症状,有无腹胀、剧烈腹痛,有无腹肌紧张,预防肠穿孔的发生。②观察患者排便的性状、量,有无呕血、黑便,监测患者有无消化道出血。③关注患者的生命体征,有无出现腹部阵发性绞痛、便秘、呕吐、无法排便或排气,警惕肠梗阻的发生。④关注患者相关实验室化验指标。⑤遵医嘱予患者用药。⑥如需行肠镜,口服清肠剂后密切关注患者腹部症状,预防中毒性巨结肠、肠穿孔,预防消化道出血。

【护理评价】

患者经过治疗护理后,腹痛症状明显缓解,排黄褐色成形软便1次/d,未出现肠梗阻、肠穿孔、消化道出血等并发症;患者未发生营养失调症状;无焦虑发生;掌握疾病的饮食、服药、运动等相关知识,掌握按时按量服药及定期复查肠镜的重要性,能够自我识别排便的异常情况。

【案例启示】

此病例为一例急性腹痛伴随Hp感染的克罗恩病患者,病变累及部位较多,且症状明显,病史复杂,护理问题较多,应梳理患者的病史,明确患者现阶段主次要问题,针对性制订护理计划,落实健康指导,并在患者好转出院后进行随访,保证疾病护理的延续性。

1. 积极治疗原发病 克罗恩病是一种尚不完全清楚病因的消化道慢性非特异性肠道炎症性疾病,该病较难治愈、有终身复发倾向,其患病率和发病率呈逐年上升趋势。目前临床上针对治疗克罗恩病最主要方法是采取保守治疗,促进肠道黏膜愈合,延长疾病缓解期,减少疾病发作期。所以按时按量服药,定期复查至关重要。该患者前期治疗过程中,拒绝使用激素,我们通过查阅文献,统计数据,针对患者的情况制订用药宣教计划,最终说服患者接受激素治疗,且后期效果显著,进一步树立了患者战胜疾病的信心。指导患者严格遵医嘱调节激素用量,绝不可自行停药或减量,以免加重疾病。

2. **关注患者营养状况,促进肠道黏膜愈合** 由于克罗恩病可影响消化道中任一部位,导致患者肠道吸收出现障碍,消耗大、摄入减少,从而使患者出现营养不良状况。患者营养状况不佳,无法为肠道黏膜愈合提供营养,不利于疾病的恢复。在此病例中,我们结合患者病史,前后三次申请营养科会诊,在疾病的不同时期,给予患者提供及时有效的营养支持治疗,对于患者肠道黏膜愈合起到了重要作用。

3. **关注患者心理问题** 此患者为慢性病程,急性发作,同时合并 Hp 感染及十二指肠溃疡,伴有腹痛、腹泻及高热,护理问题较多,患者身心均承受着巨大痛苦。因此,我们除了关注患者体征和营养状况外,还应重视患者的心理问题,及时给予患者心理疏导,树立战胜疾病的信心。

4. **针对性健康宣教** 患者经过治疗,腹痛、腹泻症状得到缓解,体温降至正常,从既往史中得知患者依从性差,自行停药,未规律复查。所以在护理该患者时,着重宣教慢性疾病按时服药和定期复查的重要性,指导患者坚持治疗,遵医嘱服药,不可随意停药或换药,定期复查,以此延长患者的疾病缓解期,降低疾病复发率。此外,患者伴有 Hp 感染,指导患者进食时分餐、规律服药,定期进行 ^{13}C 呼气试验,直至 Hp 根除。患者胃镜结果显示糜烂性胃炎,十二指肠霜斑样溃疡,告知患者定期复查胃镜,避免进食生冷、辛辣、刺激性食物,忌酸甜食物。

5. **做好出院后随访** 为了保证治疗及护理的连续性,对患者进行延续性护理。延续性护理是以患者需求为主的护理方法,通过一系列行动设计推动护理从医院延伸到社区与家庭,保障了护理的有效性与全面性。患者出院后对患者进行定期随访,动态掌握患者的疾病发展及患者需求,及时帮助解决,给予患者针对性的宣教,减少患者的不适,提高用药依从性。

（韦 键 王 利）

第五章 一例高危十二指肠间质瘤合并出血患者的护理

【病历摘要】

1. 病例介绍 患者马某某,女,69岁。因"便血8月余",为进一步诊治,于2019年12月30日以"十二指肠间质瘤合并出血"门诊就诊。患者自发病以来饮食、睡眠尚可、体重无明显减轻。

2. 症状及体征 便血8月余。胃镜检查提示:十二指肠球部降段肠壁弥漫性增厚、僵硬、呈肿块样隆起,外院诊断:十二指肠间质瘤。患者自发病以来饮食、睡眠尚可、体重无明显减轻。

3. 辅助检查

(1)实验室检查:血红蛋白75g/L,白细胞$6.52×10^9$/L,红细胞计数$2.75×10^9$/L,血小板计数$290×10^9$/L。总蛋白45.3g/L,白蛋白25.3g/L,谷丙转氨酶11U/L,谷草转氨酶27U/L,碱性磷酸酶78U/L,尿素氮5.19mmol/L,血肌酐66μmol/L,尿酸370μmol/L,血管内皮生长因子146.04pg/ml。

(2)影像学检查

①腹部CT:十二指肠降段占位,胰十二指肠上动脉远端血管分支供血,考虑恶性肿瘤性病变。②胃镜结果显示:十二指肠巨大溃疡。③腹部B超提示:右上腹混合回声肿块,考虑肿瘤病变大小约8.7cm×8.0cm。④病理报告:提示间质瘤,免疫组化:CD117(＋)、CD34(＋)、DOG-1(＋)、Ki67(＋)20%。⑤外院活检基因检测示:野生型。

4. 初步诊断 ①十二指肠降段间质瘤(高危)。②中度贫血。③白细胞减少症。④低蛋白血症。

5. 诊疗及护理经过

(1)诊疗经过:2019年4月20日甲磺酸伊马替尼400mg/d靶向药物治疗。2019年12月29日在我院肝胆外科手术治疗,剖腹探术中发现腹部肿瘤粘连范围大,患者耐受差,家属放弃手术切除,甲磺酸伊马替尼增加至600mg/d口服,随后行腹部增强CT(十二指肠上部及降段可见肠壁增厚、强化,大小约11.0cm×11.8cm×9.9cm)及血药浓度(898mmol/L)监测,提示耐药。2020年1月24日更换为苹果酸舒尼替尼37.5mg/d口服,服药期间一直间断便血,血红蛋白、白细胞、血小板间断出现异常,给予输血、升高白细胞及血小板等治疗。于2021年2月2日在外院行胰头十二指肠及部分肝切除术,术后基因检测提示*KIT*外显子17突变,D816E突变,遂改服瑞戈非尼160mg/d,术后继续行靶向治疗,目前大便正常,血常规、肝肾功检查结果基本正常。

(2)护理经过:①患者服药期间,给予用药及饮食指导、常见药物不良反应及处理。②每3个月随访1次,关注血药浓度、大小便常规、血常规检查及腹部增强CT结果。③药物不良反应多,患者经济负担重,给予必要的心理辅导。④告知患者定期随访的必要性,防止肿瘤复发或者转移。⑤采用多种模式的健康教育的方式,为患者讲解疾病相关知识。⑥专人定期随访,提高患者服药依从性。

【疾病介绍】

1. 概述 胃肠道间质瘤(GIST)是一类起源于胃肠道间叶组织肿瘤。与我们通常所谈论的"癌"有很大区别,癌是起源于上皮组织的恶性肿瘤,恶性程度更高。GIST 属于少见肿瘤,占所有胃肠道肿瘤患者比例不到 3%,但却是最常见的胃肠道肉瘤类型。GIST 全球发病率为 6.8~14.4/100 万人,中国每年发病 2 万~3 万例。它可以发生在胃肠道的任何部位,但主要发生于胃(占 50%~70%)和小肠(占 20%~30%),也可发生在胃肠道外、腹膜、网膜及肠系膜等处。发病年龄从十几岁到九十岁不等,多见于 60 岁左右,男女发病率接近。

2. 病因与发病机制 研究显示,GIST 与常见的胃肠癌不同,它主要起源于胃肠道有分化潜能的间充质细胞或间质卡哈尔细胞。曾被诊断为平滑肌瘤或平滑肌肉瘤等,1983 年 Mazur 和 Clark 通过研究,首先提出了"间质肿瘤"(stromal tumor)这个概念,来命名这类难以明确分化方向的肿瘤。

GIST 多由 *KIT* 基因或血小板源性生长因子受体 -α(*PDGFRA*)基因突变所导致,80%~85% 的患者存在 *KIT* 突变,而 5%~10% 为 *PDGFRA* 突变;少部分缺乏 *KIT* 或 *PDGFRA* 基因突变的患者,被称作为野生型 GIST,此类 GIST 可源于其他少见的基因突变,如 *SDHx*、*BRAF*、*NF1*、*RAS* 等。组织学上,依据细胞形态学,GIST 可分为三大类:梭形细胞型(70%)、上皮样细胞型(20%)和梭形细胞 / 上皮样细胞混合型(10%)。免疫组化检测是诊断 GIST 的重要依据,CD117 为其重要标志物,阳性率为 94%~98%;DOG-1 是一种在 GIST 中特异表达的细胞膜表面蛋白,阳性率为 94%~96%,CD117 与 DOG-1 具有高度一致性。

3. 临床表现与诊断

(1)临床表现

1)症状:GIST 的临床症状主要取决于肿瘤的部位、大小、生长方式,通常无明显特异性。以胃肠道出血最常见,如呕血、便血等。其他包括腹部不适、腹胀、腹部疼痛、肠梗阻、少部分消化道穿孔或肿瘤破裂等。

2)体征:腹部可扪及包块,并压迫邻近器官。GIST 极少通过淋巴结转移,主要通过血行和种植转移,转移主要发生在肝脏和腹腔。

3)实验室及其他检查

①实验室检查:血常规、肝肾功能。②影像学检查:肠镜及超声内镜、小肠镜和胶囊内镜、X 线钡餐造影、增强 CT、MRI。对于需要明确病理诊断进行靶向治疗的患者,可以选择超声内镜下或者超声 /CT 引导下经皮穿刺活检,进行基因检测。

该患者主要存在便血、腹膨隆,左腹可触及一巨大包块约 11.0cm×11.8cm×9.9cm;胃镜结果示:十二指肠巨大溃疡;腹部 B 超:右上腹混合回声肿块,考虑肿瘤病变大小约 8.7cm×8.0cm。病理报告示:提示间质瘤,免疫组化:CD117(+)、CD34(+)、DOG-1(+)、Ki67(+)20%

(2)诊断:一般根据患者的症状,结合内镜、超声内镜、CT 或 MRI 等检查,可以做出 GIST 初步诊断,通过病理及基因检测可以确诊并进行危险度分级。

4. 治疗原则

(1)药物治疗:不可切除间质瘤首选药物治疗,口服靶向治疗(甲磺酸伊马替尼),每 3

个月全面复查一次,半年后全面评估肿瘤缩小情况再考虑是否符合手术。

（2）手术治疗:对于局限性 GIST、可切除的 GIST,手术切除是首选治疗方案。应完整切除,切除范围遵循非扩大原则,无瘤原则,术中避免肿瘤破裂。

手术方式有三种:①开腹手术,目前仍是最常用的手术方法,其中区段或楔形切除是最常用的局部手术切除。②经直肠、阴道或会阴,位于直肠或直肠阴道隔的病灶,可考虑截石位或折刀位下局部完整切除。③腹腔镜手术。

（3）内镜治疗

①内镜下切除肿瘤病灶:考虑到 GIST 有恶性潜能,应优先考虑手术切除。随着有经验的中心内镜技术日益成熟,对于食管或者胃的小 GIST（直径 <2cm）可以考虑内镜下切除,其安全性和有效性相对比较安全。十二指肠、结肠、直肠 GIST 通常不行内镜下切除,小肠GIST 无法行内镜下切除。②内镜下切除方式:内镜下切除的方式主要有内镜圈套切除术（EBL）、内镜黏膜下挖除术（ESE）、内镜全层切除术（EFTR）或隧道法内镜黏膜下肿物切除术（STER）等,STER 通常应用于食管 GIST。③内镜下切除的优点:内镜切除相对于手术切除损伤更小,特别是食管或者胃食管结合部（贲门）附近的小 GIST,内镜下切除可以避免外科切除带来的创伤。对于高龄、身体状况较差、无法耐受手术切除的患者也可以考虑内镜下切除。

该患者为巨大间质瘤不适合内镜下切除。

【护理问题】

1. 潜在并发症:出血。

2. 焦虑　与患者对疾病知识缺乏认识,服药费用高有关。

3. 胃肠道反应　与应用靶向药物治疗有关。

【健康史】

1. **根据主诉及相关鉴别问诊**　①发病可能的病因和诱因。②根据主诉症状进行纵向询问。在护理过程,关注患者血红蛋白情况以及便血情况,做好记录并给予对症处理。③有助于鉴别诊断的横向问诊,及伴随症状询问。在护理过程中,询问患者有无腹胀、腹痛情况。此患者间断腹胀,双眼睑轻度水肿,给予同时口服枸橼酸莫沙必利片每 10mg,每日三次,螺内酯片每次 20mg,每日一次,氢氯噻嗪片每次 25mg,每日二次,口服后症状较前减轻。④患者饮食,睡眠,大便和体重情况。

2. **相关病史**　①有无药物过敏史。②与该病相关其他病史,包括相关的既往患病史,相关的个人史及家族史,婚育史,女性必要时询问月经史。

3. **诊疗经过**　①询问患者是否到医院就诊,做过哪些检查项目。②治疗和用药情况,询问治疗的方法和药物及疗效。

【护理计划】

分析患者病情,患者为老年男性,诊断明确,病程长达 3 年,病情逐步进展。患者长期受病痛折磨及治疗的影响,心理状态复杂,伴有轻度焦虑情绪。结合患者目前的情况,在护理方面,除了关注患者便血情况,同时应重点关注患者的营养及心理状况。患者因病症和治疗的影响,存在轻度焦虑情绪,不良情绪会反作用于患者的躯体,影响疾病治疗进展。所以对患者提供必要的心理支持和心理疏导至关重要,通过对患者介绍疾病相关的知识和治疗方法,提高患者对于自身病症的认知,从而增强治疗的依从性。按时服药,规律随访能够对不良反应进行监测和管理,减少副作用,提高生活质量,防止肿瘤复发或者转移。

【护理措施】

1. **心理护理**　患者突然出现呕血、便血等症状,往往没有心理准备,首先出现的心理反应是焦虑和恐惧。护士应根据患者的个体差异进行个性化心理护理,给予关心和心理支持。稳定患者情绪,避免进一步加重出血。加强与患者的沟通,耐心讲解疾病相关知识,消除患者的担忧。经济方面告知患者可以通过医保或慢性病报销,以此减轻其经济及心理负担。

2. **出血的处理及预防**　对患者进行全面评估,了解患者的现病史、既往史、用药史、个人饮食及生活习惯,及时发现诱因和潜在的危险因素;评估出血量和颜色,根据实验结果分析病情是否稳定,密切观察。此患者一直是间断便血,量不大,血红蛋白值不稳定,定期指导患者检测血常规,大便化验。

3. **饮食护理**　急性大出血患者出血期间禁食禁饮,停止服用靶向药,绝对卧床休息,静脉补液,给予吸氧,头偏向一侧,保持气道通畅,及时跟家属沟通禁食禁饮的目的。出血停止后,指导患者及家属应遵循开放饮食原则,逐渐从全流质饮食、半流质饮食、少渣饮食、软食过渡到正常普食,避免刺激饮食,以免再次出血加重病情。小量出血或者大出血停止后24h可进流质饮食,以米汤为宜。病情好转者,逐步由半流质饮食,少渣饮食过渡到普食,少食多餐。尽快服用靶向药,防止肿瘤复发或进展。

4. **预防药物副作用**　靶向治疗常见副作用有胃肠道反应如恶心、腹胀、腹泻、食欲减退等,水肿、头晕,以及白细胞、血小板减少症及贫血等症状。预防性抑酸、护胃、消肿、镇吐、升白等治疗。

5. **定期随访**　对于服用靶向药物的患者,规律随访能够对不良反应进行监测和管理,减少副作用,提高生活质量,防止肿瘤复发或者转移。

【护理评价】

1. 患者情绪稳定,能接受此疾病带来的不适并积极配合治疗。

2. **出血控制**　血红蛋白值稳定、凝血功能在正常范围,大便颜色正常。

3. **营养评估**　患者食欲明显增加,体重稳定或者升高,低蛋白血症已纠正。

4. **药物不良反应减轻**　主诉胃部不适情况较前好转,精神明显好转,乏力、水肿减轻,白细胞维持在正常值。

5. **治疗依从性**　患者能定期复查,按时服药。可以准确评估患者肿瘤进展或转移情况,有无发生耐药情况,从而调整治疗方案。

【案例启示】

在给予靶向药物前应全面评估了解患者的机体状况,主管医师应严格掌握药物的应用剂量。服用靶向药物期间患者出现并发症时(尤其是年老体弱患者),要采取客观资料多方面思考、分析。案例中的患者出现了靶向药物副作用,应该采取积极有效的护理措施。

1. 减轻胃肠道反应,如恶心呕吐、味觉改变、口腔炎、食管炎、腹泻、便秘等。护理措施:①严格按医嘱给药,镇吐药一般在服靶向药治疗时3次/d,餐后服用。②室温下保存食物,调整饮食的时间和方式。③清淡饮食,避免甜、油腻、过咸和辛辣的食物。④注意观察呕吐次数、呕吐物的量及特性,做好口腔护理。⑤呕吐频繁时避免大量饮水,必要时禁食4~8h,静脉补液。

2. 纠正出血所致红细胞减少及贫血。护理措施:①给予高蛋白、高热量、丰富维生素的饮食。②定期复查血常规,了解血常规下降情况,遵医嘱用药,必要时输注全血或血浆。③WBC<2×10^9/L 或 BPC<50×10^9/L 时停止服用靶向药物。④WBC<1×10^9/L 时容易发生感染,须采取保护性隔离措施。⑤严重血小板减少,要密切观察病情,预防脑、肺等出血,防磕碰,用软毛刷刷牙,必要时输注血小板。

3. 全身或局部皮疹的处理。护理措施:因个体差异,每个患者出现皮疹时间和严重程度不同,多数患者皮疹出现于手脚或者腰部。轻者观察,严重者请皮肤科会诊给予对症处理,告知患者瘙痒时不可挠破,避免感染。

4. 结合 GIST 肿瘤的研究理论,开展患者个体化的心理护理。GIST 是一种基因突变,跟癌症不同,带瘤生存,生命周期比较长,运用掌握的知识跟患者及家属多沟通,可以减轻心理负担,让患者对未来充满希望,提高生活质量。

(冯向英)

第六章 一例结肠动脉栓塞导致的急性暴发型缺血性肠病患者的护理

【病历摘要】

1. 病例介绍 患者贾某某,男性,83 岁。主因"腹痛、便血伴意识障碍 1 周"于 2019 年 4 月 5 日入院。入院前 1 周患者无明显诱因出现腹痛、双腿乏力,家属发现患者呼之不应、口角流涎、双腿不能站立,持续约 20min,测 BP 90/50mmHg,遂急诊就诊。随后出现大便带血,粪便隐血试验阳性,腹部增强 CT 结果显示:升结肠及横结肠肠壁增厚或水肿,周围渗出表现,临近腹膜增厚,考虑炎症可能,回肠末端回盲部段小肠肠壁增厚并强化;腹水。3d 前出现发热,查血白细胞、C 反应蛋白及降钙素原均明显升高,体温最高时 38℃,给予亚胺培南西司他丁钠静脉滴注抗感染治疗,后体温逐渐降至正常。急诊科给予禁食禁饮、静脉营养支持等治疗,腹痛较前好转,复查血常规白细胞降至正常,为进一步诊治由急诊以"缺血性肠病(原因待查)"收入消化内科病房继续治疗。患者自发病以来,间断意识障碍,精神差,大便如上述,小便正常,体重无明显变化。

既往史:糖尿病病史 10 年,高血压病史 2 年,均未规范监测与治疗。入院前 4 个月因急性非 ST 段抬高心肌梗死于外院行心脏冠脉支架植入术,植入支架 2 枚,术后规律服用阿司匹林联合氯吡格雷片抗血小板治疗。白内障术后 2 年。

个人史、婚育史、家族史均无特殊。

2. 症状及体征 患者入院后间断意识障碍,精神差,腹部轻压痛,无反跳痛,肝浊音界存在,移动性浊音阴性,肠鸣音 4 次 /min。

患者入院后出现暗红色血便,每日 10 余次,总量 100~200ml,伴右下腹痛。

3. 辅助检查

(1)实验室检查:血常规:淋巴细胞百分比 19%(20~50),红细胞计数 2.52×10⁹/L(4.3~5.8),血红蛋白含量 75g/L(130~175)。凝血功能:凝血酶原时间 12.7s(9.4~12.5),D-二聚体 464ng/ml(0~243)。血生化:葡萄糖 19.74mmol/L(3.3~6.1),肌酸激酶 40U/L(56~244),尿素 9.46mmol/L(59~104),总蛋白 41.8g/L(65~85),白蛋白 25.1g/L(40~55)。电解质:氯 113.4mmol/L(99~110),钙 1.9mmol/L(2.2~2.65)。贫血相关检查:维生素 B₁₂ 1 016pg/ml(197~771),铁蛋白 398ng/ml(30~400),叶酸 6.24ng/ml(4.2~19.8)。

(2)影像学检查:血管彩超:肠系膜上动脉、上静脉未见明显异常。X 线血管造影:肠系膜上动脉一二级分支多发不规则狭窄,末梢血管稀疏(回肠区域末梢血管更为稀疏),静脉回流时间明显延后。于肠系膜上动脉注入罂粟碱 30mg 后,再次造影示回肠区域血供未见明显改善。胸腹盆增强 CT:升结肠及横结肠肠壁增厚水肿,强化降低,临近腹膜明显增厚,回肠末端回盲部段小肠肠壁增厚并强化不除外。肠系膜上动脉分支血栓形成并部分管腔 - 重度狭窄。

4. 初步诊断 ①缺血性肠病。②高血压病。③2 型糖尿病。④冠状动脉粥样硬化性心脏病。⑤胃食管反流病。

5. 诊疗及护理经过　诊疗：入院后完善相关实验室检查后，诊断为肠系膜上动脉狭窄引起的缺血性肠病，同时患者有高血压病、糖尿病、冠心病等慢性疾病，入院时仍存在便血症状，血红蛋白下降明显，给予悬浮红细胞静脉滴注，禁食禁饮、抑酸、抗感染、补液以及补充白蛋白治疗，醋酸奥曲肽静脉泵入止血治疗，患者症状好转。由于患者高龄，血管条件差，同时需输注静脉高营养，故入院后进行 PICC 置管。患者凝血功能异常，住院期间给予低分子量肝素皮下注射，同时积极控制血压、血糖，警惕并发急性心肌梗死。

护理经过如下：

（1）病情观察：密切观察患者腹部体征的变化，观察腹痛的部位、性质、持续时间，观察大便的次数、颜色及量，监测生命体征，周围循环情况、神志、尿量变化。

（2）用药护理：用药前询问患者过敏史、用药史，遵医嘱按照正确的时间、给药方式、浓度、剂量、速度给药，并注意观察药物不良反应。

（3）饮食护理：腹痛、腹泻、便血严重时，遵医嘱给予禁食、静脉补充营养治疗，症状减轻或缓解后，给予易消化、质软少渣、无刺激的流质饮食，少食多餐，忌辛辣、生冷、刺激食物。

（4）皮肤护理：患者腹泻、便血时，肛周处于潮湿和排泄物腐蚀的状态，皮肤完整性易受到破坏，每次排便后用柔软的手纸或湿纸巾轻柔擦拭，使用清水清洗肛周皮肤，减少刺激，必要时局部涂抹凡士林或抗生素软膏保护皮肤；患者高龄，住院期间长期卧床，保持床单元的清洁平整、无碎屑，协助患者翻身活动时避免皮肤与床单元之间的摩擦。

（5）置管护理：妥善固定 PICC 管路，每班观察 PICC 置管深度和留置于体外的长度并记录，按时冲封管，避免堵管，同时指导患者进行握力训练，操作时严格遵守无菌原则，防止导管相关性血流感染。遵医嘱应用抗凝药，关注患者有无肢体疼痛、肿胀等表现，预防血栓形成。

（6）心理护理：耐心向患者及家属解释缺血性肠病的相关知识及注意事项，勤巡视病房，关心、安抚患者和家属焦虑情绪，倾听患者主诉，使患者保持乐观心态，增强战胜疾病的信心。

【疾病介绍】

1. 概述　缺血性肠病是指由于各种原因引起的肠道急性或慢性血流灌注不良所致的肠壁缺血性疾病。本病可分为急性肠系膜缺血（AMI）、慢性肠系膜缺血（CMI）及缺血性结肠炎（IC），缺血性肠病的常见症状多为便血、腹痛，早期诊断困难，往往起病急，预后差，且病死率高。

2. 病因与发病机制　心脏总排血量的 1/10~1/5 为消化道血流量，任何原因造成营养肠道的动脉或静脉血流障碍都会导致相应的肠道发生缺血性损伤，从而引起缺血性肠病。血管自身病变及血容量不足是引起肠道缺血的两大病理基础。

（1）血管病变：慢性肠系膜缺血的主要病因是动脉粥样硬化导致的血管狭窄，除此以外肠道血管畸形和多种病因导致的血管炎都可引起缺血性肠病。另外全身性血管病变累及腹腔血管导致肠管供血不足也会有缺血性改变。

（2）其他原因：患有引起血流减慢的疾病（肝硬化、门静脉高压、术后创伤、腹腔感染、真性红细胞增多症等）或服用造成血液高凝状态的药物（避孕药、洋地黄类、血管升压素等）以及部分急腹症（肠扭转、肠套叠、嵌顿疝、腹腔粘连）等血管外的其他因素可导致肠系膜缺血。心力衰竭、心肌梗死、心律失常、严重心脏瓣膜病、大出血、败血症等各种原因导致的休克等体循环紊乱也可引起缺血性肠病,能导致肠壁血流急剧减少的有关因素如应用血管收缩药物及过量强心药物时也可引起。

3. 临床表现与诊断

（1）临床表现

1）症状

①急性肠系膜缺血:典型的 AMI 三联征指无相应体征的剧烈上腹痛或脐周痛,合并房颤的器质性心脏病以及胃肠道排空障碍。患者主诉剧烈腹痛但早期体征可较轻,部分患者可表现为急腹症症状,24h 内可出现血便。其症状在缺血状况得到控制后也会快速消失,称为"两快",也是 AMI 与炎症性肠病、非特异性肠炎的主要鉴别点。②慢性肠系膜缺血:缓慢起病,常在进食后发作,多见于中老年男性,频繁饭后腹痛、畏食及体重下降为典型表现,腹痛位置不明,严重程度不等,部位多在脐周或左下腹,大部分发病时间在餐后半小时以内,并在 1~2h 腹痛最明显,之后症状减轻,发病时卧位或蹲坐位有时可减轻症状。③缺血性结肠炎:主要分为坏疽性和非坏疽性,两者差别明显,大部分患者主要表现为腹痛,因 IC 主要累及左半结肠,故腹痛也多表现为左侧腹痛,腹痛性质为突发性绞痛,多有餐后加重。部分患者在 1d 内排出血便,IC 还可有恶心、呕吐、厌食、低热等症状,主要体征为腹部轻中度压痛、体温增高、脉搏细速、肠鸣音由高转低逐渐消失等。④由于肠道缺血导致肠道功能紊乱,患者可出现恶心、呕吐、腹胀、腹泻等症状。

2）体征:可有腹部压痛,肠鸣音亢进或减少,脉搏细速、体温升高等表现。

3）实验室及其他检查

①实验室检查:血常规:有感染者可出现白细胞升高,便血者可有红细胞、血红蛋白减少。粪便隐血试验阳性。凝血功能:D-二聚体升高对疾病的诊断有一定意义。②影像学检查:腹部 X 线:可表现为肠管积气、肠壁增厚、肠腔变细、结肠袋消失,部分严重病例可见气腹或结肠壁内线型气影。AMI 多表现为"指压征"。超声检查:能够显示腹部大动脉及静脉的狭窄和闭塞,脉冲多普勒超声能测定血流速度,对血管狭窄有较高的诊断价值。CT 和 MRI:可以帮助判断病因,对肠壁、肠系膜和血管情况作出直接评价;CT 常见改变为肠壁非特异性增厚,其他表现还包括动脉阻塞、肠系膜静脉或门静脉血栓、肠腔扩张、肠系膜静脉充血伴肠系膜水肿等。③结肠镜检查:是缺血性结肠炎的主要诊断方法,病变部位肠黏膜充血、水肿、坏死、溃疡形成,病变部位与正常肠管之间界限清晰。④血管造影:是诊断缺血性肠病的重要标准,除了可以看到血管及侧支循环状况外,还可以直接经血管进行药物灌注治疗及介入治疗。

（2）诊断:临床诊断来源于对病因、病史、临床表现、实验室及辅助检查的综合判断,有弥漫性血管病变、血栓高危因素、多种原因造成的血容量不足的老年患者,临床有腹痛、血便,排除其他疾病,应考虑本病。AMI:腹痛明显,症状和体征不符,体征多较轻。腹平片可见"指压征",CT 检查可见相应血管不显影或腔内充盈缺损。选择性血管造影是诊断的重要标准,肠黏膜病理检查以缺血为主。CMI:诊断以临床表现及影像学检查为主。主要症状为腹痛反复发作,病程较长,患者畏食、消瘦,上腹部常可闻及血管杂音。IC:无明显诱因出现腹痛、血便、腹泻及急腹症的老年患者应警惕本病。

4. 治疗原则 一般内科治疗:IC 内科治疗效果较好。一旦考虑缺血性肠病,应立即禁

食禁饮、胃肠减压、静脉营养支持、改善循环治疗,合理应用血管活性药,若出现肠系膜静脉血栓,尽快给予溶栓及抗凝治疗,尽早使用肝素。溶栓治疗时间窗在48h之内,时间过长导致出血概率明显增高。控制和积极治疗原发病,以改善肠道缺血症状,预防性使用足量且有效的抗生素,维持内环境及生命体征稳定。

介入治疗:创伤小,恢复快,缺血性肠病的介入治疗包括经导管用药改善循环、溶栓、血栓切除、放置支架等。

手术治疗:对于中重度肠系膜上动脉狭窄或闭塞者,需要借助外科手术的方法进行治疗。根据病变程度和范围选择不同方法,如非闭塞性肠缺血患者,一旦出现腹膜刺激征,应及时进行手术探查。可经观察肠管色泽、动脉搏动和肠蠕动情况来判断肠管组织活力,对仅局限在某一段的肠管作切除。

【护理问题】

1. 疼痛:腹痛 与肠道炎症缺血有关。

2. 排便习惯改变:腹泻 与肠道缺血、肠功能紊乱有关。

3. 有体液不足的危险 与禁食、腹泻有关。

4. 营养失调:低于机体需要量 与禁食、腹泻有关。

5. 潜在并发症:出血、感染。

6. 知识缺乏:缺乏疾病相关知识。

【健康史】

1. **患病经过** 患者入院前1周有腹痛,有尿意,后出现双腿乏力,呼之不应,口角流涎,双腿不能站立,持续约20min,测BP为90/50mmHg,遂急诊就诊。随后出现大便带血,粪便隐血试验阳性。完善腹部增强CT考虑炎症可能,入院前3d出现发热,查血白细胞、C反应蛋白及降钙素原均明显升高,体温最高38℃,给予亚胺培南西司他丁钠抗感染治疗后体温逐渐降至正常。患者神志清楚,精神差,既往有2型糖尿病、高血压病、冠心病、反流性食管炎、白内障术后。入院后护理体检:T 36.8℃,P 82次/min,R 18次/min,BP 145/71mmHg,身高180cm,体重67kg,BMI为21。

2. **病因** 肠系膜上动脉分支血栓形成伴管腔狭窄。

3. **心理 - 社会状况** 患者未见紧张、恐惧等情绪,有轻微忧虑情绪,担心疾病无法治疗,有时不配合治疗和护理,家属对疾病的认识较少,患者育有2子1女,住院期间轮流陪护,家庭关系和睦。

【护理计划】

根据收集到的健康史资料,结合患者诊疗过程中的症状体征、实验室检查结果等,对应病情的动态变化,综合分析判断,列出护理问题,提出护理目标,针对护理问题及护理目标制订相应护理计划,提出个性化护理干预措施。患者入院后的症状和体征:发热,腹胀、腹泻、暗红色血便、腹部轻压痛。根据评估内容提出患者住院期间主要的护理问题:疼痛、排便性状改变、营养失调、潜在并发症等,出院前的护理问题:缺乏出院后居家康复知识。根据护理问题提出相应的护理计划以及护理目标。护理目标:患者在住院期间无跌倒/坠床发生,皮肤完整,无压力性损伤发生;患者营养状况良好,各项营养指标正常或趋于正常;延缓或预防并发症的发生;消除患者和家属焦虑情绪,能够掌握自我护理知识。

【护理措施】

1. 腹痛护理

（1）病情监测：严密观察腹痛的性质、部位以及生命体征的变化,评估腹痛的程度、发作时间、腹痛与排便的关系。

（2）非药物性缓解疼痛方法：如回忆一些有趣的往事,深呼吸,冥想,音乐疗法等。

（3）针对病情、疼痛性质和程度遵医嘱应用镇痛药,按需给药,观察药物不良反应。

（4）生活护理：急性剧烈腹痛时嘱患者卧床休息,加强巡视,随时了解患者需求,采取合适的体位以减轻疼痛。

2. 腹泻护理

（1）病情观察：观察排便性状,每日排便次数、量以及排便时有无腹痛等伴随症状。

（2）腹泻严重时根据病情和医嘱,给予禁食禁饮、流质饮食或半流质饮食。

（3）急性腹泻、全身症状明显时应卧床休息,注意腹部保暖。

（4）肛周皮肤护理：每次便后用温水清洗肛周,并保持干燥,涂凡士林或抗生素软膏以保护肛周皮肤。

3. 液体复苏护理

（1）观察患者生命体征,神志、尿量的变化,观察肢端颜色、温度变化。

（2）监测患者血常规、电解质数值变化,观察有无电解质紊乱的表现。

（3）遵医嘱给予静脉补液、补充电解质治疗。

4. 饮食护理

（1）禁食期间遵医嘱给予静脉高营养治疗。

（2）根据病情逐步给予流质饮食、半流质饮食及普食,指导患者少食多餐,进食易消化的饮食。

（3）可进食新鲜蔬菜水果,促进食欲。

（4）正常饮食无法耐受的患者遵医嘱给予要素饮食。

5. 出血护理

（1）监测患者生命体征的变化,监测血红蛋白、红细胞、白细胞、网织红细胞的变化情况。

（2）如患者出现心率增快、血压下降,红细胞、血红蛋白进行性下降及暗红色或鲜红色血便等情况时应考虑是否有活动性出血。

（3）出现上述症状体征时及时报告医生,积极配合医生采取止血措施。

（4）必要时给予静脉红细胞输注。

（5）活动性出血期间禁食禁饮,给予静脉营养治疗,出血停止后给予流质饮食、半流质饮食到软食,避免粗糙、坚硬、刺激性食物,进食应细嚼慢咽。

（6）建立有效静脉通道,维持有效循环血容量。

6. 感染预防护理

（1）监测患者体温变化以及白细胞、炎症指标的检验结果。

（2）如发现患者体温升高,及时通知医生。

（3）必要时遵医嘱应用抗生素抗感染治疗,并观察用药不良反应。

7. 健康指导

（1）评估患者的文化程度以及对知识的理解和接受能力。

（2）向患者讲解疾病的病因和相关发病机制。

（3）告知患者引起缺血性肠病的原发病，以及积极治疗原发病的重要性。

（4）向患者讲解相关药物的用法、不良反应和注意事项。

（5）告知患者及家属定期复查，完善血常规、生化、凝血功能等化验。

8. 心理护理

（1）建立良好的护患关系，关注患者的情绪变化，了解患者的病情、思想顾虑及有无生活、经济等问题。

（2）运用心理学方法疏导患者和家属情绪，进行护理操作时，动作轻柔、娴熟，取得患者和家属信任，使患者有安全感。

（3）及时与患者及家属沟通病情与治疗效果，使患者正确面对自身疾病，消除对疾病的恐惧和忧虑，积极配合治疗。

【护理评价】

患者以"缺血性肠病"入院，入院后完善相关实验室检查后明确病因为肠系膜上动脉分支血栓形成伴管腔狭窄，给予积极止血、输血、扩容、补液及营养治疗后病情好转，患者血便逐渐转为黄色糊状便，排便次数减少，可进食半流质饮食，感染得到控制，体温逐渐正常，保证生命体征平稳并提供生活上的照顾。住院期间患者能够积极主动配合治疗，心情愉快，无并发症发生。

【案例启示】

缺血性肠病早期症状较不典型，护理人员应提高对该疾病的认识，并细致观察患者的临床症状，倾听患者主诉，从而做好对症的护理。本案例患者为老年男性，既往患有糖尿病、高血压病、冠心病病史，曾行冠脉支架植入术，高血压病分类为极高危，平时未规律监测血压情况，经皮冠状动脉介入治疗（PCI）后较易发生静脉血栓，护理时应关注用药、皮肤、管路、安全，除此之外还应警惕血栓的形成。同时护理人员应向患者和家属强调各治疗和护理措施的意义和重要性，以及积极治疗原发病的重要性，从而提高患者的治疗依从性，促进患者康复。并应向患者家属讲解并发出血、感染等并发症的主要临床表现，教会患者早期识别并发症，并及早进行治疗，从而减轻并发症造成的不良后果。

（黄 婵）

第七章 一例肠结核合并结核性腹膜炎患者的护理

【病历摘要】

1. 病例介绍 患者女性，28岁，已婚，主因"渐进性腹胀、消瘦2月余，加重伴发热10d"于2013年7月22日收入院。患者于入院前2个月无明显诱因出现腹胀不适，无腹痛、腹泻、便血，伴有轻度乏力、进行性体重下降，无发热、盗汗，未予重视及治疗。于入院前10d腹胀加重，排黑色稀水样便，2~3次/d，100~200ml/次，无黏液及脓血，无里急后重、腹痛，进食略减少，伴午后及夜间低热、盗汗，体温波动在37.5~38℃，自行口服"诺氟沙星胶囊"，腹泻停止，体温降至正常，仍未进一步检查和治疗。入院前4d，单位体检行腹部B超示：腹水、肝内管壁钙化、胆囊息肉；胸部X线示：右侧胸腔积液，膈肌升高，叶间胸膜肥厚；血常规提示轻度贫血；妇科检查示：宫颈中度糜烂、宫颈肥大。为明确诊断与治疗以"腹水原因待查"收入院。患者近2个月体重下降约8kg。

既往史、个人史、婚育史、月经生育史、家族史均无特殊。预防接种史不详。

日常饮食规律，食欲减退，大便2次/d，为黄色糊状便，便量100~150g/次，小便5~6次/d，淡黄清亮，尿量150~200ml/次。

2. 症状及体征 临床症状：腹胀、纳差、乏力、偶有咳嗽、午后及夜间低热、盗汗。临床体征：体型消瘦，慢性病面容，神志清，精神欠佳，贫血貌，面色及口唇轻度苍白，腹部膨隆，未见肠型及蠕动波，全腹柔软，有压痛，位于中下腹，无反跳痛，叩诊肝脏浊音存在，移动性浊音阳性，液波震颤阳性，肠鸣音5次/min。

3. 辅助检查 4月22日：胸腹部B超示右侧胸腔积液，腹水（大量）。全腹增强CT示右侧胸腔积液并右肺下叶局限性肺不张；腹盆腔积液，腹膜增厚，肠系膜水肿，考虑结核性胸膜炎、结核性腹膜炎；肝左叶异常密度影，考虑结核可能。

7月22日：血常规（异常值）：白细胞 4.43×10^9/L（4.00~10.00）、血红蛋白87g/L（110~150）、淋巴细胞百分比15.6%（20~40）、中性粒细胞百分比72%（50~70）。血生化：肝功能、胆红素及各酶指标均在正常范围，未见明显异常。血肿瘤标志物：糖链抗原125（CA125）：544U/ml（<35）、糖链抗原153（CA153）42.3U/ml（<25）。腹水肿瘤标志物：CA125：1 076U/ml（<35）、CA153：51.5U/ml（<25）。类风湿因子、抗链球菌溶血素O试验：结果均未见异常。C反应蛋白：6.52mg/L。血沉：69mm/h。

7月23日：腹水常规：黄色，浑浊，无凝块，比重1.022，黏蛋白试验阴性，蛋白定量56g/L，红细胞 $1 450 \times 10^6$/L，白细胞 610×10^6/L。腹水生化：总蛋白56.98g/L，碱性磷酸酶48U/L，谷氨酰转移酶12U/L，葡萄糖4.11mmol/L，乳酸脱氢酶429U/L。PPD试验阳性，血T-SPOT结果阳性。胃镜：慢性浅表性胃炎。

7月24日：妇科B超示腹水，子宫及双附件未见异常。电子结肠镜示镜检所见病变：回盲部呈唇样，黏膜表面见大小约0.6cm×0.5cm的溃疡，覆黄白苔，呈干酪状，诊断：回盲部溃病,考虑肠结核。

4. 初步诊断 ①胸腔积液、腹水原因待查:结核性? 恶性肿瘤? 结缔组织病? ②贫血原因待查?

5. 诊疗及护理经过 诊疗:入院后完善血常规、血生化、腹水生化、胃肠镜及结核相关各项检查,最后诊断为肠结核、结核性腹膜炎、肝结核、轻度贫血。于 2013 年 7 月 25 日开始,给予异烟肼 0.3g+ 利福平 0.45g+ 乙胺丁醇 0.75g 每日 1 次饭前口服,吡嗪酰胺 0.5g 每日 3 次口服,因该患者可能存在肝结核,可导致肝功能异常,抗结核药物也可导致肝功能受损,故给予还原型谷胱甘肽片口服保肝治疗。结核患者大多免疫力低下,给予提高免疫力治疗,患者有腹水,存在腹胀表现,予以小剂量螺内酯口服减轻腹胀症状,并嘱患者卧床休息,加强营养。

护理经过:①每日 3 次监测患者体温变化,观察患者热型,发现异常及时报告医生给予相应降温处理。②向患者讲解抗结核药物的服用方法、不良反应和注意事项,如利福平有肝毒性,服用后可能出现肝功能异常,转氨酶升高、黄疸等,同时会出现小便呈橘红色;异烟肼长期服用后可出现步态不稳或麻木针刺感,服用乙胺丁醇后可出现视物模糊、眼痛、红绿色盲等情况,应告知患者不良反应的自我观察和应对方法,必要时到医院就诊。③结核感染属于慢性消耗性疾病,指导患者进食高热量、高蛋白、易消化、营养丰富的食物,提高自身免疫力,多休息,避免其他感染。④患者存在胸腔积液、腹水,压迫膈肌引起呼吸困难时协助患者取坐位或半坐卧位,减轻膈肌压迫症状,必要时给予吸氧。⑤做好生活护理及安全宣教,预防跌倒坠床等意外事件的发生。⑥患者体温降至正常,临床症状得到改善,病情好转出院。

【疾病介绍】

1. 概述 肠结核(intestinal tuberculosis,ITB)是由结核分枝杆菌引起的肠道慢性特异性感染,常继发于肺结核,近年因人类免疫缺陷病毒感染率增高、免疫抑制剂的广泛应用等原因,部分人群免疫力低下,导致本病发病率有所增加。肠结核好发于回盲部,可能与回盲部淋巴组织丰富、肠内容物生理性潴留、肠黏膜损伤等因素有关。

结核性腹膜炎(tuberculous peritonitis)是由结核分枝杆菌引起的慢性弥漫性腹膜感染。本病可见于任何年龄,以中青年多见,男女之比约为 1∶2。

2. 病因与发病机制 90% 以上的肠结核主要由人型结核分枝杆菌引起,多因患开放性肺结核或喉结核而吞下含菌痰液,或常与开放性肺结核患者共餐而忽视餐具消毒等被感染。该菌为抗酸菌,很少受胃酸影响,可顺利进入肠道,多在回盲部引起病变。少数因饮用未经消毒的带菌牛奶或乳制品而发生牛分枝杆菌肠结核。当机体感染结核分枝杆菌后,患者是否发病以及病情的严重程度,不但与结核分枝杆菌的数量和毒性有关,而且与患者的免疫状态密切相关,主要是细胞免疫功能的强弱。

结核性腹膜炎多继发于肺结核或体内其他部位结核病,主要感染途径以腹腔内的结核病灶直接蔓延为主,少数可由淋巴转移、血行播散引起粟粒型结核性腹膜炎。

3. 临床表现与诊断

(1)临床表现

1)症状:肠结核的临床表现多种多样,缺乏特异性,可能有不同程度的腹痛、腹泻、血便、腹部包块、发热、消瘦等临床表现。腹痛多位于右下腹或脐周,间歇发作,餐后加重,排便或肛门排气后缓解。大便习惯改变:溃疡型肠结核常伴腹泻,大便呈糊状,多无脓血,不伴里急后重,有时腹泻与便秘交替。全身症状和肠结核外表现:发热、盗汗、消瘦、贫血和乏力。并发症:以肠梗阻及合并结核性腹膜炎多见,瘘管、腹腔脓肿、肠出血少见。

2)体征:腹部肿块多位于右下腹,质中,较固定,轻至中度压痛。

3)实验室及其他检查

①血沉增快,可作为估计结核病活动程度指标之一。大便中可见少量脓细胞与红细胞。②CT 小肠成像(CT enterography, CTE),肠结核病变部位通常在回盲部附近,很少累及空肠,节段性改变不如克罗恩病明显,可见腹腔淋巴结中央坏死或钙化等改变。③X 线钡餐造影和钡剂灌肠:肠结核的病变表现为梗阻、激惹征、龛影以及肠腔狭窄等,对肠结核的定位诊断有重要价值,对定性诊断缺乏特异性。④超声检查:表现为肠壁增厚,回声降低,结合肠系膜淋巴结肿大和腹水,有助于提高确诊率。⑤结肠镜,内镜下见回盲部等处黏膜充血、水肿、溃疡形成,大小及形态各异的炎症息肉,肠腔变窄等。⑥结核菌素试验(PPD 试验):国外一项数据分析指出,肠结核患者 PPD 试验特异性为 52.4%~57.9%,敏感性为 78.7%~81.6%,接种卡介苗会出现假阳性,诊断有一定局限性。

(2)诊断:应与克罗恩病、右侧结肠癌、阿米巴或血吸虫病性肉芽肿等相鉴别。

4. **治疗原则**　肠结核以内科治疗和全身治疗为主,抗结核化学治疗的总原则为早期、规律、全程、适量、联合。一线药物有异烟肼、利福平、乙胺丁醇、吡嗪酰胺。该类药物药效强、耐受性佳,药物不良反应相对较小。化学治疗可以有效抑制和杀灭结核分枝杆菌,缩小结核组织炎症诱发效应,阻断细胞中介和原发免疫反应,且避免肠粘连发生。若规范内科治疗无效,出现严重并发症,如完全性肠梗阻、急性肠穿孔、肠道大出血,经积极抢救不能有效止血时,考虑手术治疗。对伴随结核性腹膜炎、有腹水的患者,治疗应消除症状,积极抗感染、改善全身状况、促进病灶愈合及防治并发症。

【护理问题】

1. 体温过高　与结核感染有关。

2. 疼痛:腹痛　与肠道炎症、溃疡有关。

3. 气体交换受损　与腹水有关。

4. 疲乏　与结核病毒性症状有关。

5. 营养失调:低于机体需要量　与机体消耗增加、食欲减退有关。

6. 知识缺乏:缺乏疾病相关知识。

【健康史】

1. **患病经过**　入院前 2 个月无明显诱因出现腹胀,伴有轻度乏力、进行性体重下降,未予重视,入院前 10d 出现腹胀加重,排黑色稀水样便,2~3 次/d,100~200ml/次,进食量较以前有所减少,伴午后及夜间低热、盗汗,体温波动在 37.5~38℃,自行口服"诺氟沙星胶囊",腹泻停止,体温降至正常,仍未进一步检查和治疗。入院前 4d,单位体检行腹部 B 超、胸部 X 线、血常规等检查均存在异常,后为进一步诊治收住入院,入院后完善实验室检查,确定为结核分枝杆菌感染肠结核,合并有胸腔积液、腹水,进行抗结核药物治疗,同时给予腹胀对症治疗,提高免疫力、加强营养治疗。入院后护理查体 T 36.3℃,P 78 次/min,R 18 次/min,BP 97/76mmHg,身高 158cm,体重 46kg,BMI 18。

2. **病因**　结核分枝杆菌感染。

3. **心理 - 社会状况**　患者无紧张、恐惧、焦虑等心理反应,无忧虑、悲伤情绪,患者和家属对疾病的认识较少,患者遇大事可与家人商量解决。

【护理计划】

根据收集到的健康史资料,结合患者诊疗过程中的症状体征、实验室检查结果等,对应病情的动态变化,综合分析判断,列出护理问题,提出护理目标,针对护理问题及护理目标制订相应护理计划,提出个性化护理干预措施。患者入院时的症状和体征:轻度腹胀、大便习惯改变:黑色稀水样便;午后低热、盗汗、消瘦、贫血和乏力;腹部轻压痛,腹部膨隆,移动性浊音阳性。住院期间护理问题:缺乏疾病相关知识,潜在并发症:肠梗阻、肠穿孔、消化道出血等。出院前的护理问题:活动无耐力、出院后居家康复知识缺乏。根据评估内容提出患者主要的护理问题,并制订相应的护理措施及护理目标。护理目标:①疲乏症状减轻。②体重增长,体质量指数增加。③腹胀症状减轻或缓解。④体温正常。

【护理措施】

1. 感染护理

(1)监测患者体温变化以及白细胞、炎症指标的检验结果。

(2)如发现患者体温升高,及时通知医生。

(3)遵医嘱给予抗结核治疗,及抗生素抗感染治疗,并观察用药不良反应。

2. 腹痛护理

(1)观察患者腹痛程度、性质、发作时间、持续时间。

(2)腹痛较轻微时可为患者播放舒缓音乐等以缓解疼痛。

(3)腹痛较重时遵医嘱应用镇痛药,并观察药物副作用。

3. 气体交换受损护理

(1)监测患者血氧饱和度、呼吸频率、节律的变化。

(2)如发现血氧饱和度下降,患者出现呼吸困难表现,及时通知医生,必要时给予氧气吸入。

(3)协助患者取半坐卧位或坐位,减轻膈肌压迫症状,从而缓解呼吸困难症状。

(4)配合医生进行胸腔及腹腔穿刺术,引流胸腔积液及腹水,观察并记录颜色、性质、引流量,留取标本及时送检。

4. 休息与活动

(1)患者乏力时嘱患者卧床休息,减少活动。

(2)告知下床活动时须有家属陪同,预防跌倒。

(3)将患者常用物品放于随手可及处,做好生活护理。

5. 饮食护理

(1)给予高热量、高蛋白、富含维生素、易消化的食物,忌烟酒及辛辣刺激食物。

(2)可进食鱼、肉、蛋、奶等优质蛋白,多进食新鲜蔬菜和水果,补充维生素。

(3)饮食中可添加促进食欲的食物,如藕粉、新鲜水果等,食欲减退者可少食多餐。

(4)每周监测体重,了解营养状况是否改善。

6. 健康指导

(1)指导患者坚持用药,抗结核药物治疗原则是早期、联合、适量、规律、全程,强调抗结核治疗的重要性及意义。

(2)向患者讲解抗结核药的用法、疗程,可能出现的不良反应及表现。

（3）指导患者合理休息，保证充足睡眠，避免其他感染。

（4）告知患者粪便消毒处理的方法，防止病原体传播。

（5）告知患者出现腹泻时，应少食乳制品以及富含脂肪和膳食纤维的食物，以免加快肠蠕动。

7. 心理护理

（1）将患者安置在安静舒适、宽敞明亮的房间，设施安全简单。

（2）与患者建立良好的护患关系，及时观察患者的病情变化及生命体征，认真倾听患者主诉，做好沟通，建立信任，增强患者安全感。

（3）患者出现焦虑情绪时，及时进行疏导，允许患者妥当地宣泄不良情绪，指导患者心理放松，安抚稳定患者情绪。

（4）加强巡视，多陪伴患者，关注患者情绪及病情变化，护理操作时动作轻柔，取得患者信任，使患者有安全感。

【护理评价】

患者因发热、乏力、消瘦、腹胀入院，入院后完善实验室检查诊断为结核分枝杆菌感染引起的肠结核，并发结核性腹膜炎，有胸腔积液、腹水，住院期间积极抗感染、抗结核治疗，腹腔穿刺放腹水，实施一系列有针对性护理措施，明确护理观察要点，保证患者生命体征的平稳和积极有效的治疗，患者出院时乏力较前减轻，体重增长 2kg，腹水减少、腹胀症状减轻，出院后能够遵医嘱按时服药，能够正确进行疾病的自我监测和护理，避免疾病复发。

【案例启示】

肠结核在疾病早期多数临床症状不显著，大多为慢性起病，病变过程较长。本案例为肠结核合并结核性腹膜炎的病例，护理人员在关注肠结核症状的同时也应注意胸腔积液、腹水的相关护理，同时在掌握疾病的临床特征时，更应了解疾病相关的实验室、影像学检查等，从而对患者进行健康教育和疾病指导。护理人员应鼓励患者加强锻炼身体，合理营养膳食，生活规律，保持良好心态，以增强机体抵抗力。同时需要注意个人卫生，提倡分餐制，牛奶应煮沸后饮用，对肠结核患者粪便及时消毒处理，告知患者和家属遵医嘱抗结核治疗，定期复诊，讲解肠梗阻、肠穿孔的表现，教会患者识别并发症，从而促进患者更好地康复。

（黄 婵）

第八章 一例肺曲霉菌感染误诊为肺结核致亚急性肝衰竭患者的护理

【病历摘要】

1. 病例介绍　王某某,男,61 岁,农民,主因间断咳嗽、咯血 2 年,恶心、食欲减退、乏力、尿黄 2 周于 2020 年 6 月 21 日入院。患者于 2018 年 2 月无明显诱因出现咳嗽、咳痰,痰色黄,伴痰中带血,量 10~20ml,在当地医院诊断为支气管扩张给予抗炎、止血等对症治疗,院外规律使用抗生素治疗,此后 2 年间断有少量咯血;2020 年 3 月于当地医院进行胸部 CT 检查,诊断为:右肺上叶继发性肺结核合并感染并右肺及左肺下叶支气管播散,当地医院按照"肺结核"给予抗结核药异烟肼(0.3g/d)、利福平(0.45g/d)、吡嗪酰胺(1.5g/d)和乙胺丁醇(0.75g/d)治疗 3 个月。2 周前出现尿黄、皮肤黄,伴有皮肤瘙痒、乏力、恶心、纳差,无呕吐、发热及意识障碍,为进一步诊治以"亚急性肝衰竭(药物性?)"收入院。入院后测生命体征:T 37.1℃、P 81 次/min、R 22 次/min、BP 124/75mmHg。

既往史:否认高血压病、冠心病、糖尿病病史,无消化性溃疡及青光眼病史;否认肝炎病史,否认手术、外伤史及输血史。否认食物及药物过敏史。个人史:生于原籍,久居当地,高中学历,未到过疫区及牧区,吸烟史 10 余年,20 支/d,戒烟 2 年,无饮酒史。婚姻史:20 岁结婚,育有 1 子,爱人及子女体健。因病经久不愈,反复就医,表现焦虑。

2. 症状及体征

(1)症状:咳嗽、咳黄色脓痰,偶有痰中带血丝,乏力、恶心、食欲减退、厌油腻。

(2)体征:皮肤、巩膜黄染。腹平坦,软,无压痛、反跳痛及肌紧张,叩诊鼓音,移动性浊音阴性,双下肢无水肿。呼吸音粗,未闻及干湿性啰音。颜面口唇无发绀。

3. 辅助检查　2020 年 6 月 22 日化验结果显示,肝功能:总胆红素 420.80μmol/L,直接胆红素 368.60μmol/L, Alb 32.5g/L, ALT 364.1U/L, AST 105.1U/L;凝血常规:PT 37.6s, PA 26.3%;血常规:WBC 15.16×10⁹/L, RBC 5.18×10¹²/L, Hb 146g/L, PLT 290×10⁹/L,血沉 63mm/h,降钙素原 0.93ng/ml。病毒性肝炎标志物均为阴性,自身免疫性肝病相关抗体阴性。

6 月 24 日复查,肝功能:总胆红素 322.57μmol/L;直接胆红素 226.75μmol/L, Alb 34.5g/L,凝血常规:PT 28.8s, PA 39%;血常规:WBC 13.26×10⁹/L,血沉 54mm/h,降钙素原 0.77ng/ml。

6 月 26 日复查,肝功能:总胆红素 212.97μmol/L,直接胆红素 146.65μmol/L, Alb 37.5g/L,凝血常规:PT 20.6s, P 48%;血常规:WBC 11.47×10⁹/L,血沉 39mm/h,降钙素原:0.43ng/ml。

6 月 28 日复查,肝功能:总胆红素 132.78μmol/L,直接胆红素 83.20μmol/L, Alb 39.5g/L, ALT 30.2U/L, AST 50.9U/L;凝血常规:PT 15.4s, PA 59%;血常规:WBC 5.20×10⁹/L, RBC 4.28×10¹²/L, Hb 124g/L, PLT 270×10⁹/L,血沉 21mm/h,降钙素原 0.31ng/ml。

4. 初步诊断　①亚急性肝衰竭(药物性?)。②肺结核?

5. 诊疗及护理经过　入院后给予内科一级护理,普食。给予保肝、抑酸、输注人血白蛋白和血浆治疗。给予 PPD 试验结果为阴性。痰涂片未找到抗酸杆菌。痰培养查抗酸杆菌亦为阴性。查胸部 CT 示：右肺上叶后段曲菌球，请结合临床治疗后复查。请呼吸科会诊，考虑为肺曲霉菌感染。支气管镜下取活体组织检查诊断为：右上叶支气管继发慢性化脓性炎伴大量真菌感染，诊断为曲霉菌病。给予卡泊芬净抗真菌及祛痰、止咳、增强免疫力和营养支持治疗。因肝功能及胆红素指标异常、黄疸，给予人工肝双重血浆分子吸附系统（double plasma molecular absorb system, DPMAS）序贯血浆置换治疗 3 次，患者肝功能好转。6 月 23 日于右侧股静脉留置双腔血滤导管，第一次穿刺失败，出现穿刺点渗血、周围皮下出现血肿。第二次置管成功后行首次人工肝序贯治疗，于治疗开始后 5~30min 期间发生不同程度的血压下降，范围 18~30mmHg，治疗期间仪器出现压力报警，提示动脉压高压报警、静脉压上限，压力趋势图提示入口压、TMP 缓慢上升，给予处理后顺利结束治疗。6 月 25 日顺利完成第二次人工肝序贯治疗。6 月 27 日顺利实施第三次人工肝序贯治疗。8 周后痊愈出院。

【疾病介绍】

1. 概述　肝衰竭是多种因素引起的严重肝脏损害，导致其合成、解毒、代谢和生物转化功能严重障碍或失代偿，出现以黄疸、凝血功能障碍、肝肾综合征、肝性脑病、腹水等为主要表现的一组临床综合征。其主要病因包括肝炎病毒、药物及肝毒性物质，例如乙肝病毒、抗结核药物、乙醇和化学制剂。

曲霉菌病是曲霉菌感染引起的一种真菌病，可累及皮肤、黏膜、眼、鼻、支气管、肺、胃肠道、神经系统、骨骼等多器官系统，包括 3 种主要形式，即：侵袭性曲霉菌病、慢性曲霉菌病、过敏性曲霉菌病。

结核病是由结核菌感染引起的一种慢性传染性疾病，在全球广泛流行，是全球关注的公共卫生和社会问题，也是我国重点控制的疾病之一，其中肺结核（pulmonary tuberculosis）是结核病最主要的类型。肺结核是指发生在肺组织、气管、支气管和胸膜的结核，包含肺实质的结核、气管支气管结核和结核性胸膜炎，占各器官结核病总数的 80%~90%。

肺曲霉菌病与肺结核两者临床症状相似，并且 X 线对两者均无特异性，在我国肺结核是引起咯血最常见的病因之一，所以该病例临床最先考虑肺结核，造成误诊，给予抗结核药治疗，最终导致药物性肝损伤相关亚急性肝衰竭。

2. 病因与发病机制　亚急性肝衰竭主要病因是肝炎病毒（尤其是乙型肝炎病毒），其次是药物及肝毒性物质（如乙醇、化学制剂等）。肝脏在急性损伤的情况下，出现肝功能失代偿，表现为腹水、肝性脑病、凝血功能障碍和高胆红素血症。因合成各类非特异性抗感染蛋白能力下降，导致细菌感染风险增加，如肠道菌群移位造成的自发性细菌性腹膜炎、泌尿道感染（urinary tract infection, UTI）、肺炎、皮肤和软组织感染等，使患者血液循环中的病原相关模式分子（pathogen-associated molecular patterns, PAMPs）大量存在；另外损伤坏死的肝细胞也会释放大量的损伤相关模式分子（damage-associated molecular patterns, DAMPs）进入血液循环。体内固有免疫细胞的模式识别受体会特异识别 PAMPs，释放大量的细胞因子如 IL-6、IL-8、IL-10、IFN-γ 等，产生细胞因子风暴，导致全身炎症反应综合征（systemic inflammatory response syndrome, SIRS）。

曲霉菌是一种广泛存在的真菌，常"定植"于人体的口腔、皮肤及自然界中，其气道定植也通常发生在有慢性气道疾病的患者，大多数患者通过将曲霉菌感染性孢子进入下呼吸道，而导致侵袭性肺部真菌感染。在肺泡内生长的曲霉菌丝可穿透气 - 血屏障，侵蚀毛细血管内皮细胞,侵入肺小动脉和肺实质,导致缺血性坏死、血管内血栓形成,菌丝快速生长导致出血性梗死,并通过血源性播散侵袭肾脏、肝脏、脾脏和中枢神经系统。

3. 临床表现与诊断

（1）临床表现

1）症状:患者起病较急,口服抗结核药3个月后出现黄疸、食欲减退,乏力。同时存在咳嗽、咳黄色脓痰,偶有痰中带血丝症状。考虑抗结核药物导致亚急性肝衰竭,并存在肺曲霉菌感染。

2）体征:最主要的体征变化,患者2周内皮肤、黏膜黄疸迅速加深。

3）实验室及其他检查:PTA 26.3%,≤40%。符合亚急性肝衰竭的诊断标准。支气管镜取活体组织检查诊断为:右肺上叶支气管慢性化脓性炎伴大量真菌感染,考虑为肺曲霉菌病。

（2）诊断:药物性肝损伤相关亚急性肝衰竭;肺曲霉菌病。

亚急性肝衰竭,起病较急,2~26周出现以下表现者:①极度乏力,有明显的消化道症状。②黄疸迅速加深,血清 TBil≥10×ULN 或每日上升≥17.1μmol/L。③伴或不伴肝性脑病。④有出血表现,PTA≤40%（或 INR≥1.5）并排除其他原因者。该患者符合以上所有标准。

4. 治疗原则

（1）一般支持治疗:卧床休息,减少体力消耗,减轻肝脏负担,病情稳定后适当运动。加强病情监护,评估神经状态,监测血压、心率、呼吸频率、血氧饱和度,记录体重、24h 尿量、排便次数及颜色性状等。

（2）对症治疗:护肝药物推荐应用抗炎护肝药物、肝细胞膜保护剂、解毒保肝药物以及利胆药物。

（3）抗真菌药物的应用:首选伏立康唑、两性霉素B及艾沙康唑。棘白菌素类（如卡泊芬净、米卡芬净）一般不作为首选治疗药物,患者不耐受唑类及多烯类药物除外。本例患者存在亚急性肝衰竭,因此选择肝毒性较小的卡泊芬净。

（4）微生态调节治疗:肝衰竭患者存在肠道微生态失衡,益生菌减少,肠道有害菌增加,而应用肠道微生态制剂可改善肝衰竭患者预后。

（5）免疫调节剂的应用:肾上腺皮质激素在肝衰竭治疗中的应用尚存在争议。非病毒感染性肝衰竭,如自身免疫性肝炎及急性酒精中毒（重症酒精性肝炎）等,可考虑肾上腺皮质激素治疗,治疗中需密切监测,及时评估疗效与并发症。

（6）病因治疗:明确肝衰竭病因对指导治疗及判断预后具有重要价值。因药物肝毒性所致亚急性肝衰竭,应停用抗结核药物。

【护理问题】

1. 皮肤瘙痒 与肝衰竭导致胆盐淤积于血液、组织间隙之中,刺激皮肤的神经末梢有关。

2. 出血 与肝衰竭导致凝血功能变差有关。

3. 营养失调:低于机体需要量 与感染、肝衰竭、摄入不足、消化吸收不良有关。

4. 活动无耐力 与感染、肝功能减退、营养摄入不足有关。

5. 清理呼吸道无效 与曲霉菌感染致气道分泌物多、咳嗽咳痰、痰液黏稠有关。

6. 知识缺乏:缺乏人工肝治疗的相关知识及配合要点。

7. 焦虑 与长期反复就医,疾病不愈,引发新的疾病有关。

8. 潜在并发症:肝性脑病 与肝衰竭有关。

【健康史】

现病史:患者2周前出现尿黄、皮肤黄,伴有皮肤瘙痒、乏力、恶心、纳差,无呕吐、发热及意识障碍,两年前无明显诱因出现咳嗽、咳痰、咳黄痰,伴有痰中带血,量10~20ml,在当地医院给予抗炎、止血,此后2年间断有少量咯血;2020年3月于当地医院进行胸部CT检查后按"肺结核"给予抗结核药异烟肼(0.3g/d)、利福平(0.45g/d)、吡嗪酰胺(1.5g/d)和乙胺丁醇(0.75g/d)治疗3个月。入院生命体征:T 37.1℃、P 81次/min、R 22次/min、BP 124/75mmHg,皮肤、巩膜黄染,无腹痛腹胀。颜面口唇无发绀。既往史:否认高血压病、冠心病、糖尿病病史,无消化性溃疡及青光眼病史。否认肝炎病史,否认手术、外伤史及输血史。否认食物及药物过敏史。个人史:生于原籍,久居当地,高中学历,未到过疫区及牧区,吸烟史10余年,20支/d,戒烟2年,无饮酒史。婚姻史:20岁结婚,育有1子,爱人及子女体健。跌倒/坠床危险因素评估表3分(附录43)、Braden压力性损伤评估量表20分(附录44)、Barthel指数评定量表80分(附录45)、肝功能Child-Pugh分级8分(B级)(附录7)、焦虑自评量表评分15分(附录27),存在焦虑。

【护理计划】

按照护理程序收集患者资料,进行护理评估,提出相应护理问题,针对现存的护理问题提出护理目标,制订个性化系统的护理计划,包括有:人工肝治疗及护理;皮肤瘙痒的护理;病情及并发症的观察处理;预防跌倒、坠床等安全教育;气道护理;心理护理;饮食指导,休息活动指导,疾病知识指导,用药指导等健康教育。并按照护理计划采取一系列护理措施,评价是否达到护理目标。

【护理措施】

1. 人工肝治疗相关并发症护理

(1)血压下降:①治疗前连接好心电监护仪全程生命体征监测并做好各项记录。开始缓慢引血,体外循环3min,建立血容量耐受后再开始治疗。②根据治疗情况调整设定参数,DPMAS治疗开始10min血压降至98/60mmHg,患者未诉头晕等不适,立即将血流量调慢至80ml/min,并快速补充生理盐水扩充血容量,给予吸氧,25min后血压升至122/72mmHg,逐渐恢复正常血流量120ml/min,继续治疗。③密切观察患者血压变化,未再次出现低血压现象。

(2)穿刺部位渗血、穿刺点周围皮肤瘀斑:①观察有无出血倾向,及时发现并延长按压时间。本例患者穿刺部位发现渗血,立即给予按压20min后出血停止。②指导患者床上活动,避免右下肢体活动幅度过大,引起穿刺点结痂脱落造成出血。③观察患者瘀斑情况,患者皮下出血无新发进展,瘀斑范围较前无扩大,未造成血肿。④留置导管期间患者卧床休息,如有咳嗽、呕吐等腹压增高时需用手压迫穿刺点避免再次出血。⑤6月28日评估患者无须再次治疗,给予拔管,拔管后局部压迫30min,无出血后给予穿刺点无菌敷料封闭24h。

(3)仪器压力报警:①治疗中给予患者仰卧位或床头略抬高,不超过30°。②提示动脉压高压报警时立即检查管路有无压迫、弯曲或反折等现象。③检查穿刺部位无压迫。④调整穿刺针位置后动脉压力恢复正常,缓慢调节血流量至120ml/min,继续治疗。⑤协助患者小便时避免穿刺部位打折,导致穿刺针移位或贴壁。⑥定时观察压力趋势图,提示入口压30min内由71mmHg升至92mmHg,给予生理盐水150ml冲管,观察分离器已凝血30%,确认二级阻塞,遵医嘱追加肝素 5mg 抗凝,入口压稳定在 90mmHg 左右。⑦观察患者血压正常,提高血流量至 140ml/min,避免加重分离器凝血。

（4）导管相关性血流感染预防:①治疗前人工肝治疗室常规紫外线消毒 1h。②穿刺置管时遵循最大无菌屏障原则,严格无菌技术操作,避免病原微生物侵入机体而发生感染。③保持穿刺部位皮肤清洁、干燥,穿刺点覆盖无菌敷料,避免压迫。④留置人工肝导管期间,换药隔日 1 次。该患者开始 2d 出现渗血、敷料脱落给予立即更换 3 次,降低局部感染。共给予患者留置导管换药 5 次。⑤人工肝留置导管标识清楚,禁止输液、采血等其他用途。⑥减少中心静脉导管留置时间,不超过 2 周,该患者于 6 月 23 日置管,6 月 28 日拔除,共留置 6d。

（5）肢体紧张引起全身不适:①第一次人工肝治疗前训练患者床上大小便,确保人工肝治疗过程中床上顺利配合大小便排泄;治疗前指导患者排空大小便。②治疗中协助患者适当变换体位,给予肢体按摩,缓解肢体紧张。③治疗中与患者交流以分散其注意力,让其听音乐,全身放松,避免精神紧张。④协助患者进食、饮水等,满足患者的需求。

2. 皮肤瘙痒

（1）温水擦浴 2 次 /d,涂抹润肤霜进行皮肤保湿,避免干燥加重瘙痒。

（2）瘙痒难耐处应用炉甘石洗涤剂涂抹。

（3）饮食清淡,避免辛辣刺激的食物,比如浓茶、咖啡等。

（4）给予健康宣教,避免暴力挠抓、自行用一些刺激性外用药物,保护患者皮肤。

3. 出血

（1）保持床单平整,被褥衣裤轻软;避免肢体碰撞或外伤;避免用力擦洗皮肤。

（2）治疗和护理操作动作轻柔,保障各类穿刺成功率,减少注射次数,增加穿刺点的按压时间。

（3）指导患者使用软毛刷刷牙,不得用手抠鼻。

（4）预防口腔黏膜损伤,观察患者有无黑便及消化道出血倾向。

（5）及时了解患者凝血指标,遵医嘱输注新鲜冰冻血浆,补充凝血因子。

4. 饮食护理

（1）饮食:提供清淡可口,高热量、优质蛋白、低脂易消化的无渣软食或温凉半流质饮食;进食新鲜水果蔬菜,补充维生素,少食多餐（5 餐 /d）,感到不适时暂停进食。

（2）口腔护理 2 次 /d,保持口腔湿润清洁,提供良好的进餐环境,以增加食欲。

（3）监测并记录患者的进食量、肠外营养及液量,保证 6 272kJ（1 500kcal）/d 以上总热量。

5. 跌倒预防

（1）环境:宽敞明亮,地面无水渍,物品易拿取,离床活动需陪护,悬挂防跌倒 / 坠床标识。

（2）卧床休息时:给予患者床挡保护,呼叫器放到患者随时可拿到的地方。

（3）指导患者日常活动:下床活动请放慢,遵循"三步曲":先在床上躺 30s;再在床边坐 30s;最后在床旁站立 30s。确认无不适再行走,避免突然改变姿势,发生跌倒,夜间起床时尤其注意。

（4）做好健康宣教:在病区活动时,如出现头晕、双眼发黑、下肢无力、步态不稳、不能移动时,请立即蹲下或靠墙,呼叫医生护士。穿防滑鞋及合适大小的衣裤,避免绊倒及滑倒。

（5）加强巡视，及时发现并处理安全隐患。

6. 气道护理

（1）环境：保持室内空气新鲜，通风2次/d，15~30min/次，并注意保暖，保持室温在18~22℃，湿度在50%~60%。

（2）加强呼吸道护理：给予气道水化或湿化、主动循环呼吸技术等气道廓清技术促进有效咳嗽、排痰。

（3）遵医嘱给予吸氧，告知患者氧疗的重要性和注意事项，加强巡视，动态观察患者呼吸改善情况。

（4）遵医嘱输注卡泊芬净治疗肺曲霉菌病，先用灭菌注射用水稀释后再配置，输注时间>1h，注意观察药物疗效和不良反应，如头晕、恶心、呕吐、腹泻等。

（5）保持呼吸道通畅，若分泌物不能自行清除，出现痰鸣音，及时与医生沟通，制订解决方案。

7. 健康指导

（1）治疗前应用思维导图、视频资料向患者讲解人工肝治疗流程及具体操作办法，让患者熟知置管—引血—分浆—吸附（补浆）—回血—封管流程。

（2）告知患者人工肝治疗的意义：清除患者体内有毒物质，补充凝血因子、血浆蛋白，减轻肝脏负担，为肝功能恢复创造有利条件。

（3）指导患者配合要点：锻炼床上大小便，活动时动作放缓，避免管路打折、脱落，避免憋气，告知治疗过程中会出现报警，请勿紧张，如有任何不适告知医护人员。

（4）治疗中严密监护，对患者提出的疑问耐心解答，多与患者交流沟通，减轻患者的陌生感和孤独感。

8. 心理护理

（1）将患者安置在安静舒适、宽敞明亮的房间，设施安全简单。

（2）与患者建立良好的护患关系，及时观察患者的病情变化及生命体征，做好沟通，建立信任，增强患者安全感。

（3）患者出现焦虑情绪时，及时进行疏导，允许患者妥当地宣泄不良情绪，指导患者心理放松，安抚稳定患者情绪。

（4）让患者亲属协助参与认知、情绪、行为干预治疗过程和治疗监控，为患者康复营造良好的情感支持。

9. 肝性脑病预防

（1）注意观察患者有无性格或行为改变。

（2）测试患者数字连接试验、计算能力等，如100减7等于多少，如果算对了继续减7，重复3~4次，及早发现肝性脑病早期表现。

（3）遵医嘱给予患者白醋灌肠，500ml生理盐水加60ml白醋（不含乙醇），温度为39~40℃。

【护理评价】

人工肝治疗过程顺利，通过健康宣教及护理患者了解了人工肝治疗的方法、意义、注意事项，可积极配合治疗，妥善地解决了治疗过程中血压下降、穿刺点渗血、皮下出血及压力报警问题，未出现感染、过敏、肝性脑病等并发症。通过一系列针对性的护理措施，保证了患者病情的好转,提供了生活上的照顾,患者无皮肤黏膜及消化道的出血,皮肤完整无破损,未发生跌倒/坠床,掌握了有效咳嗽咳痰方法,使痰液及时排出,未出现气体交换受损,可以合理安排饮食,适量活动,劳逸结合。入院期间积极与患者沟通,讲解疾病的相关知识,让患者了解了疾病的诱因及防治,使患者可以积极配合治疗,对治愈疾病充满信心,最后痊愈出院。

【案例启示】

1. **健康宣教的重要性**　患者服用抗结核药物后未复查过肝功能,直至出现肝衰竭症状时,方来就医,提示护理人员在患者长期服用有肝损伤的药物时需要重点强调定期复查肝功能的必要性,以期在肝损伤早期能及时发现。也体现了落实延续护理的重要性。

2. **护士病情观察的必要性**　患者因"肺结核"和亚急性肝衰竭被收入院,入院后患者PPD试验阴性,且没有午后低热的表现,提示患者临床表现与诊断不符时要及时和主管医生沟通,以免误诊。患者因亚急性肝衰竭入院,可能会并发肝性脑病,导致拔管、跌倒/坠床等不良事件发生,所以要及时评估患者的神志状况,尽早发现和预防并发症。

3. **多团队协作**　肝衰竭合并曲霉菌感染病例罕见,在治疗护理工作中会遇到很多难题。如:抗曲霉菌感染药物对肝脏有损害,而目前患者肝衰竭,如何用药、护士如何观察? 肝衰竭与曲霉菌感染的护理首优问题是什么? 体位排痰、应用湿化装置(加温加湿)、正确留置痰培养等在本科室少见的护理操作如何做规范? 可以请相关科室进行会诊,进行多团队协作。该病例联合了呼吸科医护人员、影像科医师共同讨论制订了患者的治疗方案以及护理措施,为患者提供了针对性的优质护理。

4. **人工肝治疗的护理挑战**　人工肝支持系统(artificial liver support system, ALSS),简称人工肝,是暂时替代肝脏部分功能的体外支持系统,其治疗机制是基于肝细胞的强大再生能力,通过体外的机械、理化和生物装置,清除各种有害物质,补充必需物质,改善内环境,为肝细胞再生及肝功能恢复创造条件,可以降低肝衰竭患者的病死率,或作为肝移植前的桥接。人工肝分为非生物型、生物型和混合型三种。目前临床主要应用的是非生物型人工肝,包括血浆置换(plasma exchange, PE)/选择性血浆置换(fractional PE, FPE)、血浆(血液)灌流(plasma or hemo-perfusion, PP/HP)/特异性胆红素吸附、血液滤过(hemofiltration, HF)、血液透析(hemodialysis, HD)、双重血浆分子吸附系统(double plasma molecular absorb system, DPMAS)等多种模式。根据患者需要可以采用单一模式治疗或者多种模式序贯治疗。PE通过血浆分离器清除患者体内毒素,同时为患者补充新鲜血浆,提供肝衰竭患者体内缺乏的白蛋白、凝血因子及补体,但不能做到特异性清除毒素,且耗费血浆量大。DPMAS是在血浆胆红素吸附治疗的基础上增加了一个可以吸附中大分子毒素的广谱吸附剂,因此DPMAS不仅能够吸附胆红素,还能够清除炎症介质,弥补了特异性吸附胆红素的不足,但是不能补充肝衰竭患者所必需的白蛋白及凝血因子。DPMAS序贯PE能够弥补单一模式的不足。在治疗过程中,操作主要由护士完成。因此,熟练掌握操作规程、具备坚实的理论基础、高度的责任心、严谨的工作态度、严格的无菌观念和丰富的临床经验是决定人工肝治疗能否顺利进行的关键。同时做好治疗前对患者的评估,及时发现存在的问题,采取有效的措施,防治并发症,以促进机体尽快康复,提高护理质量,是确保人工肝治疗安全有效进行的先决条件。

（何文英）

第九章　一例肝癌肝移植术后复发综合治疗患者的护理

【病历摘要】

1. 病例介绍　患者,男,40岁,肝细胞癌,肝移植术后多发转移综合治疗后。发现乙型肝炎约20年,未规律服用抗病毒药物。2018年9月患者因受凉、劳累后出现发热伴上腹痛、畏寒、全身乏力,在当地医院口服胃药(具体不详)后好转,腹部超声显示肝左外叶片状低回声灶。

既往史:发现乙型肝炎20年,曾使用干扰素治疗(具体不详),未规律服用抗病毒药物,2018年11月15日行原位经典式肝移植术,后口服恩替卡韦抗病毒治疗;否认高血压病、糖尿病、心脏病;否认结核等感染性疾病;否认食物、药物过敏史。

个人史:吸烟10余年,每日约20支;无饮酒史;无化学品、毒物、放射性、传染病的密切接触史;无地方疫水接触史。

2. 症状及体征　意识清楚,精神可,全身皮肤巩膜未见明显黄染及出血点,浅表淋巴结未及肿大;心肺听诊正常;上腹部手术瘢痕无红肿渗液,腹软,全腹无压痛及反跳痛,肝脾肋下未触及,双肾区无叩击痛,双下肢无水肿。

3. 初步诊断　肝细胞癌移植术后多发转移综合治疗后。

4. 诊疗及护理经过　2018年10月29日就诊于某三级医院,腹部MRI提示:弥漫性肝癌(合并子灶或肝内转移灶?),PET-CT检查:考虑恶性肿瘤病变,肝细胞癌(hepatocellular carcinoma, HCC)伴肝内多发转移可能性大,肝硬化、脂肪肝、脾稍大,余探测部位未见明显恶性肿瘤病变及转移征象。

2018年11月15日行原位经典式肝移植术,术前查AFP 2 525ng/ml,术后肝功能恢复良好。活体组织检查病理结果:①肝细胞癌(中分化),肿瘤呈多结节状,最大径10cm。②门脉性肝硬化,胆管及脉管未见癌栓,肝门血管端阴性。③送检肝门淋巴结1枚未见肿瘤组织。后遵医嘱口服抗排斥药物及恩替卡韦。

2018年11月22日查AFP 209ng/ml。

2018年12月9日基因检测:肿瘤突变负荷(TMB)1.18个/Mb,(微卫星稳定)MSS,肿瘤细胞程序性死亡受体配体1(PD-L1)表达占比联合阳性分数(CPS)<1。

2019年2月、5月复查未见肿瘤复发转移,AFP正常。

2019年7月26日AFP升至11ng/ml,2019年8月9日AFP升至16ng/ml,门诊复查胸部CT示左肺上叶前段小结节,直径约6mm,建议随访观察。

2019年9月6日复查AFP升至36ng/ml,胸部CT示左肺上叶前段小结节,未见明显变化,腹部CT示:双侧肾上腺结节,较前(2019年5月7日)增大。

2019年9月19日腹部CT示:肝实质内多发结节,考虑肝脏多发转移瘤,双侧肾上腺结节,结合病史考虑转移;腹膜后淋巴结增大。患者遂口服仑伐替尼靶向药治疗。2019年11

月 5 日复查病情稳定（stable disease，SD）。

2020 年 4 月 22 日复查，患者病情进展（肝脏结节较前增多，右侧髂骨结节较前稍增大），患者靶向药物调整为瑞戈非尼，后复查提示病情进展（progressive disease，PD），于 2020 年 5 月 25 日行第一次肝动脉插管化疗栓塞术。

2020 年 5 月 30 日行唑来膦酸治疗。

2020 年 6 月 1 日开始右侧骨转移灶放疗。之后患者自行选择卡博替尼联合仑伐替尼靶向治疗，复查疗效评估 SD。

2020 年 12 月 28 日行 FOLFOX 方案肝动脉置管持续化疗灌注 + 超液态碘油 4ml 栓塞治疗，后口服阿帕替尼靶向药治疗。

【疾病介绍】

1. 概述　原发性肝癌，主要包括肝细胞癌（hepatocellular carcinoma，HCC）、胆管细胞癌（cholangio carcinoma，CC）和混合型 3 种病理学类型，其中 HCC 占 85%~90%。肝细胞癌是起源于肝细胞的丰富血供恶性肿瘤，90% 以上血供来自肝动脉。我国 80% 以上肝细胞癌患者合并乙型肝炎病毒（hepatitis B virus，HBV）感染。

HCC 主要治疗手段包括手术切除、肝移植、肝动脉插管化疗栓塞术（transcatheter arterial chemoembolization，TACE）和射频消融术（radio frequency ablation，RFA），辅以全身性化疗、靶向药物治疗、肿瘤免疫疗法等。其中，TACE 被公认为是最常用的 HCC 局部治疗方法之一。而 70%~80% 的 HCC 患者确诊时已处于肿瘤中晚期，可接受外科手术切除的患者比例较低，目前常见的局部治疗手段，如 TACE 和 RFA 等，对于中晚期 HCC 患者的治疗效果仍不理想，因此晚期 HCC 患者 5 年总生存率（OSR）为 10%~18%。

癌症化疗新的疗效评价标准，也是肿瘤缓解的评价标准。

（1）目标病灶的评价标准

1）完全缓解（complete response，CR）：所有目标病灶消失。

2）部分缓解（partial response，PR）：基线病灶长径总和缩小≥30%。

3）病情进展（progressive disease，PD）：基线病灶长径总和增加≥20% 或出现新病灶。

4）疾病稳定（stable disease，SD）：基线病灶长径总和有缩小但未达 PR 或有增加但未达 PD。

（2）非目标病灶的评价标准

1）完全缓解（complete response，CR）：所有非目标病灶消失和肿瘤标志物水平正常。

2）疾病稳定（stable disease，SD）：一个或多个非目标病灶和 / 或肿瘤标志物高于正常持续存在。

3）病情进展（progressive disease，PD）：出现一个或多个新病灶和 / 或存在非目标病灶进展。

2. 病因与发病机制

（1）危险因素：目前已知诱发肝癌的风险因素多样，包括感染（乙型肝炎病毒、丙型肝炎病毒等）、行为因素（吸烟、饮酒 / 酗酒）、代谢因素（过度肥胖）、黄曲霉毒素接触史等，其中以感染和行为因素最为常见。而随着慢性肝炎的增多，在 5~15 年慢性病变过程中，没有及时控制的慢性肝炎都有可能发生"肝炎、肝硬化、肝癌"三部曲。与此同时，由于 HCC 患者预后较差，5 年生存率低于 5%，这使得 HCC 成为预后最差的癌症之一。

（2）发病机制：肝硬化在病理上表现为肝细胞弥漫性坏死、纤维化组织广泛增生、肝细胞结节状再生。肝硬化的再生性结节，是发展至肝癌的第一步，也就是说 HCC 可能是从良性再生结节演变而来。从良性再生结节、低度异形性增生结节、高度异形性增生结节、含微小癌灶的异形性增生结节，直至发展成 HCC，这是一个多阶段瘤变的复杂过程。

肝脏血液供应丰富而独特，由门静脉与肝动脉双重供血。正常肝脏门静脉血液供应占 60%~70%，肝动脉血液供应占 30%~40%。肝癌的形成还有一种奇特现象，随着再生结节向小肝癌的转化，结节的供血逐渐以肝动脉为主并增加，门静脉血液供应不断减少，改变了原本由肝动脉血液供应调节为主的特点，97% 的小肝细胞癌主要由肝动脉供血。小肝癌的瘤内血液供应还与瘤体分化程度有关：门静脉供血多者，该细胞分化程度较高，恶性程度较低；门静脉供血少，肝动脉血供多者，分化程度低，恶性程度高。

3. 临床表现与诊断

（1）临床表现

1）症状：肝癌患者在患病早期临床症状并不明显，一旦临床症状较为显著，证明有较大的肿瘤。肝癌发展到晚期，主要以消化系统和全身系统受累为临床表现，肝区疼痛、食欲减退、腹胀、消瘦、上腹肿块等是患者的主要症状，严重威胁患者生命健康和生命质量。

①肝区疼痛：最常见，半数以上患者有肝区疼痛，多呈持续性钝痛或胀痛。若肿瘤侵犯膈肌，疼痛可放射至右肩，如肿瘤生长缓慢，则无或仅有轻微钝痛。当肝表面癌结节包膜下出血或向腹腔破溃，可表现为突然发生的剧烈肝区疼痛或腹痛。②消化道症状：常有食欲减退、消化不良、恶心、呕吐。腹水或门静脉癌栓可导致腹胀、腹泻等症状。③全身症状：有乏力、进行性消瘦、发热、营养不良、晚期患者可呈恶病质等。④转移灶症状：如转移到肺部易引起咳嗽和咯血，胸膜转移可引起胸痛和血性腹水。癌栓栓塞肺动脉及其分支可引起肺栓塞，产生严重的呼吸困难、低氧血症和胸痛。如转移至骨骼和脊柱，可引起局部压痛或神经受压症状。颅内转移可有相应的神经定位症状和体征。

2）体征

①肝大：进行性肝大是最为常见的特征性体征之一。肝质地坚硬，表面及边缘不规则，常呈结节状，有不同程度的压痛。②黄疸：一般在晚期出现，为肝细胞性黄疸，癌组织肝内广泛浸润或合并肝硬化、慢性肝炎引起。③肝硬化征象：肝癌伴肝硬化门静脉高压者可有脾大、静脉侧支循环形成及腹水等表现，腹水一般为漏出液，也可以出现血性腹水。

3）实验室及其他检查

①肝癌的血液学分子标志物：目前 AFP、AFP-L3、维生素 K 缺乏 Ⅱ 诱导的凝血酶原、糖类抗原 19-9（CA19-9）、癌胚抗原（CEA）是临床比较常用 HCC 诊断肿瘤标志物。AFP 用于 HCC 的筛查和诊断，其阳性率一般在 60%~80%，且灵敏度和特异度都不高，CEA、CA19-9、糖类抗原 125（CA125）等肿瘤标志物单独检测时灵敏度和特异度较低，不能满足临床需要。有研究表明 AFP-L3 可在慢性乙型肝炎、慢性丙型肝炎和肝硬化患者中检测出大小 <2cm 的病灶，与成像技术相比，可提前早期识别 HCC 9~12 个月，AFP-L3 可测量 HCC 恶性潜能。

②影像学检查

超声显像：腹部 B 超检查已成为肝癌临床筛查的首选方法，但由于常规超声筛查存在特异度低的局限，因而对肝癌患者的早期诊断率比较低。AFP 结合 B 超检查是早期诊断肝癌的主要方法。

CT 和 MRI：动态增强 CT 和多模态 MRI 扫描是肝脏超声和血清 AFP 筛查异常者明确诊断的首选影像学检查方法。CT 是肝癌诊断的重要手段，为临床疑诊肝癌者和确诊肝癌拟行手术治疗者的常规检查。肝脏多模态 MRI 具有无辐射影响、组织分辨率高、可多方位、多序列参数成像的优势，且具有形态结合功能综合成像技术能力，成为肝癌临床检出、诊断、分期和疗效评价的优选影像技术。

肝动脉数字减影血管造影（DSA）：DSA 是一种侵入性创伤性检查，多主张采用经选择性或超选择性肝动脉进行 DSA 检查。该技术更多用于肝癌局部治疗或急性肝癌破裂出血治疗等。DSA 检查可显示肝肿瘤血管及肝肿瘤染色，还可明确显示肝肿瘤数目、大小及其血供情况。一般来说，肝动脉 DSA 常用于经皮肝动脉化疗栓塞术前、术后疗效评价及预后评估。最为重要的是，肝动脉 DSA 可以从宏观角度展示肿瘤血管及肿瘤血供的大体情况，对判断肿瘤病灶是否存活具有较高助益。

肝脏超声检查（US）：肝脏 US 可提示肿瘤的血流动力学变化，帮助鉴别诊断不同性质肝肿瘤，在评价肝癌的微血管灌注和引导介入治疗及介入治疗后即刻评估疗效方面具有优势。US 具有创伤小、操作简便的优点，现已广泛应用于各种肿瘤的诊断筛查中，适用面比较广泛。从原理上讲，肝脏 US 主要通过对比剂的注入，使得肝脏肿瘤血管中含对比剂的血液和相邻组织之间的超声阻抗差得以大幅度增加，提高超声图像的反差性，从而更易辨识肝脏肿瘤，尤其是在鉴别肝脏肿瘤的良性和恶性方面，其应用价值尤其明显，因此目前已广泛应用在诊断肝脏组织的占位性病变。但是，肝脏 US 存在一定的假阳性率，容易将肝内胆管细胞癌诊断为肝细胞癌，导致误诊率增加。

③肝活组织穿刺活检：对于能手术切除或准备肝移植的肝癌患者，不建议术前行肝病灶穿刺活检，以减少肝肿瘤播散风险。对于缺乏典型肝癌影像学特征的肝占位性病变，肝病灶穿刺活检可获得明确的病理诊断。肝病灶穿刺活检可为明确病灶性质、肝病病因、肝癌分子分型、为指导治疗和判断预后提供有价值的信息。

该患者实验室检查和影像学检查比较全面，术前查 AFP 2 525ng/ml，术后 2018 年 11 月 22 日复查 AFP 209ng/ml；2019 年 2 月、5 月复查 AFP 正常，2019 年 7 月 AFP 升至 11ng/ml；2019 年 8 月 AFP 升至 16ng/ml；2019 年 9 月复查 AFP 升至 36ng/ml。移植术前术后均采用 CT 和 MRI 对病情进行评估及疗效评价。该患者行原位经典式肝移植术，病理结果：①肝细胞癌（中分化），肿瘤呈多结节状，最大径 10cm。②门脉性肝硬化，胆管及脉管未见癌栓，肝门血管端阴性。③送肝门淋巴结 1 枚活检，未见肿瘤组织。患者为原位经典肝移植术后肝癌复发伴转移，于 2019 年行靶向治疗，病情控制不佳，于 2020 年 5 月行肝动脉插管化疗栓塞术（TACE），术前行肝动脉造影（DSA）。

（2）诊断：肝细胞癌移植术后多发转移综合治疗后。

4. **治疗原则** 根据 2019 年版《原发性肝癌诊疗规范》推荐，目前对于肝癌的治疗方法有外科切除、肝移植、消融、TACE、化疗、放疗、靶向治疗、免疫治疗以及中医治疗。医生则根据患者情况的不同而选择不同的治疗方案，其中能根治肝癌的，只有外科切除、肝移植以及消融治疗。在这三种根治肝癌的方案中，肝移植费用高、肝源少，很少患者能够采用；肝癌患者大多合并有肝硬化，或者在确诊时大部分患者已达到中晚期，能获得手术切除机会的患者不多；消融治疗越来越被更多的患者所接受，TACE 是在失去外科切除机会后的介入治疗，两种手术方式都具有创伤小、恢复快的优势。

（1）肝切除：肝癌患者的最佳治疗是手术。

（2）肝移植：肝移植对于处于各期的、没有肝外转移的肝癌患者都是最佳的治疗方式，但限于经济条件及供肝来源，大多数患者都没有能力接受该治疗。

（3）介入治疗：大部分复发性肝癌患者因肝体积不足、肝功能较差、肿瘤数量大于 3 个等因素，丧失了再次手术的机会。①肝动脉插管化疗栓塞术（TACE）：是这类复发性肝癌的主要治疗手段，可显著延长生存时间。TACE 治疗主要通过选择性地对肿瘤的供血动脉注射化疗药物以及混合栓塞材料，导致血管闭塞和肿瘤坏死，延迟肿瘤的发展和血管侵犯。TACE 对复发性肝癌的治疗效果与原发性肝癌相似，二者 5 年生存率无明显差异，但复发性肝癌术前行 TACE 的临床疗效不及原发性肝癌，无法改善患者预后。②肝动脉置管持续化疗灌注（HAIC）：是指通过外科肝动脉置管或血管内介入技术，进行肝动脉插管完成化疗药物的灌注。与全身化疗相比，在肝动脉里灌注化疗药物能够增加肿瘤组织局部药物的浓度，同时减少化疗药物在其他器官的分布，从而产生较强的抗肿瘤作用、降低全身不良反应。HAIC 疗法常用的为 FOLFOX4 方案，与全身化疗相比，具有更高的血药浓度、更低的全身毒性以及更强的局部反应，可实现顺铂、奥沙利铂、5- 氟尿嘧啶及丝裂霉素 -C 等药物的反复灌注，对不可切除复发性肝癌的应答率可达 17%~92%，同时，术后应用 HAIC 可显著改善患者的总生存期（OS）。常用 FOLFOX 化疗方案见表 3-9-1。

表 3-9-1　常用 FOLFOX 化疗方案

FOLFOX 方案	FOLFOX4	FOLFOX6	mFOLFOX6	FOLFOX7
用药周期	每 2 周重复			
奥沙利铂	$85mg/m^2$	$100mg/m^2$	$85mg/m^2$	$130mg/m^2$
	d1 静脉滴注 2h			
亚叶酸钙	$200mg/m^2$	$400mg/m^2$	$400mg/m^2$	$400mg/m^2$
	d1~2 静脉滴注 2h		d1 静脉滴注 2h	
5- 氟尿嘧啶	$400mg/m^2$ 静脉注射			$2.4g/m^2$ 持续静脉滴注 46h
	$600mg/m^2$ d1~2 持续静脉滴注 22h	$2.4~3g/m^2$ 持续静脉滴注 46h	$2.4~3g/m^2$ 持续静脉滴注 46h	

（4）放疗：立体定向放射治疗是一种新兴的技术，对复发性肝癌具有较高的控制率和可控的毒性。

（5）靶向治疗：靶向药物是针对已经明确的致癌位点来设计相应的靶向药物，通过特异性选择并结合致癌位点产生作用，达到抑制肿瘤生长的目的。索拉非尼、仑伐替尼和瑞戈非尼都是靶向药物，且同为多靶点抑制剂，其靶向的对象是多种激酶的受体。索拉非尼和仑伐替尼是一线用药，瑞戈非尼是索拉非尼治疗失败后的二线用药。三者的适用对象都是晚期肝癌患者，包括初次诊断即为晚期以及接受治愈性治疗（肝移植、肝切除、射频消融）或者姑息性治疗（介入）后复发、转移进展为晚期的患者。

索拉非尼：是一种多靶点、多激酶抑制剂，可抑制肿瘤细胞的增殖以及血管生成，主要用于不耐受再次手术的复发性肝癌。索拉非尼是 HCC 靶向治疗的一线药物，在复发性肝癌的治疗上取得可观效果,使用索拉非尼治疗的 OS 为 14.2 个月,可显著改善患者生存时间。

仑伐替尼:是一种口服的酪氨酸激酶抑制剂,瑞戈非尼作用机制和仑伐替尼相似。而索拉非尼联合 TACE 和 RFA 的治疗方案是治疗晚期复发性肝癌的新模式,治疗后的中位 OS 为 14 个月,优于单独使用索拉非尼的患者。

阿帕替尼:是全球第一个在晚期 HCC 被证实安全有效的小分子抗血管生成靶向药物,也是晚期胃癌标准化疗失败后,明显延长生存期的单药。

(6)免疫治疗:是通过恢复机体的免疫能力,以达到抗肿瘤的目的。目前主要治疗手段有免疫检查点抑制剂治疗(CTLA-4 单克隆抗体、PD-1/PD-L1 单克隆抗体等)、免疫调节剂(干扰素 -α、胸腺肽 α1)细胞因子诱导的杀伤细胞、嵌合抗原受体 T 细胞免疫及肿瘤疫苗治疗方案,目前在复发性肝癌的治疗方面,免疫疗法取得一定成效,但须重视其肝损害以及免疫抑制等副作用,其可行性及临床效果需更多研究评估。

(7)术前抗病毒(AVT):被证实可降低病毒再活化率,改善预后。术前 90d 以上行持续 AVT 治疗患者术后 6 个月、1 年、2 年复发率分别下降 14.2%、24.6%、38.5%,而未行术前 AVT 患者术后多次出现肝内复发以及多节段复发。但也有研究认为 AVT 治疗对于 HCC 总体及早期复发无相关性。

(8)中医药治疗:在复发性肝癌治疗方面有积极作用,目前国内一些医学中心也开展了中医中药治疗,将槐耳颗粒等中药应用于临床。

本案例中,患者于 2018 年 11 月行原位经典式肝移植术,术后患者规律服用抗病毒药物,定期随访,AFP 及肺部 CT 均正常。于 2019 年 8 月出现了左肺上叶前段小结节及 AFP 上升;后期随访中,病情呈进展趋势,采用了靶向药治疗、肝动脉插管化疗栓塞术(TACE)、FOLFOX 方案肝动脉置管持续化疗灌注 + 超液态碘油 4ml 栓塞治疗及骨转移灶放疗,病程得到一定的控制。

【护理问题】

1. 疼痛 与 TACE 术后肿瘤组织坏死有关。

2. 营养失调:低于机体需要量 与靶向治疗后食欲缺乏,肿瘤高代谢有关。

3. 知识缺乏:缺乏本病的病因及预防相关知识。

4. 潜在并发症:肝性脑病、上消化道出血、肝癌结节破裂出血、继发感染、靶向药物不良反应。

【健康史】

于 2018 年 10 月住院确诊肝癌、2018 年 11 月行原位经典式肝移植术,术后规律门诊复查,于 2019 年 7 月、8 月、9 月 AFP 持续升高,胸部 CT 示左肺上叶前段小结节缓慢增大,考虑肝脏多发转移瘤并出现了双侧肾上腺结节,结合病史考虑转移;腹膜后淋巴结增大,患者遂口服仑伐替尼靶向药治疗。之后未按时复查,2020 年 4 月 22 日复查,患者病情进展(肝脏结节较前增多,右侧髂骨结节较前稍增大),于 2020 年 5 月 25 日行第一次肝动脉插管化疗栓塞术。术后疼痛,给予唑来膦酸治疗。2020 年 6 月 1 日开始右侧骨转移灶放疗。之后患者自行选择卡博替尼联合仑伐替尼靶向治疗。2020 年 12 月 28 日行 FOLFOX 方案肝动脉置管持续化疗灌注 + 超液态碘油 4ml 栓塞治疗,后口服阿帕替尼靶向药治疗。有吸烟 10 余年,每日约 20 支,无饮酒史。心理状况:患者因病程长、反复多次住院、花费昂贵等,行 HAMA 评分为 15 分(附录 29),存在焦虑情况。营养状况:患者靶向治疗后食欲缺乏,肿瘤高代谢,病程长,血红蛋白91.00g/L,白蛋白32.1g/L,BMI 17.8。

【护理计划】

根据患者的健康史资料,结合主要诊断、治疗过程中的症状体征及检查结果等,对应病情的动态变化,继而列出护理问题、制订护理计划和个性化的护理干预措施,现提出护理计划,具体如下:

随着患者病情的进展和治疗措施的干预,该患者先后出现了TACE术后肝区疼痛及肿瘤骨转移后的骨痛、靶向药物治疗引发的消化道反应、肿瘤高代谢导致的营养不良、疾病相关知识缺乏等,同时治疗过程中存在并发肝性脑病及上消化道出血的危险,提出的护理诊断有:疼痛、营养失调、知识缺乏、潜在并发症。

【护理措施】

1. **疼痛护理**　TACE是利用肝动脉插管将药物直接送入肝肿瘤组织,提高局部药物浓度,从而更好地杀伤肿瘤细胞;同时采用一些栓塞材料,如明胶海绵、微球、碘油等,对肝肿瘤的供血动脉进行栓塞,使肿瘤组织坏死,因此在介入治疗中患者会出现疼痛。术后疼痛可引起激素水平的增高、循环系统及胃肠道系统功能紊乱、体温调节障碍,进一步影响患者对疼痛的感知,加剧痛感,形成恶性循环。因此术后疼痛的护理管理尤为重要。

(1) 按照数字疼痛评估量表(NRS)(附录37)在患者静息状态下和运动时分别进行疼痛评分(静息痛和运动痛评分),用0~10代表不同程度的疼痛:0为无痛,1~3为轻度疼痛(疼痛尚不影响睡眠),4~6为中度疼痛,7~9为重度疼痛(不能入睡或睡眠中痛醒),10为剧痛。询问患者疼痛的严重程度,作出标记,或者让患者自己圈出一个最能代表自身疼痛程度的数字。此方法是目前临床经常使用的测量主观疼痛的方法,容易被患者理解,既可以口述,也可以记录。疼痛评分注意事项:①认知功能明显障碍的患者不适合进行疼痛评定。②评定应在疼痛较为稳定时进行,不在疼痛剧烈时进行;不应采用可能导致患者疼痛加重的评定方法进行评定。③评定时周围环境需适宜,尽量安静,室温不可过冷、过热,以免对疼痛程度造成影响。④需由经专业培训的评定者根据患者的主观感受进行评定,避免出现技术误差。⑤评定最好采取一对一形式,避免他人干扰。

(2) 药物止痛,常用的镇痛药有吗啡、羟考酮等;常见的药物不良反应有:恶心、呕吐、尿潴留、口干、便秘、神经衰弱、嗜睡、失眠等;针对镇痛药相关不良反应,积极加强药物相关护理;及时观察药物不良反应,评估疼痛缓解情况,及时上报主管医师,并针对出现的不良反应给出相应的护理措施。该患者TACE术后出现了腹痛,NRS评分为5分,给予双氯芬酸钠一粒塞肛;后续出现了骨转移性疼痛,NRS评分为7分,给予唑来膦酸止痛。唑来膦酸用于治疗恶性肿瘤溶骨性骨转移引起的骨痛,每4周1次,明显缓解患者疼痛。

2. **饮食护理**　该患者因疾病原因营养状况比较差,为患者制订了饮食五大原则,协助营养师及时与患者及家属沟通,适时调整饮食方案。

(1) 选用高蛋白质的食物,包括瘦肉、鱼肉、鸡蛋、大豆及豆制品、奶及奶制品等。蛋白质有助于修复身体组织,促进白细胞再生。

(2) 选用富含维生素、膳食纤维的蔬果。多种维生素和膳食纤维有助于身体恢复,减轻化疗反应,改善肠胃功能。

(3) 针对患者血红蛋白偏低,适量补充含铁食物,如红肉(如牛肉、猪肉),动物肝脏、血等。

（4）选择清淡细软、易消化的食物；避免油腻、粗硬、味道浓重、辛辣刺激的食物。可改变烹饪方式，调节患者食欲。

（5）禁生食，注意食品卫生。

3. 健康指导

（1）认知干预：造成肝癌患者各种心理问题的一个重要原因是相关知识缺乏，患者或对治疗盲目乐观，或过于悲观。主动向患者介绍肝癌的基本知识、各项治疗的目的、作用以及必要性，治疗中并发症的发生原因和预防措施，对患者及其家属进行用药、饮食、运动、生活等方面的指导，帮助患者认识疾病、改善心境，告知其只要通过有效的方法，病情能够得到良好的控制，增加其治疗的信心。

（2）家庭及社会支持：家属是患者的精神支柱，他们的言辞、举止直接影响患者的心理状态。我们在护理中主要通过提供情感支持、满足信息需求、加强情感沟通、建立交流平台等方式，使他们及时了解患者病情变化和治疗进展，指导家属多接触患者，帮助和鼓励家属使用沟通技巧抚慰患者，增强患者和家属的感情交流，对有些重度焦虑、紧张的患者让家属陪伴。

4. 并发症护理

（1）肝性脑病：常为肝癌终末期最严重的并发症，约 1/3 患者因此死亡。监测患者血氨水平，观察患者意识，早期识别肝性脑病临床症状，及时处理。

（2）上消化道出血：约占肝癌死亡原因的 15%，肝癌常因合并肝硬化或门静脉、肝静脉癌栓致门静脉高压，导致食管胃底静脉曲张破裂出血；也可因为晚期肝癌患者胃肠道黏膜糜烂、凝血功能障碍等原因出血。建立 2~3 条静脉通道，遵医嘱迅速实施补液、输血及用药等措施，床边备吸引器及抢救药品；观察患者血压、心率变化。

（3）肝癌结节破裂出血：约 10% 的肝癌患者发生癌结节破裂出血。肝癌组织坏死、液化可致自发破裂或因外力而破裂；也可破入腹腔引起急性腹痛和腹膜刺激征，严重可导致出血性休克或死亡。须严密观察患者有无肝区突发性疼痛；肝区是否有包块肿大；有无头晕、心慌、出冷汗、血压下降等，一旦发现，及时通知医生进行对症处理；禁食禁水，通过静脉补充营养。

（4）继发感染：患者因长期消耗或者放疗、化疗等，抵抗力减弱，加之长期卧床等因素，容易并发肺炎、败血症、肠道感染、压力性损伤等。对于发热的患者，进行物理降温，必要时进行双氯芬酸钠 50mg 塞肛。及时更换潮湿衣物，增加患者舒适感。

（5）靶向药物不良反应：低磷血症、高血压、腹泻、手足皮肤反应、胆红素水平升高、谷草转氨酶水平升高、乏力、食欲减退和血小板减少。及时观察药物不良反应，及时上报主管医师，并针对出现的不良反应给出相应的护理措施。

【护理评价】

患者未出现肝性脑病及上消化道出血等并发症；患者疼痛较前明显减轻；患者营养失调得到缓解；无焦虑发生；掌握疾病相关知识及正确饮食、生活方式。

【案例启示】

1. **早发现、早诊断、早治疗**　肝细胞癌是一种常见的恶性肿瘤，高复发率和转移率始终影响着肝细胞癌治疗的远期疗效，其术后 5 年复发率 40%~70%。目前针对复发性肝癌，主要采取与原发性肝癌相似的治疗策略，形成以手术为主导的治疗模式。早期发现并诊断复发性肝癌,是提升生存率、改善治疗效果以及提高患者生存质量的重要手段。肝癌筛查目前尚无重要标准,定期进行血甲胎蛋白、上腹部 B 超检查是有效办法;对乙肝患者,应加做乙肝 5 项指标、乙肝 DNA 定量检测以进一步了解肝脏情况。具有乙型或丙型肝炎病毒感染、长期酗酒、非酒精性脂肪性肝炎、食用被黄曲霉素污染的食物、各种原因引起的肝硬化、有肝癌家族史的人群,尤其是年龄 40 岁以上的男性,上述高危患者应半年检查 1 次。若在乙型肝炎肝硬化的基础上,有肝癌家族史、肥胖、糖尿病、饮酒、肝毒性物质接触(黄曲霉毒素、肝毒性药物、肝毒性化学物质)这些更高危人群,建议至少每 3 个月进行 1 次随访筛查。健康的生活方式,也是预防肝炎的重要手段,要避免熬夜晚睡、暴饮暴食、戒烟酒、适量运动,保持心情愉快,定期体检,早发现、早诊断、早治疗。

2. 提倡多学科综合治疗联合个性化治疗 我国晚期肝细胞癌患者群体大、病情复杂、有效治疗措施少、预后差,提高晚期肝细胞癌的治疗效果是目前肝脏肿瘤学界迫切想要解决的难题,也是《"健康中国 2030"规划纲要》降低重大疾病死亡率的主攻方向。由于晚期肝细胞癌具有恶劣的肿瘤生物学行为,使得单一应用局部治疗、系统治疗或手术治疗均存在局限性,难以达到根治效果,更不能使患者获得长期生存获益。复发性肝细胞癌的总体预后较差,在治疗过程中不仅需要考虑肿瘤,同时需要考虑患者自身情况,开展多学科诊疗(MDT)讨论,联合多种治疗方案,为患者提供个体化治疗方案,以达到肿瘤最佳治疗效果、减少不良反应发生,最大程度上提高患者生存率并改善生存质量。该病例联合了肝胆胰外科、移植中心、介入放射科、医学营养科、肿瘤科等多学科联合治疗,选择适合患者个体的治疗方案,以延长患者生命、提高患者生活质量、减轻患者痛苦。

3. 综合运用多学科诊疗护理模式 随着医学模式向以患者为中心转变,多学科诊疗(multidisciplinary team, MDT)成为我国医疗机构探索与发展的新方向,而多学科诊疗护理是在 MDT 应用过程中产生的与 MDT 相适应的工作模式,其核心是集各学科护士优势对患者进行全方位综合护理。

该案例中患者肝移植术后出现了复发并多处转移,给予了 TACE、靶向药、骨转移放疗等综合治疗,各阶段护理问题、疑难点交替出现。因此,我们综合运用消化、放化疗、营养、心理等护理人员,以护理专家、专科护士、个案管理护士等身份参与了该肝癌患者的 MDT 护理,连续、有效、及时地参与临床决策、承担沟通者/协调者等角色,在姑息治疗 MDT 中发挥了应有的作用,提高了患者生存质量和护理效果。

(张春华 刘文非)

第十章 一例胰源性门静脉高压患者的护理

【病历摘要】

1. **病例介绍** 患者,胡某某,男,54岁;2018年6月6日9:33因"呕鲜红色血30ml"入院;2018年6月7日磁共振胆道成像结果:胃底部大弯侧及胃窦部胃壁增厚,建议进一步检查;胰尾区囊状等T_1长T_2信号,考虑囊肿可能;2018年6月7日急诊超声内镜见胃底静脉重度曲张,行静脉曲张内镜下硬化剂治疗,术后出血停止。2018年6月9日行超声内镜下胰腺假性囊肿支架内引流术,术后病情稳定,无呕血、黑便、腹胀、腹痛、发热、胸闷、胸痛等不适,5d后出院。2019年3月27日以"胰腺假性囊肿支架内引流术后9个月"入院;行胰腺假性囊肿支架取出术,取出后创面无渗血及渗液。超声内镜提示:胃底壁内无回声影:静脉曲张可能,对比2018年6月7日超声内镜,静脉曲张较前减轻。既往史:有急性胰腺炎病史14年,糖尿病史6年(注射胰岛素治疗),5年前因胆囊结石行胆囊切除术,有吸烟、饮酒史20余年。

2. **症状及体征** 患者多次住院,2018年6月6日呕鲜红色血约30ml,2019年3月27日腹痛,腹痛评分为2分。

3. **辅助检查** 2018年6月6日血红蛋白109g/L,2019年3月26日查血甘油三酯2.16mmol/L,高密度脂蛋白0.80mmol/L,血肌酐55μmol/L。血葡萄糖12.67mmol/L;血常规:血小板计数94.0×10^9/L,PLT体积分布宽度18.5fL,尿液常规分析(干化学+尿沉渣):尿葡萄糖+++;胰腺损伤检查项[淀粉酶(AMY)、脂肪酶(LPS)]、心肌肌钙蛋白I(cTnI)、凝血四项(PT、APTT、Fbg、TT):未见异常。

4. **初步诊断** ①慢性胰腺炎。②胰腺假性囊肿支架内引流术后。③胰源性门静脉高压。④脾大。⑤胃底重度静脉曲张。⑥2型糖尿病。

5. **诊疗及护理经过** 患者2018年6月6日9:33因"呕鲜红色血约30ml"入院,2018年6月7日行急诊胃底静脉曲张内镜下硬化剂治疗,给予上消化道出血的常规护理及内镜下硬化剂治疗的护理。2018年6月9日行超声内镜下胰腺假性囊肿支架内引流术,给予超声内镜引导下穿刺引流及支架置入术的护理,加强了心理护理及营养管理,患者病情好转后出院。2019年3月27日因"胰腺假性囊肿支架内引流术后9个月"入院;行胰腺假性囊肿支架取出术,取出后创面无渗血及渗液。超声内镜提示:胃底壁内无回声影:静脉曲张可能,对比2018年6月7日超声内镜,静脉曲张较前减轻。给予超声内镜引导下穿刺引流术的护理常规,3d后出院。

【疾病介绍】

1. **概述** 胰源性门静脉高压(pancreatic poetal hypertension,PPH)指由各种胰腺疾病及其并发症导致门静脉某一属支(主要是脾静脉)阻塞、脾静脉血栓形成、血液回流障碍而引起的区域性门静脉高压,又称左侧门静脉高压或脾胃区门静脉高压,是一种特殊类型肝外型门静脉高压,约占肝外型门静脉高压的 5%,是唯一可以治愈的门静脉高压类型。

2. 病因与发病机制　PPH 主要的发病机制是各种胰腺疾病导致的脾静脉血液回流障碍、压力升高,从而出现一系列门静脉高压的临床表现。胰腺炎症性疾病(包括急性胰腺炎、慢性胰腺炎、创伤性胰腺炎)、胰腺肿瘤和其他胰腺疾病是 PPH 的常见病因,其中以重症急性胰腺炎恢复期出现胰周积液和假性囊肿导致的 PPH 最常见,其次为慢性胰腺炎和胰腺肿瘤等。

3. 临床表现与诊断

(1)临床表现

1)症状:多数 PPH 患者无明显临床症状,常在内镜检查或因消化道出血行胃镜检查时发现。少数患者以突发消化道大出血为临床表现。该患者入院时以突发呕血为主要临床表现。

2)体征:各种胰腺疾病导致脾静脉阻塞时,脾静脉与门静脉之间的侧支循环逐渐开放,其中以通过胃短静脉经胃底流向胃左静脉或经胃右静脉至门静脉最显著,可导致孤立性胃底静脉曲张形成。由于脾静脉阻塞影响脾静脉血液回流,大部分 PPH 患者可出现脾肿大和脾功能亢进。该患者的脾肿大和胃底静脉曲张,已多次通过超声内镜、肝门静脉 CT 血管成像等检查证实。

3)实验室及其他检查:超声内镜诊断 PPH 的作用重要,其诊断食管和胃底静脉曲张较常规内镜更灵敏,既可帮助明确 PPH 的病因,又可观察脾静脉及其侧支循环,具有较高的特异度和灵敏度。

患者 2019 年 3 月 27 日住院检查,肝门静脉 CT 血管成像结果为:胰腺假性囊肿治疗后改变,伴胰源性门静脉高压、胃底静脉曲张;脾大,脾脏内低密度灶,考虑梗死灶;胆囊切除术后改变;左肾结石;左侧肾上腺增粗;双肾多发小囊肿。MRCP(平扫 + 水成像)结果为:胰腺假性囊肿支架内引流术后,局部混杂信号结节,胰尾部显示不明确;门静脉增宽,胃底静脉迂曲扩张,与 2018 年 9 月 21 日的结果对比无变化;脾脏稍大;左肾复杂囊肿可能。无痛胃镜结果为:慢性糜烂性胃炎(Ⅱ级)、十二指肠球炎、胃底静脉曲张。

门静脉造影是诊断 PPH 的重要标准,可显示栓塞程度、部位及静脉侧支循环的特征。

(2)诊断:①慢性胰腺炎。②胰腺假性囊肿支架内引流术后。③胰源性门静脉高压。④脾大。⑤胃底重度静脉曲张。⑥2 型糖尿病。

4. 治疗原则　PPH 的治疗分为对症处理和对因处理两方面,对症处理主要针对曲张静脉是否破裂出血。手术治疗:合理控制 PPH 及其所致消化道出血的最佳和最可靠治疗手段是脾脏切除。介入治疗:主要包括脾动脉部分栓塞和内镜下静脉曲张套扎术、内镜下硬化剂治疗。因患者出现呕血,2018 年 6 月 7 日行急诊胃底静脉曲张内镜下硬化剂治疗。

【护理问题】

1. 有消化道大出血的危险　与胃底静脉曲张有关。

2. 疼痛　与胰腺慢性炎症有关。

3. 营养失调:低于机体需要量　与食欲减退、进食减少有关。

4. 知识缺乏:缺乏有关本病的病因及预防知识。

【健康史】

患者于 2004 年、2005 年、2007 年及 2017 年 4 月份均因急性胰腺炎住院;2012 年确诊

2 型糖尿病,予以门冬胰岛素早餐前 14U,晚餐前 10U 皮下注射;于 2013 年因胆囊结石行胆囊切除术。有吸烟、饮酒史 20 余年,目前戒酒 1 年。心理状况:患者因病程长、反复多次住院,使用广泛性焦虑量表(GAD-7)(附录 28)评分为 11 分,存在中度焦虑情况。

【护理计划】

根据收集到的健康史资料,再结合患者的临床症状、体征、检查结果及病情的动态变化,综合分析判断,列出相应的护理问题,根据护理问题提出护理目标,针对护理问题、护理目标制订护理计划,提出个性化的护理干预措施。该患者入院时护理问题:有消化道大出血的危险、慢性疼痛等;在住院治疗过程中护理问题:营养失调、知识缺乏等;出院前的护理问题:家庭康复相关知识缺乏。

【护理措施】

1. 消化道大出血的护理

(1)立即建立 2~3 条静脉通道,遵医嘱迅速实施补液、输血及用药等措施,床边备吸引器及抢救药品。

(2)卧床休息,注意保暖,呕吐时头偏向一侧,防止窒息或误吸,做好安全防护,防止直立性低血压引起晕厥。

(3)呕血期间应禁食,加强口腔护理;出血停止后渐改为低脂、营养丰富、易消化、无刺激性半流质饮食或软食,少量多餐,逐步过渡到正常饮食。避免粗糙、坚硬、刺激性食物,进餐时细嚼慢咽,防止损伤曲张静脉而再次出血。

(4)密切观察病情变化:观察有无心率加快、心律失常、脉搏细弱、血压降低、脉压变小、呼吸困难、体温不升或发热等,必要时进行心电监护;动态观察患者的心率、血压。观察患者有无精神疲倦、烦躁不安、嗜睡、表情淡漠、意识模糊甚至昏迷;观察皮肤和甲床色泽、肢体温暖或是湿冷,周围静脉特别是颈静脉充盈情况;准确记录出入量。

(5)做好内镜治疗术前术后的病情观察与护理。

2. 疼痛护理

(1)注意观察腹痛的部位、程度、性质及伴随症状,及时通知医生按医嘱给予治疗,并做好护理记录。

(2)卧床休息,保证充足的睡眠,选择舒适体位如弯腰抱膝体位可减轻疼痛。支架置入后变换体位时,动作幅度不宜过大,避免支架移位,保证患者的安全,防止坠床,做好患者生活护理。

(3)对患者进行细致全面的心理评估,有针对性进行心理疏导,减轻患者焦虑情绪,指导患者采取深呼吸、冥想、音乐疗法等缓解疼痛。

3. 营养管理

(1)定期进行营养风险筛查,NRS2002 评分≥3 分者(附录 23),使用 PG-SGA 评分表进行营养评估(附录 25),根据患者营养的主客观评估指标进行营养治疗。

(2)内镜下硬化剂治疗术后禁食 24~72h,加强营养治疗,及时补充水分及电解质,请营养科会诊,禁食期间一般需进行肠外营养补充,病情评估能够进食后,根据患者能量需求及营养评估情况,采取适量清淡易消化饮食加口服营养制剂补充。

(3)病情稳定后需根据患者实际情况计算每日所需热量,指导进食高碳水化合物、低脂肪、适量蛋白质及高膳食纤维饮食,适量运动,遵医嘱正确使用胰岛素,监测血糖、血脂、体重,将其控制在理想范围。

4. 健康指导

（1）护士应经常关心、安慰患者,用简单明了的语言向患者解释病情以及治疗,告知患者该病是能治愈的,听取并耐心解答患者及家属的疑问,减轻他们的焦虑。

（2）评估患者及家属对该病的了解和知识掌握情况,与患者和家属共同制订学习目标,个性化健康教育宣教方案。提供多种学习形式,如讨论、示教、图片、公众号视频、营养食物展示等,根据患者和家属接受程度,深入浅出,并及时注意患者和家属的反馈。

（3）定期记录患者和家属学习和掌握相关知识情况,并给予适当鼓励。指导患者学习掌握监测血糖、体重指数的方法,每 3~6 个月复查血常规、胰腺功能、糖化血红蛋白、血脂等,了解疾病的控制情况。

【护理评价】

患者未出现消化道出血相关并发症;患者慢性疼痛较前明显减轻;患者营养失调得到纠正;无焦虑发生;掌握疾病相关知识及正确饮食、生活方式。

【案例启示】

胰源性门静脉高压是一种多因脾静脉栓塞导致的临床综合征,临床较少见,多与胰腺病变相关。由于少见,常易误诊及漏诊,多数患者无明显临床症状,常在内镜检查或因消化道出血行胃镜检查时发现,突发呕血时需与肝硬化合并消化道出血相鉴别。护理上要注意该类患者大多受累的器官较多,既要做好原发病胰腺疾病的护理,还需做好继发门静脉高压后消化道出血的抢救配合及糖尿病的护理,须重视患者营养的管理及心理疏导。

（朱秀琴）

第十一章 一例胆囊结石术后并发急性肺栓塞患者的护理

【病历摘要】

1. 病例介绍 患者,女,66岁,2006年10月6日因"反复右上腹疼痛30余年"就诊。患者于入院前30余年进食脂餐后出现腹痛,以右上腹疼痛为主,伴有放射性,无恶心、呕吐、发热、寒战等,当地医院诊断"胆囊炎",予以服药后缓解(具体药物不详)。为进一步诊治来某三级医院就诊,以"慢性胆囊炎"收住院。患者既往有冠心病、甲状腺功能减退(长期口服左甲状腺素)、高血压病(口服琥珀酸美托洛尔缓释片)、高血脂(口服厄贝沙坦)等病史,否认家族遗传性疾病史,患者自发病以来,精神萎靡,大小便未见异常,既往体健,否认"肝炎""结核"病史,无食物、药物过敏史,无外伤手术史,已婚,育两女,均体健。

2. 症状及体征 专科查体: T 37.1℃,P 88次/min,R 28次/min,BP 102/82mmHg,皮肤黏膜及巩膜无黄染,心肺正常,腹部平坦,未见腹壁静脉曲张,右上腹部有明显压痛,Murphy征阳性,肝脾未触及肿大,移动性浊音阴性,双下肢无水肿。

3. 辅助检查

(1)血常规、肝肾功能、血凝等均无明显异常。

(2)影像学检查

①腹部B超:胆囊占位? 胆囊结石可能。②CT:胆囊多发结石,胆囊炎。③心脏彩超:心脏各房室大小正常,二尖瓣、三尖瓣少量反流,左室肌顺应性下降,左室收缩功能正常。

4. 初步诊断 ①慢性结石性胆囊炎。②高血压病3级,极高危组。③高脂血症。④冠心病。⑤甲状腺功能减退。

5. 诊疗及护理经过 入院后完善相关检查,请肝胆外科会诊,无明显手术禁忌证,入院后第4d在全麻下行胆囊切除术,手术顺利,术中出血少,未输血。术后48h患者下床活动后突感胸闷、气短,监测血氧饱和度70%,当即予面罩吸氧、静脉补液扩容等对症处理,心内科会诊考虑血容量不足,继续扩容,症状缓解,血氧饱和度为98%~100%,无特殊不适。术后72h患者再次下床,仍感胸闷、气短并眩晕,监测血氧饱和度70%,予高流量面罩吸氧,开通2条外周静脉通道,持续心电监护,血压76/26mmHg,心率144次/min,呼吸急促,脉搏细速,口唇发绀,四肢湿冷,皮肤发绀,请麻醉科会诊,行气管插管,深度24cm。随后患者突发心搏骤停,遂行心肺复苏,复苏成功后转重症监护室进一步治疗。转入重症监护室后,继续予以心电监护、有创动脉压监测、气管插管、呼吸机支持等措施。患者出现粉红色泡沫痰,立即予以控制输液速度、利尿,去甲肾上腺素维持循环稳定,抗生素预防感染,适当止痛、镇静等治疗,纠正内环境、水电解质紊乱等常规处理。急诊实验室监测报告提示:PT 16.2s,INR 1.34,APTT 66.6s,D-二聚体>35.20mg/L,纤维蛋白降解产物>120.0mg/L,CRP 109.82mg/L;

血常规提示：WBC 13.58×10^9/L，Hb 89.0g/L；血生化检查：TBil 32.1μmol/L，TB 33.1g/L，ALT 41U/L，血淀粉酶 68U/L，血肌酐 155μmol/L，葡萄糖 9.20mmol/L；估算肾小球滤过率：30.75ml/min；脑利尿钠肽（BNP）1 320.0pg/ml，肌酸激酶同工酶 CK-MB 6.8ng/ml，肌红蛋白 >500ng/ml。急诊床边胸部 X 线检查未见明显异常。予低分子量肝素抗凝、降低心肌氧耗、维持重要脏器功能等对症治疗。心肺复苏成功后 12h，呼吸内科会诊后予以口服利伐沙班抗凝，查胸部 CT 报告：双肺弥散性病变伴肺不张，经 5d 治疗患者病情平稳。后转呼吸内科进一步诊治。

【疾病介绍】

1. 概述

（1）胆囊结石：胆囊结石（cholecystolithiasis）指发生在胆囊内的结石，主要为胆固醇结石、混合性结石或黑色素结石，常与急性胆囊炎并存，为常见病和多发病。主要见于成年人，40 岁以后发病率随年龄增长而增加，女性多于男性。

（2）肺栓塞：肺栓塞是以各种栓子阻塞肺动脉或其分支为其发病原因的一组疾病或临床综合征的总称，包括肺血栓栓塞症（PTE）、脂肪栓塞综合征、羊水栓塞、空气栓塞、癌栓等，其中 PTE 为肺栓塞的最常见类型。PTE 的特点是高发病率、高病死率和高致残率，严重威胁人类社会健康，最近 5 年，RIETE 国际临床研究注册数据库登记的超过 3 000 项临床研究的数据显示，肺栓塞的全因死亡率，7d 内为 1.9%~2.9%，30d 内高达 4.9%~6.6%，因此，PTE 的预防、诊断和治疗尤为重要。

2. 病因与发病机制

（1）胆囊结石：胆囊结石是综合性因素作用的结果，主要与胆汁中胆固醇过饱和、胆固醇成核过程异常以及胆囊功能异常有关。这些因素引起胆汁的成分和理化性质发生变化，使胆汁中的胆固醇呈过饱和状态，沉淀析出、结晶而形成结石。

（2）肺栓塞：引起 PTE 的血栓主要来源于下肢的深静脉血栓形成（DVT）。PTE 和 DVT 合称为静脉血栓栓塞（VTE），两者具有相同易患因素，是 VTE 在不同部位、不同阶段的两种临床表现形式。血栓栓塞肺动脉后，血栓不溶、机化、肺血管重构致血管狭窄或闭塞，导致肺血管阻力（PVR）增加，肺动脉压力进行性增高，最终可引起右心室肥厚和右心衰竭，称为慢性血栓栓塞性肺动脉高压（CTEPH）。患者术后出现任何不能以其他原因解释的新发或加重的胸闷、咳嗽、胸痛、咯血、持续性低血压时，均需考虑发生术后肺栓塞的可能性。

3. 临床表现与诊断

（1）临床表现

1）症状与体征

①胆囊结石：大多数患者可无症状，称为无症状胆囊结石。典型症状为胆绞痛，只有少数患者出现，其他常表现为急性或慢性胆囊炎。体征评估时右上腹有时可触及肿大的胆囊。若合并感染，右上腹可有明显压痛、反跳痛或肌紧张。②肺栓塞：急性肺栓塞临床表现多种多样，缺乏特异性，容易被忽视或漏诊，其严重程度有很大差别，从轻者无症状到重者出现血流动力学不稳定，甚或猝死。在 PTE 的诊断过程中，要注意是否存在 DVT，特别是下肢 DVT。急性 PTE 的临床症状体征评估见表 3-11-1。

表 3-11-1　急性肺血栓栓塞症的临床症状体征评估

症状	体征
呼吸困难及气促（80%~90%）	呼吸急促（52%）
胸膜炎性胸痛（40%~70%）	哮鸣音（5%~9%）；细湿啰音（18%~51%）；血管杂音
晕厥（11%~20%）	发绀（11%~35%）
烦躁不安、惊恐甚至濒死感（15%~55%）	发热（24%~43%），多为低热，少数患者可有中度以上的发热（11%）
咳嗽（20%~56%）	颈静脉充盈或搏动（12%~20%）
咯血（11%~30%）	心动过速（28%~40%）
心悸（10%~32%）	血压变化，血压下降甚至休克
低血压和 / 或休克（1%~5%）	胸腔积液体征（24%~30%）
猝死（<1%）	肺动脉瓣区第二心音亢进（P2>A2）或分裂（23%~42%）
	三尖瓣区收缩期杂音

2）实验室及其他检查

①胆囊结石：首选腹部超声检查，诊断胆囊结石的准确率接近 100%。CT、MRI 也可显示胆囊结石，但不作为常规检查。

②肺栓塞疑诊相关检查

血浆 D- 二聚体：D- 二聚体是交联纤维蛋白在纤溶系统作用下产生的可溶性降解产物，为特异性继发性纤溶标志物。血栓形成时因血栓纤维蛋白溶解导致 D- 二聚体浓度升高。

血气分析：急性 PTE 常表现为低氧血症、低碳酸血症和肺泡 - 动脉血氧分压差 $[P_{(A-a)}O_2]$ 增大。但部分患者的结果可以为正常，40%PTE 患者动脉血氧饱和度、20%PTE 患者的肺泡 - 动脉血氧分压差正常。

血浆肌钙蛋白：包括心肌肌钙蛋白 I（cTnI）及心肌肌钙蛋白 T（cTnT），是评价心肌损伤的指标。急性 PTE 并发右心功能不全（RVD）可引起肌钙蛋白升高，与心肌损伤程度呈正相关且认为肌钙蛋白升高提示急性 PTE 患者预后不良。

脑利尿钠肽（BNP）和 N- 末端脑利尿钠肽前体（NT-proBNP）：BNP 和 NT-proBNP 是心室肌细胞在心室扩张或压力负荷增加时合成和分泌的心源性激素，急性 PTE 患者右心室后负荷增加，室壁张力增高，BNP 和 NT-proBNP 水平升高，其水平高低可反映 RVD 及血流动力学紊乱严重程度，无心脏基础疾病者如 BNP 或 NT-proBNP 增高，应考虑 PTE 可能；同时该指标也可用于评估急性 PTE 的预后。

确诊相关影像学检查：PTE 的确诊检查包括 CT 肺动脉造影（CTPA）、核素肺通气 / 灌注（V/Q）显像、磁共振肺动脉造影（MRPA）、肺动脉造影等，DVT 确诊影像学检查包括加压静脉超声（CUS）、CT 静脉造影（CTV）、核素静脉显像、静脉造影等。

（2）诊断：①慢性结石性胆囊炎术后并发急性肺栓塞。②高血压病 3 级，极高危组。③高脂血症。④冠心病。⑤甲状腺功能减退。⑥尿路感染。

4. 治疗原则

（1）胆囊结石

1）非手术治疗：包括溶石治疗、体外冲击波碎石治疗、经皮胆囊碎石溶石等方法，但这些方法危险性大、效果不稳定。

2）手术治疗：胆囊切除术是治疗胆囊结石的最佳选择。无症状胆囊结石不须积极手术治疗，可观察和随访。

（2）肺栓塞

1）一般支持治疗：对高度疑诊或确诊急性 PTE 的患者，应严密监测呼吸、心率、血压、心电图及血气检查值的变化，并给予积极的呼吸与循环支持。对于高危 PTE，如合并低氧血症，应使用经鼻导管或面罩吸氧；当合并呼吸衰竭时，可采用经鼻/面罩无创机械通气或经气管插管行机械通气；对于合并休克或低血压的急性 PTE 患者，必须进行血流动力学监测，并予支持治疗。存在焦虑和惊恐症状者应予安慰，可适当使用镇静剂；胸痛者可予镇痛药；有发热、咳嗽等症状者给予对症治疗，以尽量降低耗氧量。

2）抗凝治疗：抗凝治疗为 PTE 的基础治疗手段，可有效地防止血栓再形成和复发，同时促进机体自身纤溶机制，溶解已形成的血栓。一旦确诊为急性 PTE，宜尽早启动抗凝治疗。目前应用的抗凝药物主要分为胃肠外抗凝药物和口服抗凝药物。胃肠外抗凝药如普通肝素、低分子量肝素（LMWH）、磺达肝癸钠等；口服抗凝药华法林和直接口服抗凝药（DOACs）。

【护理问题】

1. 疼痛　与胆囊结石有关。

2. 焦虑　与缺乏相关知识有关。

3. 潜在并发症：出血、胆瘘等。

【健康史】

1. 入院前 30 余年进食脂餐后出现腹痛，以右上腹疼痛为主，伴有放射性，无恶心、呕吐、发热、寒战等。

2. 生命体征 T 37.7℃，P 88 次/min，R 28 次/min，BP 102/82mmHg。

3. 右上腹部有明显压痛，Murphy 征阳性，肝脾未触及肿大，移动性浊音阴性，双下肢无水肿。

【护理计划】

根据患者诊断、既往史、辅助检查、综合评定，提出护理诊断：疼痛，并发症：出血、胆瘘、肺栓塞。制订护理计划：住院期间控制疼痛、预防并发症发生。

【护理措施】

1. 疼痛护理　①观察并记录生命体征，观察腹部体征，监测腹痛性质、注意有无腹胀及腹膜刺激征等。②清醒且血压稳定者，采用半坐卧位，指导规律地深呼吸，达到放松和减轻疼痛的效果。

2. 饮食护理　腹腔镜术后禁食 6h，24h 内饮食以无脂流质、半流质饮食为主，逐渐过渡至低脂饮食。

3. 并发症的护理

（1）出血：观察生命体征、腹部体征和伤口渗血情况；有腹腔引流管者，观察引流液的颜色、性状及量。如出现面色苍白、冷汗、脉搏细弱、血压下降等情况，及时报告医师并做好抢救准备。

（2）胆瘘：当患者出现发热、腹胀、腹痛、腹膜刺激征等表现，或腹腔引流液呈黄绿色胆汁样，常提示发生胆汁渗漏。一旦发现异常，及时报告医师并协助处理，取半坐卧位,保持腹腔引流管通畅,将漏出的胆汁充分引流至体外是治疗胆瘘最重要的措施;维持水、电解质平衡:长期大量胆瘘者应补液并维持水、电解质平衡;及时更换引流管周围被胆汁浸湿的敷料,予氧化锌软膏或皮肤保护膜涂敷局部皮肤,预防胆汁刺激和损伤皮肤。

(3)肺栓塞:肺栓塞是外科术后严重的并发症之一,其发生缺乏特异性症状,且发展速度较快,病死率较高,因此,早期识别和预防尤为重要。有研究显示普外科术后患者中未采取血栓预防性措施的情况下,PTE 发病率为 15%~30%,病死率 10%~60%。静脉血栓栓塞病史、体重超标、避孕药的使用、恶性肿瘤病史、术时长、CVC 置管、术中大量输血等为术后 PTE 发生的危险因素。

1)密切观察病情变化:由于 PTE 临床表现多种多样,缺乏特异性,误诊率高。因此,应充分认识 PTE 的临床特点,尤其是老年患者术后更应高度警惕。对不明原因的体温升高,脉搏增快,呼吸困难,胸前区疼痛,烦躁不安,咯血,惊恐,甚至濒死感,晕厥,尤其临床出现严重低氧血症伴过度换气,心电图表现为 V_1~V_4 的 T 波改变 和 ST 段异常;部分病例可出现 SIQⅢTⅢ征(即 I 导联 S 波加深,Ⅲ 导联出现 Q/q 波及 T 波倒置,心脏彩超示右心室增大、肺动脉高压形成时,应高度警惕肺栓塞发生。本例为一例 66 岁、伴有甲状腺功能减退、高血压病、高血脂、冠心病的患者,在结石性胆囊炎术后 48h 突发急性 PTE 的临床症状,因早发现,早确诊,早治疗,从而挽救了患者生命。

2)急救与护理:肺栓塞一经确诊后,立即将患者安置在重症监护病房,运用现代化监测手段全面监护患者的血压、心率、呼吸的节律与频率、缺氧状态、血氧饱和度。绝对卧床休息,给予特级护理。呼吸困难或呼吸每分钟达 30 次,协助患者取半坐卧位。

给予高流量(4~6L/min)氧气吸入。呼吸过快是肺栓塞的典型症状,因此密切注意呼吸音、频率、幅度、节律的变化。迅速建立静脉通道,输入溶栓药物,确保单位时间内溶栓剂的输入量。采用上肢静脉输液,避免在下肢静脉穿刺或采血。

准确测量并记录每小时尿量,保持尿量 >30ml/h;同时观察皮肤的色泽、温度及末梢循环情况。根据血压合理调节升压药物浓度及滴速。

做好溶栓后护理。在用药过程中,经常询问有无头痛、呕吐,观察有无意识障碍等情况,以判断有无颅内出血倾向。观察皮肤、口腔黏膜、牙龈有无出血点、穿刺点有无渗血或出血,注意观察大小便的颜色,有无黑便、血便、血尿、有无鼻出血、关节肿胀、疼痛、咯血等。遵医嘱及时查凝血酶原时间,凡有出血倾向和凝血酶原时间异常,立即处理。

加强心理护理,通过恰当的交谈,可帮助患者正确对待疾病,减轻消极情绪。护士应沉着冷静,机警灵活,有条不紊,做到忙中不乱,从举止上消除患者及其家属紧张、恐惧、疑虑,予以信赖之感;从心理、精神上给予患者安慰,予以温暖之感,减轻心理压力,并及时将抢救情况及各项实验指标的变化告知患者,增强其战胜疾病的信心。

【护理评价】

患者疼痛可忍受,未出现出血、胆瘘相关并发症,患者出现术后肺栓塞并发症,但经正确处理,患者病情稳定。

【案例启示】

胆囊切除术是治疗急性胆囊炎的主要手段,麻醉方式常采用全麻,目前认为 70%~90% 急性肺栓塞的栓子来源于下肢深静脉血栓形成的血栓脱落。针对年龄较大,有糖尿病、高血压病、高血脂、冠心病的患者,在进行外科术后,一定要警惕术后并发急性肺栓塞的可能。

1. 护理人员需密切观察患者病情变化。

2. 对60岁以上老年患者术前常规做胸部X线检查、心电图、肺功能测定。术前1~2d练习深呼吸。

3. 患者全麻清醒后,先鼓励其做深呼吸,四肢主动活动,如足趾和踝关节伸屈活动、下肢肌肉松弛和收缩的交替运动。教会患者正确咳痰方法:全麻手术患者呼吸道分泌物增加,导致痰液黏稠不易咳出,体力消耗大,咳嗽时伤口疼痛。有些患者害怕咳嗽,或不敢用力咳嗽,想用各种方法制止咳嗽,这是极其有害的。护士要用通俗易懂的语言,讲解咳嗽的重要性及注意事项,鼓励患者及时将痰咳出,必要时给予雾化吸入。

4. 由于老年人对手术的耐受性较差,加上术后切口疼痛或其他不适,往往思想负担较重,不愿多活动,应给予耐心细致的解释,安慰患者,协助翻身、拍背,鼓励尽早起床活动,胆囊切除术患者,术后4h协助患者取半坐卧位,术后6h指导患者坐起,术后8h鼓励患者进行适当的下床活动。

（蒋 蓉）

第十二章　一例肝硬化异位静脉曲张并出血内镜下精准治疗患者的护理

【病历摘要】

1. 病例介绍　患者,男,张某某,68岁,因"反复呕血、黑便6年,再解鲜血便1d"于2018年10月29日入院。2012年3月无明显诱因呕暗红色血液1次,量约250ml,并解柏油样便2次,诊断为乙型肝炎肝硬化失代偿期并食管静脉曲张破裂出血,在当地医院治疗,出血停止后出院。2012年12月6日再次呕血,经药物治疗后出血停止。患者分别于2013年1月、2013年3月、2015年4月、2016年2月4次行内镜下食管静脉曲张套扎术。术后无呕血、黑便,直至2018年10月28日由于提重物上楼再次出血、解糊状黑便多次,继而解鲜血便4次,量约1 000ml,伴头晕、心慌、冷汗、乏力,无呕血。门诊以"消化道出血"收入院。既往有30余年乙型肝炎表面抗原(HBsAg)阳性病史,高血压病病史15年、脑梗病史2年,服用阿司匹林1片/d。入院体格检查:T 36.5℃,P 100次/min,R 28次/min,BP 96/56mmHg。无药物、食物过敏史;有吸烟史20年,每日10支;饮酒史15年,目前戒酒10年;慢性肝病面容,神志清楚,皮肤、巩膜无黄染,心肺正常,腹部膨隆,可见腹壁静脉曲张、腹软,腹部无压痛,脾肋下7cm,质硬,无压痛,移动性浊音阳性,肠鸣音6次/min,双下肢无水肿。患者因病程长、反复多次住院治疗,存在焦虑情绪。

2. 症状与体征　有乏力、纳差、腹胀、低白蛋白血症、贫血、凝血功能障碍等肝功异常的表现;有脾大、脾功能亢进、食管静脉曲张、腹水(移动性注音阳性)等门静脉高压的表现;有黑便病史、解鲜血便1d总量约1 000ml伴头晕、乏力、肠鸣音亢进(6次/min)等的活动性出血表现;P 100次/min、R 28次/min、BP 96/56mmHg等血容量不足的表现。

3. 辅助检查　入院后血常规示:WBC 2.01×10^9/L,Hb 69g/L,HCT 20.4%,血小板计数 27×10^9/L,PT 16.6s,PTA 48.8%,Fbg 1.34g/L。肝功能指标:ALT 10U/L,AST 23U/L,TBil 16.5pmol/L,总蛋白37.1g/L,白蛋白22.9g/L,ALP 7U/L,血肌酐88.9μmol/L,尿素氮6.4mmol/L。HBsAg阳性,电解质正常,AFP 990ng/ml。曾在2016年2月,胃镜检查见食管静脉曲张,曲张静脉直径为1.0cm,十二指肠降部未见静脉曲张;2018年10月30日(治疗前),患者行急诊胃镜检查,胃镜下见食管静脉曲张,曲张静脉直径为0.5cm,胃底未见静脉曲张,十二指肠降部见静脉曲张,曲张静脉直径为2cm,曲张静脉表面有糜烂,并见一血栓;2018年11月10日(治疗后),急诊肝脏CT平扫及增强检查显示:肝硬化、脾大、腹水、脐静脉开放、脾静脉扭曲增粗,食管胃底见迂曲血管影,十二指肠降部未见明显曲张静脉。

4. 初步诊断　①乙型肝炎肝硬化失代偿期并十二指肠静脉曲张破裂出血。②高血压病。③脑梗死。

5. 诊疗及护理经过　患者因乙型肝炎肝硬化失代偿期并十二指肠静脉曲张破裂出血,肝功能Child-Pugh分级(附录7)为9分,MELD(附录6)为13.72分而入院,入院后给予降低门静脉压力(微量泵静脉注射奥曲肽0.6mg/24h)、抑酸、输血、补液、抗感染治疗,并于

2018年10月30日行内镜下静脉曲张套扎术,用套扎器套扎4点,术后未见明显出血;10月29日至30日,共输悬浮红细胞9U,Hb从10月29日的69g/L降至10月31日的59g/L,仍然有黑色糊状便,考虑仍有活动性出血;11月1日继续药物治疗,并静脉滴注悬浮红细胞3U,静脉滴注冷沉淀10U。11月2日Hb为79g/L,11月2日至7日患者病情稳定,无黑便、便血症状。11月8日,患者又解暗红色血便约150ml,Hb为61g/L,伴发热,T 39.5℃,经多学科会诊,加强输血、营养支持、抗感染治疗。2018年11月11日再次胃镜检查见十二指肠曲张静脉套扎处溃疡形成,有渗血,行内镜下组织胶注射1点,共1ml,内镜下组织胶注射后仍有出血,静脉滴注悬浮红细胞2U;11月12日患者仍解暗红色血便,11月10、11、12日Hb分别为77g/L、63g/L、60g/L。由于反复出血,患者及家属担心治疗效果,产生了负性心理情绪。再次与患者家属沟通,决定于11月12日行急诊经颈静脉肝内门体静脉分流术(TIPS),术后门静脉压力梯度(portal vein pressure gradient, PPG)下降42.3%,未行十二指肠曲张静脉栓塞。11月13、14日患者无血便,Hb稳定在68g/L,至11月19日患者病情稳定,生命体征平稳,进食流质饮食,贫血面容较前改善,Hb稳定在72g/L,查粪便隐血试验阴性,尿量正常,移动性浊音(-),能下床活动,精神好,予以出院。随访5个月,患者无消化道再出血,食管静脉曲张消失,十二指肠静脉曲张变细。

患者因反复呕血、黑便6年,再解鲜血便1d,量约1 000ml,伴头晕、乏力,以"消化道出血"入院。入院时T 36.5℃,P 100次/min,R 28次/min,BP 96/56mmHg。表现为血容量明显不足,立即予以开放静脉通道,迅速输液输血及降低门静脉压力止血治疗,严密观察病情变化,完善各项内镜的术前准备,病情稳定后行内镜检查,术中发现食管静脉及十二指肠局部静脉曲张,立即予以内镜下食管静脉曲张套扎术,予以落实套扎术术后护理常规,观察出血是否停止。护理过程中发现黑糊状大便次数增多伴有Hb的进行性下降,配合进行输血及内镜下组织胶注射治疗,执行内镜下组织胶注射护理常规,组织胶注射后仍有十二指肠静脉曲张出血,会诊予以行急诊TIPS,术后PVG下降42.3%,出血停止,护理上严密观察患者的生命体征、神志、瞳孔的变化,观察有无再出血的临床表现,执行TIPS护理常规,住院20d后病情稳定,好转出院,做好出院前健康指导,患者随访满意。

【疾病介绍】

1. 概述　异位静脉曲张是门静脉高压的严重并发症,主要发生于消化道;发生在纵隔、腹膜后、腹壁、胆道、阴道及膀胱等也有报道。通常所说的异位静脉曲张是指发生在除食管、胃底以外的腹部静脉曲张,如十二指肠、回肠、空肠、结直肠、胆道等。消化道中的好发部位依次为十二指肠、结直肠、盲肠和小肠。相关研究发现,169例异位静脉曲张患者中,十二指肠静脉曲张占17.0%,空回肠静脉曲张占17.0%,结肠静脉曲张占14.0%,直肠静脉曲张占8.0%,腹膜后静脉曲张占9.0%,少数位于其他罕见部位。异位静脉曲张导致的破裂出血占所有静脉曲张破裂出血的1.0%~5.0%。由于其临床上较为少见,出血点隐蔽致诊断困难,加上出血量大、止血实施困难和预后差等特点,再出血率和病死率可高达40.0%。

2. 病因与发病机制　引起肝硬化病因很多,在我国以病毒性肝炎为主,欧美国家以慢性酒精中毒多见。①病毒性肝炎:主要为乙型、丙型和丁型肝炎病毒感染,占60%~80%,甲型和戊型病毒性肝炎不发展为肝硬化。②慢性酒精中毒:在我国约占15%,近年来有上升趋势。长期大量饮酒(一般为每日摄入乙醇80g达10年以上),乙醇及其代谢产物(乙醛)的毒性作用,引起酒精性肝炎,继而可发展为肝硬化。③非酒精性脂肪性肝炎:随着世界范围肥胖的流行,非酒精性脂肪性肝炎(NASH)的发病率日益升高。国外新近研究表明,约20%的NASH可发展为肝硬化。据统计70%不明原因的肝硬化可能由NASH引起。目前我国尚缺乏有关研究资料。④胆汁淤积:持续肝内胆汁淤积或肝外胆管阻塞时,高浓度胆酸和胆红素可损伤肝细胞,引起原发性胆汁性肝硬化或继发性胆汁性肝硬化。⑤肝静脉回流受阻:慢性充血性心力衰竭、缩窄性心包炎、Budd-Chiari综合征、肝小静脉闭塞病等引起肝脏长期淤血缺氧。⑥遗传代谢性疾病:先天性酶缺陷疾病,致使某些物质不能被正常代谢而沉积在肝脏,如肝豆状核变性(铜沉积)、血色病(铁沉积)、α_1-抗胰蛋白酶缺乏症等。⑦工业毒物或药物:长期接触四氯化碳、磷、砷等或服用双醋酚丁、甲基多巴、异烟肼等可引起中毒性或药物性肝炎而演变为肝硬化;长期服用甲氨蝶呤(MTX)可引起肝纤维化而发展为肝硬化。⑧自身免疫性肝炎可演变为肝硬化。⑨血吸虫病:虫卵沉积于门管区,引起纤维组织增生,导致窦前性门静脉高压,但由于再生结节不明显,故严格来说应称为血吸虫性肝纤维化。⑩隐源性肝硬化:病因仍不明者占5%~10%。

门静脉高压(PHT)系各种原因引起的肝硬化所致门静脉系统血流受阻和/或血流量增加导致,肝纤维化及再生结节对肝窦及肝静脉的压迫导致门静脉阻力升高是门静脉高压的起始动因,肝硬化时因肝功能减退及各种因素导致多种血管活性因子失调,形成心输出量增加、低外周血管阻力的高动力循环状态,此时内脏充血进而导致门静脉血流量增加是维持和加重门静脉高压的重要因素。由于门静脉系统缺乏瓣膜,其回流范围内的小静脉与心脏之间任何部位血流受阻,均可以导致阻塞部位远端血管内的压力升高,出现门静脉高压或局限性门静脉高压的临床综合征。

门静脉高压产生的后果之一是门体静脉侧支循环开放,门静脉系统与腔静脉之间存在许多交通支,门静脉高压时门静脉回流受阻导致这些交通支开放。主要侧支循环有:①食管和胃底静脉曲张。门静脉高压导致食管胃底静脉曲张和/或门静脉高压性胃病,是肝硬化合并上消化道出血的重要原因。②腹壁静脉曲张,门静脉高压时脐静脉重新开放,通过腹壁静脉进入腔静脉,而形成腹壁静脉曲张。③痔静脉扩张,为门静脉系的直肠上静脉与下腔静脉系的直肠中、下静脉交通,可扩张为痔核。

失代偿期肝硬化并发门静脉高压常致食管下段和胃底静脉、腹壁和直肠下端静脉曲张,大多患者常因食管胃底静脉破裂导致上消化道大出血;但少数患者肝与膈、脾与肾韧带、腹部器官与腹膜后组织间的静脉,也可形成侧支相互连接从而形成临床上少见的异位静脉曲张(ectopic varices,EV),占门静脉高压性出血病例的5%左右。目前认为EV主要有肝硬化导致的肝内门静脉高压型、肝外门静脉或脾静脉血流受阻型和手术造成的肠管和腹壁或其他结构粘连形成的腹部粘连型三种。肝内门静脉高压致肝窦静脉阻塞,门脉系统压力增高,血液经门体静脉侧支循环流出,产生离肝血流,此类型往往同时存在食管胃底静脉曲张与EV。肝外门静脉或脾静脉血流受阻多引起十二指肠静脉曲张,球部最多,其次为降部。由于十二指肠的静脉回流主要经胰十二指肠静脉汇入脾静脉与肠系膜上静脉,门静脉高压时,来自肠系膜上、下静脉的血不能通过正常途径回到肝内,而经胰十二指肠静脉、十二指肠后上静脉、幽门静脉和胃网膜右静脉在肝门不同水平返回门静脉。手术造成的肠管和腹壁或其他结构粘连形成的门体侧支分流可促使门静脉高压患者EV的形成,如空肠、回肠与腹壁粘连后,可导致空肠、回肠静脉曲张,临床上以反复的腹痛、消化道出血较常见。其本质是门静脉高压导致的门体侧支循环开放,发生机制主要包括肝硬化或肝外门静脉堵塞导致的门静脉高压与手术造成的肠管和腹壁或其他结构粘连形成的门体侧支分流。

3. 临床表现与诊断

（1）临床表现

1）症状体征：门静脉高压异位静脉曲张的临床表现多样，缺乏特征性，因病因和原发病的严重程度不同而表现各异，一般分为消化道内的病变和肠道外的病变，临床上以反复的腹痛、消化道出血及腹腔出血较为常见。消化道内的病变以消化道出血最常见，可表现为反复的黑便，也有出现呕血，临床上表现为心慌、胸闷、冷汗，重者可以表现为失血性休克；肠外病变以腹腔内出血为主，腹腔出血可表现为突发腹胀、腹痛及压痛、反跳痛，除了腹部体征外伴有心率增快、血压下降等，腹穿可抽出不凝血；腹壁静脉曲张出血，可出现外出血、休克；胸腔内出血，可出现突发呼吸困难，血压骤降；曲张静脉压迫内脏器官，还可出现对应的器官功能障碍等。

2）实验室及其他检查

①内镜及影像学检查：内镜检查作为首选的常规诊断手段，结合多普勒超声和血管造影多能确诊。消化道内镜检查包括胃镜、肠镜、胶囊内镜（capsule endoscopy，CE）、小肠镜、超声内镜等，是检查消化系统疾病最直观且首选的方法。国外有研究表明，胃镜可诊断约90%的胃部静脉曲张，故对于怀疑胃体、十二指肠等部位的异位静脉曲张破裂出血，胃镜是首选且重要的检查工具，同时由于十二指肠异位静脉曲张的高发病率，对肝硬化门静脉高压患者完善胃镜检查时应尽量深达十二指肠降部，以免漏诊。肠镜是检查结直肠病变的重要工具。对于胃肠镜不能到达的十二指肠水平段、升段、小肠等部位，小肠镜及胶囊内镜可弥补。因此，对于肝硬化门静脉高压怀疑异位静脉曲张破裂出血者，根据病史多次行相应的消化道内镜检查是非常有必要的。对于不能通过消化道内镜检出的肝硬化门静脉高压异位静脉曲张破裂出血，还可以行增强CT、选择性血管造影、MRI等影像学检查并确诊。有针对性的影像学检查可全面了解和评估多种门体静脉侧支循环开放及门静脉通畅情况，是制订全面有效止血治疗方案的必要条件。②实验室检查：血常规提示有不同程度的红细胞、血小板及白细胞减少，凝血功能检查提示凝血时间延长及肝肾功能异常、白蛋白降低等。

（2）诊断：肝硬化所致的异位静脉曲张的诊断除要详细了解病史，主要的检查手段有内镜检查和选择性血管造影，内镜检查包括食管胃十二指肠镜、小肠镜和结肠镜等，对肠道内异位静脉曲张，在可达到的范围内可发现曲张的静脉或出血灶，并可行局部处理，但仍有半数病例不能明确出血部位。选择性血管造影阳性率达90%~95%，可明确出血部位，并可证实或排除门静脉高压、脾静脉阻塞及肠系膜静脉或门静脉血栓形成等。常用方法有门静脉造影、脾静脉造影和腹腔动脉、股动脉造影等。另外，超声、CT等检查亦有帮助。彩超可以确定门脉的血流方向，对门静脉高压诊断准确率达95%。因此异位静脉曲张的诊断：①有病毒性肝炎病史。②有肝功能减退和门静脉高压的临床表现。③肝功能试验有血清白蛋白下降、血清胆红素升高及凝血酶原时间延长等。④B超或CT及内镜发现门体静脉侧支循环建立。⑤临床上肝硬化门静脉高压患者在排除其他原因后出现呕血、黑便、腹胀、腹痛、休克、突发出血、不明原因器官功能障碍等症状时，应该尽快考虑到异位静脉曲张破裂出血的可能，并根据病史进行针对性的检查，以尽快明确诊断。

4. 治疗原则
异位静脉曲张治疗方法有外科手术、内镜下硬化剂治疗及套扎术、经皮选择性静脉栓塞术、TIPS、经静脉逆行球囊导管栓塞术（BRTO）等。外科治疗包括剥离出血的曲张静脉,切除出血的小肠或者行分流术,但是当患者不具备外科手术条件时,可以选择TIPS 和 BRTO。关于肝硬化门静脉高压异位静脉曲张破裂出血的治疗尚未规范统一,也未见相关的指南及专家共识。在目前的报道中,肝炎肝硬化异位静脉曲张为肝内型门静脉高压引起,治疗原发病,改善肝功能,降低门静脉压是预防和治疗出血的基本措施,实行内外科兼顾。肝硬化门静脉高压异位静脉曲张破裂出血的治疗主要有药物治疗、内镜治疗、血管介入治疗、外科手术治疗,而治疗方式的选择多取决于静脉曲张的部位、患者的具体情况、医师的经验和当地的设施情况等。

(1)药物治疗:对于肝硬化门静脉高压异位静脉曲张破裂出血,针对原发病,改善肝功能、降低门静脉压是预防和治疗出血的基本措施,应尽早使用收缩内脏血管药物如生长抑素八肽或十四肽、垂体后叶素等以减少门静脉血流量,降低门静脉压,从而达到止血的目的。虽然目前临床上已经证实这些药物治疗食管胃底静脉曲张破裂出血的效果,但治疗异位静脉曲张破裂出血效果如何尚不清楚,需要进一步的临床研究。普萘洛尔用于肝硬化降低门静脉压力,减少出血机会有一定作用,但是也有报道一直使用普萘洛尔降低门静脉压的情况下仍出现腹腔异位静脉曲张破裂出血。目前的研究表明,普萘洛尔降低门静脉压力的机制首先是阻断了心脏 β_1 受体,心输出量减少,动脉血压下降,其次阻断了内脏阻力血管平滑肌上的 β_2 受体,α 受体因失去 β 受体的拮抗作用,在血液中儿茶酚胺的作用下兴奋性增高,致使血管收缩,上述两种反应可使内脏动脉转流入门静脉系统的血流量减少,门静脉压力下降。

(2)内镜治疗:近年来,随着内镜技术的日趋成熟,内镜治疗是各系统领域发展的热门方向。关于肝硬化门静脉高压异位静脉曲张破裂出血的内镜治疗主要是指常规内镜治疗及超声内镜(endoscopic ultrasonography, EUS)引导下治疗。常规内镜治疗包括内镜下硬化剂治疗(endoscopic injection sclerotherapy, EIS)、内镜下组织胶注射治疗及内镜套扎(endoscopic band ligation, EBL)治疗。无论是 EIS 还是 EBL 均可获得较好的止血效果,但是也均存在再出血的问题。EUS 引导下治疗包括 EUS 引导弹簧线圈治疗、EUS 引导组织胶治疗、EUS 引导组织胶联合弹簧线圈治疗。

(3)血管介入治疗:因肝硬化门静脉高压异位静脉曲张破裂出血患者常合并血小板减少、凝血功能低下,手术断流损伤大、风险高,内镜在胃肠道以外是盲区等原因,血管介入治疗也是异位静脉曲张破裂出血的重要治疗方案。肝硬化异位静脉曲张破裂出血的血管介入治疗首选经肝途径,门静脉置管,进入相应曲张静脉行直接血管造影。

(4)外科手术治疗:对于肝硬化门静脉高压异位静脉曲张破裂出血,临床还可采用外科手术止血,如剥离术、分流术、结扎出血血管等,要根据部位选择不同的方法。但由于此类患者手术风险高、预后差等原因,临床医师还需进行较完善的术前评估,如肝功能 Chlid-Pugh 分级(附录 7)等。

对于异位静脉曲张破裂出血患者,选择合适、有效的诊疗方案是非常有必要的。对此,有学者在分析了异位静脉曲张的解剖及血流动力学后得出,理想的治疗策略是迅速止血并解决异位静脉曲张的病因或血流动力学的治疗方法。

【护理问题】

1. 有效循环血容量不足　与消化道大出血有关。

2. 潜在并发症:再出血、肝性脑病。

3. 体液过多　与腹水形成有关。

4. 有跌倒的危险　与贫血、头晕、乏力有关。

5. 活动无耐力　与贫血、乏力有关。

6. 紧张与焦虑　与反复出血、担心疾病预后有关。

7. 知识缺乏：缺乏疾病相关知识。

【健康史】

"反复呕血、黑便 6 年,再解鲜血便 1d"入院。入院前 1d 由于提重物上楼再次出血、解糊状黑便多次,继而解鲜血便 4 次,量约 1 000ml,伴头晕、心慌、冷汗、乏力,无呕血;既往史:乙型肝炎病史 30 年、高血压病 15 年,脑梗病史 2 年,服用阿司匹林 1 片 /d;2010 年 3 月、12 月因呕血住院,经药物治疗后出血停止;随后分别于 2013 年 1 月、3 月,2015 年 4 月,2016 年 2 月 4 次住院行内镜下食管静脉曲张套扎术。无药物、食物过敏史;有吸烟史 20 年,每日 10 支;饮酒史 15 年,目前戒酒 10 年;患者因病程长、反复多次住院治疗,焦虑量表评分为 14 分,存在焦虑情况。

入院时护理体检:P 100 次 /min,R 28 次 /min,BP 96/56mmHg,患者有解鲜血便 1d,量约 1 000ml,伴头晕、乏力、肠鸣音亢进(6 次 /min)等的活动性出血表现;有乏力、纳差、腹胀、低白蛋白血症、贫血、凝血功能障碍等肝功异常的表现,有脾大、脾功能亢进、食管静脉曲张、腹水(移动性浊音阳性)等门静脉高压的表现。

特殊检查与治疗:2018 年 10 月 30 日,患者行急诊胃镜检查,胃镜下见食管静脉曲张,曲张静脉直径为 0.5cm,胃底未见静脉曲张,十二指肠降部见静脉曲张,曲张静脉直径为 2cm,曲张静脉表面有糜烂,并见一血栓;反复出血多次致血红蛋白下降,输悬浮红细胞 14U,静脉滴注冷沉淀 10U;先后分别行内镜下食管静脉曲张套扎术、内镜下组织胶注射及 TIPS。

风险评估:肝功能 Child-Pugh 分级(附录 7)为 9 分,肝脏功能 Child 分级为 B 级,跌倒 /坠床危险因素评估表 3 分(附录 43),NRS2002(附录 23)10 分。

【护理计划】

根据收集到的健康史资料,再结合患者诊断及治疗过程中的症状体征、检查结果等,对应病情的动态变化,综合分析判断,列出护理问题,根据护理问题提出护理目标,针对护理问题、护理目标制订护理计划,提出个性化的护理干预措施。该患者入院时护理问题:有效循环血容量不足、有跌倒的危险、潜在性大出血、体液过多(腹水);住院治疗过程中护理问题:特殊治疗前知识缺乏、焦虑 / 紧张及潜在并发症:大出血、肝性脑病;出院前的护理问题:活动无耐力、出院居家康复相关知识缺乏。护理上通过建立有效循环,预防跌倒的措施落实、出血期间的护理、腹水护理、皮肤护理、心理护理、并发症的护理及健康教育等护理措施的实施,预防引起低血容量休克、跌倒;预防加重出血甚至诱发再出血;预防发生水电解质紊乱、诱发或加重肝性脑病等并发症的发生,保证患者顺利完成治疗,康复出院。

【护理措施】

1. 建立有效循环

(1)补充水分和快速扩容:禁食禁饮,立即建立 2 条及以上静脉通道,遵医嘱准确有效地给予患者静脉补充液体,扩充血容量。输液速度开始宜快,根据心脏功能调节补液速度,预防输液过多过快导致心力衰竭。鉴于该患者有高血压病 15 年,血压平时维持在

130/80mmHg,心率为 60 次 /min,液体复苏的目标设置:收缩压维持在 90~100mmHg;心率维持在 60~100 次 /min;尿量≥30ml/h,达到目标时需减慢补液速度,防止血压升得过快过高导致再出血。

(2)动态观察液体平衡状态:严密监测生命体征、意识、尿量的变化;有无口渴、口唇干燥、皮肤弹性下降、甲床色泽改变、尿量减少等脱水表现;有无肌无力、心律失常等低钾血症的表现;观察呕吐物、粪便的颜色、量及性状;做好出血量的评估和 / 或继续再次出血的判断。

(3)注意患者原发病的病情观察,注意有无并发感染、黄疸加重、肝性脑病等。

(4)积极止血:联系内镜中心做好各种止血治疗的准备并做好护理配合,遵医嘱合理用药,保证止血药物正确、及时实施,观察治疗效果和药物不良反应。

(5)做好交叉配血试验,通知血库备血、做好输血的准备,及时发现并处理输血反应。

(6)监测血清电解质和血气分析的变化,详细、准确记录 24h 出入量。

(7)予以鼻导管吸氧 3L/min,保证有效给氧。

2. 预防跌倒

(1)观察患者有无头晕、心悸、气促、乏力等症状。如出现上述症状,应指导患者绝对卧床休息,床上大小便,症状好转后再下床活动,活动量以不加重症状为度。坐起时动作缓慢,卧床时需加床挡保护。加强巡视,协助患者完成个人日常生活需求。

(2)患者血红蛋白结果提示有重度贫血,准确及时地应用各种止血药物和血液制品,输血过程中注意控制输注速度,补充组织灌注量,避免贫血加重。密切观察患者的意识、生命体征和病情变化,及时发现并处理输血反应。

(3)遵医嘱准确及时应用各种治疗药物及营养液,避免贫血加重。向患者介绍所用药物的作用及副作用。

(4)监测外周血常规的变化,根据血常规结果及时采取有针对性的护理措施。

3. 出血的护理

(1)饮食:活动性出血期间及内镜下静脉曲张套扎术后 24h 以内应禁食禁饮。止血后 1~2d 逐渐进食高热量、高维生素流质饮食,避免粗糙、坚硬、刺激性食物,进食时细嚼慢咽,防止损伤曲张静脉或套扎环提前脱落引起再出血。

(2)休息:精神上的安静和减少身体活动有利于出血的停止。少量出血者应卧床休息,大量出血者绝对卧床休息,待病情稳定后,逐渐增加活动量。套扎术后应绝对卧床休息 24h,24h 后可床上活动,缓慢翻身;72h 后可下床活动。卧床期间应保持患者大便的通畅,保持排便不费力、不干燥是避免腹内压增加的有效措施。

(3)告知患者避免呕吐、呃逆、用力咳嗽、用力排便、提重物等引起腹内压增高的因素,应积极防范术后再出血。大笑或持久地大笑造成腹肌收缩而增加腹内压,从而增加门静脉高压的危险。咳嗽忍不住时,可用舌尖抵住上颚轻咳。

(4)药物止血:生长抑素为止血常用药,能明显减少内脏血流量,降低门静脉及其侧支循环的压力,以控制食管胃底静脉曲张及异位静脉曲张的出血。使用生长抑素时,微量泵控制速度,少数患者会产生眩晕、耳鸣、脸红等症状。如注射生长抑素的滴注速度超过 $50\mu g/min$ 时,患者则会产生恶心、呕吐等不良反应,故滴注速度应准确,严密观察药物不良反应。

(5)内镜下治疗:内镜下治疗是预防出血和治疗静脉曲张的有效手段,向患者及家属讲解内镜下治疗的方法、作用,以备患者在医师指导下作出治疗方案选择。

（6）建立有效静脉通道，维持有效循环血容量，当收缩压大于 90mmHg 时减慢输液速度，不宜过快、过多，避免血容量过高引起门静脉压力过高而致出血。

（7）严密观察有无出血的症状与体征：监测体温、脉搏、呼吸、血压的变化，血常规中血红蛋白、红细胞计数、网织红细胞等变化，有无黑便症状再现或症状加重等。

（8）患者出血，暂停使用阿司匹林，使用止血药物预防出血的过程中，观察止血效果的同时，要动态观察患者的面部及四肢肌肉力量，防止诱发或加重脑梗症状。

（9）术后为患者保留静脉留置针，保持静脉通道通畅，备中齐各种抢救器材和药品，预防大出血导致出血性休克及窒息等发生。

4. 腹水护理

（1）限制水钠摄入，低盐或无盐饮食，钠限制在 1.2~2.0g/d，入水量限制 1 000ml/d 左右。告知患者少食含钠高的食物，如咸肉、酱菜、罐头食品、含钠味精等。改善饮食结构，增加蛋白质的摄入，注意增加优质蛋白的摄入，必要时输注白蛋白及血浆等血制品，有肝性脑病先兆症状应减少或禁止蛋白的摄入，以防诱发肝性脑病。

（2）休息与体位：仰卧位有利于增加肝、肾血流量，改善肝细胞的营养，提高肾小球滤过率；腹水多时因膈肌上抬影响呼吸，因此取半坐卧位休息。

（3）利尿剂的应用：是临床治疗腹水的主要方法之一，服用利尿剂者应严格遵医嘱用药，服药期间准确记录患者尿量、体重，严密监测血电解质、心电图等的变化，观察患者有无腹胀、肌无力等低钾表现，告知患者含钾高的食物有香蕉、马铃薯、山药、菠菜、苋菜、黑枣、香蕉等，适当增加含钾丰富的食物的摄入。联合使用保钾利尿剂和去钾利尿剂，可以减少电解质紊乱发生的风险。

（4）准确监测 24h 出入量，关注尿量及排便情况，定时测体重、腹围，动态评估者腹水消长情况。

（5）皮肤护理：改善低蛋白血症，协助翻身及下床活动，避免皮肤压力性损伤的发生。

5. 健康指导

（1）术前健康宣教：与患者及家属沟通，评估患者及家属对手术方式的了解情况，以通俗易懂的语言向患者讲解套扎术、内镜下组织胶注射、TIPS 的目的、方法、操作过程及术中的配合。告知手术是一种微创、安全、疗效可靠的方法。

（2）协助患者完善各项实验室检查：如心电图、肝肾功、血常规、凝血功能等。

（3）指导患者术前准备：禁食禁饮 8h、高血压病患者正常服用抗高血压药，术前指导患者含服利多卡因胶浆。

（4）予以留置静脉通道、备血等，保证患者紧急情况使用。

6. 心理护理

（1）建立良好的护患关系，认真倾听患者对疾病的感受，了解患者的病情、思想顾虑以及有无生活、经济、情感问题。

（2）做好心理护理：运用积极心理学方法疏导患者及家属，使患者放松心情，保持良好的心态接受手术。

（3）加强巡视，多陪伴患者，关注患者情绪及病情变化，执行技术操作时，动作娴熟，取得患者的信任，使患者有安全感。

（4）向患者说明紧张焦虑能引起心率加快，心排出量增加，静脉回流血量增加，门静脉压升高,从而使曲张变薄的静脉更易破裂,引起再次出血。

(5)及时与患者及家属沟通病情与治疗效果,使患者正确面对自身的病情,消除对疾病的恐惧和忧虑,积极配合治疗。耐心听取并解答患者及家属的提问,减轻其疑虑。

(6)患者亲属对疾病与心理治疗的方法有所了解,协助参与认知、情绪、行为干预治疗过程和治疗监控,为患者康复营造良好的情感环境。

7. 并发症预防:肝性脑病(TIPS治疗后)

(1)饮食护理:TIPS治疗,人体摄入的蛋白质分解代谢产物不经过肝脏解毒就直接通过分流进入体循环,容易导致肝性脑病的发生,术后禁食6h后,酌情给予高热量、高碳水化合物、清淡、易消化流质饮食。清淡饮食,主要就是低盐、低钠饮食,每日钠的摄取量控制在2g或者更少;限制蛋白摄入,以植物蛋白或动、植物蛋白混合性蛋白饮食结构为宜。鱼、虾、肉、蛋类等是诱发肝性脑病的重要因素,而为了补充肉制品所带来的蛋白质缺失,提倡通过蔬菜,如豆类、豆制品来提供,适量的乳制品,如牛奶和酸奶中也可以提供人体所需要的一些蛋白质。低蛋白血症明显者,输注全血或白蛋白。补充维生素,纠正营养不良,提高抗病能力。多饮水,多吃新鲜蔬菜和水果,促进排便及对比剂排出。

(2)活动与休息:予以仰卧位绝对卧床24h,48h内限制活动,穿刺侧肢体制动,可做下肢踝泵运动。

(3)给予氧气吸入,保证充足的氧合。

(4)保持大便通畅,每日保持至少1~2次大便,遵医嘱口服乳果糖,必要时使用开塞露或白醋灌肠,减少肠内有毒物质的生成和吸收。禁忌碱性溶液灌肠,也可使用肠道杀菌剂。

(5)禁止使用催眠药和镇静药物,使用利尿剂等要注意预防电解质紊乱发生。

(6)注意保暖、避免受凉感冒;保持个人清洁,减少与他人接触等。

(7)加强病情观察,观察患者性格改变和行为异常表现,应予重视并严密观察,协助医师及早诊断,及时处理以控制病情的恶化。

(8)准确执行医嘱予以保肝药物治疗,准确记录液体出入量,治疗过程中,严密观察治疗效果和注意不良反应。

(9)保证患者安全,预防坠床、自伤及伤人事件。

8. 健康教育

(1)出血期间卧床休息,指导患者改变体位时动作缓慢。病情缓解后,先在床边活动,无活动性出血后,逐渐增加活动强度,可在病室内走动,然后在走廊上活动。活动时间每次以10~15min为宜,做到劳逸结合。平时生活规律,适当轻体力活动,避免劳累,避免增加腹内压的动作。

(2)告知患者及家属引起食管静脉曲张出血复发的相关因素,包括饮食、感染、排便习惯、精神心理因素等,患者及家属均应熟知,并能自觉避免不良因素对疾病的影响。指导患者学会自我观察病情:有无腹痛、腹胀;有无头晕、心悸、乏力等;观察大便次数、性状等;如有异常,应及时告知护士。指导家属密切观察患者性格行为有无异常,发现睡眠错乱、胡言乱语、词不达意、定向力障碍等情况时赶紧到医院就诊。生活中观察有无出血的表现,如心慌、胸闷、冷汗等,一旦出现立即就医。

(3)教会患者及家属如何选择合适的饮食,避免高膳食纤维食物或含渣较多的食物引起曲张静脉再出血。进食含优质蛋白、丰富维生素软食,如大豆等;进餐应细嚼慢咽,咽下的食物宜小且外表光滑,切勿滑入糠皮、鱼刺、硬屑等;药物应磨成粉末,以防损伤曲张的静脉。保证各种营养物质及时供给。

（4）观察患者耐力情况,指导患者学会自我护理:口腔清洁、排便后的肛周护理、皮肤护理,保证患者安全。

（5）药物指导:常用抑酸、保肝、护胃、降低门静脉压力和止血药物,用药期间如出现恶心、上腹痛、皮疹、剧烈胃痛、头晕、无力等症状时及时就诊,定期检测肝功能。

（6）出院后定期复诊:指导患者及家属定期来院复诊,告知患者定期复查胃镜的重要性,建议套扎术后1~3个月复查一次胃镜,之后每6~12个月复查以检查静脉曲张复发情况。

【护理评价】

患者因肝硬化失代偿,食管静脉曲张、十二指肠静脉曲张出血入院,行内镜下食管静脉曲张套扎、十二指肠静脉套扎、内镜下组织胶注射及TIPS,术后未发生休克、跌倒、再出血、肝性脑病等并发症。从病重入院到病情基本缓解出院,实施了一系列有针对性的护理措施,入院时明确了病情观察的重点,及时为患者解决反复解黑色柏油样大便、发热、乏力、纳差、头晕等情况,保证生命体征的平稳以及提供生活上的照顾;住院期间,经常与患者沟通,适时讲解疾病相关知识,增强患者战胜疾病的信心,成功地进行内镜下食管静脉曲张套扎术、内镜下组织胶注射及TIPS,术后无肝性脑病等并发症发生,出院前做好各项健康指导,保证患者出院后能正确地进行病情的自我监测和护理,避免了疾病的复发。

【案例启示】

肝硬化门静脉高压合并异位静脉曲张破裂出血的患者日益增多,是肝硬化目前最严重的并发症之一,常因出血量大,发展迅猛,容易导致患者死亡。异位静脉曲张破裂出血早期,患者常因出现腹痛、厌油、恶心呕吐等消化道系统症状而忽略出血的可能。早期症状识别、早期治疗是救治成功的关键。患者如出现头晕、乏力、心悸等贫血症状时,应警惕是否有消化道出血的发生。如果患者有腹部压痛、反跳痛,腹部移动性浊音阳性,血红蛋白下降,应该高度怀疑异位静脉曲张破裂出血,护理此类患者时应通过早期、动态、细微的观察,提前给予护理干预。

内镜下静脉曲张套扎术（EVL）及组织胶注射术是治疗异位静脉曲张（EV）常用且有效的手段,常用于紧急止血或预防出血。异位静脉曲张内镜治疗术后出血是EVL的严重并发症,术后早期再出血第一个高峰期是术后的1~2d,与套扎不完全相关,另一个高峰期是术后的7~9d,主要是套扎环早脱落或形成溃疡所致的大出血。术后严格控制饮食、限制活动、避免增加腹压的动作可预防此并发症的发生;严格控制输液的速度和量,预防门静脉压力升高导致出血;做好术后再出血的预防尤为重要,措施落实是护理重点。肝性脑病是TIPS术后最常见的并发症,也是肝硬化最严重的并发症,关乎手术是否成功。早期避免各类诱发因素、及早发现前驱症状并采取措施可有效地降低肝性脑病的发生。

在治疗患者现有疾病时一定要兼顾患者的既往史及用药史,关注现有疾病治疗对患者既往疾病治疗影响,该案例既往有脑梗死病史,长期服用阿司匹林,现在患者由于消化道出血暂时需要停用阿司匹林,所以在病情观察时,除了要观察止血效果、出血是否停止的症状与体征外,还要观察患者四肢的活动情况、面部肌肉表情等,防止诱发脑梗死或是脑梗死症状加重。

（丁霞芬）

第十三章 一例以慢性腹泻为主的 先天性免疫缺陷病患者的护理

【病历摘要】

1. **病例介绍** 患者,马某,男性,29岁,因"间断腹泻1年"入院。患者1年前受凉后出现腹泻,稀水样便,偶有带血,3~8次/d,曾外院就诊给予止泻、调节肠道菌群等治疗,效果不佳。近期反复发热,腹泻加重,近1年体重下降15kg,平素患者生活规律,无既往特殊病史,有吸烟史6年,约1包/d,已戒酒,有左氧氟沙星过敏史,其余无特殊,为进一步明确诊断于2020年7月2日15:00收治入院。入院体检:T 37.1℃、P 70次/min、R 19次/min、BP 101/61mmHg;身高173cm、体重55kg、BMI 18.38,神志清楚,精神萎靡,皮肤粗糙,结膜苍白,腹部平软,脐周轻压痛,肠鸣音6次/min;入院后给予一级护理,少渣饮食,予以抗炎、止泻、补液、修复肠道黏膜等治疗,完善各项实验室检查。

2. **症状与体征** 反复出现的发热、腹泻伴有乏力、体重下降等,腹部体检腹部平软,脐周轻压痛。

3. **辅助检查** 入院检查:WBC 5.10×10^9/L、RBC 4.16×10^{12}/L、Hb 102g/L、单核细胞计数 0.63×10^9/L、白蛋白32.3g/L、钠135.6mmol/L、钙2.08mmol/L、钾3.2mmol/L、降钙素原0.126ng/ml、纤维蛋白原4.33g/L、粪便钙卫蛋白1 587μg/g;院前(2020年6月30日):C反应蛋白82.3mg/L。

影像学检查(外院):胃镜提示胃潴留,慢性非萎缩性胃炎;十二指肠降段多发息肉样隆起;肠镜提示小肠多发息肉,小肠绒毛萎缩,十二指肠降部憩室。十二指肠活检组织病理诊断示炎性息肉,部分小肠绒毛萎缩,多量淋巴细胞及少量嗜酸性粒细胞浸润,伴淋巴滤泡形成。2020年6月29日(本院)行胸部CT平扫未见病毒性肺炎征象,左肺下叶多发斑片状模糊影,炎症可能,右肺中下叶局部支扩伴少许感染可能,两肺多发实性结节,较大一枚炎性结节可能。

4. **初步诊断** ①慢性腹泻。②普通变异型免疫缺陷病。

5. **诊疗及护理经过** 2020年7月2日15:00入院,入院后给予一级护理,少渣饮食;给予抗炎、止泻、补液、修复肠道黏膜等对症治疗,完善各项实验室指标。2020年7月2日18:00患者腹泻加重,咳嗽咳痰(白色黏状)、乏力不适,测T 38.8℃,最高达39℃,给予物理降温,急查血培养、血常规、电解质、降钙素原、痰培养等,给予头孢地嗪钠2g静脉滴注控制感染,建议患者去麦麸饮食。2020年7月3日8:00—22:00腹泻达20次,仍持续发热,最高达40℃,电解质报告血钾2.86mmol/L。医嘱予氢化可的松100mg静脉滴注,奥曲肽注射液0.1mg皮下注射,3次/d;蒙脱石散止泻3g/次,3次/d,氯化钾加入营养液中补钾等治疗。患者送检大便常规未找到蓝氏贾第鞭毛虫。2020年7月4日9:30实验室检查结果:IgG<0.333g/L、IgA<0.066 7g/L、IgM 0.160g/L、钾2.97mmol/L、钙1.91mmol/L、降钙素原0.103ng/ml,血培养提示:内氏放线菌阳性。遵医嘱予每日免疫球蛋白10g连续静脉滴注提高免疫力,

加用奥硝唑 0.5g 抗感染。2020 年 7 月 7 日 8:40 持续低热、腹泻控制效果不佳,医嘱予调整抗生素为注射用哌拉西林钠他唑巴坦钠 4.5g+ 奥硝唑 0.5g 静脉滴注,1 次 /8h,利福昔明 0.2g/6h 口服。患者 12:00 白细胞危急值:2.31×10^9/L,给予地榆升白片 2 片口服、重组人粒细胞刺激因子注射液 200μg 皮下注射。2020 年 7 月 2 日 10:00 患者服用利福昔明后腹泻症状较前稍有好转,每日 10 余次,呈水样便,体温逐渐正常。痰培养、结核感染 T 细胞、粪便艰难梭菌、尿蛋白电泳、半乳甘露聚糖抗原试验(GM 试验)、EB 病毒、巨细胞病毒、慢性炎症性肠病抗体(印迹 IgG、IgA)、肝肾功能电解质结果无异常,双侧双瓶血培养结果显示:左上肢培养出革兰氏阳性杆菌。2020 年 7 月 10 日 10:00 患者腹泻症状明显好转,1~2 次 /d,无发热寒战。连续使用丙种球蛋白 7d,IgG 10.8g/L、IgA 0.167g/L、IgM 0.237g/L、补体 C3 0.700g/L(较前有所上升),白细胞 6.88×10^9/L、淋巴细胞计数 0.94×10^9/L、血红蛋白 104g/L,尿蛋白 194mg/L,24h 尿蛋白定量 388mg,粪便钙卫蛋白 1 587.00μg/g。排除禁忌证遵医嘱予胃肠镜检查,胃镜检查结果为见绒毛低平,散在颗粒样增生,十二指肠降部通畅,见绒毛低平,散在黏膜层颗粒样增生;肠镜检查提示回肠末端淋巴滤泡增生性质待定,结肠多发溃疡。2020 年 7 月 15 日 8:00 患者近几日无发热寒战、无腹痛腹泻,病情控制佳,医嘱给予利福昔明、肠内营养粉剂带药出院,定期复查免疫指标、电解质等。整个治疗过程中护理措施主要为加强症状管理,协助诊断。重点做好发热、低钾、腹泻的观察与护理,用药观察与指导、心理护理等。

【疾病介绍】

1. 概述 普通变异型免疫缺陷病(common variable immunodeficiency, CVID)是一种以低免疫球蛋白、抗体产生缺陷、反复感染为特征的原发性免疫缺陷病,主要是以血清 IgG 和 IgA 重度减少伴 B 细胞正常、减少或显著减少为特征,属于以抗体缺陷为主的免疫缺陷病一类。因其发病年龄不定,病因、发病机制多样以及临床表现易变,故以"变异"著称,常在儿童时期发病,大多数患者也直到成人才确诊,所以又称为迟发型或成人型低丙种球蛋白血症。CVID 是一种异质性疾病,就发病率来讲,CVID 是一种罕见病,北美和欧洲发病率高,为 1:50 000~1:10 000,亚洲地区发病率较低,在国内目前为止并无确切发病率的报道,多以个案形式进行报道。

2. 病因与发病机制 CVID 是一种以低免疫球蛋白、抗体产生缺陷、反复感染为特征的原发性免疫缺陷病,CVID 的病因及发病机制目前尚不清楚,约 90% 患者无明确致病基因,仅 10%~20% 的 CVID 患者具有家族遗传性。大多数 CVID 患者存在多基因紊乱,亦有研究显示 CVID 发病机制可能与穿膜蛋白活化物和诱导性共刺激分子的突变有关。现在已发现 *ICOS*、*BAFF*、*TACI*、*TWEAK*、*CD20*、*CD2l*、*PIK3CD*、*PIK3R1*、*LRBA* 等基因突变与 CVID 的发病有关,然而单基因突变仅能解释部分患者的发病原因,CVID 遗传机制可能还与多基因遗传、环境因素以及表达遗传等有关;虽然目前不推荐对 CVID 患者常规进行基因检测,但基因检测可以预测部分 CVID 患者的临床表型,特别是对于并发非感染性疾病的患者,可优化治疗;也有研究者认为由单基因突变引起的 CVID 可被认为是具有 CVID 表型的一种原发性免疫缺陷,称为 CVID 样疾病。

3. 临床表现与诊断

(1)临床表现

1)症状:发病年龄多在 4 岁以后,以学龄期儿童较多见,成人期也可发病。CVID 患者由于抗体缺乏,免疫功能低下,几乎所有 CVID 患者有慢性或周期性感染。大多数患者的复发和死亡多数是长期反复感染所致,呼吸系统反复感染是最常见,包括鼻窦炎、支气管炎、肺炎等,反复肺部化脓性细菌感染可引起永久性肺疾病如毛玻璃样改变、网状纤维化、支气管扩张等。胃肠道是参与感染的第二常见系统,占 10%~40% 的 CVID 病例,20%~60% 的患者存在胃肠道受累,其中有 60% 的胃肠道感染患者出现间断或持续性腹泻,慢性腹泻是 CVID 患者最常见的消化道症状,其次患者还可表现为慢性吸收不良综合征、蛋白质丢失性肠病、脂肪泻、腹胀等。CVID 慢性腹泻还会出现不同程度的电解质紊乱及贫血等,其他症状还有多克隆淋巴细胞浸润的并发症、自身免疫相关性疾病、恶性肿瘤等。

2)体征:感染严重可以出现发热,消化系统可以出现腹痛、紫癜、贫血、脾肿大等。

3)实验室及其他检查:CVID 实验室检查的主要发现为血浆免疫球蛋白减少和淋巴细胞异常。CVID 患者存在明显的体液免疫紊乱,表现为血清中免疫球蛋白水平下降、外周血中记忆 B 细胞数量减少、肠黏膜组织中浆细胞数量减少。且同时存在细胞免疫异常,如 CD4$^+$T 细胞数量减少,CD4$^+$T/CD8$^+$T 细胞比例倒置、调节 T 细胞数量减少及功能减弱等。CVID 肠病典型的组织学病理学表现为绒毛变钝、隐窝畸变、上皮内 T 淋巴细胞增多、淋巴样聚集和浆细胞缺乏。内镜下可存在十二指肠、末段回肠受累,表现为黏膜变薄、绒毛萎缩、充血水肿。

该患者发病年龄 29 岁,以胃肠道感染症状为主要表现,间断性腹泻 1 年多,伴有发热、消瘦、贫血、腹痛等症状,实验室检查:IgG<0.333g/L、IgA<0.066 7g/L、IgM 0.160g/L、钾 2.97mmol/L、钙 1.91mmol/L、降钙素原 0.103ng/ml,血培养为内氏放线菌阳性。胃镜检查慢性非萎缩性胃炎;十二指肠降段多发息肉样隆起;肠镜检查:小肠多发息肉,小肠绒毛萎缩,十二指肠降部憩室;(十二指肠)活检组织病理诊断:炎性息肉,部分小肠绒毛萎缩,多量淋巴细胞及少量嗜酸性粒细胞浸润,伴淋巴滤泡形成。

该患者从临床症状、体征到实验室及各项检查结果都与 CVID 诊断相符合。

(2)诊断:2016 年国际专家共识中 CVID 的诊断标准,①具有至少一种典型的临床表现(感染、自身免疫、淋巴细胞增殖等疾病),如无典型症状满足以下 2~5 项标准也可诊断为 CVID,特别是家族性病例。②间隔至少 3 周测得的两次 IgG 降低,若 IgG 过低可不必重复测量。③IgA 或 IgM 降低。④T 细胞依赖或非 T 细胞依赖的抗原反应受损。⑤排除其他导致低丙种球蛋白血症的原因,如药物、病毒感染、染色体异常、共济失调毛细血管扩张症、非霍奇金淋巴瘤等。⑥可进行基因检测。患者诊断的年龄应大于 4 岁。

参考欧洲免疫缺陷协会(ESID)和全美免疫缺陷组(PAGID)发表的 CVID 的诊断标准:

1)必须符合以下所有主要条件:①低丙种球蛋白血症,成人 IgG 水平 <5g/L。②没有其他确定原因的免疫缺陷。③年龄 >4 岁。

2)符合以下 1 条或以上:①反复、严重的和不寻常的感染。②应用抗生素效果差。③预防性使用抗生素仍出现严重感染。④已接种疫苗或有免疫的病原体仍出现感染。⑤炎症性疾病支气管扩张和 / 或慢性鼻窦炎。⑥炎症性疾病或自身免疫性疾病。

4. 治疗原则

①原发病治疗:免疫球蛋白替代治疗是治疗 CVID 的基石。应用 γ- 球蛋白主要有两种形式:静脉注射和皮下注射。皮下给药时可加用重组人透明质酸酶以加强吸收。目前指南推荐静脉注射 γ- 球蛋白的起始剂量为每月 0.4~0.5g/kg,皮下注射 γ- 球蛋白的起始剂量为

每月 0.4~0.6g/kg,对于存在支气管扩张、肠道疾病、脾大的患者可给予更高剂量。②对症支持治疗:抗感染、调节免疫功能、调节肠道菌群、保护肠黏膜等。

该患者参照欧洲免疫缺陷协会(ESID)和全美免疫缺陷组(PAGID)发表的 CVID 的诊断标准,符合诊断标准:①低丙种球蛋白血症,IgG<0.333g/L(成人 IgG 水平 <5g/L)。②没有其他确定原因的免疫缺陷。③年龄 29 岁(>4 岁)。同时符合:①慢性腹泻 1 年(反复、严重的和不寻常的感染)。②应用抗生素效果差。该患者诊断明确,是以慢性腹泻为主的普通变异型免疫缺陷病,治疗方案是采取免疫球蛋白 10g 每日 1 次、注射用哌拉西林钠他唑巴坦钠 4.5g+ 奥硝唑 0.5g 静脉滴注,1 次 /8h,利福昔明 0.2g/6h 口服,连续 7d,使用第 3 日症状明显改善。

【护理问题】

1. 体温过高 与免疫缺陷抵抗力下降,导致感染有关。
2. 腹泻 与免疫缺陷导致肠道受累有关。
3. 预感性悲哀 与疾病预后不良有关。
4. 体液不足 与肠道炎症导致长期频繁腹泻有关。
5. 营养失调:低于机体需要量 与腹泻、纳差、发热消耗有关。
6. 皮肤完整性受损 与消瘦、腹泻、卧床有关

【健康史】

"间断腹泻 1 年"入院,患者 1 年前受凉后出现腹泻,稀水样便,偶有带血,3~8 次 /d,曾至外院就诊治疗效果不佳,近期反复发热,腹泻加重,近 1 年体重下降 15kg,有左氧氟沙星过敏史,平日少渣饮食,一日三餐饮食规律,睡眠白天 1~2h,夜晚 4~5h,间断入睡;大便 3~8 次 /d,小便 800~1 000ml/d;有吸烟史 6 年,约 1 包 /d,已戒酒。入院体检:T 37.1℃、P 70 次 /min、R 19 次 /min、BP 101/61mmHg;身高 173cm、体重 55kg、BMI 18.38,神志清楚,精神萎靡,皮肤粗糙,结膜苍白,腹部平软,脐周轻压痛,肠鸣音 6 次 /min。护理风险评分:Barthel 指数评定量表(附录 45)80 分、Braden 压力性损伤评估量表(附录 44)20 分、跌倒 / 坠床危险因素评估表(附录 43)1 分、NRS2002(附录 23)4 分、数字疼痛评估量表(NRS)(附录 37)2 分、Padua 评分(附录 14)0 分、HAMA 评分(附录 29)22 分(中度)。

入院当日腹泻加重,咳嗽咳痰(白色黏状),乏力不适,测 T 38.8℃,最高达 39℃,给予物理降温,急查血培养、血常规、电解质、降钙素原、痰培养等,给予头孢地嗪钠 2g 静脉滴注控制感染。

入院第 2 日大便次数增加到 20 次 /d,高热,体温最高达 40℃,电解质报告血钾 2.86g/L,医嘱予氢化可的松 100mg,奥曲肽注射液 0.1mg 皮下注射每日 3 次、蒙脱石散 1 包每日 3 次止泻,氯化钾加入营养液中补钾等治疗。

入院第 3 日,IgG<0.333g/L↓,IgA<0.066 7g/L↓,IgM 0.160g/L↓;钾 2.97mmol/L↓,钙 1.91mmol/L↓,降钙素原 0.103ng/ml↑,血培养示内氏放线菌阳性,遵医嘱予每日免疫球蛋白 10g 连续静脉滴注增强免疫,注射用哌拉西林钠他唑巴坦钠 4.5g+ 奥硝唑 0.5g 静脉滴注,1 次 /8h,利福昔明 0.2g 每 6h 1 次口服。白细胞危急值:2.31×10⁹/L,给予地榆升白片 2 片口服、重组人粒细胞刺激因子注射液 200μg 皮下注射。

治疗 7d 后,体温逐渐正常,痰培养、结核感染 T 细胞、粪便艰难梭菌、尿蛋白电泳、GM 试验、EB 病毒、巨细胞病毒、慢性炎症性肠病抗体(印迹 IgG、IgA)肝肾功能电解质结果

无异常,双侧双瓶血培养结果:左上肢培养出革兰氏阳性杆菌。治疗12d,病情稳定,带药出院。

【护理计划】

根据收集到的健康史资料,再结合患者诊断及治疗过程中的症状体征、检查结果等,对应病情的动态变化,综合分析判断,列出护理问题有体温过高、排便异常、体液不足、预感性悲哀、营养失调及皮肤完整性受损等。根据患者现存的护理问题制订了护理计划,予以落实发热护理、输液相关的护理、心理护理、腹泻患者的护理及营养支持治疗等个性化的护理干预措施。

【护理措施】

1. 发热护理

(1)预防感染:①患者抵抗力差,须对其实施保护性隔离,预防感染的发生。每日佩戴口罩,减少或谢绝探视。有感冒的家属或医务人员不能接触患者。②开窗通风,空气消毒30min/次,病室温度22~24℃,湿度50%~60%,用500mg/L含氯消毒剂拖地面,物体表面用500mg/L含氯消毒剂擦拭。

(2)控制感染。①动态监测体温变化:详细记录,发现发热规律,加强巡视。高热时每2~4h监测1次体温,观察有无头晕、心慌、咽喉疼痛等伴随症状。②物理降温为主的同时,遵医嘱给予0.9%氯化钠100ml+氢化可的松100mg静脉滴注;低热或中度热时:多饮水,饮水+静脉补液1 500ml/d。加强基础护理:卧床休息,协助生活护理,餐前、餐后、睡前碳酸氢钠漱口。③遵医嘱准确、及时执行抗生素治疗,维持有效的血药浓度。监测血培养、血常规、C反应蛋白、血沉、细菌培养(痰/粪便)、粪便钙卫蛋白、结核感染T细胞、EB病毒等感染指标,及时调整抗生素。注意电解质、肝肾功能。④患者自身免疫机制下降:IgG<0.333g/L、IgA<0.066 7g/L、IgM 0.160g/L,且有发热症状:反复间断高热(T 40℃),伴头晕、乏力、肌肉酸痛,应用抗生素效果差。遵医嘱调整用药为免疫球蛋白10g/d输注7d。⑤患者肠道有炎症,抗生素大量使用,要警惕艰难梭菌感染,遵医嘱给予粪便培养艰难梭菌。⑥落实手卫生,严格无菌操作;医疗护理用品专人专用,防止交叉感染;餐具煮沸消毒30min,洗净干燥备用。

2. 输液的护理

(1)观察有无电解质失衡:监测生命体征、意识,准确记录24h出入量;观察患者有无口渴、皮肤弹性下降、意识淡漠等脱水表现及肌力下降、心律失常等低钾血症表现。

(2)补充水分和电解质:患者不喜欢饮水,鼓励多饮水,遵医嘱静脉补液,速度先快后慢,及时调节速度。

(3)补钾的护理:指导进食橙汁等含钾丰富食物;遵医嘱口服补钾,静脉补钾时速度不超过60滴/min。

3. 心理护理

(1)正确评估者处于焦虑、抑郁程度,安慰鼓励患者,与患者交谈大约45min,增加亲情陪伴,予以心理支持。

(2)向患者讲述疾病知识,介绍治疗方案及疗效,增强康复信心。

(3)患者因外院诊治时间较长,未见明显好转,因此对治疗缺乏信心,护士评估其文化水平、学习能力,详细讲解介绍各项治疗措施,取得患者及家属的信任。

（4）与患者沟通，了解需求与顾虑，提供适当帮助，解答疑问。

4. 营养护理

（1）病房的营养支持团队（含营养师、管床医师、药剂师、管床护士）一起制订饮食计划，增加肠内营养粉等肠内营养制剂摄入。

（2）指导患者进食高热量、高蛋白质、低脂肪、无刺激和易消化的食物为主，避免加重消化道负担；尽量选用无麦胶的食品，如米粉等；腹泻期间遵医嘱禁食禁饮，给予全胃肠外营养；腹泻缓解期间限制脂肪的摄入，保持食物清淡、稀、烂，逐渐增加蔬菜泥、肉末和稀粥等。当患者恶心、厌食时，给予流质或半流质饮食，少量多餐，根据进食后的反应，随时调整食物的数量和种类。

（3）口服不能满足营养需求时，遵医嘱进行静脉营养，做好静脉营养的护理。

（4）及时动态评估营养状况，包括体重评估、白蛋白的评估等。

5. 腹泻护理

（1）观察记录腹泻的次数、量、粪便的性质及与饮食的关系。

（2）观察有无口渴、口唇干燥、皮肤弹性下降等体液不足的表现。

（3）鼓励患者多饮水，补充水分，必要时静脉补液。

（4）腹泻患者容易导致肛门脱垂，指导患者进行适当提肛锻炼。

（5）加强手卫生：加强医护人员专业培训，严格无菌操作，采用流动水洗手。

（6）执行手消毒，医疗护理用品专人专用，防止交叉感染。

（7）谢绝家属探视，保持环境的清洁，环境使用含氯消毒液对床单元及病房环境擦拭消毒（每日≥2次）；餐具消毒：煮沸消毒30min，洗净干燥备用。

（8）做好工勤人员的培训。

（9）做好肛门周围皮肤护理，可以采取温水洗浴后凡士林软膏涂抹；可以用婴儿湿纸巾擦拭，采用吸附方式，避免用力。

（10）久卧或久坐需做好受压部位的皮肤护理，可以用翻身垫、沙发垫或泡沫敷料等缓解受压部位。

【护理评价】

患者入院第3日，明确诊断，第10日体温逐渐趋于正常，症状改善明显，免疫球蛋白指标趋于正常，粪便培养艰难梭菌阴性；早期低钾低钙等情况得到及时纠正，未发生任何并发症；患者治疗期间获得足够水分、电解质，营养补充及时，生命体征、尿量、电解质指标在正常范围，出院前NRS2002评分（附录23）由4分风险降为2分；患者积极配合治疗，情绪相对稳定，HAMA评分（附录29）22分降至出院前18分；患者经过2周的治疗与护理，顺利出院。

【案例启示】

CVID是比较罕见的原发性免疫缺陷病，临床上可表现为多系统受累。该患者为青年男性，间断腹泻1年，血IgG、IgA明显下降，无其他引发继发性低免疫球蛋白血症的疾病及原发性免疫缺陷病证据，因此诊断明确。护士对患者的临床表现及时、细致地观察，协助患者做好各种检查，可协助提高确诊率。该病例治疗过程中前期抗生素的使用效果不好，时间长，加上疾病本身抵抗力低下，所以做好保护性隔离，预防合并其他感染很重要。本案例患者合并艰难梭菌感染，导管血培养内氏放线菌阳性，由于发现及时，及时更换敏感药物，症状控制较好。由于该疾病的特殊性,免疫球蛋白替代治疗可能会持续终身,往往导致患者经济及心理负担过重,在整个治疗过程中,针对患者的心理问题,采取个性化护理,同时注重合理饮食、保护性隔离、预防控制感染以及并发症的预见性护理,对该疾病的康复至关重要。

（丁霞芬）

附 录

附录1 改良早期预警评分表（MEWS）、评分结果与护理干预措施

改良早期预警评分表（MEWS）

项目	评分						
	3	2	1	0	1	2	3
体温 /℃		≤35.0	35.1~36	36.1~38	38.1~38.5	≥38.5	
呼吸 /（次·min⁻¹）		≤8	9~14	15~20	21~29	≥30	
心率 /（次·min⁻¹）		≤40	41~50	51~100	101~110	111~130	>130
收缩压 /mmHg	≤70	71~80	81~100	101~199		≥200	
意识水平				清醒	对声音有反应	对疼痛有反应	无反应

MEWS 预警评分结果与护理干预措施

分值	患者情况	护理干预措施
<4 分	病情稳定	按护理级别巡视观察
4 分	病情可能恶化	报告主管医生,加强交接班,重点观察标识清楚。建议提升护理级别,增加巡视观察次数
5~7 分	病情重,潜在危险大	建立并保持静脉通道,高年资护士负责上报护士长,和责任组长密切观察病情变化,加强交接班,加强与患者家属的沟通
≥8 分	病情危重	至少建立 2 条静脉通道,抢救车,吸痰器备于床旁,密切观察病情变化,加强交接班

附录2　急性生理学和慢性健康状况评价Ⅱ （APACHE Ⅱ）

急性生理评分

指标	评分								
	4	3	2	1	0	1	2	3	4
体温（直肠温度）/℃	≥41	39~40.9		38.5~38.9	36~38.4	34~35.9	32~33.9	30~31.9	≤29.9
MAP/mmHg	≥160	130~159	110~129		70~109		50~69		≤49
HR/（次·min^{-1}）	≥180	140~179	110~139		70~109		55~69	40~54	≤39
RR（次·min^{-1}）	≥50	35~49		25~34	12~24	10~11	6~9		≤5
氧合　A-aDO$_2$ FiO$_2$>0.5	≥500	350~499	200~349		<200				
PaO$_2$ FiO$_2$<0.5					>70	61~70		55~60	<55
动脉pH值	≥7.7	7.6~7.69		7.5~7.59	7.33~7.49		7.25~7.32	7.15~7.24	<7.15
Na$^+$/（mmol·L^{-1}）	≥180	160~179	155~159	150~154	130~149		120~129	111~119	≤110
k$^+$/（mmol·L^{-1}）	≥7	6~6.9		5.5~5.9	3.5~5.4	3~3.4	2.5~2.9		<2.5
Cr/（mmol·L^{-1}）	≥309	177~308	133~176		53~132		<53		
HCT/%	≥60		50~59.9	46~49.9	30~45.9		20~29.9		<20
WBC/（×10^9·L^{-1}）	≥40		20~39.9	15~19.9	3~14.9		1~2.9		<1
15-GCS									
合计									

年龄评分

年龄/岁	评分
≤44	0
45~54	2
55~64	3
65~74	5
≥75	6

慢性健康状况评分

既往器官功能不全或免疫抑制剂病史,标准:

肝脏:病理诊断的肝硬化和门静脉高压病史;门静脉高压导致的上消化道出血既往肝衰/肝昏迷

心血管系统:纽约心脏功能分级为Ⅳ级

呼吸:COPD 导致严重活动受限;继发性红细胞增多;严重肺动脉高压(>40mmHg);呼吸机依赖

免疫抑制:接受抑制抗感染能力的治疗,如免疫抑制剂、化疗、放疗、新近长期应用激素;严重进行性的抑制抗感染能力的疾病,如白血病、淋巴瘤、AIDS

非手术或急诊手术	5 分
择期手术	2 分
无上述情况	0 分

注:急性生理学和慢性健康状况评价Ⅱ(APACHE Ⅱ)包括三部分,即急性生理评分、年龄评分及慢性健康评分。得分计算方式 APACHE Ⅱ评分 = 急性生理评分 + 年龄评分 + 慢性健康状况评分,其理论最高值为71 分。

附录 3　临床 Rockall 评分系统

项目	评分			
	0	1	2	3
年龄 / 岁	<60	60~79	≥80	
休克	无休克 [1]	心动过速 [2]	低血压 [3]	
合并症	无		心力衰竭、缺血性心脏病等重要合并症	肝衰竭、肾衰竭,或癌肿播散
内镜诊断	无病变,贲门黏膜撕裂综合征	溃疡等其他病变	上消化道恶性疾病	
内镜下出血诊断	无活动性,仅有陈旧性出血点		上消化道血液潴留、血凝块裸露血管或喷射性血管	

注:Rockall 评分系统用于预测上消化道出血患者的再出血风险和死亡风险。该系统依据患者年龄、休克状况、并发症、内镜诊断和内镜下出血征象 5 项指标将患者分为高危、中危或低危人群,≥5 分为高危,3~4 分为中危,0~2 分为低危。

注:内镜下近期出血征象:

1. 收缩压 >100mmHg 且心率 <100 次 /min。
2. 收缩压 >100mmHg 且心率 >100 次 /min。
3. 收缩压 <100mmHg 且心率 >100 次 /min。

附录4　格拉斯哥 - 布拉奇福德评分表（GBS）

项目	检查结果	评分
收缩压 /mmHg	100~109	1
	90~99	2
	<90	3
血尿素氮 /(mmol · L⁻¹)	6.5~7.9	2
	8.0~9.9	3
	10.0~24.9	4
	≥25.0	6
血红蛋白 /(g · L⁻¹)	男性 120~129	1
	100~119	3
	<100	6
	女性 100~119	1
	<100	6
其他表现	脉搏≥100 次 /min	1
	黑便	1
	晕厥	2
	肝脏疾病	2
	心力衰竭	2

注: GBS 用于内镜检查前预判患者是否需要接受输血、内镜检查或手术等后续干预措施,取值范围 0~23 分。评分≥6 分为中高危,<6 分为低危。

附录 5　AIMS65 评分系统

项目	结果	分值
白蛋白 /（g·L^{-1}）	<30	1
INR	>1.5	1
收缩压 /mmHg	<90	1
年龄 / 岁	>65	1
意识状态（GCS 评分）	<14	1

注：AIMS65 评分系统用于评估患者再次发生消化道出血以及死亡的风险。评分 <2 分, 低死亡风险; 评分≥2 分, 高死亡风险。

附录 6　终末期肝病模型（MELD）

项目	得分
TBil	测得值
INR	测得值
Cr	测得值
过去 1 周接受透析治疗	<2 次 / 周; ≥2 次 / 周
病因	胆汁性或酒精性（0）; 其他（1）

公式：MELD=3.78 × ln［T-Bil（mg/dL）］+11.2 × ln［INR］+9.57 × ln［Cr（mg/dL）］+6.43

1. 若患者在过去 1 周接受至少 2 次透析治疗, 则血肌酐自动设置为 4mg/dL
2. 任何小于 1 的数值默认为 1, 以防评分为负数
3. 适用于≥12 岁的患者, <12 岁请使用儿童终末期肝脏病（PELD）评分
4. TBil 为总胆红素, INR 为国际标准化比值, Cr 为血肌酐, ln 即 log 为自然对数

住院患者 3 个月死亡率：MELD≥40, 71.3%; 30～39, 52.6%; 20～29, 19.6%; 10～19, 6.0%; ≤9, 1.9%

注：终末期肝病模型（MELD）是以血肌酐、国际标准化比值（INR）、胆红素结合肝硬化病因来评价慢性肝病患者肝功能储备及预后的评分系统。MELD 评分越高, 肝病越严重, 患者死亡风险越大。评分 >18 分, 高危; 评分 15～18 分, 中危; 评分≤14 分, 低危。

附录 7　肝功能 Child-Pugh 分级

临床生化指标	评分		
	1 分	2 分	3 分
肝性脑病（期）	无	1~2	3~4
腹水	无	轻度	中、重度
总胆红素 /（μmol·L^{-1}）	<34	34~51	>51
白蛋白 /（g·L^{-1}）	>35	28~35	<28
凝血酶原时间延长 /s	<4	4~6	>6

注：1. 肝功能 Child-Pugh 分级是对肝硬化患者的肝脏储备功能进行量化评估的分级标准。总分最低分为 5 分，最高分为 15 分，得分越低、预后越好。A 级：5~6 分，其中 5 分为肝功能良好，6 分为功能轻度损伤，手术危险度小，预后最好，1~2 年存活率 85%~100%；B 级：7~9 分，为肝功能中度损伤，手术危险度中等，1~2 年存活率 60%~80%；C 级：10~15 分，为肝功能重度损伤，手术危险度较大，预后最差，1~2 年存活率 35%~45%。

2. 原发性胆汁性肝硬化（PBC）或原发性硬化性胆管炎（PSC）总胆红素（μmol/L）：17~68 为 1 分，68~170 为 2 分，>170 为 3 分。

附录 8　序贯器官衰竭评分（SOFA）

指标		评分				
		0 分	1 分	2 分	3 分	4 分
呼吸系统	PaO$_2$/FiO$_2$/mmHg	>400	≤400	≤300	≤200	≤100
	呼吸机支持				是	是
血液系统	血小板 /（×10^9·L^{-1}）	>150	≤150	≤100	≤50	≤20
肝脏	胆红素 /（μmol·L^{-1}）	<20.5	≤34.1	≤102.5	≤205.1	>205.2
循环系统	平均动脉压 /mmHg	≥70	<70			
	多巴胺剂量 /[μg/（kg·min）]			≤5	>5	>15

续表

指标		评分				
		0分	1分	2分	3分	4分
	多巴酚丁胺剂量/[μg/(kg·min)]			任何剂量		
	肾上腺剂量/[μg/(kg·min)]				≤0.1	>0.1
	去甲肾上腺剂量/[μg/(kg·min)]				≤0.1	>0.1
神经系统	GCS评分/分	15	13~14	10~12	6~9	<6
肾脏系统	血肌酐/(μmol·L^{-1})	<106	≤176	≤308	≤442	>442

注：序贯器官衰竭评分（SOFA）评分用于描述多器官功能障碍综合征（multiple organ dysfunction syndrome, MODS）的发生、发展并评价发病率。每日记录最差值，共评估6个器官，各0~4分，分数越高，预后越差。

附录9　上消化道出血严重程度分级

指标	分级		
	轻度	中度	重度
出血量/ml	<500（全身总量的10%~15%）	500~1 000（全身总量的20%）	>1 500（全身总量的30%以上）
Hb	正常	70~100g/L	<70g/L
脉搏	正常	>100次/min	>120次/min
血压	正常	（70~90）/（50~60）mmHg	<70/50mmHg
尿量	正常	尿少	少尿或无尿
主要症状	乏力、头晕	口渴、心悸、眩晕、晕厥	精神萎靡、烦躁不安、面色苍白、四肢湿冷、口唇发绀、意识障碍

注：临床根据血容量减少导致周围循环的改变（伴随症状、脉搏和血压、实验室检查）来判断失血量，并根据患者年龄、有无伴发病、失血量等指标将上消化道出血严重程度分为轻、中、重度三级。

附录 10　急性上消化道出血危险程度分层

分层	症状体征	休克指数*	处置	医疗区域
极高危	心率 >120 次 /min，收缩压 <70mmHg 或急性血压降低（基础收缩压降低 30~60mmHg），心搏、呼吸停止或节律不稳定，通气氧合不能维持	>1.5	立即复苏	急诊抢救区
高危	心率 100~120 次 /min，收缩压 70~90mmHg，晕厥、少尿、意识模糊、四肢末梢湿冷、持续的呕吐或便血	1.0~1.5	立即监护生命体征，10min 内开始积极救治	急诊抢救区
中危	血压、心率、Hb 基本正常，生命体征暂时稳定，高龄或伴严重基础疾病，存在潜在生命威胁	0.5~1.0	优先诊治，30min 内接诊，候诊时间大于 30min 需再次评估	急诊普通诊疗区
低危	生命体征平稳	0.5	顺序就诊，60min 内接诊，候诊时间大于 60min 需再次评估	急诊普通诊疗区
极低危	病情稳定，GBS 评分≤1 分	0.5	随访	门诊

注：急性上消化道出血急诊诊治专家共识（2021）提出：根据危险程度对急性上消化道出血患者进行分层救治。在保证医疗安全的前提下，根据本地区及医院医疗环境与资源进行适当调整。

*：休克指数 = 心率 / 收缩压；0.5 为血容量正常；0.5~1.0 为轻度休克，失血量 20%~30%；1.0~1.5 为中度休克，失血量 30%~40%；1.5~2.0 为重度休克，失血量 40%~50%；>2.0 为极重度休克，失血量 >50%。

附录 11　Forrest 分级及对应的再出血概率

Forrest 分级	溃疡病变的内镜下表现	再出血概率 /%
Ⅰa	喷射样出血	55
Ⅰb	活动性渗血	55
Ⅱa	血管显露	43
Ⅱb	附着血凝块	22
Ⅱc	黑色基底	10
Ⅲ	基底洁净	5

附录 12　The Baylor 出血积分（BBS）评分表

计分	胃镜前积分			胃镜积分	
	年龄 / 岁	合并疾病数	合并症严重性	出血部位	出血征象
0	<30	无			
1	30~49	1 种或 2 种			凝血块
2	50~59				
3	60~69				血管残端显露
4		3 种或 4 种	慢性病	球后壁出血	
5	≥70	≥5	急性病		活动性出血

注：1. The Baylor 出血积分是 Baylor College of Medicine 根据 80 例男性非静脉曲张性上消化道出血患者的评估与前瞻性、单中心跟踪调查研究制订，用于预测非静脉曲张性上消化道出血再出血风险，后期研究认为对溃疡出血患者的再出血风险评估确有显著指导意义。然而由于研制样本量较小、预测风险单一等原因尚未得到广泛的应用。

2. 慢性病指威胁生命但不致死的慢性病，如慢性呼吸衰竭、3~4 级慢性心力衰竭、需透析的慢性肾衰竭；急性病指威胁生命且能立即致死的急性病，如急性心肌梗死，败血症，弥散性血管内凝血，需呼吸机的呼吸衰竭。胃镜后积分 = 胃镜前积分 + 胃镜积分，最小积分 0 分，最大积分 24 分；高危险是胃镜前积分 >5 分或胃镜后积分 >10 分，低危险是胃镜前积分 ≤5 分或胃镜后积分 ≤10 分。

附录 13　预测深静脉血栓的临床模型（Wells 评分）

病史及临床表现	评分
肿瘤活动期	1
偏瘫，轻瘫或近期行下肢石膏固定术	1
近期卧床 ≥3d 或近 12 周内行大手术（全麻或局部麻醉）	1
沿深静脉走行有局限性压痛	1
全下肢肿胀	1
肿胀小腿周径至少大于无症状侧 3cm	1
有凹陷性水肿（仅症状腿）	1
同侧浅表静脉显露（非静脉曲张）	1
既往 DVT 史	1
可能做出非 DVT 其他病因诊断	−2

注：临床可能性：低度：0 分；中度：1~2 分；高度：≥3 分；若双侧下肢有症状，以症状严重的一侧为准。

附录 14 Padua 评分

危险因素	分数(Padua 预测分数)
活动性癌症①	3
既往 VTE 病史(不包含浅表性静脉血栓)	3
活动减少②	3
已知的易栓症③	3
近期(1 个月内)发生的创伤和 / 或手术	2
年龄≥70 岁	1
心力衰竭和 / 或呼吸衰竭	1
急性心肌梗死和 / 或缺血性脑卒中	1
急性感染和 / 或风湿性疾病	1
肥胖(BMI≥35)	1
目前正在接受激素治疗	1

注:①患有局部扩散或远处转移和 / 或在近 6 个月内接受过放化疗。
②卧床至少 3d(由于患者活动受限或遵医嘱)。
③遗传性抗凝血酶缺乏症,遗传性蛋白 C(PC)、蛋白 S(PS)缺乏症,凝血因子 V(leiden)突变、凝血酶原 G20210A 突变,抗磷脂抗体综合征。

危险因素总分

VTE 风险度	Padua 评分	不采取预防措施 VTE 发生率 /%
低度危险	<4	0.30
高度危险	≥4	11

附录 15 Caprini 评分

每个危险因素 1 分	每个危险因素 2 分
年龄 40~59 岁	年龄 60~74 岁
计划小手术	大手术(<60min)*
近期大手术	腹腔镜手术(>60min)*

续表

每个危险因素 1 分	每个危险因素 2 分
肥胖（BMI>30）	关节镜手术（>60min）*
卧床的内科患者	既往恶性肿瘤
炎症性肠病史	肥胖（BMI>40）
下肢水肿	
静脉曲张	
严重的肺部疾病,含肺炎（1 个月内）	
肺功能异常（COPD）	
急性心肌梗死（1 个月内）	
充血性心力衰竭（1 个月内）	
败血症（1 个月内）	
输血（1 个月内）	
下肢石膏或支具固定	
中心静脉置管	
其他高危因素	

每个危险因素 3 分
年龄≥75 岁
大手术持续 2~3h*
肥胖（BMI>50）
浅静脉、深静脉血栓或肺栓塞病史
血栓家族史
现患恶性肿瘤或化疗
肝素引起的血小板减少
未列出的先天性或后天血栓形成
抗心磷脂抗体阳性
凝血酶原 20210A 阳性
因子 Vleiden 阳性
狼疮抗凝物阳性
血清同型半胱氨酸酶升高

仅针对女性（每项 1 分）	每个危险因素 5 分
口服避孕药	脑卒中（1 个月）
妊娠期或产后（1 个月）	急性脊髓损伤、瘫痪（1 个月）
原因不明的死胎史,复发自然流产（≥3 次）,由于	选择性下肢关节置换
毒血症或发育原因早产	髋关节、骨盆或下肢骨折
	多发创伤
	大手术（超过 3h）*

危险因素总分：

注：* 只能选择 1 个手术因素。

附录 16　改良 Truelove 和 Witts 疾病 严重程度分型标准

严重程度 分型	排便 / （次·d^{-1}）	便血	脉搏 / （次·min^{-1}）	体温 /℃	血红蛋白	血沉 /（mm·h^{-1}）
轻度	>4	轻或无	正常	正常	正常	<20
重度	>6	重	>90	>37.8	<75% 正常值	>30

注：中度介于轻、重度之间。

附录 17　改良 Mayo 评分

项目	评分			
	0 分	1 分	2 分	3 分
排便次数①	正常	比正常增加 1~2 次 /d	比正常增加 3~4 次 /d	比正常增加 5 次 /d 或以上
便血②	未见出血	不到一半时间内出现便中混血	大部分时间内为便中混血	一直存在出血
内镜发现	正常或无活动性病变	轻度病变（红斑、血管纹理减少、轻度易脆）	中度病变（明显红斑、血管纹理缺乏、易脆、糜烂）	重度病变（自发性出血，溃疡形成）
医师总体评价③	正常	轻度病情	中度病情	重度病情

注：评分≤2 分且无单个分项评分 >1 分为临床缓解，3~5 分为轻度活动，6~10 分为中度活动，11~12 分为重度活动；有效定义为评分相对于基线值的降幅≥30% 以及 3 分，而且便血的分项评分降幅≥1 分或该分项评分为 0 或 1 分。

①每位受试者作为自身对照，从而评价排便次数的异常程度。

②每日出血评分代表一天中最严重的出血情况。

③医师总体评价包括 3 项标准：受试者对于腹部不适的回顾、总体幸福感和其他表现，如体格检查发现和受试者表现状态。

附录 18　克罗恩病活动指数（CDAI）

Harvey 和 Bradshow 的简化克罗恩病活动指数计算法较为简便，Best 等的克罗恩病活动指数计算法被广泛应用于临床和科研。

简化克罗恩病活动指数计算法

项目	0 分	1 分	2 分	3 分	4 分
一般情况	良好	稍差	差	不良	极差
腹痛	无	轻	中	重	
腹块	无	可疑	确定	伴触痛	
腹泻	稀便每日 1 次记 1 分				
伴随疾病*	每种症状记 1 分				

注：* 伴随疾病包括关节痛、虹膜炎、结节性红斑、坏疽性脓皮病、阿弗他溃疡、裂沟、新瘘管和脓肿等。≤4 分为缓解期，5~7 分为轻度活动期，8~16 分为中度活动期，>16 分为重度活动期。

Best 克罗恩病活动指数计算法

变量	权重
稀便次数（1 周）	2
腹痛程度（1 周总评 0~3 分）	5
一般情况（1 周总评 0~4 分）	7
肠外表现与并发症（1 项 1 分）	20
阿片类止泻药（0、1 分）	30
腹部包块（可疑 2 分、肯定 5 分）	10
血细胞比容降低值（正常*：男 47%，女 42%）	6
100×（1− 体重 / 标准体重）	1

注：* 血细胞比容正常值按国内标准。总分为各项分值之和，克罗恩病活动指数 <150 分为缓解期，≥150 分为活动期，其中 150~220 分为轻度，221~450 分为中度，>450 分为重度。

附录 19　急性胰腺炎 Ranson 评分

时间节点	项目	总分
入院时	年龄 >55 岁	
	血糖 >11mmol/L	
	白细胞 >16×10⁹/L	
	AST>250U/L	
	LDH>350U/L	
入院 48h 后	血细胞比容下降 >10%	
	尿素氮上升 >1mmol/L	
	PaO₂<60mmHg	
	血钙 <2mmol/L	
	碱缺乏 >4mmol/L	
	体液丢失 >6L	

注:每项 1 分,共 11 分,总分≥3 分需考虑中度重症急性胰腺炎(MSAP),伴有持续性(>48h)器官功能衰竭(单器官或多器官)需考虑为重症急性胰腺炎(SAP)。

附录 20　急性胰腺炎严重程度床边指数(BISAP)

参数	结果	评分
BUN(mmol/L)	<1.39	0
	≥1.39	1
意识障碍(GCS 评分,最高分为 15 分,即意识清楚)/ 分	15	0
	<15	1
SIRS	无	0
	有	1

续表

参数	结果	评分
年龄 / 岁	≤60	0
	>60	1
胸膜渗出	无	0
	有	1

注:以上 5 项,24h 内出现 1 项记 1 分,总分为 5 分,≥3 分需考虑 MSAP 或 SAP。SIRS 具有以下两项或两项以上的体征:①体温 >38℃或 <36℃。②心率 >90 次 /min。③呼吸 >20 次 /min 或 $PaCO_2$<32mmHg。④白细胞数 >12.0×10^9/L 或 <4.0×10^9/L 或幼稚细胞 >10%。

附录 21　急性胰腺炎 CT 严重度指数(CTSI)

急性胰腺炎 CT 严重度指数(CTSI)

项目		评分
CT 分级	A 正常胰腺	0
	B 胰腺肿大	1
	C 胰腺及胰周脂肪炎症	2
	D 胰周 1 处积液、蜂窝织炎	3
	E>2 处胰周积液或脓液	4
坏死程度	无坏死	0
	1/3 胰腺坏死	2
	1/2 胰腺坏死	4
	>1/2 胰腺坏死	6

注:CTSI 评分 = 急性胰腺炎分级评分 + 胰腺坏死程度评分。

急性胰腺炎严重程度及并发症发生率和病死率

AP 严重程度	CTSI 评分 / 分	并发症发生率 /%	病死率 /%
1 级	0~3	8	3
2 级	4~6	35	6
3 级	7~10	92	17

附录 22　腹腔高压（IAH）分级

分级	压力
Ⅰ级	12~15mmHg
Ⅱ级	16~20mmHg
Ⅲ级	21~25mmHg
Ⅳ级	>25mmHg

附录 23　营养风险筛查 2022（NRS2002）

筛查项目	评分	定义
营养状况受损		
没有	0 分	正常营养状态：BMI≥18.5，近 1~3 个月体重无变化，近 1 周摄食量无变化
轻度	1 分	3 个月内体重丢失 >5% 或食物摄入比正常需要量低 25%~50%
中度	2 分	一般情况差或 2 个月内体重丢失 >5%，或食物摄入比正常需要量低 50%~75%
重度	3 分	BMI<18.5 且一般情况差，或 1 个月内体重丢失 >5%（或 3 个月体重下降 15%），或前 1 周食物摄入比正常需要量低 75%~100%
疾病严重程度		
没有	0 分	正常营养需要量
轻度	1 分	需要量轻度增加：髋关节手术，慢性疾病有急性并发症者（肝硬化、慢性阻塞性肺病、血液透析、糖尿病、一般肿瘤患者）
中度	2 分	需要量中度增加：腹部大手术、脑卒中、重度肺炎、血液恶性肿瘤
重度	3 分	需要量明显增加：颅脑创伤、骨髓移植，APACHE 评分 >10 分的 ICU 患者

　　注：年龄≥70 岁者总分加 1 分；总分≥3 分：患者处于营养风险，开始制订营养治疗计划；总分 <3 分：每周复查营养风险筛查。

附录 24　人体成分评定

评定指标	标准	定义
体重指数（BMI）/（kg·m^{-2}）	BMI≥28.0 肥胖 24.0≤BMI<28.0 超重 18.5≤BMI<24.0 正常 BMI<18.5 体重过低（营养不良）	亦称体质指数，是人体成分及营养状态的基本参数，是判断营养状态的最基本指标之一；终末期肝病患者常存在水肿、胸腹水等体液潴留，使得 BMI 在应用中受到了一定限制
上臂围（arm circumference，AC）、三头肌皮褶厚度（triceps skinfold，TSF）、上臂肌围（arm muscle circumference，AMC）	1. TSF 正常参考值：男性为 8.3mm；女性为 15.3mm 2. 上臂肌围（AMC）正常参考值：男性为 24.8cm；女性为 21.0cm 3. 实测值 / 正常值 >90% 为正常，80%~90% 为轻度营养不良，60%~80% 为中度营养不良，<60% 为重度营养不良	1. AC 指上臂中点处周长，可通过软尺直接测量 2. TSF 应用皮脂测量仪直接测量 3. AMC 由 AC 和 TSF 计算得出：AMC（cm）=AC（cm）−3.14× TSF（cm） 4. 说明：上述指标不受胸腔积液、腹水和下肢水肿的影响，是人体成分评估的基本指标，也是国内外指南推荐的慢性肝病营养评估方法之一
实验室检测指标		白蛋白、前白蛋白、视黄醇结合蛋白等水平可以反映肝脏的合成能力，同时也是营养状态的敏感指标
肌量和肌肉功能评定	静息状态下，优势手握力：男性 >25kg；女性 >18kg 为正常，可排除肌少症	1. 检测骨骼肌肌量的方法是通过 CT 或磁共振扫描，选择第三腰椎（L$_3$）水平肌肉面积总和与身高平方的比值计算 L$_3$ 骨骼肌指数（skeletal muscle index，SMI；单位：cm^2/m^2） 2. 握力测定是评价肌肉功能的常用方法，研究显示：握力对肝硬化主要并发症和病死率有良好预测价值

评定指标	标准	定义
生物电阻抗分析法（bioelectrical impedance analysis, BIA）		是用于测量人体成分的常用方法。可以测量体细胞数量（body cell mass, BCM）、体内总水分（total body water, TBW）、细胞外水分（extracellular water, ECW）、体脂肪（total body fat, TBF）等指标；其中BCM是机体代谢活跃的参数，主要反映肌体肌肉成分；TBF主要反映能量贮存。这些指标相对客观精确，是终末期肝病患者，尤其是没有体液潴留患者评定人体成分的较好指标
双能X线吸收法（DEXA）		是人体成分检测的经典方法之一，可以检测骨密度、脂肪组织和去脂肪组织等人体成分，从而判断营养状态

附录 25 PG-SGA 评分表

工作表 -1 体重丢失的评分

1 个月内体重丢失	评分	6 个月内体重丢失
10% 或更大	4	20% 或更大
5%~9.9%	3	10%~19.9%
3%~4.9%	2	6%~9.9%
2%~2.9%	1	2%~5.9%
0~1.9%	0	0~1.9%
Box1 评分		

工作表 -2　疾病和年龄的评分标准

分类	评分
肿瘤	1
AIDS	1
肺性或心脏恶病质	1
压力性损伤、开放性伤口或瘘	1
创伤	1
年龄≥65 岁	1
Box5 评分	

工作表 -3　代谢应激状态的评分

应激状态	无（0）	轻度（1）	中度（2）	高度（3）
发热 /℃	无	37.2~38.3	38.3~38.8	≥38.8
发热持续时间 /h	无	<72	72	>72
糖皮质激素用量 /（mg/d）	无	<10	10~30	≥30
Box6 评分				

工作表 -4　体格检查

项目		无消耗	轻度消耗	中度消耗	重度消耗
脂肪	眼窝脂肪垫	0	1+	2+	3+
	三头肌皮褶厚度	0	1+	2+	3+
	肋下脂肪	0	1+	2+	3+
肌肉	颞肌	0	1+	2+	3+
	肩背部	0	1+	2+	3+
	胸腹部	0	1+	2+	3+
	四肢	0	1+	2+	3+
体液	踝部水肿	0	1+	2+	3+
	骶部水肿	0	1+	2+	3+
	腹水	0	1+	2+	3+
	总体消耗的主观评估	0	1	2	3
Box7 评分					

PG-SGA 病史问卷表

PG-SGA 设计中的 Box1~4 由患者完成,其中 Box1 和 3 的积分为每项得分的累加,Box2 和 4 的积分基于病人核查所得的最高分。

1. 体重(见工作表 -1)

我现在的体重是_____kg

我的身高是_____m

1 个月前我的体重是_____kg

6 个月前我的体重是_____kg

最近 2 周内我的体重:□ 下降(1)　□ 无改变(0)　□ 增加(0)

Box1 评分

2. 膳食摄入(饭量)

与我的正常饮食相比,上个月的饭量:

□ 无改变(0)　□ 大于平常(0)　□ 小于平常(1)

我现在进食:

□ 普食但少于正常饭量(1);□ 固体食物很少(2);□ 流食(3)

□ 仅为营养添加剂(4);□ 各种食物都很少(5);□ 仅依赖管饲或静脉营养(6)

Box2 评分

3. 症状

最近 2 周我存在以下问题影响我的饭量:

□ 没有饮食问题(0);　　　　□ 无食欲,不想吃饭(3)

□ 恶心(1)　　　　　　　　□ 呕吐(3)

□ 便秘(1)　　　　　　　　□ 腹泻(3)

□ 口腔干燥(1)　　　　　　□ 口腔疼痛(2)

□ 味觉异常或无(1)　　　　□ 食物气味干扰(1)

□ 早饱(1)　　　　　　　　□ 吞咽障碍(2)

□ 疼痛;部位? (3)_____

□ 其他(1)　　　　　例如:情绪低落,金钱或牙齿问题

Box3 评分

4. 活动和功能

上个月我的总体活动情况是:

□ 正常,无限制(0)

□ 与平常相比稍差,但尚能正常活动(1)

□ 多数事情不能胜任,但卧床或坐着的时间不超过 12 小时(2)

□ 活动很少,一天多数时间卧床或坐着(3)

□ 卧床不起,很少下床(3)

Box4 评分

Box 1~4 的合计评分（A）：_____

---

5. 疾病及其与营养需求的关系（见工作表 2）

所有相关诊断（详细说明）：

原发疾病分期： Ⅰ　Ⅱ　Ⅲ　Ⅳ　其他

年龄　　　　　评分（B）：_____

6. 代谢需要量（见工作表 -3）评分（C）：_____

7. 体格检查（见工作表 -4）评分（D）：_____

　PG–SGA　总评分 =A+B+C+D=_____

附录 26　营养不良的评估方法

评定指标	标准	定义
能量代谢检测	HB 计算公式： 1. 男性：BEE（kcal/d）=66.473 0+13.751W+5.003 3H−6.755 0A 2. 女性：BEE（kcal/d）=655.095 5+9.463W+1.849 6H−4.675 6A 其中，W= 体重（kg）；H= 身高（cm）；A= 年龄（岁）	人体总能量消耗（TEE）包括基础能量消耗（BEE）、食物特殊动力作用消耗和体力活动能量消耗；疾病状态下的能量消耗还包括应激对代谢的影响。能量代谢情况可以通过间接测热法（代谢车）进行测量。不能进行代谢车检测时，可以应用 HB（Harris-Benedict）等公式计算 BEE，再根据活动情况和应激状态计算总能量需求
综合评分工具（SGA）		是在临床营养评定中被广泛应用的评分工具。通过收集体重改变、饮食改变、胃肠道症状、活动能力、应激反应、肌肉消耗、TSF 及踝部水肿等 8 方面内容，确定患者营养状态。优点是该方法简单易操作、重复性良好，是临床最常用的综合评分工具之一。缺点是存在主观指标多、可能低估肝硬化患者营养不良等不足
膳食摄入评定		通过对进餐次数，摄入食物的种类和数量等调查，计算能量和其他营养素摄入情况。膳食评定可以直接评定患者摄入营养素是否满足生理及疾病需求，是评定营养摄入状态、制订营养干预方案及评估营养干预疗效的直接参数。临床营养膳食调查最常用的方法是 24h 膳食回顾法。在膳食摄入评定时，可根据收集的膳食摄入信息，查询《中国食物成分表》或应用相关软件计算能量及营养素摄入

附录 27　焦虑自评量表（SAS）

项目	没有或很少有	有时有	大部分时间有（经常有）	绝大多数时间有
1. 我感到比往常更加神经过敏和焦虑	1	2	3	4
2. 我无缘无故感到担心	1	2	3	4
3. 我容易心烦意乱或感到恐慌	1	2	3	4
4. 我感到我的身体好像被分成几块，支离破碎	1	2	3	4
5. 我感到事事都很顺利，不会有倒霉的事情发生	4	3	2	1
6. 我的四肢抖动和震颤	1	2	3	4
7. 我因头痛、颈痛、背痛而烦恼	1	2	3	4
8. 我感到无力且容易疲劳	1	2	3	4
9. 我感到很平静，能安静坐下来	4	3	2	1
10. 我感到我的心跳较快	1	2	3	4
11. 我因阵阵的眩晕而不舒服	1	2	3	4
12. 我有阵阵要昏倒的感觉	1	2	3	4
13. 我呼吸时进气和出气都不费力	4	3	2	1
14. 我的手指和脚趾感到麻木和刺痛	1	2	3	4
15. 我因胃痛和消化不良而苦恼	1	2	3	4
16. 我必须时常排尿	1	2	3	4
17. 我的手总是很温暖而干燥	4	3	2	1
18. 我觉得脸发热发红	1	2	3	4
19. 我容易入睡，晚上休息很好	4	3	2	1
20. 我做噩梦	1	2	3	4

注：上面有 20 条文字，请仔细阅读每一条，把意思弄明白，然后根据您最近一周的实际感觉，在分数栏 1~4 分下选择与你的情况相符的"√"。每道题不要花费太久思考，凭第一印象回答。目前主要的情绪和躯体症状的自评请根据自觉症状的程度选择。

计分与解释：

1. 评定采用 1~4 分制计分。

2. 把 20 题的得分相加得总分，把总分乘以 1.25，四舍五入取整数，即得标准分。

3. 焦虑评定的分界值为 50 分，50~59 分为轻度焦虑，60~69 分为中度焦虑，70 分以上为重度焦虑。分值越高，焦虑倾向越明显。

附录 28 广泛性焦虑量表（GAD-7）

姓名：_____ 性别：_____ 年龄：_____ 科室：_____ 床号：_____

住院号：_____ 评估日期：_____

在最近两周里，您生活中有出现以下的症状，请在对应位置打"√"。

症状	没有	有几日	一半以上时间	几乎每日
1. 感到不安、担心及烦躁	0	1	2	3
2. 不能停止或控制担忧	0	1	2	3
3. 对各种各样的事情担忧过多	0	1	2	3
4. 很难放松下来	0	1	2	3
5. 由于不安而无法静坐	0	1	2	3
6. 变得容易烦恼或急躁	0	1	2	3
7. 感到似乎将有可怕的事情而害怕发生	0	1	2	3

GAD-7 量表的评分规则及治疗建议

分值	结果分析	治疗建议
0~4 分	没有焦虑症	注意自我保重
5~9 分	可能有轻度焦虑症	建议咨询心理医生或心理医学工作者
10~13 分	可能有中度焦虑症	最好咨询心理医生或心理医学工作者
14~18 分	可能中重度焦虑症	建议咨询心理医生或精神科医生
19~21 分	可能重度焦虑症	一定要看心理医生或精神科医生

附录 29 汉密尔顿焦虑量表（HAMA）

评定项目	评定内容	得分				
		无	轻	中	较重	重
1. 焦虑心境	担心、担忧，感到有最坏的事情将要发生，容易激惹	0	1	2	3	4
2. 紧张	紧张感、易疲劳、不能放松，情绪反应，易哭、颤抖、感到不安	0	1	2	3	4

评定项目	评定内容	得分				
		无	轻	中	较重	重
3. 害怕	害怕黑暗、陌生人、一人独处、动物、乘车或旅行及人多的场合	0	1	2	3	4
4. 失眠	难以入睡、易醒、睡得不深、多梦、梦魇、夜惊、醒后感到疲倦	0	1	2	3	4
5. 认知功能	或称记忆、注意障碍。注意力不能集中,记忆力差	0	1	2	3	4
6. 抑郁心境	丧失兴趣、对以往爱好缺乏快感、抑郁、早醒、昼重夜轻	0	1	2	3	4
7. 躯体性焦虑(肌肉系统症状)	肌肉酸痛、活动不灵活、肌肉抽动。肢体抽动、牙齿打颤、声音发抖	0	1	2	3	4
8. 感觉系统症状	视物模糊、发冷发热、软弱无力感、浑身刺痛	0	1	2	3	4
9. 心血管系统症状	心动过速、心悸、胸痛、血管跳动感、昏倒感、心搏脱漏	0	1	2	3	4
10. 呼吸系统症状	胸闷、窒息感、叹息、呼吸困难	0	1	2	3	4
11. 胃肠道症状	吞咽困难、嗳气、消化不良(进食后腹痛、胃部烧灼感;腹胀、恶心、胃部饱感)、肠动感、肠鸣、腹泻、体重减轻、便秘	0	1	2	3	4
12. 生殖泌尿系统症状	尿意频数、尿急、停经、性冷淡、过早射精、勃起不能、阳痿	0	1	2	3	4
13. 植物神经系统症状	口干、潮红、苍白、易出汗、易起"鸡皮疙瘩"、紧张性头痛、毛发竖起	0	1	2	3	4
14. 会谈时行为表现	(1)一般表现:紧张、不能松弛、忐忑不安、咬手指、紧紧握拳、摸弄手帕、面部肌肉抽动、不停顿足、手发抖、皱眉、表情僵硬、肌张力高、叹息样呼吸、面色苍白 (2)生理表现:吞咽、呃逆、安静时心率快、呼吸快(20 次 /min 以上)、腱反射亢进、震颤、瞳孔放大、眼睑跳动、易出汗、眼球突出	0	1	2	3	4

注:总分超过 29 分,可能为严重焦虑;超过 21 分,肯定有明显焦虑;超过 14 分,肯定有焦虑;超过 7 分,可能有焦虑;如小于 7 分,没有焦虑症状。其中,躯体性焦虑:7~13 项;精神性焦虑:1~6 和 14。

附录 30 抑郁自评量表（SDS）

姓名_____ 性别_____ 年龄_____				
请仔细阅读每一条,把意思弄明白,然后根据您最近一星期的实际情况,选择最适合您的答案（1.没有或很少时间；2.小部分时间；3.相当多时间；4.绝大部分或全部时间）				
我觉得闷闷不乐,情绪低沉	1	2	3	4
我觉得一日之中早晨最好	1	2	3	4
我一阵阵哭出来或觉得想哭	1	2	3	4
我晚上睡眠不好	1	2	3	4
我吃得跟平常一样多	1	2	3	4
我与异性密切接触时和以往一样感到愉快	1	2	3	4
我发觉我的体重下降	1	2	3	4
我有便秘的苦恼	1	2	3	4
我心跳比平时快	1	2	3	4
我无缘无故地感到疲乏	1	2	3	4
我的头脑跟平常一样清楚	1	2	3	4
我觉得经常做的事情并没有困难	1	2	3	4
我觉得不安而平静不下来	1	2	3	4
我对将来抱有希望	1	2	3	4
我比平常容易生气激动	1	2	3	4
我觉得作出决定是容易的	1	2	3	4
我觉得自己是个有用的人,有人需要我	1	2	3	4
我的生活过得很有意思	1	2	3	4
我认为如果我死了别人会生活得好些	1	2	3	4
我平常感兴趣的事我仍然照样感兴趣	1	2	3	4

记分：正向计分题 A、B、C、D 按 1、2、3、4 分计；反向计分题按 4、3、2、1 计分；反向计分题号：2、5、6、11、12、14、16、17、18、20。总分乘以 1.25 取整数,即得标准分。抑郁自评量表以 52 分标准分为分界值,53 分以下为几乎无抑郁倾向,53 分至 62 分之间为轻度抑郁,63 分至 72 分为中度抑郁,大于 73 分为重度抑郁。

附录 31 健康调查量表 36（SF-36）

姓名_____ 性别_____ 年龄_____
请仔细阅读每一条,然后根据您最近的实际情况,选择最适合您的答案。
1. 总体来讲,您的健康状况是:
①非常好　②很好　③好　④一般　⑤差
2. 跟 1 年以前比您觉得自己的健康状况是:
①比 1 年前好多了　②比 1 年前好一些　③跟 1 年前差不多

续表

④比 1 年前差一些　　⑤比 1 年前差多了

您的健康和活动

3. 以下这些问题都和日常活动有关。请您想一想,您的健康状况是否限制了这些活动? 如果有限制,程度如何?

(1)重体力活动。如跑步举重、参加剧烈运动等:

①限制很大　　②有些限制　　③毫无限制

(2)适度的活动。如移动一张桌子、扫地、打太极拳、做简单体操等:

①限制很大　　②有些限制　　③毫无限制

(3)手提日用品。如买菜、购物等:

①限制很大　　②有些限制　　③毫无限制

(4)上几层楼梯:

①限制很大　　②有些限制　　③毫无限制

(5)上一层楼梯:

①限制很大　　②有些限制　　③毫无限制

(6)弯腰、屈膝、下蹲:

①限制很大　　②有些限制　　③毫无限制

(7)步行 1 500m 以上的路程:

①限制很大　　②有些限制　　③毫无限制

(8)步行 1 000m 的路程:

①限制很大　　②有些限制　　③毫无限制

(9)步行 100m 的路程:

①限制很大　　②有些限制　　③毫无限制

(10)自己洗澡、穿衣:

①限制很大　　②有些限制　　③毫无限制

4. 在过去 4 个星期里,您的工作和日常活动有无因为身体健康的原因而出现以下这些问题?

(1)减少了工作或其他活动时间:

①是　　②不是

(2)本来想要做的事情只能完成一部分:

①是　　②不是

(3)想要干的工作或活动种类受到限制:

①是　　②不是

(4)完成工作或其他活动困难增多(比如需要额外的努力):

①是　　②不是

5. 在过去 4 个星期里,您的工作和日常活动有无因为情绪的原因(如压抑或忧虑)而出现以下这些问题?

(1)减少了工作或活动时间:

①是　　②不是

(2)本来想要做的事情只能完成一部分:

①是　　②不是

(3)干事情不如平时仔细:

①是　　②不是

6. 在过去 4 个星期里,您的健康或情绪不好在多大程度上影响了您与家人、朋友、邻居或集体的正常社会交往?

①完全没有影响　　②有一点影响　　③中等影响　　④影响很大　　⑤影响非常大

7. 在过去 4 个星期里,您有身体疼痛吗?

①完全没有疼痛　　②有一点疼痛　　③中等疼痛　　④严重疼痛　　⑤很严重疼痛

8. 在过去 4 个星期里,您的身体疼痛影响了您的工作和家务吗?

①完全没有影响　　②有一点影响　　③中等影响　　④影响很大　　⑤影响非常大

您的感觉

9. 以下这些问题是关于过去1个月里您自己的感觉,对每一条问题所说的事情,您的情况是什么样的?

（1）您觉得生活充实:
①所有的时间　　②大部分时间　　③比较多时间　　④一部分时间
⑤小部分时间　　⑥没有这种感觉

（2）您是一个敏感的人:
①所有的时间　　②大部分时间　　③比较多时间　　④一部分时间
⑤小部分时间　　⑥没有这种感觉

（3）您的情绪非常不好,什么事都不能使您高兴起来:
①所有的时间　　②大部分时间　　③比较多时间　　④一部分时间
⑤小部分时间　　⑥没有这种感觉

（4）您的心里很平静:
①所有的时间　　②大部分时间　　③比较多时间　　④一部分时间
⑤小部分时间　　⑥没有这种感觉

（5）您做事精力充沛:
①所有的时间　　②大部分时间　　③比较多时间　　④一部分时间
⑤小部分时间　　⑥没有这种感觉

（6）您的情绪低落:
①所有的时间　　②大部分时间　　③比较多时间　　④一部分时间
⑤小部分时间　　⑥没有这种感觉

（7）您觉得筋疲力尽:
①所有的时间　　②大部分时间　　③比较多时间　　④一部分时间
⑤小部分时间　　⑥没有这种感觉

（8）您是个快乐的人:
①所有的时间　　②大部分时间　　③比较多时间　　④一部分时间
⑤小部分时间　　⑥没有这种感觉

（9）您感觉厌烦:
①所有的时间　　②大部分时间　　③比较多时间　　④一部分时间
⑤小部分时间　　⑥没有这种感觉

10. 不健康影响了您的社会活动（如走亲访友）:
①所有的时间　　②大部分时间　　③比较多时间　　④一部分时间
⑤小部分时间　　⑥没有这种感觉

总体健康情况

11. 请看下列每一条问题,哪一种答案最符合您的情况?

（1）我好像比别人容易生病:
①绝对正确　　②大部分正确　　③不能肯定　　④大部分错误　　⑤绝对错误

（2）我跟周围人一样健康:
①绝对正确　　②大部分正确　　③不能肯定　　④大部分错误　　⑤绝对错误

（3）我认为我的健康状况在变坏:
①绝对正确　　②大部分正确　　③不能肯定　　④大部分错误　　⑤绝对错误

（4）我的健康状况非常好:
①绝对正确　　②大部分正确　　③不能肯定　　④大部分错误　　⑤绝对错误

附录 32　匹兹堡睡眠质量指数量表（PSQI）

条目	项目	评分			
		0分	1分	2分	3分
1	近 1 个月,晚上上床睡觉通常在(　)点钟				
2	近 1 个月,从上床到入睡通常需要(　)	□ ≤15min	□ 16~30min	□ 31~60min	□ ≥60min
3	近 1 个月,通常早上(　)点起床				
4	近 1 个月,每夜通常实际睡眠(　)h(不等于卧床时间)				
5	近 1 个月,因下列情况影响睡眠而烦恼				
	a. 入睡困难(30min 内不能入睡)	□ 无	□ <1 次 / 周	□ 1~2 次 / 周	□ ≥3 次 / 周
	b. 夜间易醒或早醒	□ 无	□ <1 次 / 周	□ 1~2 次 / 周	□ ≥3 次 / 周
	c. 夜间去厕所	□ 无	□ <1 次 / 周	□ 1~2 次 / 周	□ ≥3 次 / 周
	d. 呼吸不畅	□ 无	□ <1 次 / 周	□ 1~2 次 / 周	□ ≥3 次 / 周
	e. 咳嗽或鼾声高	□ 无	□ <1 次 / 周	□ 1~2 次 / 周	□ ≥3 次 / 周
	f. 感觉冷	□ 无	□ <1 次 / 周	□ 1~2 次 / 周	□ ≥3 次 / 周
	g. 感觉热	□ 无	□ <1 次 / 周	□ 1~2 次 / 周	□ ≥3 次 / 周
	h. 做噩梦	□ 无	□ <1 次 / 周	□ 1~2 次 / 周	□ ≥3 次 / 周
	i. 疼痛不适	□ 无	□ <1 次 / 周	□ 1~2 次 / 周	□ ≥3 次 / 周
	j. 其他影响睡眠的事情 如有,请说明:	□ 无	□ <1 次 / 周	□ 1~2 次 / 周	□ ≥3 次 / 周
6	近 1 个月,总的来说,您认为您的睡眠质量:	□ 很好	□ 较好	□ 较差	□ 很差
7	近 1 个月,您用药物催眠的情况:	□ 无	□ <1 次 / 周	□ 1~2 次 / 周	□ ≥3 次 / 周
8	近 1 个月,您常感到困倦吗?	□ 无	□ <1 次 / 周	□ 1~2 次 / 周	□ ≥3 次 / 周
9	近 1 个月您做事情的精力不足吗?	□ 没有	□ 偶尔有	□ 有时有	□ 经常有

计分方法：

成分	内容	评分			
		0分	1分	2分	3分
A. 睡眠质量	条目6计分	□ 很好	□ 较好	□ 较差	□ 很差
B. 入睡时间	条目2和5a计分累计	□ 0分	□ 1~2分	□ 3~4分	□ 5~6分
C. 睡眠时间	条目4计分	□ >7h	□ 6~7h（不含6h）	□ 5~6h（含6h）	□ <5h
D. 睡眠效率	以条目1、3、4的应答计算睡眠效率*	□ >85%	□ 75%~85%（不含75%）	□ 65%~75%（含75%）	□ <65%
E. 睡眠障碍	条目5b~5j计分累计	□ 0分	□ 1~9分	□ 10~18分	□ 19~27分
F. 催眠药物	条目7计分	□ 无	□ <1次/周	□ 1~2次/周	□ ≥3次/周
G. 日间功能障碍	条目8和9的计分累计	□ 0分	□ 1~2分	□ 3~4分	□ 5~6分

注：* 睡眠效率计算方法：睡眠效率 $= \dfrac{\text{条目4（睡眠时间）}}{\text{条目3（起床时间）} - \text{条目1（上床时间）}} \times 100\%$

PSQI量表说明：主要用于评估受测试对象近1个月的睡眠质量情况，包括7个维度，分别为睡眠质量、入睡时间、睡眠时间、睡眠效率、睡眠障碍、催眠药物、日间功能障碍。每个维度按得分为0~3分，总分为0~21分，分数越高意味着睡眠质量越差，总分>7分作为判断睡眠障碍的标准。

附录 33　胃食管反流病自测量表（GERD-Q 量表）

胃食管反流病自测量表（GERD-Q 量表）

序号	症状	评分			
		0分	1分	2分	3分
1	回忆过去7d当中，您胸骨后出现烧灼感（烧心）的频率	没有□	1d□	2~3d□	4~7d□
2	回忆过去7d当中，感觉到胃内容物（液体或食物）上反至您的喉咙或口腔（反流）的频率	没有□	1d□	2~3d□	4~7d□
3	回忆过去7d当中，您感到上腹部中央疼痛的频率	4~7d□	2~3d□	1d□	没有□
4	回忆过去7d当中，您感到恶心的频率	4~7d□	2~3d□	1d□	没有□
5	回忆过去7d当中，由于您的烧心和/或反流而难以获得良好的夜间睡眠的频率	没有□	1d□	2~3d□	4~7d□
6	回忆过去7d当中，除医生告知服用的药物外，您额外服用药物来缓解烧心/或反流的频率（如碳酸钙、氢氧化铝等）	没有□	1d□	2~3d□	4~7d□

注：评分累计8分提示患有 GERD。

洛杉矶分级

分级	表现
A	食管黏膜出现 1 个或 1 个以上的损伤,但是直径 <5mm
B	食管黏膜存在 1 个或 1 个以上的食管黏膜破损,直径超过 5mm,但是没有出现融合性病变
C	食管黏膜部位有多处的损伤同时出现了病变的融合现象,但是不会超过食管周径的 75%
D	最严重的一种情形,多处食管黏膜破损,而且融合比较明显,达到 75% 以上的食管周径

附录 34 布里斯托大便分类法

分型	表现
1 型	一颗颗硬球(很难通过)
2 型	香肠状,表面有凹凸
3 型	香肠状,表面有裂痕
4 型	像香肠或蛇一样,表面很光滑
5 型	断边光滑的柔软块状(容易通过)
6 型	积边蓬松块,糊状大便
7 型	水样便,无固体块(完全呈液体状)

附录 35 波士顿肠道准备评分量表(BBPS)

评分	描述
0 分	由于无法清除的固体或液体粪便导致整段肠黏膜无法观察
1 分	由于污斑、浑浊液体、残留粪便导致部分肠黏膜无法观察
2 分	肠道黏膜观察良好,但残留少量污斑、浑浊液体、粪便
3 分	肠黏膜观察良好,基本无残留污斑、浑浊液体、粪便

附录 36　渥太华肠道准备评分量表（OBPS）

评分	描述
0 分	极好：肠黏膜细节清晰可见；如有液体存留，则为澄清液体；几乎无粪便残留
1 分	良好：有一些浑浊液体或粪便残留，但仍可见肠黏膜细节；无须冲洗及抽吸
2 分	一般：浑浊液体或残留粪便掩盖肠黏膜细节，但抽吸后仍可见肠黏膜细节；无须冲洗
3 分	较差：粪便掩盖肠黏膜细节和轮廓，但冲洗和抽吸后，尚能获得清楚视野
4 分	极差：固体粪便掩盖肠黏膜细节和轮廓，尽力冲洗和抽吸后，仍无法获得清楚视野

附录 37　数字疼痛评估量表（NRS）

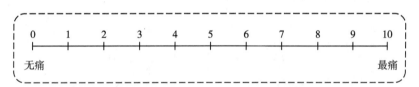

注：无疼痛（0）、轻度疼痛（1~3）、中度疼痛（4~6）、重度疼痛（7~10）。

附录 38　面部表情疼痛评估量表（FPS-R）

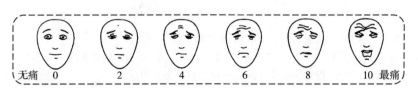

注：FPS-R 要求患者对整体疼痛程度进行从 0（无痛）到 10（最严重）的评分。
提供了 6 种面部表情的卡通图片来形象表达分值区域所代表的疼痛程度。

附录 39　视觉模拟量表（VAS）

完全无痛   痛到极点

　　注：VAS 是最常用的一种疼痛强度的单维度测量评估工具，主要由一条 100mm 的直线组成，一端表示"完全无痛"，另一端表示"能够想象到的最剧烈的疼痛"或"痛到极点。"

附录 40　简明疼痛评估量表（BPI）

1. 大多数人一生中都有过疼痛经历（如轻微头痛、扭伤后痛、牙痛），除这些常见的疼痛外，现在您是否还感到有别的类型的疼痛

（1）是　　（2）否

2. 请您在下图中标出您的疼痛部位，并在疼痛最剧烈的部位以"X"标出

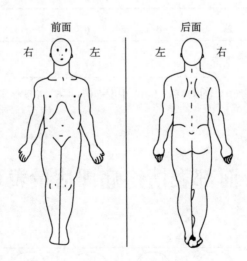

3. 请选择下面的一个数字，以表示过去 24h 内您疼痛最剧烈的程度

（无痛）0　　1　　2　　3　　4　　5　　6　　7　　8　　9　　10（剧痛）

4. 请选择下面的一个数字，以表示过去 24h 内您疼痛最轻微的程度

（无痛）0　　1　　2　　3　　4　　5　　6　　7　　8　　9　　10（剧痛）

5. 请选择下面的一个数字，以表示过去 24h 内您疼痛的平均程度

（无痛）0　　1　　2　　3　　4　　5　　6　　7　　8　　9　　10（剧痛）

续表

6. 请选择下面的一个数字,以表示您目前的疼痛程度

(无痛)0　1　2　3　4　5　6　7　8　9　10(剧痛)

7. 您希望接受何种药物或治疗控制您的疼痛

8. 在过去的24h内,由于药物或治疗的作用,您的疼痛缓解了多少? 请选择下面的一个百分数,以表示疼痛缓解的程度

(无缓解)0　10%　20%　30%　40%　50%　60%　70%　80%　90%　100%(完全缓解)

9. 请选择下面的一个数字,以表示过去24h内疼痛对您的影响

(1)对日常生活的影响

(无影响)0　1　2　3　4　5　6　7　8　9　10(完全影响)

(2)对情绪的影响

(无影响)0　1　2　3　4　5　6　7　8　9　10(完全影响)

(3)对行走能力的影响

(无影响)0　1　2　3　4　5　6　7　8　9　10(完全影响)

(4)对日常工作的影响(包括外出工作和家务劳动)

(无影响)0　1　2　3　4　5　6　7　8　9　10(完全影响)

(5)对与他人关系的影响

(无影响)0　1　2　3　4　5　6　7　8　9　10(完全影响)

(6)对睡眠的影响

(无影响)0　1　2　3　4　5　6　7　8　9　10(完全影响)

(7)对生活兴趣的影响

(无影响)0　1　2　3　4　5　6　7　8　9　10(完全影响)

附录 41　美国肿瘤放射治疗协作组(RTOG)放射性皮炎分级

分级	表现
0级	无变化
Ⅰ级	滤泡样暗红色红斑,脱发,干性脱皮,出汗减少
Ⅱ级	触痛性或鲜红色红斑,片状湿性脱皮,中度水肿
Ⅲ级	除皮肤皱褶处之外的融合性湿性脱皮,凹陷性水肿
Ⅳ级	溃疡或出血,坏死

附录 42　腺管开口形态分型（pit pattern 分型）

类型	形态特点	临床意义
Ⅰ型	类圆形 pit	正常黏膜或炎性病变
Ⅱ型	星芒状 pit	增生性息肉
Ⅲ型		
Ⅲs 型	小型类圆形 pit，但比正常 pit 小	Ⅱc 型结直肠癌
ⅢL 型	管状 pit 为主，但比正常 pit 大	隆起方向生长的管状腺瘤
Ⅳ型	树枝状、脑回状 pit	绒毛状腺瘤
Ⅴ型		
Ⅵ型	不规则的 pit	可疑黏膜层或黏膜下浸润癌
ⅤN 型	无结构	高度可疑黏膜下深浸润癌及进展期癌

附录 43　跌倒 / 坠床危险因素评估表

项目	评估因素	分值
年龄	年龄≥70 岁，年龄≤5 岁	1
既往史	最近 1 年内有跌倒 / 坠床史	1
疾病用药	因疾病或使用药物导致嗜睡、头晕及直立性低血压等	1
意识状态	嗜睡、深昏迷	1
	意识模糊（错觉、幻觉、躁动、谵妄）、浅昏迷	2
睡眠型态	睡眠紊乱或使用镇静催眠药物	1
视觉 / 听觉	视觉障碍或平衡功能障碍	1
行动能力	身体虚弱、肢体乏力或无法平稳行走	1
离床活动	自己使用助行器（拐杖，手杖）等	1
	需他人帮助	2
总分		

注：评分 1~2 分为低度危险；评分≥3 分为高度危。

附录 44　Braden 压力性损伤评估量表

项目	评分			
	1分	2分	3分	4分
感觉	完全受限	非常受限	轻度受限	未受损害
潮湿	持续潮湿	经常潮湿	偶尔潮湿	很少潮湿
活动	卧床	可以坐椅子	偶尔行走	经常行走
移动	完全不能	严重受限	轻度受限	不受限
营养	非常差	可能不足	足够	非常好
摩擦力和剪切力	有问题	潜在问题	无明显问题	
总分				

注:最高23分,最低6分;15~18分,轻度危险;13~14分,中度危险;10~12分,高度危险;9分以下,极度危险。

附录 45　Barthel 指数评定量表

项目	自理	稍依赖	较大依赖	完全依赖
进食	10	5	0	0
洗澡	5	0	0	0
修饰	5	0	0	0
穿衣	10	5	0	0
控制大便	10	5	0	0
控制小便	10	5	0	0
上厕所	10	5	0	0
床椅转移	15	10	5	0
行走	15	10	5	0
上下楼梯	10	5	0	0

注:量表满分100分,≤40分为重度功能障碍;41~60分为中度功能障碍;61~99分轻度功能障碍;100分日常生活可以完全自理。

参 考 文 献

［1］王欣然,钟丽霞,张晓雪.急性胰腺炎患者胰腺外分泌功能不全识别及护理的研究进展［J］.中华护理杂志,2020,55（12）:1871-1875.

［2］中国企业管理研究会公共卫生与医疗健康管理研究院,浙江长三角健康科技研究院老年病急救技术研究部,浙江省增龄与理化损伤性疾病诊治研究重点实验室,等.成人食管异物急诊处置专家共识（2020版）［J］.中华急诊医学杂志,2021,30（1）:25-30.

［3］中华医学会消化病学分会.2020年中国胃食管反流病专家共识［J］.中华消化杂志,2020,40（10）:649-663.

［4］中华医学会消化病学分会胃肠功能性疾病协作组,中华医学会消化病学分会胃肠动力学组.2020年中国肠易激综合征专家共识意见［J］.中华消化杂志,2020,40（12）:803-818.

［5］王倩,李振,张营,等.放射性皮炎预防和管理的证据总结［J］.护理学杂志,2020,35（1）:83-86.

［6］国家消化系统疾病临床医学研究中心（上海）,国家消化内镜质控中心,中华医学会消化内镜学分会胶囊内镜协作组,等.中国磁控胶囊胃镜临床应用指南（精简版,2021年,上海）［J］.中华消化杂志,2021,41（9）:582-587.

［7］张雪平,潘文秋,赵卫,等.部分脾动脉栓塞术对肝功能和肝硬化的影响［J］.介入放射学杂志,2021,30（8）:823-827.

［8］郑琴,王恺,周颖,等.自尊和乐观对肝细胞肝癌病人健康相关生活质量与抑郁症影响的中介作用［J］.护理研究,2021,35（4）:602-607.

［9］杨月欣,葛可佑.中国营养科学全书［M］.2版.北京:人民卫生出版社.2019.

［10］中国抗癌协会腹膜肿瘤专业委员会,广东省抗癌协会肿瘤热疗专业委员会.中国腹腔热灌注化疗技术临床应用专家共识（2019版）［J］.中华医学杂志,2020,100（2）:89-96.

［11］中华医学会肠外肠内营养学分会,中国国际医疗保健促进交流会加速康复外科分会,中国微生态治疗创新联盟,等.菌群移植标准化方法学的建立与临床应用中国专家共识［J］.中华胃肠外科杂志,2020,23（Z1）:5-13.

70